中华传世藏书

【图文珍藏版】

本草纲目

李时珍⊙著

闫松⊙主编

线装书局

本草纲目木部第三十六卷

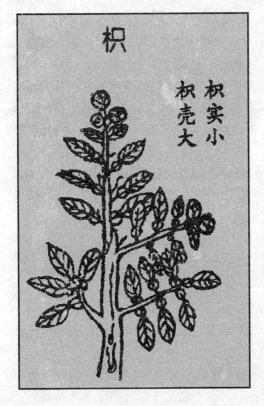

枳

枳实小
枳壳大

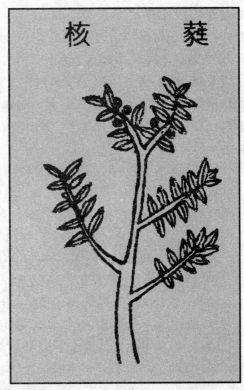

核　蕤

本草纲目木部第三十六卷

桑（《本经》中品）

【释名】子名椹。

时珍曰：徐锴《说文解字》云：叒，音若，东方自然神木之名，其字象形。桑乃蚕所食，异于东方自然之神木，故加木于叒下而别之。《典术》云：桑乃箕星之精。

【集解】颂曰：方书称桑之功最神，在人资用尤多。《尔雅》云：桑辨有葚者栀。又云：女桑，桋桑。檿桑，山桑。郭璞云：辨，半也。葚与椹同。一半有椹，一半无椹，名栀。俗间呼桑之小而条长者，皆为女桑。其山桑似桑，材中弓弩；檿桑，丝中琴瑟，皆材之美者也，他木鲜及之。

时珍曰：桑有数种：有白桑，叶大如掌而厚；鸡桑，叶花而薄；子桑，先椹而后叶；山桑，叶尖而长。以子种者，不若压条而分者。桑生黄衣，谓之金桑，其木必将槁矣。《种树书》云：桑以构接则桑大。桑根下埋龟甲，则茂盛不蛀。

桑根白皮

【修治】《别录》曰：采无时。出土上者杀人。

弘景曰：东行桑根乃易得，而江边多出土，不可轻信。

时珍曰：古本草言桑根见地上者名马领，有毒杀人。旁行出土者名伏蛇，亦有毒而治心痛。故吴淑《事类赋》云：伏蛇疗疾，马领杀人。

敩曰：凡使，采十年以上向东畔嫩根，铜刀刮去青黄薄皮一重，取里白皮切，焙干用。其皮中涎勿去之，药力俱在其上也。忌铁及铅。或云：木之白皮亦可用。煮汁染褐色，久不落。

【气味】甘，寒，无毒。

权曰：平。

大明曰：温。

元素曰：苦、酸。

杲曰：甘、辛，寒。可升可降，阳中阴也。

好古曰：甘厚而辛薄，入手太阴经。

之才曰：续断、桂心、麻子为之使。

【主治】伤中，五劳六极，羸瘦，崩中绝脉，补虚益气（《本经》）。去肺中水气，唾血热渴，水肿腹满胪胀，利水道，去寸白，可以缝金疮（《别录》）。治肺气喘满，虚劳客热头痛，内补不足（甄权）。煮汁饮，利五脏。入散用，下一切风气水气（孟诜）。调中下气，消痰止渴，开胃下食，杀腹脏虫，止霍乱吐泻。研汁，治小儿天吊惊痫客忤，及敷鹅口疮，大验（大明）。泻肺，利大小肠，降气散血（时珍）。

【发明】杲曰：桑白皮，甘以固元气之不足而补虚，辛以泻肺气之有余而止嗽。又云：桑白皮泻肺，然性不纯良，不宜多用。

时珍曰：桑白皮长于利小水，乃实则泻其子也，故肺中有水气及肺火有余者宜之。十剂云：燥可去湿，桑白皮、赤小豆之属是矣。宋医钱乙治肺气热盛，咳嗽而后喘，面肿身热，泻白散，用桑白皮（炒）一两，地骨皮（焙）一两，甘草（炒）半两。每服一二钱，入粳米百粒，水煎，食后温服。桑白皮、地骨皮皆能泻火从小便去，甘草泻火而缓中，粳米清肺而养血，此乃泻肺诸方之准绳也。元医罗天益言其泻肺中伏火而补正气，泻邪所以补正也。若肺虚而小便利者，不宜用之。

颂曰：桑白皮作线缝金疮肠出，更以热鸡血涂之。唐·安金藏剖腹，用此法而愈。

【附方】旧九，新五。咳嗽吐血，甚者殷鲜：桑根白皮一斤，米泔浸三宿，刮去黄皮，剉细，入糯米四两，焙干为末。每服一钱，米饮下。（《经验方》）消渴尿多：入地三尺桑根，剥取白皮，炙黄黑，剉。以水煮浓汁，随意饮之。亦可入少米，勿用盐。（《肘后方》）产后下血：炙桑白皮，煮水饮之。（《肘后方》）血露不绝：锯截桑根，取屑五指撮，以醇酒服之，日三服。（《肘后方》）坠马拗损：桑根白皮五斤为末，水一升煎膏，敷之便止。已后亦无宿血，终不发动。（《经验后方》）金刃伤疮：新桑白皮，烧灰，和马粪涂疮上，数易之。亦可煮汁服之。（《广利方》）杂物眯眼：新桑根白皮洗净捶烂，入眼，拨之自出。（《圣惠方》）发鬓堕落：桑白皮（剉）二升。以水淹浸，煮五、六沸，去滓，频频洗沐，自不落也。（《千金方》）发槁不泽：桑根白皮、柏叶各一斤，煎汁沐之即润。（《圣惠方》）小儿重舌：桑根白皮煮汁，涂乳上饮之。（《子母秘录》）小儿流涎：脾热也，胸膈有痰。新桑根白皮，捣自然汁涂之，甚效。干者煎水。（《圣惠方》）小儿天吊，惊痫客忤：家桑东行根取研汁服。（《圣惠方》）小儿火丹：桑根白皮，煮汁浴之。或为末，羊膏和涂之。（《千金方》）石痈坚硬不作脓者：蜀桑白皮阴干为末，烊胶和酒调敷，以软为度。（《千金方》）

皮中白汁

【主治】小儿口疮白漫漫，拭净涂之便愈。又涂金刃所伤燥痛，须臾血止，仍以白皮裹之，甚良（苏颂）。涂蛇、蜈蚣、蜘蛛伤，有验。取枝烧沥，治大风疮疥，生眉、发（时珍）。

【附方】旧一，新三。小儿鹅口：桑白皮汁，和胡粉涂之。（《子母秘录》）小儿唇肿：桑木汁涂之，即愈。（《圣惠方》）解百毒气：桑白汁一合，服之，须臾吐利自出。（《肘后方》）

破伤中风:桑沥、好酒,对和温服,以醉为度。醒服消风散。(《摘玄方》)

桑椹(一名文武实)

【主治】单食,止消渴(苏恭)。利五脏关节,通血气。久服不饥,安魂镇神,令人聪明,变白不老。多收曝干为末,蜜丸日服(藏器)。捣汁饮,解中酒毒。酿酒服,利水气消肿(时珍)。

【发明】宗奭曰:《本经》言桑甚详,然独遗乌椹,桑之精英尽在于此。采摘微研,以布滤汁,石器熬成稀膏,量多少入蜜熬稠,贮瓷器中。每抄一二钱,食后、夜卧,以沸汤点服。治服金石发热口渴,生精神及小肠热,其性微凉故也。《仙方》晒干为末,蜜和为丸,酒服亦良。

时珍曰:椹有乌、白二种。杨氏《产乳》云:孩子不得与桑椹,令儿心寒,而陆机《诗疏》云:鸠食桑椹多则醉伤其性,何耶?《四民月令》云:四月宜饮桑椹酒,能理百种风热。其法用椹汁三斗,重汤煮至一斗半,入白蜜二合,酥油一两,生姜一合,煮令得所,瓶收。每服一合,和酒饮之。亦可以汁熬烧酒,藏之经年,味力愈佳。史言魏武帝军乏食,得干椹以济饥。金末大荒,民皆食椹,获活者不可胜计。则椹之干湿皆可救荒,平时不可不收采也。

【附方】旧一,新七。水肿胀满:水不下则满溢,水下则虚竭还胀,十无一活,宜用桑椹酒治之。桑心皮切,以水二斗,煮汁一斗,入桑椹再煮,取五升,以糯饭五升,酿酒饮。(《普济方》)瘰疬结核:文武膏:用文武实(即桑葚子)二斗(黑熟者),以布取汁,银、石器熬成薄膏。每白汤调服一匙,日三服。(《保命集》)诸骨哽咽:红椹子细嚼,先咽汁,后咽滓,新水送下。干者亦可。(《圣惠方》)小儿赤秃:桑椹取汁,频服。(《千金方》)小儿白秃:黑葚入罂中曝三七日,化为水,洗之,三七日神效。(《圣济录》)拔白变黑:黑葚一斤,蝌蚪一斤,瓶盛封闭,悬屋东头一百日,尽化为黑泥,以染白发如漆。(陈藏器《本草》)发白不生:黑熟桑椹,水浸日晒,搽涂,令黑而复生也。(《千金方》)阴证腹痛:桑椹绢包风干,过伏天,为末。每服三钱,热酒下,取汗。(《集简方》)

叶

【气味】苦、甘,寒,有小毒。

大明曰:家桑叶:暖,无毒。

【主治】除寒热,出汗(《本经》)。汁:解蜈蚣毒(《别录》)。煎浓汁服,能除脚气水肿,利大小肠(苏恭)。炙熟煎饮,代茶止渴(孟诜)。煎饮,利五脏,通关节,下气。嫩叶煎酒服,治一切风。蒸熟捣,罯风痛出汗,并扑损瘀血。挼烂,涂蛇、虫伤(大明)。研汁,治金疮及小儿吻疮。煎汁服,止霍乱腹痛吐下,亦可以干叶煮之。鸡桑叶:煮汁熬膏服,去老风及宿血(藏器)。治劳热咳嗽,明目长发(时珍)。

【发明】震亨曰:经霜桑叶研末,米饮服。止盗汗。

时珍曰:桑叶乃手、足阳明之药,汁煎代茗,能止消渴。

【附方】旧二,新十一。青盲洗法:昔武胜军宋仲孚患此二十年,用此法,二年目明如故。新采青桑叶阴干,逐月按日就地上烧存性。每以一合,于瓷器内煎减二分,倾出澄清,温热洗目,至百度,屡试有验。正月初八,二月初八,三月初六,四月初四,五月初五,六月初二,七月初七,八月二十,九月十二,十月十七,十一月初二,十二月三十。(《普济方》)风眼下泪:腊月不落桑叶煎汤,日日温洗。或入芒硝。(《集简方》)赤眼涩痛:桑叶为末,纸卷烧烟熏鼻取效,《海上方》也。(《普济方》)头发不长:桑叶、麻叶煮泔水沐之,七次可长数尺。(《千金方》)吐血不止:晚桑叶焙研,凉茶服三钱。只一服止,后用补肝肺药。(《圣济总录》)小儿渴疾:桑叶不拘多少,逐片染生蜜,线系蒂上,绷,阴干。细切,煎汁日饮代茶。(《胜金方》)霍乱转筋,入腹烦闷:桑叶一握,煎饮,一二服立定。(《圣惠方》)大肠脱肛:黄皮桑树叶三升,水煎过,带温罨纳之。(《仁斋直指方》)肺毒风疮,状如大风:绿云散:用好桑叶。净洗,蒸熟(一宿候),晒干,为末。水调二钱匕服。(《经验后方》)痈口不敛:经霜黄桑叶,为末。敷之。(《直指方》)穿掌肿毒:新桑叶研烂,盦之即愈。(《通玄论》)汤火伤疮:经霜桑叶(烧存性,)为末,油和敷之。三日愈。(《医学正传》)手足麻木不知痛痒:霜降后桑叶煎汤,频洗。(《救急方》)

枝

【气味】苦,平。

【主治】遍体风痒干燥,水气、脚气、风气,四肢拘挛,上气眼晕,肺气咳嗽,消食利小便。久服轻身,聪明耳目,令人光泽。疗口干及痈疽后渴,用嫩条细切一升,熬香煎饮,亦无禁忌。久服,终身不患偏风(苏颂。出《近效方》,名桑枝煎。一法:用花桑枝寸判,炒香,瓦器煮减一半,再入银器,重汤熬减一半。或入少蜜亦可)。

【发明】颂曰:桑枝不冷不热,可以常服。《抱朴子》言:《仙经》云:一切仙药,不得桑煎不服。

时珍曰:煎药用桑者,取其能利关节,除风寒湿痹诸痛也。观《灵枢经》治寒痹内热,用桂酒法,以桑炭炙布巾,熨痹处;治口僻用马膏法,以桑钩钩其口,及坐桑灰上,皆取此意也。又痈疽发背不起发,或瘀肉不腐溃,及阴疮、瘰疬、流注、臁疮、顽疮、恶疮久不愈者,用桑木炙法,未溃则拔毒止痛,已溃则补接阳气,亦取桑通关节,去风寒,火性畅达,出郁毒之意。其法以干桑木劈成细片,扎作小把,然火吹息,炙患处。每吹炙片时,以瘀肉腐动为度,内服补托药,诚良方也。又按赵溍《养疴漫笔》云:越州一学录少年苦嗽,百药不效。或令用南向柔桑条一束,每条寸折纳锅中,以水五碗,煎至一碗,盛瓦器中,渴即饮之,服一月而愈。此亦桑枝煎变法尔。

【附方】旧二,新四。服食变白,久服通血气,利五脏:鸡桑嫩枝,阴干为末,蜜和作丸。每日酒服六十丸。(《圣惠方》)水气脚气:桑条二两,炒香,以水一升,煎二合。每日空心服之,亦无禁忌。(《圣济总录》)风热臂痛:桑枝一小升切炒。水三升,煎二升,一日服尽。许叔微云:尝病臂痛,诸药不效,服此数剂寻愈。观《本草切用》及《图经》言其不冷不热,可以常服;《抱朴子》言:一切仙药,不得桑枝煎不服,可知矣。(《本事方》)解中蛊毒:令人腹内坚痛,面黄青色,淋露骨立,病变不常。桑木心(剉)一斛,着釜中,以水淹令上有三寸,煮取二斗,澄清,微火煎得五升。空心服五合,则吐蛊毒出也。(《肘后方》)刺伤手足,犯露水肿痛,多杀人:以桑枝三条,塘火炮热,断之,以头熨疮上令热,冷即易之,尽三条则疮自烂。仍取韭白或薤白敷上,急以帛裹之。有肿更作。(《千金方》)紫白癜风:桑枝十斤,益母草三斤。水五斗,慢火煮至五斤,去滓再煎成膏。每卧时温酒调服半合,以愈为度。(《圣惠方》)

桑柴灰

【气味】辛,寒,有小毒。

诜曰:淋汁入炼五金家用,可结汞、伏硫。

【主治】蒸淋取汁为煎,与冬灰等分,同灭痣疵黑子,蚀恶肉。煮小豆食,大下水胀。敷金疮,止血生肌(苏恭)。桑霜:治噎食积块(时珍)。

【附方】旧五,新六。目赤肿痛:桑灰一两。黄连半两,为末。每以一钱泡汤,澄清洗之。(《圣济总录》)洗青盲眼:正月八,二月八,三月六,四月四,五月五,六月二,七月七,八月二十,九月十二,十月十七,十一月二十六,十二月三十日。每遇上件神日,用桑柴灰一合,煎汤沃之,于瓷器中,澄取极清,稍热洗之。如冷即重汤顿温,不住手洗。久久视物如鹰鹘也。一法以桑灰、童子小便和作丸。每用一丸,泡汤澄洗。(《经验方》)尸疰鬼疰:其病变动,乃有三十六种至九十九种,使人寒热淋沥,恍惚默默,不得知所苦,累年积月,以至于死,复传亲人,宜急治之。用桑树白皮曝干,烧灰二斗,着甑中蒸透,以釜中汤三、四斗,淋之又淋,凡三度极浓,澄清只取二斗,以渍赤小豆二斗,一宿,曝干复渍,灰汁尽乃止,以豆蒸熟。以羊肉或鹿肉作羹,进此豆饭,初食一升至二升,取饱。微者,三、四斗愈;极者七、八斗愈。病去时,体中自觉疼痒淫淫。若根本不尽,再为之。神效方也。(《肘后方》)腹中症瘕:方见介部鳖下。身面水肿,坐卧不得:取东引花桑枝,烧灰淋汁,煮赤小豆。每饥即饱食之,不得吃汤饮。(《梅师方》)面上痣疵:寒食前后,取桑条,烧灰,淋汁,入石灰熬膏,以自己唾调点之,自落也。(《皆效方》)白癜驳风:桑柴灰二斗,甑内蒸之,取釜内热汤洗。不过五、六度,瘥。(《圣惠方》)大风恶疾,眉发脱落:以桑柴灰热汤淋取汁,洗头面(以大豆水研浆,解释灰味,弥佳)。次用熟水,入绿豆面濯之。三日一洗头,一日一洗面,不过十度良。(《圣惠方》)狐尿刺人,肿痛欲死:热桑灰汁渍之,冷即易。(《肘后方》)金疮作痛:桑柴灰筛细,敷之。(《梅师方》)疮伤风水,肿痛入腹,则杀人:多以桑灰

淋汁渍之,冷复易。(《梅师方》)头风白屑:桑灰淋汁沐之,神良。(《圣惠方》)

桑耳、桑黄

见菜部木耳。

桑花

见草部苔类。

桑寄生

见后寓木类。

桑柴火

见火部。

桑螵蛸

见虫部。

桑蠹

见虫部。

柘(宋《嘉祐》)

【释名】时珍曰:按陆佃《埤雅》云:柘宜山石,柞宜山阜。柘之从石,其取此义欤?

【集解】宗奭曰:柘木里有纹,亦可旋为器。其叶可饲蚕,曰柘蚕,然叶硬,不及桑叶。入药以无刺者良。

时珍曰:处处山中有之。喜丛生。干疏而直。叶丰而厚,团而有尖。其叶饲蚕,取丝作琴瑟,清响胜常。《尔雅》所谓棘茧,即此蚕也。《考工记》云:弓人取材以柘为上。其实状如桑子,而圆粒如椒,名佳子(佳音锥)。其木染黄赤色,谓之柘黄,天子所服。《相感志》云:柘木以酒醋调矿灰涂之,一宿则作间道乌木纹。物性相伏也。

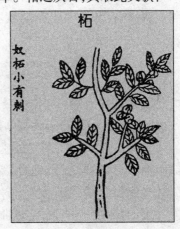

柘

奴柘小有刺

木白皮、东行根白皮

【气味】甘,温,无毒。

【主治】妇人崩中、血结,疟疾(大明)。煮汁酿酒服,主风虚耳聋,补劳损虚羸,腰肾冷,梦与人交接泄精者(藏器)。

【发明】时珍曰:柘能通肾气,故《圣惠方》治耳鸣耳聋一二十年者,有柘根酒。用柘根二十斤,菖蒲五斗,各以水一石,煮取汁五斗。故铁二十斤,煅赤,以水五斗,浸取清,合水一石五斗;用米二石,曲二斗,如常酿酒成。用真磁石三斤为末,浸酒中三宿。日夜饮之,取小醉而眠。闻人声乃止。

【附方】新二。飞丝入目:柘浆点之,以绵蘸水拭去。(《医学纲目》)洗目令明:柘木煎汤,按日温洗,自寅至亥乃止,无不效者。正月初二,二月初二,三月不洗,四月初五,五月十五,六月十一,七月初七,八月初二,九月初二,十月十九,十一月不洗,十二月十四日。徐神翁方也。(《海上方》)小儿鹅口重舌:柘根五斤(剉),水五升,煮二升,去滓,煎取五合,频涂之。无根,弓材亦可。(《千金方》)

柘黄

见菜部木耳。

奴柘(《拾遗》)

【集解】藏器曰:生江南山野。似柘,节有刺,冬不凋。

时珍曰:此树似柘而小,有刺。叶亦如柞叶而小,可饲蚕。

刺

【气味】苦,小温,无毒。

【主治】老妇血瘕,男子疝癖闷痞。取刺和三棱草、马鞭草作煎如稠糖。病在心,食后;在脐,空心服。当下恶物(藏器)。

楮(《别录上品》)

【释名】榖(音媾。亦作构)、榖桑。

颂曰:陆机《诗疏》云:构,幽州谓之榖桑,或曰楮桑。荆扬、交广谓之榖。

时珍曰:楮本作柠,其皮可绩为苎故也。楚人呼乳为榖,其木中白汁如乳,故以名之。陆佃《埤雅》作谷米之谷,训为善者,误矣。或以楮、构为二物者,亦误矣。详下文。

【气味】甘,寒,无毒。

【主治】阴痿水肿,益气充肌明目。久服,不饥不老,轻身(《别录》)。壮筋骨,助阳气,补虚劳,健腰膝,益颜色(大明)。

【发明】弘景曰:仙方采捣取汁和丹用,亦干服,使人通神见鬼。

时珍曰：《别录》载楮实功用大补益，而《修真秘旨书》言久服令人成骨软之瘘。《济生秘览》治骨哽，用楮实煎汤服之，岂非软骨之征乎？按《南唐书》云：烈祖食饴喉中噎，国医莫能愈。吴廷绍独请进楮实汤，一服疾失去。群医他日取用皆不验，扣廷绍。答云：噎因甘起，故以此治之。愚谓此乃治骨鲠软坚之义尔，群医用治他噎，故不验也。

【附方】新六。水气蛊胀：楮实子丸，以洁净府。用楮实子一斗（水二斗，熬成膏）。茯苓三两，白丁香一两半，为末，以膏和，丸梧桐子大。从少至多，服至小便清利，胀减为度。后服治中汤养之。忌甘苦峻补及发动之物。（洁古《活法机要》）肝热生翳：楮实子研细，食后蜜汤服一钱，日再服。（《直指方》）喉痹喉风：五月五日（或六月六日、七月七日），采楮桃阴干。每用一个为末，并华水服之。重者以两个。（《集简方》）身面石疽，状如痤疖而皮厚：榖子捣，敷之。（《外台秘要》）金疮出血：榖子捣，敷之。（《外台秘要》）目昏难视：楮桃、荆芥穗各五百枚。为末，炼蜜丸弹子大。食后嚼一丸，薄荷汤送下，一日三服。（《卫生易简方》）

叶

【气味】甘，凉，无毒。

【主治】小儿身热，食不生肌。可作浴汤。又主恶疮生肉（《别录》）。治刺风身痒（大明）。治鼻衄数升不断者，捣汁三升。再三服之，良久即止。嫩芽茹之，去四肢风痹，赤白下痢（苏颂）。炒研搜面作馎饦食之，主水痢（甄权）。利小便，去风湿肿胀。白浊、疝气、癣疮（时珍）。

【附方】旧六，新十。水谷下痢：见果部橡实下。老少瘴痢，日夜百余度者：取干楮叶三两（熬），捣为末。每服方寸匕，乌梅汤下，日再服。取羊肉裹末，纳肛中，利出即止。（杨炎《南行方》）小儿下痢赤白，作渴，得水又呕逆者：构叶炙香，以饮浆半升浸至水绿，去叶。以木瓜一个，切，纳汁中，煮二、三沸，去木瓜，细细饮之。（《子母秘录》）脱肛不收：五花构叶阴干为末。每服二钱，米饮调下。兼涂肠头。（《圣惠方》）小便白浊：构叶为末，蒸饼丸梧桐子大。每服三十丸，白汤下。（《经验良方》）通身水肿：楮枝叶煎汁如饧。空腹服一匕，日三服。（《圣惠方》）虚肥面肿，积年气上如水病，但脚不肿：用榖楮叶八两，以水一斗，煮取六升，去滓，纳米煮粥，常食勿绝。（《外台秘要》）猝风不语：榖枝叶，剉细，酒煮沫出，随多少，日比饮之。（《肘后方》）人耽睡卧：花榖叶晒，研末。汤服一二钱，取瘥止。（杨尧辅方）吐血鼻血：楮叶捣汁一二升，旋旋温饮之。（《圣惠方》）一切眼翳：三月收榖木软叶，晒干为末，入麝香少许。每以黍米大，注眦内，其翳自落。（《圣惠方》）木肾疝气：楮叶、雄黄等分，为末，酒糊丸梧桐子大。每盐酒下五十丸。（《医学集成》）疝气入囊：五

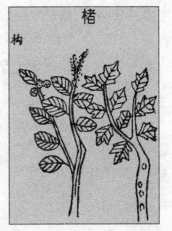

楮
构

月五日采穀树叶,阴干为末。每服一二匙,空心温酒下。(《简便方》)癣疮湿痒:楮叶,捣敷。(《圣惠方》)痔瘘肿痛:楮叶半斤,捣烂封之。(《集简方》)蝮蛇螫伤:楮叶、麻叶合捣,取汁渍之。(《千金方》)鱼骨哽咽:楮叶,捣汁啜之。(《十便良方》)

枝茎

【主治】瘾疹痒,煮汤洗浴(《别录》)。捣浓汁饮半升,治小便不通(时珍)。

【附方】旧一,新一。头风白屑:楮木作枕,六十日一易新者。(《外台秘要》)暴赤眼痛碜涩者:嫩楮枝去叶,放地,火烧,以碗覆之。一日取灰泡汤,澄清温洗。(《圣惠方》)

树白皮

【气味】甘,平,无毒。

【主治】逐水,利小便(《别录》)。治水肿气满(甄权)。喉痹(《吴普》)。煮汁酿酒饮,治水肿入腹,短气咳嗽。为散服,治下血、血崩(时珍)。

【附方】旧一,新六。肠风下血:秋采楮皮阴干为末。酒服三钱(或入麝香少许),日二。(《普济方》)血痢血崩:楮树皮、荆芥等分,为末。冷醋调服一钱,血崩以煎匕服,神效不可具述。(危氏《得效方》)男妇肿疾,不拘久近,暴风入腹:妇人新产上圊,风入脏内,腹中如马鞭,短气。楮皮枝叶一大束(切)。煮汁酿酒,不断饮之。不过三四日即退,可常服之。(《千金方》)风水肿浮,一身尽浮:楮皮散:用楮白皮、猪苓、木通各二钱,桑白皮三钱,陈橘皮一钱,生姜三片,水二钟煎服。日一剂。(《圣济总录》)膀胱石水,四肢瘦削,小腹胀满:构根白皮、桑根白皮各二升,白术四两,黑大豆五升,流水一斗,煮四升,入清酒二升,再煮至三升,日再,夜一分服之。(《集验方》)目中翳膜:楮白皮曝干,作一绳子如钗股大,烧灰细研。每点少许,日三五次,瘥乃止。(崔氏方)鱼骨哽咽:楮树嫩皮,捣烂为丸。水下二三十丸。(《卫生易简方》)

皮问白汁

【释名】构胶(《纲目》)、五金胶漆。

大明曰:能合朱砂为团,故名五金胶膝。

时珍曰:构汁最粘。今人用粘金薄。古法粘经书,以楮树汁和白芨、飞面调糊,接纸永不脱解,过于胶膝。

【气味】甘,平,无毒。

【主治】疗癣(《别录》)。敷蛇、虫、蜂、蝎、犬咬(大明)。

【附方】旧一。天行病后,胀满,两胁刺胀,脐下如水肿:以构树枝汁,随意服之。小便利即消。(《外台秘要》)

楮皮纸

见服器部纸

楮耳

见菜部木耳。

枳（《本经》中品）

【校正】并入《开宝》枳壳。

【释名】子名枳实（《本经》）、枳壳（宋《开宝》）。

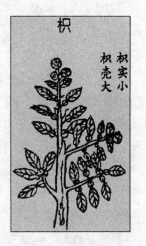

宗奭曰：枳实、枳壳，一物也。小则其性酷而速，大则其性详而缓。故张仲景治伤寒仓猝之病，承气汤中用枳实，皆取其疏通、决泄、破结实之义。他方但导败风壅之气，可常服者，故用枳壳，其义如此。

恭曰：既称枳实，须合核瓤，今殊不然。

时珍曰：枳乃木名，从只，谐声也。实乃其子，故曰枳实。后人因小者性速，又呼老者为枳壳。生则皮厚而实，熟则壳薄而虚，正如青橘皮、陈橘皮之义。宋人复出枳壳一条，非矣。寇氏以为破结实而名，亦未必然。

【集解】《别录》曰：枳实生河内川泽。九月、十月采，阴干。

志曰：枳壳生商州川谷。九月、十月采，阴干。

藏器曰：《本经》采实用九月、十月，不如七月、八月，既厚且辛。旧云江南为橘，江北为枳。《周礼》亦云：橘逾淮而化为枳。今江南枳、橘俱有，江北有枳无橘。此自别种，非关变易也。

【修治】弘景曰：枳实采，破令干，除核，微炙令香用。以陈者为良。俗方多用，道家不须。

斅曰：枳实、枳壳，性效不同。若使枳壳，取辛苦腥并有隙油者，要尘久年深者为佳。并去穣核，以小麦麸炒至麸焦，去麸用。

枳实

【气味】苦，寒，无毒。

《别录》曰：酸，微寒。

普曰：神农：苦；雷公：酸，无毒；

李当之：大寒。

权曰：辛、苦。

元素曰：性寒味苦，气厚味薄，浮而升，微降，阴中阳也。

杲曰：沉也，阴也。

【主治】大风在皮肤中，如麻豆苦痒，除寒热结。止痢，长肌肉，利五脏，益气轻身（《本经》）。除胸胁痰癖，逐停水，破结实，消胀满，心下急痞痛逆气，胁风痛，安胃气，止溏泄，明目（《别录》）。解伤寒结胸，主上气喘咳，肾内伤冷，阴痿而有气，加而用之（甄权）。消食，散败血，破积坚，去胃中湿热（元素）。

【发明】震亨曰：枳实泻痰，能冲墙倒壁，滑窍破气之药也。

元素曰：心下痞及宿食不消，并宜枳实、黄连。

杲曰：以蜜炙用，则破水积以泄气，除内热。洁古用去脾经积血。脾无积血，则心下不痞也。

好古曰：益气则佐之以人参、白术、干姜，破气则佐之以大黄、牵牛、芒硝，此《本经》所以言益气而复言消痞也。非白术不能去湿，非枳实不能除痞。故洁古制枳术丸方，以调胃脾；张仲景治心下坚大如盘，水饮所作，枳实白术汤，用枳实七枚，术三两，水一斗，煎三升，分三服，腹中软，即消也。余见枳壳下。

【附方】旧九，新四。猝胸痹痛：枳实捣末。汤服方寸匕，日三、夜一。（《肘后方》）胸痹结胸：胸痹，心中痞坚，留气结胸，胸满，胁下逆气抢心，枳实薤白汤主之。陈枳实四枚，厚朴四两，薤白半斤，栝蒌一枚，桂一两，以水五升，先煎枳、朴，取二升去滓，纳余药，煎三、两沸，分温三服，当愈。（张仲景《金匮要略》）伤寒胸痛：伤寒后，猝胸膈闭痛。枳实麸炒为末。米饮服二钱，日二服。（《济众方》）产后腹痛：枳实（麸炒）、芍药（酒炒）各二钱，水一盏煎服。亦可为末服。（《圣惠方》）奔豚气痛：枳实，炙为末。饮下方寸匕，日三、夜一。（《外台秘要》）妇人阴肿坚痛：枳实半斤碎炒，帛裹熨之，冷即易。（《子母秘录》）大便不通：枳实、皂荚等分，为末，饭丸，米饮下。（危氏《得效方》）积痢脱肛：枳实石上磨平，蜜炙暖，更互熨之，缩乃止。（《千金方》）小儿久痢，水谷不调：枳实捣末，饮服一二钱。（《广利方》）肠风下血：枳实半斤（麸炒），黄芪半斤。为末。米饮，非时服二钱匕。糊丸亦可。（《经验方》）小儿五痔，不以年月：枳实为末，炼蜜丸梧桐子大。空心饮下三十丸。（《集验方》）小儿头疮：枳实烧灰，猪脂调涂。（《圣惠方》）皮肤风疹：枳实，醋浸，火炙熨之，即消。（《外台秘要》）

枳壳

【气味】苦，酸，微寒，无毒。

权曰：苦、辛。

元素曰：气味升降，与枳实同。

杲曰:沉也,阴也。

【主治】风痒麻痹,通利关节,劳气咳嗽,背膊闷倦,散留结胸膈痰滞,逐水,消胀满大肠风,安胃,止风痛(《开宝》)。遍身风疹,肌中如麻豆恶痒,肠风痔疾,心腹结气,两胁胀虚,关膈壅塞(甄权)。健脾开胃,调五脏,下气,止呕逆,消痰。治反胃霍乱泻痢,消食,破症结痃癖五膈气,及肺气水肿,利大小肠,除风明目。炙热,熨痔肿(大明)。泄肺气,除胸痹(元素)。治里急后重(时珍)。

【附方】旧三新十六。伤寒呃噫:枳壳半两,木香一钱,为末。每白汤服一钱,未知再服。(《本事方》)老幼腹胀:血气凝滞,用此宽肠顺气,名四炒丸。商州枳壳(厚而绿背者,去穰)四两,分作四分:一两用苍术一两同炒,一两用萝卜子一两同炒,一两用干漆一两同炒,一两用茴香一两同炒黄。去四味,只取枳壳为末。以四味煎汁,煮面糊和丸梧桐子大。每食后,米饮下五十丸。(王氏《易简方》)消积顺气:治五积六聚,不拘男妇老小,但是气积,并皆治之,乃仙传方也。枳壳三斤去穰,每个入巴豆仁一个,合定扎煮,慢火水煮一日。汤减再加热汤,勿用冷水。待时足汁尽,去巴豆,切片晒干(勿炒)为末,醋煮面糊丸梧子大。每服三四十丸,随病汤使。(邵真人《经验方》)顺气止痢:枳壳(炒)二两四钱,甘草六钱,为末。每沸汤服二钱。(《婴童百问》)疏导脚气:即上方,用木瓜汤服。(《直指方》)小儿秘涩:枳壳(煨,去穰)、甘草各一钱,以水煎服。(《全幼心鉴》)肠风下血:不拘远年近日。《博济方》:用枳壳(烧黑存性)五钱,羊胫炭(为末)三钱,和令匀,五更空心米饮服。如人行五里,再一服,当日见效。《简便方》:用枳壳一两,黄连五钱,水一钟,煎半钟,空心服。痔疮肿痛:《必效方》:用枳壳煨熟熨之,七枚立定。《本事方》:用枳壳末,入瓶中,水煎百沸,先熏后洗。怀胎腹痛:枳壳三两(麸炒),黄芩一两,为粗末。每服五钱,水一盏半,煎一盏服。若胀满身重,加白术一两。(《活法机要》)产后肠出不收:枳壳,煎汤浸之,良久即入也。(《袖珍方》)小儿惊风:不惊丸:治小儿因惊气吐逆作搐,痰涎壅塞,手足掣疭,眼睛斜视。枳壳(去穰,麸炒)、淡豆豉等分。为末。每服一字,甚者半钱,急惊薄荷自然汁下慢惊,荆芥汤入酒三五点下,日三服。(陈文中《小儿方》)牙齿疼痛:枳壳,浸酒含漱。(《圣惠方》)风疹作痒:枳壳三两。麸炒为末。每服二钱,水一盏,煎六分,去滓温服。仍以汁涂。(《经验后方》)小儿软疖:大枳壳一个。去白,磨口平,以面糊抹边合疖上。自出脓血尽,更无痕也。(危氏《得效方》)利气明目:枳壳(麸炒)一两。为末。点汤代茶。(《普济方》)下早成痞:伤寒阴症,下早成痞,心下满而不痛,按之虚软。枳壳、槟榔等分,为末。每服三钱,黄连汤调下。(《宣明方》)胁骨疼痛因惊伤肝者:枳壳一两(麸炒),桂枝(生)半两,为细末。每服二钱,姜枣汤下。(《本事方》)

枳茹

树皮也。或云:枳壳上刮下皮也。

【主治】中风身直,不得屈伸反复,及口僻眼斜。刮皮一升,酒三升,渍一宿,每温服五合,酒尽再作(苏颂)。树茎及皮:主水胀暴风,骨节疼急(弘景)。

根皮

【主治】浸酒,漱齿痛(甄权)。煮汁服,治大便下血。末服,治野鸡病有血(藏器)。

嫩叶

【主治】煎汤代茶,去风(时珍。出《茶谱》)。

枸橘(《纲目》)

【释名】臭橘。

【集解】时珍曰:枸橘处处有之。树、叶并与橘同,但干多刺。三月开白花,青蕊不香。结实大如弹丸,形如枳实而壳薄,不香。人家多收种为藩蓠,亦或收小实,伪充枳实及青橘皮售之,不可不辨。

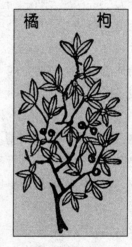

叶

【气味】辛,温,无毒。

【主治】下痢脓血后重,同草藓等分炒存性研,每茶调二钱服。又治喉瘘,消肿导毒(时珍)。

【附方】新一。咽喉怪症:咽喉生疮,层层如叠,不痛,日久有窍出臭气,废饮食。用臭橘叶煎汤连服,必愈。(夏子益《奇病方》)

刺

【主治】风虫牙痛,每以一合煎汁含之(时珍)。

橘核

【主治】肠风下血不止。同樗根白皮等分炒研,每服一钱,皂荚子煎汤调服(时珍)。

【附方】新一。白疹瘙痒遍身者:小枸橘细切,麦麸炒黄为末。每服二钱,酒浸少时,饮酒。初以枸橘煎汤洗患处。(《救急方》)

树皮

【主治】中风强直,不得屈伸。细切一升,酒二升,浸一宿。每日温服半升。酒尽再作(时珍)。

栀子(《本经》中品)

【释名】木丹(《本经》)、越桃(《别录》)、鲜支(《纲目》),花名蘑卜。

时珍曰:卮,酒器也。栀子象之,故名。俗作栀。司马相如赋云:鲜支黄砾。注云:鲜支即支子也。佛书称其花为蘑卜,谢灵运谓之林兰,曾端伯呼为禅友。或曰:蘑卜金色,非栀子也。

【气味】苦,寒,无毒。

《别录》曰:大寒。

元素曰:气薄味厚,轻清上行,气浮而味降,阳中阴也。

杲曰:沉也,阴也。入手太阴肺经血分。《丹书》:栀子柔金。

【主治】五内邪气,胃中热气,面赤酒疱齄鼻,白癞、赤癞、疮疡(《本经》)。疗目赤热痛,胸、心、大小肠大热,心中烦闷(《别录》)。去热毒风,除时疾热,解五种黄病,利五淋,通小便,解消渴,明目,主中恶,杀䗪虫毒(甄权)。解玉支毒(弘景。羊踯躅也)。主喑哑,紫癜风(孟诜)。治心烦懊憹不得眠,脐下血滞而小便不利(元素)。泻三焦火,清胃脘血,治热厥心痛,解热郁。行结气(震亨)。治吐血衄血,血痢下血血淋,损伤瘀血。及伤寒劳复,热厥头痛,疝气,烫火伤(时珍)。

【附方】旧十,新十七。鼻中衄血:山栀子烧灰吹之。屡用有效。(黎居士《简易方》)小便不通:栀子仁十四个,独头蒜一个,沧盐少许。捣贴脐及囊,良久即通。(《普济方》)血淋涩痛:生山栀子末、滑石等分,葱汤下。(《经验良方》)下利鲜血:栀子仁,烧灰,水服一钱匕。(《食疗本草》)酒毒下血:老山栀子仁,焙研。每新汲水服一钱匕。(《圣惠方》)热毒血痢:栀子十四枚,去皮捣末,蜜丸梧桐子大。每服三丸,日三服,大效。亦可水煎服。(《肘后方》)临产下痢:栀子,烧研,空心热酒服一匙。甚者不过五服。(《胜金方》)妇人胎肿属湿热:山栀子一合炒研。每服二三钱,米饮下。丸服亦可。(丹溪方)热水肿疾:山栀子仁炒研,米饮服三钱。若上焦热者,连壳用。(《丹溪纂要》)霍乱转筋,心腹胀满,未得吐下:栀子二七枚烧研,熟酒服之立愈。(《肘后方》)冷热腹痛疠刺。不思饮食:山栀子、川乌头等分,生研为末,酒糊丸如梧桐子大。每服十五丸,生姜汤下。小腹痛,茴香汤下。(《博济方》)胃脘火痛:大山栀子七枚或九枚炒焦,水一盏,煎七分,入生姜汁饮之,立止。复发者,必不效。用玄明粉一钱服,立止。(《丹溪纂要》)五脏诸气,益少阴血:用栀子炒黑研末,生姜同煎,饮之甚捷。(《丹溪纂要》)五尸疰病:冲发心胁刺痛,缠绵无时。栀子三七枚烧末,水服。(《肘后方》)热病食复及交接后发动欲死,不能语:栀子三十枚,水三升,煎一升服,令微汗。(《梅师方》)小儿狂躁:蓄热在下,身热狂躁,昏迷不食。栀子仁七枚,豆豉五钱,水一盏,煎七分,服之。或吐或不吐,立效。(阎孝忠《集效方》)盘肠钓气:越桃仁半两,草乌头少许,同炒过,去草乌,入白芷一钱,为末。每服半钱,茴香葱白酒下。(《普济方》)赤眼肠秘:山栀子七个。钻孔煨熟,水一升,煎半升,去滓,入大黄末三钱,温服。(《普济方》)吃饭直出:栀子二十个,微炒去皮,水煎服。(《怪症奇方》)风痰头痛不可忍:栀子末和蜜,浓敷舌上,吐即止。(《兵部手集》)鼻上酒齄:栀子炒研,黄蜡和,丸弹子大。每服一丸,嚼细茶下,日二服。忌酒、麸、煎炙。(许学士《本事方》)火焰丹毒:栀子捣,和水涂之。(《梅师方》)火疮未起:栀子仁烧研,麻油和,封之。已成疮,烧白糖灰粉之。(《千金方》)眉中练癣:栀子烧研,和油敷之。(《保幼大全》)折伤肿痛:栀子、白面同捣,涂之甚效。(《集简方》)猘犬咬伤:栀子皮(烧研)、石硫黄等分,为末。敷之,日三。(《梅师方》)汤荡火烧:栀子末和鸡子清,浓扫之。(《救急方》)

花

【主治】悦颜色,《千金翼》面膏用之(时珍)。

【附录】木戟

藏器曰:生山中。叶如栀子。味辛,温,无毒。主痃癖气在脏腑。

酸枣(《本经》上品)

【释名】樲(《尔雅》)、山枣。

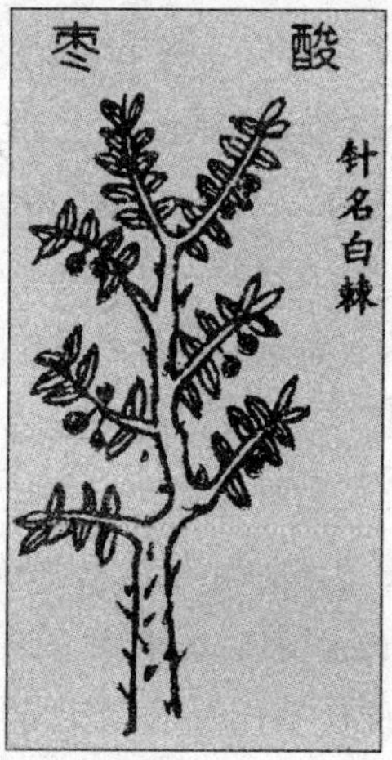

【集解】《别录》曰:酸枣生河东川泽。八月采实,阴干,四十日成。

弘景曰:今出东山间,云即山枣树。子似武昌枣而味极酸,东人啖之以醒睡,与经文疗不得眠正相反。

恭曰:此即樲枣也。树大如大枣,实无常形,但大枣中味酸者足。今医以棘实为酸枣,大误矣。

藏器曰:酸枣既是大枣中之酸,此即是真枣,何复名酸?既名酸,又云小。今枣中,酸者未必即小,小者未必即酸。惟嵩阳子云:余家于滑台。今酸枣县,即滑之属邑也。其树高数丈,径围一二尺,木理极细,坚而且重,可为车轴及匙、箸等。其树皮亦细而硬,纹似蛇鳞。其枣圆小而味酸,其核微圆而仁稍长,色赤如丹。此医之所重,居人不易得。今市人卖者,皆棘子也。又云:山枣树如棘,其子如生枣,其核如骨,其肉酸滑好食,山人以当果。

颂曰:今近汴洛及西北州郡皆有之,野生多在坡坂及城垒间。似枣木而皮细,其木心赤色,茎叶俱青,花似枣花。八月结实,紫红色,似枣而圆小味酸。当月采实,取核中仁,《孟子》曰"养其樲棘"是也。嵩阳子言酸枣县所出为真,今之货者皆是棘实,用者尤宜详辨。

志曰：酸枣即棘实，更非他物。若云是大枣味酸者，全非也。酸枣小而圆，其核中仁微扁；其大枣仁大而长，不相类也。

宗奭曰：天下皆有之，但以土产宜与不宜尔。嵩阳子言酸枣木高大，今货者皆棘子，此说未尽。盖不知小则为棘，大则为酸枣。平地则易长，居崖堑则难生。故棘多生崖堑上，久不樵则成干，人方呼为酸枣，更不言棘，其实一本也。此物才及三尺，便开花结子。但科小者气味薄，木大者气味厚。今陕西、临潼山野所出亦好，乃土地所宜也。后有白棘条，乃酸枣未长大时枝上刺也。及至长成，其实大，其刺亦少。故枣取大木，棘取小科，不必强分别焉。

酸枣

【气味】酸，平，无毒。

宗奭曰：微热。

时珍曰：仁，味甘，气平。

斅曰：用仁，以叶拌蒸半日，去皮、尖。

之才曰：恶防己。

【主治】心腹寒热，邪结气聚，四肢酸痛湿痹。久服，安五脏，轻身延年（《本经》）。烦心不得眠，脐上、下痛，血转久泄，虚汗烦渴，补中，益肝气，坚筋骨，助阴气，能令人肥健（《别录》）。筋骨风，炒仁研，汤服（甄权）。

【发明】恭曰：《本经》用实疗不得眠，不言用仁。今方皆用仁。补中益肝，坚筋骨，助阴气，皆酸枣仁之功也。

宗奭曰：酸枣，《经》不言用仁，而今天下皆用之。

志曰：按《五代史·后唐》刊石药验云：酸枣仁，睡多生使，不得睡炒熟。陶云食之醒睡，而《经》云疗不得眠。盖其子肉味酸，食之使不思睡；核中仁服之，疗不得眠。正如麻黄发汗，根节止汗也。

时珍曰：酸枣实，味酸性收，故主肝病，寒热结气，酸痹久泄，脐下满痛之症。其仁甘而润，故熟用疗胆虚不得眠、烦渴虚汗之症，生用疗胆热好眠，皆足厥阴、少阳药也。今人专以为心家药，殊昧此理。

【附方】旧六，新二。胆风沉睡：胆风毒气，虚实不调，昏沉多睡。用酸枣仁一两（生用），金挺蜡茶二两（以生姜汁涂，炙微焦），为散。每服二钱，水七分，煎六分，温服。（《简要济众方》）胆虚不眠，心多惊悸：《圣惠方》：用酸枣仁一两炒香，捣为散。每服二钱，竹叶汤调下。《和剂局方》：加人参一两，辰砂半两，乳香二钱半，炼蜜丸服。振悸不眠：胡洽方：酸枣仁汤：用酸枣仁二升，茯苓、白术、人参、甘草各二两，生姜六两，水八升，煮三升，分服。（《图经》）虚烦不眠：《深师方》酸枣仁汤：用酸枣仁二升，蝭母、干姜、茯苓、芎䓖各二两，甘草（炙）一两。以水一斗，先煮枣仁，减三升，乃同煮取三升，分服。

（《图经本草》）骨蒸不眠心烦：用酸枣仁二两，水二盏研绞取汁，下粳米二合，煮粥候熟，下地黄汁一合，再煮匀食。（《太平圣惠方》）睡中汗出：酸枣仁、人参、茯苓等分。为末。每服一钱，米饮下。（《简便方》）刺入肉中：酸枣核烧末，水服，立出。（《外台秘要》）

白棘（《本经》中品）。

【校正】并入《别录》棘刺花。

【释名】棘刺（《别录》）、棘针（《别录》）、赤龙爪（《纲目》），花名刺原（《别录》）、菥蓂（《别录》）、马朐（音劬）。

时珍曰：独生而高者为枣，列生而低者为棘。故重朿为枣，平朿为棘，二物观名即可辨矣。朿即刺字。菥蓂与大荠同名，非一物也。

【集解】《别录》曰：白棘生雍州川谷。棘刺花生道旁，冬至后一百二十日采之，四月采实。

当之曰：白棘是酸枣树针。今人用天门冬苗代之，非真也。

恭曰：棘有赤、白二种。白棘茎白如粉，子、叶与赤棘同，棘中时复有之，亦为难得。其刺当用白者为佳。然刺有钩、直二种：直者宜入补益，钩者宜疗疮肿。花即其花，更无别物。天门冬一名颠棘，南人以代棘针，非矣。

颂曰：棘有赤、白二种。《切韵》云：棘，小枣也。田野间皆有之，丛高三二尺，花、叶、茎、实俱似枣也。

宗奭曰：本文自棘一名棘针、棘刺，如此分明，诸家强生疑惑，今不取之。白棘，乃是肥盛紫色，枝上自有皱薄白膜先剥起者，故白棘取白之义，不过如此。

白棘

【气味】辛，寒，无毒。

【主治】心腹痛，痈肿溃脓，止痛（《本经》）决刺结，疗丈夫虚损，阴痿精自出，补肾气，益精髓。枣针：疗腰痛，喉痹不通（《别录》）。

【附方】旧六，新八。小便尿血：棘刺三升，水五升，煮二升，分三服。（《外台秘要》）脐腹疼痛：因肾脏虚冷，拘撮甚者。棘针钩子一合（焙），槟榔二钱半，水一盏，煎五分，入好酒半盏，更煎三五沸，分二服。（《圣惠方》）头风疼痛：倒钩棘针四十九个（烧存性），丁香一个，麝香一皂子。为末。随左右嗜鼻。（《圣惠方》）眼睫拳毛：赤龙爪（倒钩棘也）一百二十个，地龙二条，木贼一百二十节，木鳖子仁二个（炒）。为末。摘去睫毛，每日以此嗜鼻三五次。（《普济方》）龋齿虫食腐烂：棘针二百枚（即枣树刺朽落地者），水三升，煮一升，含漱。或烧沥，日涂之，后敷雄黄末，即愈。（《外台秘要》）小儿喉痹：棘针烧灰，水服半钱。（《圣惠方》）小儿口噤：惊风不乳。白棘，烧末，水服一钱。（《圣惠方》）小儿丹毒:水煮棘根汁,洗之。(《千金方》)痈疽痔漏:方同上。疔疮恶肿:棘针(倒钩烂者)三枚,丁香七枚,同入瓶烧存性,以月内孩子粪和涂,日三上之。又方:曲头棘刺三百枚,陈橘皮二两,水五升,煎一升半,分服。(《圣惠方》)诸肿有脓:棘针,烧灰,水服一钱,一夜头出。(《千金方》)小儿诸疳:棘针、瓜蒂等分。为末。吹入鼻中,日三次。(《圣惠方》)

枝

【主治】烧油涂发,解垢腻(宗奭)。

棘刺花(《别录》)

【气味】苦,平,无毒。

【主治】金疮内漏(《别录》)。

实

【主治】心腹痿痹,除热.利小便(《别录》)。

叶

【主治】胫臁疮,捣敷之。亦可晒研,麻油调敷(时珍)。

蕤核(蕤,儒谁切。《本经》上品)。

【释名】白桵(音蕤)。

时珍曰:《尔雅》"棫,白桵"即此也。其花实蕤蕤下垂,故谓之桵,后人作蕤。柞木亦名棫而物异。

【集解】《别录》曰:蕤核生函谷川谷及巴西。

弘景曰:今出彭城。大如乌豆,形圆而扁,有纹理,状似胡桃核。今人皆合壳用,此应破取仁秤之。

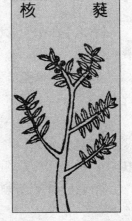

核　蕤

保升曰:今出雍州。树生,叶细似枸杞而狭长,花白。子附茎生,紫赤色,大如五味子。茎多细刺。五月、六月熟.采实晒干。

颂曰:今河东、并州亦有之。木高五七尺,茎间有刺。

时珍曰:郭璞云:白桵,小木也。丛生有刺,实如耳珰,紫赤可食。即此也。

仁

【修治】敩曰:凡使蕤核仁,以汤浸去皮、尖,掰作两片。每四两,用芒硝一两,木通草

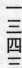

七两,同水煮一伏时,取仁研膏入药。

【气味】甘,温,无毒。

《别录》曰:微寒。

普曰:神农、雷公:甘,无毒。生平地,八月采之。

【主治】心腹邪结气,明目,目赤痛伤泪出,目肿眦烂。久服,轻身益气不饥(《本经》)。强志,明耳目(《吴普》)。破心下结痰痞气,齆鼻(《别录》)。治鼻衄(甄权)。生治足睡,熟治不眠(藏器)。

【发明】弘景曰:医方惟以疗眼,《仙经》以合守中丸也。

【附方】新七。春雪膏:治肝虚,风热上攻,眼目昏暗,痒痛隐涩,赤肿羞明,不能远视,迎风有泪,多见黑花。用蕤仁(去皮,压去油)二两,脑子二钱半,研匀,生蜜六钱和收,点眼。(《和剂局方》)百点膏:治一切眼疾。蕤仁(去油)三钱,甘草、防风各六钱,黄连五钱,以三味熬取浓汁,次下蕤仁膏,日点。(孙氏《集效方》)拨云膏:取下翳膜。蕤仁(去油)五分,青盐一分,猪胰子五钱,共捣二千下如泥,罐收。点之。又方:蕤仁一两去油,入白硼砂一钱,麝香二分,研匀收之。去翳妙不可言。飞血眼:蕤仁一两(去皮),细辛半两,苦竹叶三握(洗),水二升,煎一升,滤汁,频微温洗之。(《圣济总录》)赤烂眼:《近效方》:用蕤仁四十九个(去皮),胡粉(煅如金色)一鸡子大,研匀,入酥一杏仁许,龙脑三豆许,研匀,油纸裹收。每以麻子许,涂大小眦上,频用取效。《经验良方》:用蕤仁、杏仁各一两,去皮研匀,入腻粉少许,为丸。每用热汤化洗。

山茱萸(《本经》中品)

【释名】蜀酸枣(《本经》)、肉枣(《纲目》)、魁实(《别录》)、鸡足(《吴普》)、鼠矢(《吴普》)。

宗奭曰:山茱萸与吴茱萸甚不相类,治疗大不同,未审何缘命此名也?

时珍曰:《本经》一名蜀酸枣,今人呼为肉枣,皆象形也。

【集解】《别录》曰:山茱萸生汉中山谷及琅琊、冤句、东海、承县。九月、十月采实,阴干。

颂曰:叶如梅,有刺毛。二月开花如杏。四月实如酸枣,赤色。五月采实。

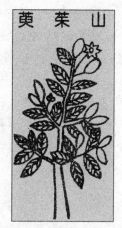

弘景曰:出近道诸山中大树。子初熟未干,赤色,如胡颓子,亦可啖;既干,皮甚薄,当合核用也。

颂曰:今海州、兖州亦有之。木高丈余,叶似榆,花白色。雷敩《炮炙论》言一种雀儿苏,真相似,只是核八棱,不入药用。

时珍曰：雀儿苏，即胡颓子也。

实

【修治】敩曰：凡使以酒润，去核取皮，一斤只取四两以来，缓火熬干方用。能壮元气，秘精。其核能滑精，不可服。

【气味】酸，平，无毒。

《别录》曰：微温。

普曰：神农、黄帝、雷公、扁鹊：酸，无毒；岐伯：辛。

权曰：咸、辛，大热。

好古曰：阳中之阴。入足厥阴、少阴经气分。

之才曰：蓼实为之使。恶桔梗、防风、防己。

【主治】心下邪气寒热，温中，逐寒湿痹，去三虫。久服轻身（《本经》）。肠胃风邪，寒热疝瘕，头风风气去来，鼻塞目黄。耳聋面疱，下气出汗，强阴益精，安五脏，通九窍，止小便利。久服，明目强力长年（《别录》）。治脑骨痛，疗耳鸣，补肾气，兴阳道，坚阴茎，添精髓，止老人尿不节，治面上疮，能发汗，止月水不定（甄权）。暖腰膝，助水脏，除一切风，逐一切气，破癥结，治酒皶（大明）。温肝（元素）。

【发明】好古曰：滑则气脱，涩剂所以收之。山茱萸止小便利，秘精气，取其味酸涩以收滑也。仲景八味丸用之为君，其性味可知矣。

【附方】新一。草还丹：益元阳，补元气，固元精，壮元神，乃延年续嗣之至药也。山茱萸（酒浸，取肉）一斤，破故纸（酒浸，焙干）半斤，当归四两，麝香一钱，为末，炼蜜丸梧桐子大。每服八十一丸，临卧盐酒下。（吴旻《扶寿方》）

胡颓子（《拾遗》）

【释名】蒲颓子（《纲目》）、卢都子（《纲目》）、雀儿酥（《炮炙》）、半含春（《纲目》）、黄婆奶。

时珍曰：陶弘景注山茱萸及樱桃，皆言似胡颓子，（凌冬不凋，亦应益人），陈藏器又于山茱萸下详注之，别无识者。今考访之，即雷敩《炮炙论》所谓雀儿酥也，雀儿喜食之。越人呼为蒲颓子。南人呼为卢都子。吴人呼为半含春，言早熟也。襄汉人呼为黄婆奶，象乳头也。刘绩《霏雪录》言安南有小果，红色，名卢都子，则卢都乃蛮语也。

【集解】藏器曰：胡颓子生平林间，树高丈余，冬不凋，叶阴白，冬花，春熟最早，小儿食之当果。又有一种大相似，冬凋春实夏熟，人呼为木半夏，无别功效。

时珍曰：胡颓即卢都子也。其树高六七尺，其枝柔软如蔓。其叶微似棠梨，长狭而尖，面青背白，俱有细点如星，老则星起如麸，经冬不凋。春前生花朵如丁香，蒂极细，倒

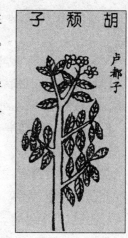

垂,正月乃敷白花。结实小长,俨如山茱萸,上亦有细星斑点,生青熟红,立夏前采食,酸涩。核亦如山茱萸,但有八棱,软而不坚。核内白绵如丝,中有小仁。其木半夏,树、叶、花、实及星斑气味,并与卢都同;但枝强硬,叶微团而有尖,其实圆如樱桃而不长为异耳。立夏后始熟,故吴楚人呼为四月子,亦曰野樱桃。其核亦八棱,大抵是一类二种也。

子

【气味】酸,平,无毒。

弘景曰:寒热病不可用。

【主治】止水痢(藏器)。

根

【气味】同子。

【主治】煎汤,洗恶疮疥并犬马病疮(藏器)。吐血不止,煎水饮之;喉痹痛塞,煎酒灌之,皆效(时珍)。

叶

【气味】同子。

【主治】肺虚短气喘咳剧者,取叶焙研,米饮服二钱(时珍)。

【发明】时珍曰:蒲颓叶治喘咳方,出《中藏经》,云甚者亦效如神。云有人患喘三十年,服之顿愈。甚者服药后,胸上生小瘾疹作痒,则瘥也。虚甚,加人参等分,名清肺散。大抵皆取其酸涩,收敛肺气耗散之功耳。

金樱子(《蜀本草》)

【释名】刺梨子(《开宝》)、山石榴(《纲目》)、山鸡头子。

时珍曰:金樱当作金罂,谓其子形如黄罂也。石榴、鸡头皆象形。又杜鹃花、小檗并名山石榴,非一物也。

敩曰:林檎、向里子亦曰金樱子,与此同名而异物。

【集解】韩保升曰:金樱子在处有之。花白。子形似榅桲而小,色黄有刺。方术多用之。

时珍曰:山林间甚多。花最白腻。其实大如指头,状如石榴而长。其核细碎而有白毛,如营实之核而味甚涩。

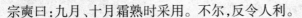

子

【气味】酸,涩,平,无毒。

【主治】脾泄下痢,止小便利,涩精气。久服,令人耐寒轻身（《蜀本》）。

【发明】颂曰:洪州、昌州皆煮其子作煎,寄馈人。服食家用煎和鸡头实粉为丸服,名水陆丹,益气补真最佳。

慎微曰:沈存中《笔谈》云:金樱子止遗泄,取其温且涩也。世人待红熟时取汁熬膏,味甘,全断涩味,都全失本性,大误也。惟当取半黄者,干捣末用之。

宗奭曰:九月、十月霜熟时采用。不尔,反令人利。

震亨曰:经络隧道,以通畅为平和。而昧者取涩性为快,熬金樱为煎食之。自不作靖,咎将谁执?

时珍曰:无故而服之,以取快欲则不可。若精气不固者服之,何咎之有?

【附方】旧一,新二。金樱子煎:霜后用竹夹子摘取,入木臼中杵去刺,擘去核。以水淘洗过,捣烂。入大锅,水煎,不得绝火。煎减半,滤过,仍煎似稀饧。每服一匙,用暖酒一盏调服。活血驻颜,其功不可备述。（《孙真人食忌》）补血益精:金樱子(即山石榴,去刺及子,焙)四两,缩砂二两。为末,炼蜜和丸梧桐子大。每服五十丸,空心温酒服。（《奇效良方》）久痢不止:严紧绝妙。方:罂粟壳(醋炒)、金樱(花、叶及子)等分。为末,蜜丸芡子大。每服五、七丸,陈皮煎汤化下。（《普济方》）

花

【气味】同子。

【主治】止冷热痢。杀寸白、蛔虫等。和铁粉研匀,拔白发涂之,即生黑者。亦可染须（大明）。

叶

【主治】痈肿,嫩叶研烂,入少盐涂之,留头泄气。又金疮出血,五月五日采,同桑叶、苎叶等分,阴干研末敷之。血止口合,名军中一捻金（时珍）。

东行根

【气味】同子。

【主治】寸白虫,到二两,入糯米三十粒,水二升,煎五合,空心服,须臾泻下。神验。其皮炒用,止泻血及崩中带下（大明）。止滑痢,煎醋服,化骨鲠（时珍）。

郁李(《本经》下品)

【释名】薁李(《诗疏》)、郁李、车下李(《别录》)、爵李(《本经》)、雀梅(《诗疏》)、常棣。

时珍曰:郁,《山海经》作栯,馥郁也。花、实俱香,故以名之。陆机《诗疏》作薁字,非也。《尔雅》常棣即此。或以为唐棣,误矣。唐棣乃扶栘、白杨之类也。

【集解】《别录》曰:郁李生高山川谷及丘陵上。五月、六月采根。

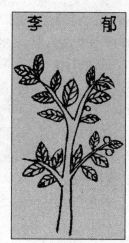

弘景曰:山野处处有之。子熟赤色,亦可啖。

保升曰:树高五六尺,叶、花及树并似大李;惟子小若樱桃,甘酸而香,有少涩味也。

禹锡曰:按郭璞云:棣树生山中,子如樱桃,可食。《诗·小雅》云:常棣之华,鄂不韡韡。陆机注云:白棣树也,如李而小,正白,今官园种之,一名薁李。又有赤棣树,亦似白棣,叶如刺榆叶而微圆,子正赤如郁李而小,五月始熟,关西、天水、陇西多有之。

宗奭曰:郁李子如御李子,红熟堪啖,微涩,亦可蜜煎,陕西甚多。

时珍曰:其花粉红色,实如小李。

颂曰:今汴洛人家园圃植一种,枝茎作长条,花极繁密而多叶者,亦谓之郁李,不堪入药。

核仁

【修治】斅曰:先以汤浸,去皮、尖,用生蜜浸一宿,漉出阴干,研如膏用之。

【气味】酸,平,无毒。

权曰:苦、辛。

元素曰:辛、苦,阴中之阳,脾经气分药也。

【主治】大腹水肿,面目四肢浮肿,利小便水道(《本经》)。肠中结气,关格不通(甄权)。通泄五脏膀胱急痛,宣腰胯冷脓,消宿食下气(大明)。破癖气,下四肢水。酒服四十九粒,能泻结气(孟诜)。破血润燥(元素)。专治大肠气滞,燥涩不通(李杲)。研和龙脑,点赤眼(宗奭)。

【发明】时珍曰:郁李仁甘苦而润,其性降,故能下气利水。按《宋史·钱乙传》云:一乳妇因悸而病,既愈,目张不得瞑。乙曰:煮郁李酒饮之使醉,即愈。所以然者,目系内连肝胆,恐则气结,胆横不下。郁李能去结,随酒入胆,结去胆下,则目能瞑矣。此盖得肯綮之妙者也。

颂曰:《必效方》:疗癣。取车下李仁,汤润去皮及并仁者,与干面相拌,捣如饼。若干,入水少许,作面饼,大小一如病人掌。为二饼,微炙使黄,勿令至熟。空腹食一饼,当快利。如不利,更食一饼,或饮热米汤,以利为度。利不止,以醋饭止之。利后当虚。若病未尽,一二日量力更进一服,以病尽为限。不得食酪及牛、马肉等。累试神验,但须量病轻重,以意加减,小儿亦可用。

【附方】旧三,新二。小儿多热:熟汤研郁李仁如杏酪,一日服二合。(姚和众《至宝方》)小儿闭结:褓褓小儿,大小便不通,并惊热痰实,欲得溏动者。大黄(酒浸,炒)、郁李仁(去皮,研)各一钱,滑石末一两,捣和丸黍米大。二岁小儿三丸,量人加减,白汤下。(钱乙《直诀》)肿满气急不得卧:用郁李仁一大合。捣末,和面作饼。吃入口即大便通,泄气便愈。(杨氏《产乳》)脚气浮肿,心腹满,大小便不通,气急喘息者:郁李仁十二分(捣烂,水研绞汁),薏苡(捣如粟大)三合,同煮粥食之。(韦宙《独行方》)猝心痛刺:郁李仁三七枚嚼烂,以新汲水或温汤下。须臾痛止,却热呷薄盐汤。(姚和众《至宝方》)皮肤血汗:郁李仁(去皮,研)一钱,鹅梨捣汁调下。(《圣济总录》)

根

【气味】酸,凉,无毒。

【主治】齿龈肿,龋齿,坚齿(《本经》)。去白虫(《别录》)。治风虫牙痛,浓煎含漱。治小儿身热,作汤浴之(大明)。宣结气,破积聚(甄权)。

鼠李(《本经》下品)

【释名】楮李(钱氏)、鼠梓(《别录》)、山李子(《图经》)、牛李(《别录》)、皂李(苏恭)、赵李(苏恭)、牛皂子(《纲目》)、乌槎子(《纲目》)、乌巢子(《图经》)、椑(音卑)。

时珍曰:鼠李,方音亦作楮李,未详名义。可以染绿,故俗称皂李及乌巢。巢、槎、赵,皆皂子之音讹也。一种苦楸,亦名鼠梓,与此不同。见梓下。

【集解】《别录》曰:鼠李生田野,采无时。

颂曰:即乌巢子也。今蜀川多有之。枝叶如李。其实若五味子,色暨黑,其汁紫色,熟时采,晒干用。皮采无时。

宗奭曰:即牛李也。木高七八尺。叶如李,但狭而不泽。子于条上四边生,生时青,熟则紫黑色。至秋叶落,子尚在枝。是处皆有,今关陕及湖南、江南北甚多。

时珍曰:生道路边,其实附枝如穗。人采其嫩者,取汁刷染绿

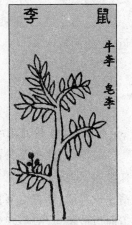

色。

子

【气味】苦,凉,微毒。

【主治】寒热瘰疬疮(《本经》)。水肿腹胀满(大明)。下血及碎肉。除疝瘕积冷,九蒸酒渍,服三合,日再服。又捣敷牛马六畜疮中生虫(苏恭)。痘疮黑陷及疥癣有虫(时珍)。

【发明】时珍曰:牛李,治痘疮黑陷及出不快,或触秽气黑陷。古昔无知之者,惟钱乙《小儿直诀》必胜膏用之。云牛李子即鼠李子,九月后采黑熟者,入砂盆擂烂,生绢捩汁,用银、石器熬成膏,瓷瓶收贮,常令透风。每服一皂子大,煎桃胶汤化下。如人行二十里,再进一服,其疮自然红活。入麝香少许尤妙。如无生者,以干者为末,水熬成膏。又《九籥卫生方》亦云:痘疮黑陷者,用牛李子一两(炒研),桃胶半两。每服一钱,水七分,煎四分,温服。

【附方】新二。诸疮寒热毒痹,及六畜虫疮:鼠李生捣敷之。(《圣惠方》)齿䘌肿痛:牛李煮汁,空腹饮一盏,仍频含漱。(《圣济录》)

皮

【气味】苦,微寒,无毒。

恭曰:皮、子俱有小毒。忌铁。

【主治】身皮热毒(《别录》)。风痹(大明)。诸疮寒热毒痹(苏恭)。口疮龋齿,及疳虫蚀人脊骨者,煮浓汁灌之,神良(孟诜)。

【发明】颂曰:刘禹锡《传信方》:治大人口中疳疮、发背,万不失一。用山李子根(一名牛李子)、蔷薇根(野外者)各(细切)五升,水五大斗,煎半日,汁浓,即于银、铜器中盛之,重汤煎至一二升,待稠,瓷瓶收贮。每稍稍含咽,必瘥。忌酱、醋、油腻、热面及肉。如发背,以帛涂贴之,神效。襄州军事柳岸妻窦氏,患口疳十五年,齿尽落,龈亦断坏,不可近,用此而愈。

女贞(《本经》上品)

【释名】贞木(《山海经》)、冬青(《纲目》)、蜡树。

时珍曰:此木凌冬青翠,有贞守之操,故以贞女状之。《琴操》载鲁有处女见女贞木而作歌者,即此也。晋·苏彦女贞颂序云:女贞之木,一名冬青。负霜葱翠,振柯凌风。故清士钦其质,而贞女慕其名。是矣。别有冬青与此同名。今方书所用冬青,皆此女贞也。近时以放蜡虫,故俗呼为蜡树。

【集解】《别录》曰：女贞实生武陵川谷。立冬采。

弘景曰：诸处时有。叶茂盛，凌冬不凋，皮青肉白，与秦皮为表里。其树以冬生可爱，仙方亦服食之。俗方不复用，人无识者。

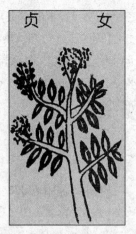

贞女

恭曰：女贞叶似冬青树及枸骨。其实九月熟，黑似牛李子。陶言与秦皮为表里，误矣。秦皮叶细冬枯，女贞叶大冬茂，殊非类也。

时珍曰：女贞、冬青、枸骨，三树也。女贞即今俗呼蜡树者，冬青即今俗呼冻青树者，枸骨即今俗呼猫儿刺者。东人因女贞茂盛，亦呼为冬青，与冬青同名异物，盖一类二种尔。二种皆因子自生，最易长。其叶厚而柔长，绿色，面青背淡。女贞叶长者四、五寸，子黑色；冻青叶微团，子红色，为异。其花皆繁，子并累累满树，冬月鸲鹆喜食之，木肌皆白腻。今人不知女贞，但呼为蜡树。立夏前后取蜡虫之种子，裹置枝上。半月其虫化出，延缘枝上，造成白蜡，民间大获其利。详见虫部白蜡下。枸骨详本条。

实

【气味】苦，平，无毒。

时珍曰：温。

【主治】补中，安五脏，养精神，除百病。久服，肥健轻身不老（《本经》）。强阴，健腰膝，变白发，明目（时珍）。

【发明】时珍曰：女贞实乃上品无毒妙药，而古方罕知用者，何哉？《典术》云：女贞木乃少阴之精，故冬不落叶。观此，则其益肾之功，尤可推矣。世传女贞丹方云：女贞实（即冬青树子）去梗叶，酒浸一日夜，布袋擦去皮，晒干为末。待旱莲草出多，取数石捣汁熬浓，和丸梧桐子大。每夜酒送百丸。不旬日间，膂力加倍，老者即不夜起。又能变白发为黑色，强腰膝，起阴气。

【附方】新二。虚损百病：久服发白再黑，返老还童。用女贞实（十月上巳日收，阴干，用时以酒浸一日，蒸透晒干）一斤四两，旱莲草（五月收，阴干）十两（为末），桑椹子（三月收，阴干）十两，为末，炼蜜丸如梧桐子大。每服七、八十丸，淡盐汤下。若四月收桑椹捣汁和药，七月收旱莲捣汁和药，即不用蜜矣。（《简便方》）风热赤眼：冬青子不以多少，捣汁熬膏，净瓶收固，埋地中七日。每用点眼。（《济急仙方》）

叶

【气味】微苦，平，无毒。

【主治】除风散血，消肿定痛，治头目昏痛。诸恶疮肿，胻疮溃烂久者，以水煮乘热贴之,频频换易,米醋煮亦可。口舌生疮,舌肿胀出,捣汁含浸吐涎(时珍)。

【附方】新三。风热赤眼:《普济方》:用冬青叶五斗捣汁,浸新砖数片,五日掘坑,架砖于内盖之,日久生霜,刮下,入脑子少许,点之。《简便方》:用雅州黄连二两,冬青叶四两,水浸三日夜,熬成膏收,点眼。一切眼疾:冬青叶研烂,入朴硝贴之。《海上方》也。(《普济方》)

冬青(《纲目》)

【校正】原附女贞下,今分出。

【释名】冻青。

藏器曰:冬月青翠,故名冬青。江东人呼为冻青。

【集解】藏器曰:冬青木肌白,有纹作象齿笋。其叶堪染绯。李邕云:冬青出五台山,叶似椿,子赤如郁李,微酸性热。与此小异,当是两种冬青。

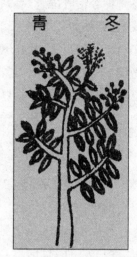

时珍曰:冻青亦女贞别种也,山中时有之。但以叶微团而子赤者为冻青,叶长而子黑者为女贞。按《救荒本草》云:冻青树高丈许,树似枸骨子树而极茂盛。又叶似楂子树叶而小,亦似椿叶微窄而头颇圆,不尖。五月开细白花,结子如豆大,红色。其嫩芽炸熟,水浸去苦味,淘洗,五味调之可食。

子及木皮

【气味】甘、苦,凉,无毒。

【主治】浸酒,去风虚,补益肌肤。皮之功同(藏器)。

【附方】新一。痔疮:冬至日取冻青树子,盐酒浸一夜,九蒸九晒,瓶收。每日空心酒吞七十粒,卧时再服。(《集简方》)

叶

【主治】烧灰,入面膏,治皯皰,灭瘢痕,殊效(苏颂)。

枸骨(《纲目》)

【校正】原附女贞下,今分出。

【释名】猫儿刺。

藏器曰:此木肌自,如狗之骨。

时珍曰:叶有五刺,如猫之形,故名。又卫矛亦名枸骨,与此同名。

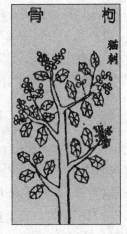

【集解】藏器曰：枸骨树如杜仲。《诗》云"南山有枸"是也。陆机《诗疏》云：山木也。其状如栌，木理白滑，可为函板。有木虻在叶中，卷之如子，羽化为虻。

颂曰：多生江浙间。南人取以旋盒器甚佳。

时珍曰：狗骨树如女贞，肌理甚白。叶长二、三寸，青翠而厚硬，有五刺角，四时不凋。五月开细白花。结实如女贞及菝葜子，九月熟时，绯红色，皮薄味甘，核有四瓣。人采其木皮煎膏，以粘鸟雀，谓之粘黐。

木皮

【气味】微苦，凉，无毒。

【主治】浸酒，补腰脚令健（藏器）。

枝叶

【气味】同皮。

【主治】烧灰淋汁或煎膏，涂白癜风（藏器）。

卫矛（《本经》中品）

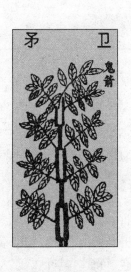

【释名】鬼箭（《别录》）、神箭。

时珍曰：刘熙《释名》言：齐人谓箭羽为卫。此物干有直羽，如箭羽、矛刃自卫之状，故名。张揖《广雅》谓之神箭，寇宗奭《衍义》言人家多燔之遣祟，则三名又或取此义也。

【集解】《别录》曰：卫矛生霍山山谷。八月采，阴干。

普曰：叶如桃，箭如羽，正月、二月、七月采，阴干。或生田野。

弘景曰：山野处处有之。削取皮、羽入药。为用甚稀。

颂曰：今江淮州郡亦或有之。三月以后生茎，茎长四、五尺许。其干有三羽，状如箭翎羽。叶似山茶，青色。八月、十一月、十二月采条茎，阴干。其木亦名狗骨。

宗奭曰：所在山谷皆有，平陆未尝见也。叶绝少。其茎黄褐色，若柏皮，三面如锋刃。人家多燔之遣祟，方药少用。

时珍曰：鬼箭生山石间，小株成丛。春长嫩条，条上四面有羽如箭羽，视之若三羽尔。青叶状似野茶，对生，味酸涩。三、四月开碎花，黄绿色。结实大如冬青子。山人不识，惟樵采之。

敩曰：凡使勿用石茆，根头真相似，只是上叶不同，味各别耳。

【修治】敩曰：采得只使箭头用，拭去赤毛，以酥拌缓炒。每一两，用酥二钱半。

【气味】苦，寒，无毒。

普曰：神农、黄帝、桐君：苦，无毒。

大明曰：甘，涩。

权曰：有小毒。

【主治】女子崩中下血，腹满汗出，除邪，杀鬼毒蛊疰（《本经》）。中恶腹痛，去白虫，消皮肤风毒肿，令阴中解（《别录》）。疗妇人血气，大效（马志）。破陈血，能落胎，主百邪鬼魅（甄权）。通月经，破癥结，止血崩带下，杀腹脏虫及产后血绞腹痛（大明）。

【发明】颂曰：古方崔氏疗恶疰在心，痛不可忍，有鬼箭羽汤；姚僧垣《集验方》疗猝暴心痛，或中恶气毒痛，大黄汤亦用之，并大方也。见《外台秘要》、《千金》诸书中。

时珍曰：凡妇人产后血晕血结，血聚于胸中，或偏于少腹，或连于胁肋者。四物汤四两，倍当归，加鬼箭、红花、玄胡索各一两，为末，煎服。

【附方】新三。产后败血，儿枕块硬，疼痛发歇，及新产乘虚，风寒内搏，恶露不快，脐腹坚胀：当归散：用当归（炒）、鬼箭（去中心木）、红蓝花各一两。每服三钱，酒一大盏，煎七分，食前温服。（《和剂局方》）鬼疟日发：鬼箭羽、鲮鲤甲（烧灰）各二钱半。为末。每以一字，发时嗅鼻。又法：鬼箭羽末一分，砒霜一钱，五灵脂一两，为末。发时冷水服一钱。（并《圣济总录》）。

山矾（《纲目》）

【释名】芸香（音云）、椗花（音定）、柘花（柘，音郑）、珤花（音畅）、春桂（俗）、七里香。

时珍曰：芸，盛多也。《老子》曰"夫物芸芸"是也。此物山野丛生甚多，而花繁香馥，故名。按周必大云：柘音阵，出《南史》。荆俗讹柘为郑，呼为郑矾，而江南又讹郑为珤也。黄庭坚云：江南野中碇花极多。野人采叶烧灰，以染紫为黝，不借矾而成。予因以易其名为山矾。

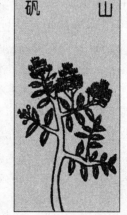

【集解】时珍曰：山矾生江、淮、湖、蜀野中。树之大者，株高丈许。其叶似栀子，叶生不对节，光泽坚强，略有齿，凌冬不凋。三月开花繁白，如雪六出，黄蕊甚芬香。结子大如椒，青黑色，熟则黄色，可食。其叶味涩，人取以染黄及收豆腐，或杂入茗中。按沈括《笔谈》云：古人藏书辟蠹用芸香，谓之芸草，即今之七里香也。叶类豌豆，作小丛生，啜嗅之极芬香。秋间叶上微白如粉污，辟蠹殊验。又按《苍颉解诂》云：芸香似邪蒿，可食，辟纸蠹。许慎《说文》云：芸，似苜蓿。成公绥《芸香赋》云：茎类秋竹,枝象青松。郭义恭《广志》有芸香胶。《杜阳编》云:芸香,草也,出于阗国。其香洁白如玉,入土不朽。元载造芸晖堂,以此为屑涂壁也。据此数说,则芸香非一种。沈氏指为七里香者,不知何据?所云叶类豌豆,啜嗅芬香,秋间有粉者,亦与今之七里香不相类,状颇似乌药叶,恐沈氏亦自臆度尔。曾端伯以七里香为玉蕊花,未知的否?

叶

【气味】酸、涩、微甘,无毒。

【主治】久痢,止渴,杀虫、蛊。用三十片,同老姜三片,浸水蒸热,洗烂弦风眼(时珍)。

桭木(《拾遗》)

【集解】藏器曰:桭木生江东林箐间。树如石榴,叶细,高丈余。四月开花,白如雪。

时珍曰:此木今无识者,其状颇近山矾,恐古今称谓不同尔,姑附其后。

【气味】苦,平,无毒。

【主治】破产后血,煮汁服之。其叶煎汁洗疮癣,捣研封蛇伤(藏器)。

南烛(宋《开宝》)

【释名】南天烛(《图经》)、南烛草木(《隐诀》)、男续(同上)、染菽(同上)、猴菽草(同上)、草木之王(同上)、惟那木(同上)、牛筋(《拾遗》)、乌饭草(《日华》)、墨饭草(《纲目》)、杨桐(《纲目》),赤者名文烛。

时珍曰:南烛诸名,多不可解。

藏器曰:取汁渍米作乌饭,食之健如牛筋,故曰牛筋。

【集解】藏器曰:南烛生高山,经冬不凋。

颂曰:今惟江东州郡有之。株高三五尺,叶类苦楝而小,凌冬不凋,冬生红子作穗。人家多植庭除间,俗谓之南天烛。不拘时采枝叶用。陶隐居《登真隐诀》载太极真人青精干石𩜉饭法云:其种是木而似草,故号南烛草木。一名男续,一名猴药,一名后卓,一名惟那木,一名草木之王,凡有八名,各从其邦域所称,而正号是南烛也。生嵩高少室、抱犊、鸡头山,江左吴越至多。土人名曰猴菽,或曰染菽,粗与真名相仿佛也。此木至难长,初生三四年,状若菘菜之属,亦颇似栀子,二三十年乃成大株,故曰木而似草也。其子如茱萸,九月熟,酸美可食。叶不相对,似茗而圆厚,味小酢,冬夏常青。枝茎微紫,大者亦高四、五丈,而甚肥脆,易摧折也。作饭之法,见谷部青精干石𩜉饭下。

时珍曰:南烛,吴楚山中甚多。叶似山矾,光滑而味酸涩。四月开小白花,结实如朴

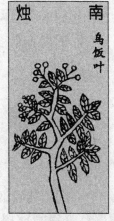

烛 南

乌饭叶

树子成簇,生青,九月熟则紫色,内有细子,其味甘酸,小儿食之。按《古今诗话》云:即杨桐也。叶似冬青而小,临水生者尤茂。寒食采其叶,渍水染饭,色青而光,能资阳气。又沈括《笔谈》云:南烛草木,本草及传记所说多端,人少识者。北人多误以乌臼为之,全非矣。今人所谓南天烛是矣。茎如蒴藋有节,高三四尺,庐山有盈丈者。南方至多。叶微似楝而小,秋则实赤如丹。

枝叶

【气味】苦,平,无毒。

时珍曰:酸、涩。

【主治】止泄除睡,强筋益气力。久服。轻身长年,令人不饥,变白却老(藏器)。

【发明】颂曰:孙思邈《千金月令方》:南烛煎:益髭发及容颜,兼补暖。三月三日采叶并蕊子,入大净瓶中,干盛,以童子小便浸满瓶,固济其口,置闲处,经一周年取开。每用一匙温酒调服,一日二次,极有效验。《上元宝经》曰:子服草木之王,气与神通;子食青烛之精,命不复殒。

【附方】旧二。一切风疾:久服轻身明目,黑发驻颜。用南烛树(春夏取枝叶,秋冬取根皮,细判)五斤,水五斗,慢火煎取二斗,去滓,净锅慢火煎如稀饧,瓷瓶盛之。每温酒服一匙,日三服。一方:入童子小便同煎。(《圣惠方》)误吞钢铁不下:用南烛根烧研,熟水调服一钱,即下。(《圣惠方》)

子

【气味】酸、甘,平,无毒。

【主治】强筋骨,益气力,固精驻颜(时珍)。

青精饭

见谷部。

五加(《本经》上品)

【释名】五佳(《纲目》)、五花(《炮炙论》)、文章草(《纲目》)、白刺(《纲目》)、追风使(《图经》)、木骨(《图经》)、金盐(《仙经》)、豺漆(《本经》)、豺节(《别录》)。

时珍曰:此药以五叶交加者良,故名五加,又名五花。杨慎《丹铅录》作五佳,云一枝五叶者佳故也。蜀人呼为白刺。谯周《巴蜀异物志》名文章单。有赞云:文章作酒,能成其味。以金买草,不言其贵。是矣。本草豺漆、豺节之名,不知取何义也?

【集解】《别录》曰:五加皮五叶者良,生汉中及冤句。五月、七月采茎,十月采根,阴干。

弘景曰：近道处处有之，东间弥多。四叶者亦好。

颂曰：今江淮、湖南州郡皆有之。春生苗，茎、叶俱青，作丛。赤茎又似藤蔓，高三五尺，上有黑刺。叶生五又作簇者良。四叶、三叶者最多，为次。每一叶下生一刺。三、四月开白花，结细青子，至六月渐黑色。根若荆根，皮黄黑，肉白色，骨坚硬。一说今有数种：汴京、北地者，大片类秦皮、黄柏辈，平直如板而色白，绝无气味，疗风痛颇效，余无所用。吴中乃剥野椿根皮为五加，柔韧而无味，殊为乖失。今江淮所生者，根类地骨皮，轻脆芬香。其苗茎有刺类蔷薇，长者至丈余。叶五出，香气如橄榄。春时结实，如豆粒而扁，青色，得霜乃紫黑。俗但名为追风使，以渍酒疗风，乃不知其为真五加皮也。今江淮、吴中往往以为藩篱，正似蔷薇、金樱辈，而北间多不知用此种。

敩曰：五加皮树本是白楸树。其上有叶如蒲叶，三花者是雄，五花者是雌。阳人使阴，阴人使阳，剥皮阴干。

机曰：生南地者类草，故小；生北地者类木，故大。

时珍曰：春月于旧枝上抽条叶，山人采为蔬茹。正如枸杞生北方沙地者皆木类，南方坚地者如草类也。唐时惟取峡州者充贡。雷氏言叶如蒲者，非也。

根皮（同茎）

【气味】辛，温，无毒。

之才曰：远志为之使。恶玄参、蛇皮。

【主治】心腹疝气腹痛，益气疗躄，小儿三岁不能行，疽疮阴蚀（《本经》）。男子阴痿，囊下湿，小便余沥，女人阴痒及腰脊痛，两脚疼痹风弱，五缓虚羸，补中益精，坚筋骨，强志意。久服，轻身耐老（《别录》）。破逐恶风血，四肢不遂，贼风伤人，软脚臂腰，主多年瘀血在皮肌，治痹湿内不足（甄权）。明目下气，治中风骨节挛急，补五劳七伤（大明）。酿酒饮，治风痹四肢挛急（苏颂）。作末浸酒饮，治目僻眼𥉂（雷敩）。叶：作蔬食，去皮肤风湿（大明）。

【发明】弘景曰：煮根茎酿酒饮，益人。道家用此作灰煮石，与地榆并有秘法。

慎微曰：东华真人《煮石经》云：昔有西域真人王屋山人王常云：何以得长久？何不食石蓄金盐，母何以得长寿？何不食石用玉豉。玉豉，地榆也。金盐，五加也。皆是煮石而饵得长生之药也。昔孟绰子、董士固相与言云：宁得一把五加，不用金玉满车。宁得一斤地榆，不用明月宝珠。又昔鲁定公母服五加酒，以致不死，尸解而去。张子声、杨建始、王叔才、于世彦等，皆服此酒而房室不绝，得寿三百年。亦可为散以代汤茶。王君云：五加者，五车星之精也。水应五湖，人应五德，位应五方，物应五车。故青精入茎，则有东方之液；白气入节，则有西方之津；赤气入华，则有南方之光；玄精入根，则有北方之饴；黄烟入皮，则有戊己之灵。五神镇生，相转育成。饵之者真仙，服之者反婴。

时珍曰：五加治风湿痿痹，壮筋骨，其功良深。仙家所述，虽若过情，盖奖辞多溢，亦常理尔。造酒之方：用五加根皮洗净，去骨、茎、叶，亦可以水煎汁，和曲酿米酒成，时时饮之。亦可煮酒饮。加远志为使更良。一方：加木瓜煮酒服。谈野翁《试验方》云：神仙煮酒法：用五加皮、地榆（刮去粗皮）各一斤，袋盛，入无灰好酒二斗中，大坛封固，安大锅内，文武火煮之。坛上安米一合，米熟为度。取出火毒，以渣晒干为丸。每旦服五十丸，药酒送下，临卧再服。能去风湿，壮筋骨，顺气化痰，添精补髓。久服延年益老，功难尽述。王纶《医论》云：风病饮酒能生痰火，惟五加一味浸酒，日饮数杯，最有益。诸浸酒药，惟五加与酒相合，且味美也。

【附方】旧二，新六。虚劳不足：五加皮、枸杞根白皮各一斗，水一石五斗，煮汁七斗，分取四斗，浸曲一斗，以三斗拌饭，如常酿酒法，待熟任饮。（《千金方》）男妇脚气：骨节皮肤肿湿疼痛，服此进饮食，健气力，不忘事，名五加皮丸。五加皮四两（酒浸），远志（去心）四两（酒浸，并春秋三日，夏二日，冬四日），晒干为末，以浸酒为糊丸梧桐子大。每服四、五十丸，空心温酒下。药酒坏，别用酒为糊。（萨谦斋《瑞竹堂方》）小儿行迟：三岁不能行者，用此便走。五加皮五钱，牛膝、木瓜二钱半，为末。每服五分，米饮入酒二、三点调服。（《全幼心鉴》）妇人血劳：憔悴困倦，喘满虚烦，吸吸少气，发热多汗，口干舌涩，不思饮食，名血风劳。油煎散：用五加皮、牡丹皮、赤芍药、当归各一两，为末。每用一钱，水一盏，用青钱一文，蘸油入药，煎七分，温服。常服能肥妇人。（《太平惠民和剂局方》）五劳七伤：五月五日采五加茎，七月七日采叶，九月九日取根，治下筛。每酒服方寸匕，日三服。久服去风劳。（《千金》）目中息肉：五加皮（不闻水声者，捣末）一升，和酒二升，浸七日。一日服二次，禁醋。二七日，遍身生疮，是毒出。不出，以生熟汤浴之，取疮愈。（《千金方》）服石毒发或热不禁，多向冷地卧：五加皮二两，水四升，煮二升半，发时便服。（《外台秘要》）火灶丹毒从两脚起，赤如火烧：五加根、叶烧灰五两，取煅铁家槽中水和，涂之。（杨氏《产乳》）

枸杞、地骨皮（《本经》上品）

【释名】枸檵（《尔雅》。音计。《本经》作枸忌）、枸棘（《衍义》）、苦杞（《诗疏》）、甜菜（《图经》）、天精（《抱朴》）、地骨（《本经》）、地辅（《本经》）、地仙（《日华》）、却暑（《别录》）、羊乳（《别录》）、仙人杖（《别录》）、西王母杖。

时珍曰：枸、杞二树名。此物棘如枸之刺，茎如杞之条，故兼名之。道书言：千载枸杞，其形如犬，故得枸名，未审然否？

颂曰：仙人杖有三种：一是枸杞；一是菜类，叶似苦苣；一是枯死竹竿之色黑者也。

【集解】《别录》曰：枸杞生常山平泽，及诸丘陵阪岸。

颂曰：今处处有之。春生苗，叶如石榴叶而软薄堪食，俗呼为甜菜。其茎干高三五尺,作丛。六月、七月生小红紫花。随便结红实,形微长如枣核。其根名地骨。《诗·小雅》云:集于苞杞。陆机《诗疏》云:一名苦杞。春生,作羹茹微苦。其茎似莓。其子秋熟,正赤。茎、叶及子服之,轻身益气。今人相传谓枸杞与枸棘二种相类。其实形长而枝无刺者,真枸杞也。圆而有刺者,枸棘也,不堪入药。马志注溲疏条云:溲疏有刺,枸杞无刺,以此为别。溲疏亦有巨骨之名,如枸杞之名地骨,当亦相类,用之宜辨。或云:溲疏以高大者为别,是不然也。今枸杞极有高大者,入药尤神良。

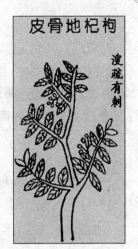

皮骨地杞枸

溲疏有刺

宗奭曰:枸杞、枸棘,徒劳分别。凡杞未有无刺者。虽大至于成架,尚亦有棘。但此物小则刺多,大则刺少,正如酸枣与棘,其实一物也。

时珍曰:古者枸杞、地骨取常山者为上,其他丘陵阪岸者皆可用。后世惟取陕西者良,而又以甘州者为绝品。今陕之兰州、灵州、九原以西枸杞,并是大树,其叶厚根粗。河西及甘州者,其子圆如樱桃,曝干紧小少核,干亦红润甘美,味如葡萄,可作果食,异于他处者。沈存中《笔谈》亦言:陕西极边生者高丈余,大可作柱。叶长数寸,无刺。根皮如厚朴。则入药大抵以河西者为上也。《种树书》言:收子及掘根种于肥壤中,待苗生,剪为蔬食,甚佳。

【气味】枸杞:苦,寒,无毒。

《别录》曰:根:大寒。子:微寒,无毒。冬采根,春、夏采叶,秋采茎、实。

权曰:枸杞:甘,平。子、叶同。

宗奭曰:枸杞当用梗皮,地骨当用根皮,子当用红实。其皮寒,根大寒,子微寒。今人多用其子为补肾药,是未曾考竞经意,当量其虚实冷热用之。

时珍曰:今考《本经》只云枸杞,不指是根、茎、叶、子。《别录》乃增根大寒、子微寒字,似以枸杞为苗。而甄氏《药性论》乃云枸杞甘、平,子、叶皆同,似以枸杞为根;寇氏《衍义》又以枸杞为梗皮,皆是臆说。按陶弘景言枸杞根、实为服食家用。西河女子服枸杞法,根、茎、叶、花、实俱采用。则《本经》所列气味主治,盖通根、苗、花、实而言,初无分别也。后世以枸杞子为滋补药,地骨皮为退热药,始歧而二之。窃谓枸杞苗叶味苦甘而气凉,根味甘淡气寒,子味甘气平。气味既殊,则功用当别。此后人发前人未到之处者也。

【主治】枸杞:主五内邪气.热中消渴,周痹风湿。久服,坚筋骨,轻身不老,耐寒暑(《本经》)。下胸胁气,客热头痛,补内伤大劳嘘吸,强阴,利大小肠(《别录》)。补精气诸不足,易颜色,变白,明目安神,令人长寿(甄权)。

【发明】时珍曰:此乃通指枸杞根、苗、花、实并用之功也。其单用之功,今列于下:

苗

【气味】苦,寒。

权曰:甘,平。

时珍曰:甘,凉。伏砒、砂。

【主治】除烦益志,补五劳七伤,壮心气,去皮肤骨节间风,消热毒,散疮肿(大明)。和羊肉作羹,益人,除风明目。作饮代茶,止渴,消热烦,益阳事,解面毒。与乳酪相恶。汁注目中,去风障赤膜昏痛(甄权)。去上焦心肺客热(时珍)。

地骨皮

【修治】敩曰:凡使根,掘得以东流水浸,刷去土,捶去心,以熟甘草汤浸一宿,焙干。

【气味】苦,寒。

《别录》曰:大寒。

权曰:甘,平。

时珍曰:甘、淡,寒。

杲曰:苦,平、寒。升也,阴也。

好古曰:入足少阴、手少阳经。制硫黄、丹砂。

【主治】细剉,拌面煮熟,吞之,去肾家风,益精气(甄权)。去骨热消渴(孟诜)。解骨蒸肌热消渴,风湿痹,坚筋骨,凉血(元素)。治在表无定之风邪,传尸有汗之骨蒸(李杲)。泻肾火,降肺中伏火,去胞中火,退热,补正气(好古)。治上膈吐血。煎汤嗽口,止齿血,治骨槽风(吴瑞)。治金疮神验(陈承)。去下焦肝肾虚热(时珍)。

枸杞子

【修治】时珍曰:凡用拣净枝梗,取鲜明者洗净,酒润一夜,捣烂入药。

【气味】苦,寒。

权曰:甘,平。

【主治】坚筋骨,耐老,除风,去虚劳,补精气(孟诜)。主心病嗌干心痛,渴而引饮;肾病消中(好古)。滋肾润肺。榨油点灯,明目(时珍)。

【发明】弘景曰:枸杞叶作羹,小苦。俗谚云:去家千里,勿食萝摩、枸杞。此言二物补益精气,强盛阴道也。枸杞根、实为服食家用,其说甚美,名为仙人之杖,远有旨乎?

颂曰:茎、叶及子,服之轻身益气。《淮南枕中记》载:西河女子服枸杞法:正月上寅采根,二月上卯治服之;三月上辰采茎,四月上巳治服之;五月上午采其叶,六月上未治服之;七月上申采花,八月上酉治服之;九月上戌采子,十月上亥治服之;十一月上子采根,十二月上丑治服之。又有花、实、根、茎、叶作煎,或单榨子汁煎膏服之者,其功并同。世传蓬莱县南丘村多枸杞,高者一二丈,其根盘结甚固。其乡人多寿考,亦饮食其水土之气使然。又润州开元寺大井旁生枸杞,岁久。土人目为枸杞井,云饮其水甚益人也。

敩曰：其根似物形状者为上。

时珍曰：按刘禹锡《枸杞井诗》云：僧房药树依寒井，井有清泉药有灵。翠黛叶生笼石甃，殷红子熟照铜瓶。枝繁本是仙人杖，根老能成瑞犬形。上品功能甘露味，还知一勺可延龄。又《续仙传》云：朱孺子见溪侧二花犬，逐入于枸杞丛下。掘之得根，形如二犬。烹而食之，忽觉身轻。周密《浩然斋日抄》云：宋徽宗时，顺州筑城，得枸杞于土中，其形如獒状，驰献阙下，乃仙家所谓千岁枸杞，其形如犬者。据前数说，则枸杞之滋益不独子，而根亦不止于退热而已。但根、苗、子之气味稍殊，而主治亦未必无别。盖其苗乃天精，苦甘而凉，上焦心肺客热者宜之；根乃地骨，甘淡而寒，下焦肝肾虚热者宜之。此皆三焦气分之药，所谓热淫于内，泻以甘寒也。至于子则甘平而润，性滋而补，不能退热，只能补肾润肺，生精益气。此乃平补之药，所谓精不足者、补之以味也。分而用之，则各有所主；兼而用之，则一举两得。世人但知用黄芩、黄连，苦寒以治上焦之火；黄柏、知母，苦寒以治下焦阴火。谓之补阴降火，久服致伤元气。而不知枸杞、地骨甘寒平补，使精气充而邪火自退之妙，惜哉！予尝以青蒿佐地骨退热，屡有殊功，人所未喻者。兵部尚书刘松石，讳天和，麻城人。所集《保寿堂方》载地仙丹云：昔有异人赤脚张，传此方于猗氏县一老人，服之寿百余，行走如飞，发白反黑，齿落更生，阳事强健。此药性平，常服能除邪热，明目轻身。春采枸杞叶，名天精草；夏采花，名长生草；秋采子，名枸杞子；冬采根，名地骨皮。并阴干，用无灰酒浸一夜，晒露四十九昼夜，取日精月华气，待干为末，炼蜜丸如弹子大。每早晚各用一丸细嚼，以隔夜百沸汤下。此药采无刺味甜者，其有刺者服之无益。

【附方】旧十，新二十三。枸杞煎：治虚劳，退虚热，轻身益气，令一切痈疽永不发。用枸杞三十斤（春夏用茎、叶，秋冬用根、实），以水一石，煮取五斗，以滓再煮取五斗，澄清去滓，再煎取二斗，入锅煎如饧收之。每早酒服一合。（《千金方》）金髓煎：枸杞子逐日摘红熟者，不拘多少，以无灰酒浸之，蜡纸封固，勿令泄气。两月足，取入沙盆中擂烂，滤取汁，同浸酒入银锅内，慢火熬之不住手搅，恐粘住不匀。候成膏如饧，净瓶密收。每早温酒服二大匙，夜卧再服。百日身轻气壮，积年不辍，可以羽化也。（《经验方》）枸杞酒：《外台秘要》云：补虚，去劳热，长肌肉，益颜色，肥健人，治肝虚冲感下泪。用生枸杞子五升，捣破，绢袋盛，浸好酒二斗中，密封勿泄气，二七日。服之任性，勿醉。《经验后方》：枸杞酒：变白，耐老轻身。用枸杞子二升（十月壬癸日，面东采之），以好酒二升，瓷瓶内浸三七日。乃添生地黄汁三升，搅匀密封。至立春前三十日，开瓶。每空心暖饮一盏，至立春后髭发却黑。勿食芜荑、葱、蒜。四神丸：治肾经虚损，眼目昏花，或云翳遮睛。甘州枸杞子一斤（好酒润透，分作四分：四两用蜀椒一两炒，四两用小茴香一两炒，四两用芝麻一两炒，四两用川楝肉一两炒，拣出枸杞），加熟地黄、白术、白茯苓各一两，为末，炼蜜丸，日服。（《瑞竹堂方》）肝虚下泪：枸杞子二升，绢袋盛，浸一斗酒中（密封）三七日，饮之。（《千金方》）目赤生翳：枸杞子捣汁，日点三五次，神验。（《肘后方》）面䵟疱疮：枸杞子十斤，生地黄三斤。为末。每服方寸匕，温酒下，日三服。久则童颜。（《圣惠方》）注夏虚病：枸杞子、五味子,研细,滚水泡,封三日,代茶饮效。(《摄生方》)地骨酒:壮筋骨,补精髓,延年耐老。枸杞根、生地黄、甘菊花各一斤,捣碎,以水一石,煮取汁五斗,炊糯米五斗,细曲拌匀,入瓮如常封酿。待熟澄清,日饮三盏。(《圣济总录》)虚劳客热:枸杞根,为末。白汤调服。有痼疾人勿服。(《千金方》)骨蒸烦热及一切虚劳烦热,大病后烦热,并用地仙散:地骨皮二两,防风一两,甘草(炙)半两。每用五钱,生姜五片,水煎服。(《济生方》)热劳如燥:地骨皮二两,柴胡一两,为末。每服二钱,麦门冬汤下。(《圣济总录》)虚劳苦渴,骨节烦热,或寒:用枸杞根白皮(切)五升,麦门冬三升,小麦二升,水二斗,煮至麦熟,去滓。每服一升,口渴即饮。(《千金方》)肾虚腰痛:枸杞根、杜仲、萆薢各一斤,好酒三斗渍之,罂中密封,锅中煮一日。饮之任意。(《千金方》)吐血不止:枸杞根、子、皮为散,水煎。日日饮之。(《圣济总录》)小便出血:新地骨皮洗净,捣自然汁(无汁则以水煎汁)。每服一盏,入酒少许,食前温服。(《简便方》)带下脉数:枸杞根一斤,生地黄五斤,酒一斗,煮五升。日日服之。(《千金方》)天行赤目暴肿:地骨皮三斤,水三斗,煮三升,去滓,入盐一两,取二升。频频洗点。(陇上谢道人《天竺经》)风虫牙痛:枸杞根白皮,煎醋漱之,虫即出。亦可煎水饮。(《肘后方》)口舌糜烂:地骨皮汤:治膀胱移热于小肠,上为口糜,生疮溃烂,心胃壅热,水谷不下。用柴胡、地骨皮各三钱,水煎服之。(东垣《兰室秘藏》)小儿耳疳:生于耳后,肾疳也。地骨皮一味,煎汤洗之。仍以香油调末搽之。(高文虎《蓼花洲闲录》)气瘘疳疮多年不愈者:应效散(又名托里散):用地骨皮(冬月者)为末。每用纸捻蘸入疮内。频用自然生肉。更以米饮服二钱,一日三服。(《外科精义》)男子下疳:先以浆水洗之,后搽地骨皮末。生肌止痛。(《卫生宝鉴》)妇人阴肿或生疮:枸杞根煎水,频洗。(《永类方》)十三种疔:春三月上建日采叶(名天精),夏三月上建日采枝(名枸杞),秋三月上建日采子(名却老),冬三月上建日采根(名地骨),并曝干为末(如不得依法采,但得一种亦可),用绯缯一片裹药。牛黄一梧桐子大,反钩棘针三七枚,赤小豆七粒,为末。先于缯上铺乱发一鸡子大,乃铺牛黄等末,卷作团,以发束定,熨斗中炒令沸,沸定,刮捣为末。以一方寸匕,合前枸杞末二匕,空心酒服二钱半,日再服。(《千金方》)痈疽恶疮,脓血不止:地骨皮不拘多少,洗净,刮去粗皮,取细自瓤。以粗皮同骨煎汤洗,令脓血尽。以细瓤贴之,立效。有一朝士,腹胁间病疽经岁。或以地骨皮煎汤淋洗,出血一二升。家人惧,欲止之。病者曰:疽似少快。更淋之,用五升许,血渐淡乃止。以细瓤贴之,次日结痂愈。(唐慎微《本草》)瘭疽出汗,着手、足、肩、背,累累如赤豆:用枸杞根、葵根叶煮汁,煎如饴,随意服之。(《千金方》)足趾鸡眼,作痛作疮:地骨皮同红花研细敷之,次日即愈。(《闺阁事宜》)火赫毒疮:此患急防毒气入心腹。枸杞叶捣汁服,立瘥。(《肘后方》)目涩有翳:枸杞叶二两,车前叶一两,捋汁,以桑叶裹,悬阴地一夜。取汁点之,不过三五度。(《十便良方》)五劳七伤,庶事衰弱:枸杞叶半斤(切),粳米二合,豉汁和,煮作粥,日日食之良。(《经验后方》)澡浴除病:正月一日,二月二日,三月三日,四月四日,以至十二月十二日,皆用枸杞叶煎汤洗澡。令人光泽,百病不生。(《洞天保生录》)

溲疏(《本经》下品)

【释名】巨骨(《别录》)。

【集解】《别录》曰:溲疏生熊耳川谷,及田野故丘墟地。四月采。

当之曰:溲疏一名杨栌,一名牡荆,一名空疏。皮白中空,时时有节。子似枸杞子,冬月熟,赤色,味甘苦。末代乃无识者。此非人篱垣之杨栌也。

恭曰:溲疏,形似空疏,树高丈许,白皮。其子八、九月熟,赤色,似枸杞,必两两相对,味苦,与空疏不同。空疏即杨栌,其子为荚,不似溲疏。

志曰:溲疏、枸杞虽则相似,然溲疏有刺,枸杞无刺,以此为别。

颂曰:溲疏亦有巨骨之名,如枸杞之名地骨,当亦相类。方书鲜用,宜细辨之。

机曰:按李当之但言溲疏子似枸杞子,不曾言树相似。马志因其子相似,遂谓树亦相似,以有刺、无刺为别。苏颂又因巨骨、地骨之名,疑其相类。殊不知枸杞未尝无刺,但小则刺多,大则刺少耳。本草中异物同名甚多,况一骨字之同耶?以此为言,尤见穿凿。

时珍曰:汪机所断似矣,而自亦不能的指为何物也。

【气味】辛,寒,无毒。

《别录》曰:苦,微寒。

之才曰:漏卢为之使。

【主治】皮肤中热,除邪气,止遗溺,利水道(《本经》)。除胃中热,下气。可作浴汤(《别录》)。时珍曰:按孙真人《千金方》,治妇人下焦三十六疾,承泽丸中用之)。

杨栌(《唐本草》)

【集解】恭曰:杨栌,一名空疏,所在皆有,生篱垣间。其子为荚。

叶

【气味】苦,寒,有毒。

【主治】疽瘘恶疮,水煮汁洗之,立瘥(《唐本》)。

木耳

见菜部。

石南(《本经》下品)

【释名】风药。

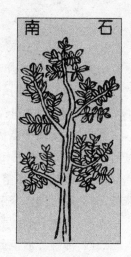

时珍曰:生于石间向阳之处,故名石南。桂阳呼为风药,充茗及浸酒饮能愈头风,故名。按《范石湖集》云:修江出栾茶,治头风。今南人无所谓栾茶者,岂即此物耶?

【集解】《别录》曰:石南生华阴山谷。三月、四月采叶,八月采实,阴干。

弘景曰:今东间皆有之,叶如枇杷叶。方用亦稀。

恭曰:叶似蛎草,凌冬不凋。关中者叶细为好。江山以南者,叶长大如枇杷叶,无气味,殊不任用。

保升曰:终南斜谷有石处甚饶。今市人以石苇为之,误矣。

宗奭曰:石南叶似枇杷叶之小者,而背无毛,光而不皱。正、二月间开花。冬有二叶为花苞,苞既开,中有十五余花,大小如椿花,甚细碎。每一苞约弹许大,成一球。一花六叶,一朵有七八球,淡白绿色,叶末微淡赤色。花既开,蕊满花,但见蕊不见花。花才罢,去年绿叶尽脱落,渐生新叶。京洛、河北、河东、山东颇少,人故少用。湖南北、江东西、二浙甚多,故人多用。

叶

【气味】辛、苦,平,有毒。

之才曰:五加皮为使。恶小蓟。

【主治】养肾气,内伤阴衰,利筋骨皮毛(《本经》)。疗脚弱五脏邪气,除热。女子不可久服,令思男(《别录》)。能添肾气,治软脚烦闷疼,杀虫,逐诸风(甄权)。浸酒饮。治头风(时珍)。

【发明】恭曰:石南叶为疗风邪丸散之要,今医家不复用其实矣。

权曰:虽能养肾,亦令人阴痿。

时珍曰:古方为治风痹肾弱要药。今人绝不知用,识者亦少,盖由甄氏《药性论》有令阴痿之说也。殊不知服此药者,能令肾强,嗜欲之人藉此放恣,以致痿弱,归咎于药,良可慨也。毛文锡《茶谱》云:湘人四月采杨桐草,捣汁浸水蒸,作为饭食;必采石南芽为茶饮,乃去风也。暑月尤宜。杨桐即南烛也。

【附方】新三。鼠痿不合:石南、生地黄、茯苓、黄连、雌黄等分,为散。日再敷之。(《肘后方》)小儿通睛:小儿误跌,或打着头脑受惊,肝系受风,致瞳仁不正,观东则见西,观西则见东。宜石南散,吹鼻通顶。石南一两,藜芦三分,瓜丁五七个。为末。每吹少许入鼻,一日三度。内服牛黄平肝药。(《普济方》)乳石发动,烦热:石南叶为末。新汲水服一钱。(《圣惠方》)

实(一名鬼目)

【主治】杀蛊毒,破积聚,逐风痹(《本经》)。

牡荆(《别录》上品)。

【校正】并入(《别录》)有名未用荆茎。

【释名】黄荆(《图经》)、小荆(《本经》)、楚。

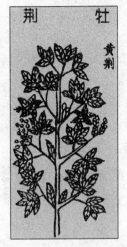

弘景曰:既是牡荆,不应有子。小荆应是牡荆。牡荆子大于蔓荆子,而反呼小荆,恐以树形为言。不知蔓荆树亦高大也。

恭曰:牡荆作树,不为蔓生,故称为牡,非无实之谓也。蔓荆子大,牡荆子小,故呼小荆。

时珍曰:古者刑杖以荆,故字从刑。其生成丛而疏爽,故又谓之楚(从林,从匹,匹即疏字也),济楚之义取此。荆楚之地,因多产此而名也。

【集解】《别录》曰:牡荆实生河间、南阳、冤句山谷,或平寿、都乡高岸上及田野中。八月、九月采实,阴干。

弘景曰:论蔓荆即应是今作杖棰之荆。其子殊细,正如小麻子,色青黄。牡荆乃出北方,如乌豆大,正圆黑。仙术多用牡荆,今人都无识者。李当之《药录》言:溲疏一名杨栌,一名牡荆,理白中虚,断植即生。按今溲疏主疗与牡荆都不同,形类乖异。而仙方用牡荆,云能通神见鬼,非惟其实,枝叶并好。又云:荆树必枝叶相对者是牡荆,不对者即非牡荆也。并莫详虚实,更须博访。

恭曰:牡荆即作棰杖者,所在皆有之。实细黄色,茎劲作树生。《汉书·郊祀志》以牡荆茎为幡竿,则明知非蔓荆也。有青、赤二种,以青者为佳。今人相承多以牡荆为蔓荆,此极误也。

颂曰:牡荆,今眉州、蜀州及近汴京亦有之,俗名黄荆是也。枝茎坚劲,作科不作蔓。叶如蓖麻,更疏瘦。花红作穗。实细而黄,如麻子大。或云即小荆也。按陶隐居《登真隐诀》云:荆木之叶、花,通神见鬼精。注云:荆有三种。荆木即今作棰杖者,叶香,亦有花、子,子不入药。方术则用牡荆,其子入药,北人无识其木者。天监三年,天子将合神仙饭。奉敕论牡荆曰:荆,花白多子,子粗大。历历疏生,不过三两茎,多不能圆,或扁或异,或多似竹节。叶与余荆不殊。蜂多采牡荆,牡荆汁冷而甜。余荆被烧,则烟火气苦。牡荆体慢汁实,烟火不入其中,主治心风第一。于时远近寻觅,遂不值也。

保升曰:陶氏不惟不别蔓荆,亦不识牡荆。蔓荆蔓生,牡荆树生,理自明矣。

时珍曰:牡荆处处山野多有,樵采为薪。年久不樵者,其树大如碗也。其木心方,其枝对生,一枝五叶或七叶。叶如榆叶,长而尖,有锯齿。五月杪间开花成穗,红紫色。其子大如胡荽子,而有白膜皮裹之。苏颂云叶似蓖麻者,误矣。有青、赤二种:青者为荆,赤者为柽。嫩条皆可为筥囤。古者贫妇以荆为钗,即此二木也。按裴渊《广州记》云:荆有三种:金荆可作枕,紫荆可作床,白荆可作履。与他处牡荆、蔓荆全异。宁浦有牡荆,指病自愈。节不相当者,月晕时刻之,与病人身齐等,置床下,病虽危亦无害也。杜宝《拾遗录》云:南方林邑诸地,在海中。山中多金荆,大者十围,盘屈瘤蹙,纹如美锦,色如真金。工人用之,贵如沉、檀。此皆荆之别类也。《春秋运斗枢》云:玉衡星散而为荆。

实

【气味】苦,温,无毒。

时珍曰:辛,温。

之才曰:防风为之使,恶石膏。

【主治】除骨间寒热,通利胃气,止咳逆,下气(《别录》)。得柏实、青葙、术,疗风(之才)。炒焦为末,饮服,治心痛及妇人白带(震亨)。用半升炒熟,入酒一盏,煎一沸,热服,治小肠疝气甚效。浸酒饮,治耳聋(时珍)。

【附方】新一。湿痰白浊:牡荆子炒为末。每酒服二钱。(《集简方》)

叶

【气味】苦,寒,无毒。

【主治】久痢,霍乱转筋,血淋,下部疮,湿蜃薄脚,主脚气肿满(《别录》)。

【发明】崔元亮《海上集验方》:治腰脚风湿痛,蒸法:用荆叶不限多少;蒸令熟热,置大瓮中,其下着火温之。以病人置叶中,须臾当汗出。蒸时旋旋吃饭,稍倦即止。便以被盖避风,仍进葱豉酒及豆酒并得,以瘥为度。

时珍曰:蒸法虽妙,只宜施之野人。李仲南《永类方》云:治脚气诸病,用荆茎于坛中烧烟,熏涌泉穴及痛处,使汗出则愈。此法贵贱皆可用者。又谈野翁《试验方》:治毒蛇、望板归螫伤,满身洪肿发泡。用黄荆嫩头捣汁涂泡上,渣盦咬处,即消。此法乃出于葛洪《肘后方》(治诸蛇,以荆叶捣烂袋盛,薄于肿上)者也。《物类相感志》云:荆叶逼蚊。

【附方】旧一,新一。九窍出血:荆叶,捣汁,酒和,服二合。(《千金方》)小便尿血:荆叶汁,酒服二合。(《千金方》)

根

【气味】甘、苦,平,无毒。

时珍曰:苦、微辛。

【主治】水煮服,治心风头风,肢体诸风,解肌发汗(《别录》)。

【发明】时珍曰:牡荆苦能降,辛温能散;降则化痰,散则祛风,故风痰之病宜之。其解肌发汗之功,世无知者。按王氏《奇方》云:一人病风数年。予以七叶黄荆根皮、五加根皮、接骨草等分,煎汤甘服,遂愈。盖得此意也。

荆茎

《别录》有名未用云：八月、十月采，阴干。

藏器曰：即今荆杖也。煮汁堪染。

【主治】灼烂（《别录》）。洗灼疮及热㷀疮，有效（藏器）。同荆芥、荜茇煎水，漱风牙痛（时珍）。

【附方】新一。青盲内障：春初取黄荆嫩头（九蒸九曝）半斤，用乌鸡一只，以米饲五日，安净板上，饲以大麻子，二三日，收粪曝干，入瓶内熬黄，和荆头为末，炼蜜丸梧桐子大。每服十五丸至二十丸，陈米饮下，日二。（《圣济总录》）

荆沥

【修治】时珍曰：取法：用新采荆茎，截尺五长，架于两砖上，中间烧火炙之，两头以器承取，热服，或入药中。又法：截三、四寸长，束入瓶中，仍以一瓶合住固，外以糠火煨烧，其汁沥入下瓶中，亦妙。

【气味】甘，平，无毒。

【主治】饮之，去心闷烦热，头风旋晕目眩，心头鳞鳞欲吐，猝失音，小儿心热惊痫，止消渴，除痰唾，令人不睡（藏器）。除风热，开经络，导痰涎，行血气，解热痢（时珍）。

【发明】时珍曰：荆沥气平味甘，化痰去风为妙药。故孙思邈《千金翼》云：凡患风人多热，常宜以竹沥、荆沥、姜汁各五合，和匀热服，以瘥为度。陶弘景亦云：牡荆汁治心风为第一。《延年秘录》云：热多用竹沥，寒多用荆沥。

震亨曰：二汁同功，并以姜汁助送，则不凝滞。但气虚不能食者，用竹沥；气实能食者，用荆沥。

【附方】旧六，新一。中风口噤：荆沥，每服一升。（《范汪方》）头风头痛：荆沥，日日服之。（《集验方》）喉痹疮肿：荆沥，细细咽之。或以荆一握，水煎服之。（《千金翼》）目中猝痛：烧荆木，取黄汁点之。（《肘后方》）心虚惊悸羸瘦者：荆沥二升。火煎至一升六合，分作四服，日三、夜一。（《小品方》）赤白下痢五、六年者：荆沥，每日服五合。（《外台秘要》）湿疬疮癣：荆木，烧取汁，日涂之。（《深师方》）

蔓荆（《本经》上品）

【释名】恭曰：蔓荆苗蔓生，故名。

【集解】恭曰：蔓荆生水滨。苗茎蔓延长丈余。春因旧枝而生小叶，五月叶成，似杏叶。六月有花，红白色，黄蕊。九月有实，黑斑，大如梧子而虚轻。冬则叶凋。今人误以小荆为蔓荆，遂将蔓荆为牡荆也。

大明曰:海盐亦有之。大如豌豆,蒂有轻软小盖子,六、七、八月采之。

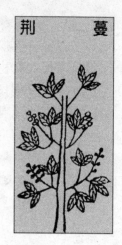

颂曰:近汴京及秦、陇、明、越州多有之。苗茎高四、五尺,对节生枝。叶类小楝,至夏盛茂。有花作穗淡红色,蕊黄白色,花下有青萼,至秋结子。旧说蔓生,而今所有并非蔓也。

宗奭曰:诸家所解,蔓荆、牡荆,纷纭不一。《经》既言蔓荆明是蔓生,即非高木也;既言牡荆,则自木上生,又何疑焉?

时珍曰:其枝小弱如蔓,故曰蔓生。

实

【修治】敩曰:凡使,去蒂子下白膜一重,用酒浸一伏时,蒸之从巳至未,晒干用。

时珍曰:寻常只去膜打碎用之。

【气味】苦,微寒,无毒。

《别录》曰:辛,平、温。

元素曰:味辛,温,气清,阳中之阴,入太阳经。胃虚人不可服,恐生痰疾。

之才曰:恶乌头、石膏。

【主治】筋骨间寒热,湿痹拘挛,明目坚齿,利九窍,去白虫。久服,轻身耐老。小荆实亦等(《本经》)。风头痛,脑鸣,目泪出,益气。令人光泽脂致(《别录》)。治贼风,长髭发(甄权)。利关节,治痫疾、赤眼(大明)。太阳头痛,头沉昏闷,除目暗,散风邪,凉诸经血,止目睛内痛(元素)。搜肝风(好古)。

【发明】恭曰:小荆实即牡荆子,其功与蔓荆同,故曰亦等也。

时珍曰:蔓荆气清味辛,体轻而浮,上行而散。故所主者,皆头面风虚之症。

【附方】新三。令发长黑:蔓荆子、熊脂等分,醋调涂之。(《圣惠方》)头风作痛:蔓荆子一升。为末。绢袋盛,浸一斗酒中七日。温饮三合,日三次。(《千金方》)乳痈初起:蔓荆子,炒,为末。酒服方寸匕,渣敷之。(危氏《得效方》)

栾荆(《唐本草》)

【释名】顽荆(《图经》)。

【集解】恭曰:栾荆茎、叶都似石南,干亦反卷,经冬不死,叶上有细黑点者,真也,今雍州所用者是。而洛州乃用石荆当之,非也。俗方大用,而本草不载,亦无别名。但有栾华,功用又别,非此物花也。

宗奭曰:栾荆即牡荆也,子青色如茱萸,不合更立此条。苏恭又称石荆当之,转见穿凿。

时珍曰:按许慎《说文》云:栾,似木兰。木兰叶似桂,与苏恭所说叶似石南者相近。苏颂所图者即今牡荆,与《唐本草》者不合。栾荆是苏恭收入本草,不应自误。盖后人不识,遂以牡荆充之,寇氏亦指为牡荆耳。

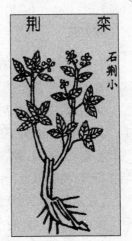

子

【气味】辛、苦,温,有小毒。

权曰:甘、辛,微热,无毒。决明为之使。恶石膏。

【主治】大风,头面手足诸风,癫痫狂痉,湿痹寒冷疼痛(《唐本》)。四肢不遂,通血脉,明目,益精光(甄权)。合柏油同熬,涂人畜疮疥(苏颂)。

石荆(《拾遗》)

【集解】藏器曰:石荆似荆而小,生水旁,《广济方》一名水荆是也。苏颂言洛人以当栾荆者,非也。

【主治】烧灰淋汁浴头,生发令长(藏器)。

紫荆(宋《开宝》)

【校正】并入(《拾遗》)紫珠。

【释名】紫珠(《拾遗》),皮名肉红(《纲目》)、内消。

时珍曰:其木似黄荆而色紫,故名。其皮色红而消肿,故疡科呼为肉红,又曰内消,与何首乌同名。

【集解】颂曰:紫荆处处有之,人多种于庭院间。木似黄荆,叶小元丫,花深紫可爱。

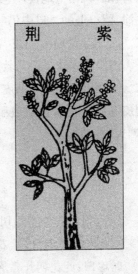

藏器曰:即田氏之荆也。至秋子熟,正紫,圆如小珠,名紫珠。江东林泽间尤多。

宗奭曰:春开紫花甚细碎,共作朵生,出无常处,或生于木身之上,或附根上枝下,直出花。花罢叶出,光紧微圆。园圃多植之。

时珍曰:高树柔条,其花甚繁,岁二三次。其皮入药,以川中厚而紫色、味苦如胆者为胜。

木并皮

【气味】苦,平,无毒。

藏器曰:苦,寒。

大明曰:皮、梗及花,气味功用并同。

【主治】破宿血,下五淋,浓煮汁服(《开宝》)。通小肠(大明)。解诸毒物,痈疽喉痹,飞尸蛊毒,肿下瘘,蛇、虺、虫、蚕、狂犬毒,并煮汁服。亦以汁洗疮肿,除血长肤(藏器)。活血行气,消肿解毒,治妇人血气疼痛,经水凝涩(时珍)。

【发明】时珍曰:紫荆气寒味苦,色紫性降,入手、足厥阴血分。寒胜热,苦走骨,紫入营。故能活血消肿,利小便而解毒。杨清叟《仙传方》有冲和膏,以紫荆为君,盖亦得此意也。其方治一切痈疽发背流注诸肿毒,冷热不明者。紫荆皮(炒)三两,独活(去节,炒)三两,赤芍药(炒)二两,生白芷一两,木蜡(炒)一两,为末。用葱汤调,热敷。血得热则行,葱能散气也。疮不甚热者,酒调之。痛甚者,加乳香。筋不伸者,亦加乳香。大抵痈疽流注,皆是气血凝滞所成,遇温则散,遇凉则凝。此方温平,紫荆皮乃木之精,破血消肿。独活乃土之精,止风动血,引拔骨中毒,去痹湿气。芍药乃火之精,生血止痛。木蜡乃水之精,消肿散血,同独活能破石肿坚硬。白芷乃金之精,去风生肌止痛。盖血生则不死,血动则流通,肌生则不烂,痛止则不焮,风去则血自散,气破则硬可消,毒自除。五者交治,病安有不愈者乎?

【附方】新九。妇人血气:紫荆皮为末,醋糊丸樱桃大。每酒化服一丸。(熊氏《补遗》)鹤膝风挛:紫荆皮三钱,老酒煎服,日二次。(《直指方》)伤眼青肿:紫荆皮,小便浸七日,晒研,用生地黄汁、姜汁调敷。不肿用葱汁。(《永类方》)猘犬咬伤:紫荆皮末,沙糖调涂,留口退肿。口中仍嚼咽杏仁去毒。(《仙传外科》)鼻中疳疮:紫荆花阴干为末,贴之。(《卫生易简方》)发背初生,一切痈疽皆治:单用紫荆皮为末,酒调箍住,自然撮小不开。内服柞木饮子。乃救贫良剂也。(《仙传外科》)痈疽未成:用白芷、紫荆皮等分。为末。酒调服。外用紫荆皮、木蜡、赤芍药等分。为末。酒调作箍药。(同上)痔疮肿痛:紫荆皮五钱。新水食前煎服。(《直指方》)产后诸淋:紫荆皮五钱。半酒半水煎,温服。(熊氏《补遗》)

木槿(《日华》)

【释名】椵(音徒乱切)、榇(音衬)、蕣(音舜)、日及(《纲目》)、朝开暮落花(《纲目》)、藩篱草(《纲目》)、花奴、王蒸。

时珍曰:此花朝开暮落,故名日及。曰槿曰蕣,犹仅荣一瞬之义也。《尔雅》云:椵,木槿。榇,木槿。郭璞注云:别二名也。或云:白曰椵。赤曰榇。齐鲁谓之王蒸,言其美而多也。《诗》云"颜如舜华"即此。

【集解】宗奭曰：木槿花如小葵，淡红色，五叶成一花，朝开暮敛。湖南北人家多种植为篱障。花与枝两用。

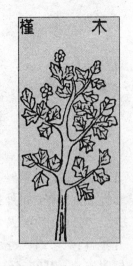

时珍曰：槿，小木也。可种可插，其木如李。其叶末尖而有丫齿。其花小而艳，或白或粉红，有单叶、千叶者。五月始开，故《逸书月令》云"仲夏之月木槿荣"是也。结实轻虚，大如指头，秋深自裂，其中子如榆荚、泡桐、马兜铃之仁。种之易生。嫩叶可茹，作饮代茶。今疡医用皮治疮癣，多取川中来者，厚而色红。

皮并根

【气味】甘，平，滑，无毒。

大明曰：凉。

【主治】止肠风泻血，痢后热渴，作饮服之，令人得睡，并炒用（藏器）。治赤白带下，肿痛疥癣，洗目令明，润燥活血（时珍）。

【发明】时珍曰：木槿皮及花，并滑如葵花，故能润燥。色如紫荆，故能活血。川中来者，气厚力优，故尤有效。

【附方】新六。赤白带下：槿根皮二两（切），以白酒一碗半，煎一碗，空心服之。白带用红酒甚妙。（《纂要奇方》）头面钱癣：槿树皮为末，醋调，重汤顿如胶，内敷之。（王仲勉《经效方》）牛皮风癣：川槿皮一两，大风子仁十五个，半夏五钱，到，河水、井水各一碗，浸露七宿，入轻粉一钱，入水中，秃笔扫涂，覆以青衣，数日有臭涎出，妙。忌浴澡。夏月用尤妙。（《扶寿方》）癣疮有虫：川槿皮煎，入肥皂浸水，频频擦之。或以槿皮浸汁磨雄黄，尤妙。（《简便方》）痔疮肿痛：藩蒌草根煎汤，先熏后洗。（《直指方》）大肠脱肛：槿皮或叶，煎汤熏洗，后以白矾、五倍末敷之。（《救急方》）

花

【气味】同皮。

【主治】肠风泻血，赤白痢，并焙入药。作汤代茶，治风（大明）。消疮肿，利小便，除湿热（时珍）。

【附方】新三。下痢噤口：红木槿花去蒂，阴干为末。先煎面饼二个，蘸末食之。（赵宜真《济急方》）风痰拥逆：木槿花晒干焙研。每服一二匙，空心沸汤下。白花尤良。（《简便方》）反胃吐食：千叶白槿花，阴干为末。陈糯米汤调送三五口。不转再服。（《袖珍方》）

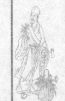

子

【气味】同皮。

【主治】偏正头风,烧烟熏患处。又治黄才脓疮,烧存性,猪骨髓调涂之(时珍)。

扶桑(《纲目》)

【释名】佛桑(《霏雪录》)、朱槿(《草木状》)、赤槿(同)、日及。

时珍曰:东海日出处有扶桑树。此花光艳照日,其叶似桑,因以比之。后人讹为佛桑,乃木槿别种,故曰及诸名亦与之同。

【集解】时珍曰:扶桑产南方,乃木槿别种。其枝柯柔弱,叶深绿,微涩如桑。其花有红、黄、白三色,红者尤贵,呼为朱槿。嵇含《草木状》云:朱槿一名赤槿,一名日及,出高凉郡。花、茎、叶皆如桑。其叶光而厚。木高四五尺,而枝叶婆娑。其花深红色,五出,大如蜀葵,重敷柔泽。有蕊一条,长于花叶,上缀金屑,日光所烁,疑若焰生。一丛之上,日开数百朵,朝开暮落。自二月始,至中冬乃歇。插枝即活。

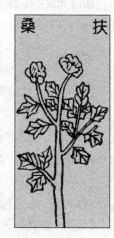

叶及花

【气味】甘,平,无毒。

【主治】痈疽腮肿,取叶或花,同白芙蓉叶、牛蒡叶、白蜜研膏敷之,即散(时珍)。

木芙蓉(《纲目》)

【校正】并入《图经》地芙蓉。

【释名】地芙蓉(《图经》)、木莲(《纲目》)、华木(《纲目》)、枇木(音化)、拒霜。

时珍曰:此花艳如荷花,故有芙蓉、木莲之名。八、九月始开,故名拒霜。俗呼为枇皮树。《相如赋》谓之华木。注云:皮可为索也。苏东坡诗云:唤作拒霜犹未称,看来却是最宜霜。苏颂《图经本草》有地芙蓉,云出鼎州,九月采叶,治疮肿,盖即此物也。

【集解】时珍曰:木芙蓉处处有之,插条即生,小木也。其干丛生如荆,高者丈许。其叶大如桐,有五尖及七尖者,冬凋夏茂。秋半始着花,花类牡丹、芍药,有红者、白者、黄者、千叶者,最耐

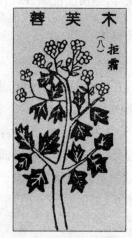

寒而不落。不结实。山人取其皮为索。川、广有添色拒霜花,初开白色,次日稍红,又明日则深红,先后相间如数色。霜时采花,霜后采叶,阴干入药。

叶并花

【气味】微辛,平,无毒。

【主治】清肺凉血,散热解毒,治一切大小痈疽肿毒恶疮,消肿排脓止痛(时珍)。

【发明】时珍曰:芙蓉花并叶,气平而不寒不热,味微辛而性滑涎粘,其治痈肿之功,殊有神效。近时疡医秘其名为清凉膏、清露散、铁箍散,皆此物也。其方治一切痈疽发背,乳痈恶疮,不拘已成未成,已穿未穿。并用芙蓉叶,或根皮,或花,或生研,或干研末,以蜜调涂于肿处四围,中间留头,干则频换。初起者,即觉清凉,痛止肿消。已成者,即脓聚毒出。已穿者,即脓出易敛。妙不可言。或加生赤小豆末,尤妙。

【附方】新十。久咳羸弱:九尖拒霜叶为末,以鱼鲊蘸食,屡效。(危氏《得效方》)赤眼肿痛:芙蓉叶末,水和,贴太阳穴。名清凉膏。(《鸿飞集》)经血不止:拒霜花、莲蓬壳等分。为末。每用米饮下二钱。(《妇人良方》)偏坠作痛:芙蓉叶、黄柏各三钱,为末。以木鳖子仁一个磨醋,调涂阴囊,其痛自止(《简便方》)杖疮肿痛:芙蓉花叶研末,入皂角末少许,鸡子清调,涂之。(方广《附余》)痈疽肿毒:重阳前取芙蓉叶研末,端午前取苍耳烧存性研末,等分,蜜水调,涂四围,其毒自不走散。名铁井阑(《简便方》)。疔疮恶肿:九月九日采芙蓉叶阴干为末,每以井水调贴。次日用蚰蜒螺一个,捣涂之。(《普济方》)头上癞疮:芙蓉根皮,为末。香油调敷。先以松毛、柳枝煎汤洗之。(傅滋《医学集成》)汤火灼疮:油调芙蓉末,敷之。(《奇效方》)灸疮不愈:芙蓉花研末,敷之。(《奇效方》)一切疮肿:木芙蓉叶、菊花叶,同煎水,频熏洗之。(《多能鄙事》)

山茶(《纲目》)

【释名】时珍曰:其叶类茗,又可作饮,故得茶名。

【集解】时珍曰:山茶产南方。树生,高者丈许,枝干交加。叶颇似茶叶,而厚硬有棱,中阔头尖,面绿背淡。深冬开花,红瓣黄蕊。《格古论》云:花有数种:宝珠者,花簇如珠,最胜。海榴茶花蒂青,石榴茶中有碎花,踯躅茶花如杜鹃花,宫粉茶、串珠茶皆粉红色。又有一捻红、千叶红、千叶白等名,不可胜数,叶各小异。或云亦有黄色者。《虞衡志》云:广中有南山茶,花大倍中州者,色微淡,叶薄有毛。结实如梨,大如拳,中有数核,如肥皂子大。周定王《救荒本草》云:山茶嫩叶炸熟水淘可食,亦可蒸晒作饮。

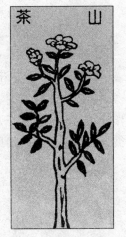

茶山

花

【气味】缺。

【主治】吐血衄血，肠风下血，并用红者为末，入童溺、姜汁及酒调服，可代郁金（震亨）。汤火伤灼，研末，麻油调涂（时珍）。

子

【主治】妇人发膻，研末掺之（时珍。《摘玄方》）。

蜡梅（《纲目》）

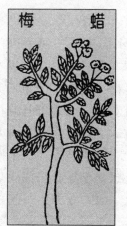

梅 蜡

【释名】黄梅花。

时珍曰：此物本非梅类，因其与梅同时，香又相近，色似蜜蜡，故得此名。

【集解】时珍曰：蜡梅小树，丛枝尖叶。种凡三种：以子种出不经接者，腊月开小花而香淡，名狗蝇梅；经接而花疏，开时含口者，名磬口梅；花密而香浓，色深黄如紫檀者，名檀香梅，最佳。结实如垂铃，尖长寸余，子在其中。其树皮浸水磨墨，有光采。

花

【气味】辛，温，无毒。

【主治】解暑生津（时珍）。

伏牛花（宋《开宝》）

【校正】并入《图经》虎刺。

【释名】隔虎刺花（未详）。

【集解】颂曰：伏牛花生蜀地，所在皆有，今惟益州蜀地有之，多生川泽中。叶青细，似黄柏叶而不光。茎赤有刺。开花淡黄色作穗，似杏花而小，三月采，阴干。又睦州所生虎刺，云凌冬不凋，彼人无时采根、叶，治风肿疾。

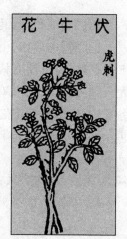

花 牛 伏

虎
刺

花

【气味】苦、甘，平，无毒。

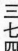

【主治】久风湿痹,四肢拘挛,骨肉疼痛。作汤,治风眩头痛,五痔下血(《开宝》)。

【发明】时珍曰;伏牛花治风湿有名,而用者颇少。杨子建《护命方》有伏牛花散,治男女一切头风,发作有时,甚则大腑热秘。用伏牛花、山茵陈、桑寄生、白牵牛、川芎劳、白僵蚕、蝎梢各二钱,荆芥穗四钱,为末。每服二钱,水煎一沸,连滓服。

根、叶、枝

【主治】一切肿痛风疾,细剉焙研,每服一钱匕,用温酒调下(颂)。

密蒙花(宋《开宝》)

【校正】慎微曰:自草部移入木部。

【释名】水锦花(《炮炙论》)。

时珍曰:其花繁密蒙茸如簇锦,故名。

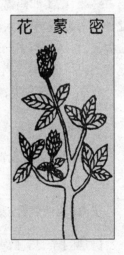

花蒙密

【集解】颂曰:密蒙花,蜀中州郡皆有之。树高丈余。叶似冬青叶而厚,背白有细毛,又似橘叶。花微紫色。二月、三月采花,曝干用。

宗奭曰:利州甚多。叶冬不凋,亦不似冬青,柔而不光洁,不深绿。其花细碎,数十房成一朵,冬生春开。

花

【修治】敩曰:凡使拣净,酒浸一宿,漉出候干,拌蜜令润,蒸之从卯至酉,晒干再拌蒸,如此三度,晒干用。每一两用酒八两,蜜半两。

【气味】甘,平、微寒,无毒。

【主治】青盲肤翳,赤涩多眵泪,消目中赤脉,小儿麸豆及疳气攻眼(《开宝》)。羞明怕日(刘守真)。入肝经气、血分,润肝燥(好古)。

【附方】新一。目中障翳:密蒙花、黄柏根各一两,为末,水丸梧桐子大。每卧时汤服十丸至十五丸。(《圣济录》)

木绵(《纲目》)

【释名】古贝(《纲目》)、古终。

时珍曰:木绵有二种:似木者名古贝,似草者名古终。或作吉贝者,乃古贝之讹也。梵书谓之睒婆,又曰迦罗婆劫。

【集解】时珍曰:木绵有草、木二种。交广木绵,树大如抱。其枝似桐。其叶大,如胡桃叶。入秋开花,红如山茶花,黄蕊,花片极厚,为房甚繁,逼侧相比。结实大如拳,实中有白绵,绵中有子。今人谓之斑枝花,讹为攀枝花。李延寿《南史》所谓林邑诸国出古贝花,中如鹅毳,抽其绪,纺为布;张勃《吴录》所谓交州、永昌木绵树高过屋,有十余年不换者,实大如杯,花中绵软白,可为缊絮及毛布者,皆指似木之木绵也。江南、淮北所种木绵,四月下种,茎弱如蔓,高者四五尺,叶有三尖如枫叶,入秋开花黄色,如葵花而小,亦有红紫者,结实大如桃,中有白绵,绵中有子,大如梧子,亦有紫绵者,八月采柝,谓之绵花;李延寿《南史》所谓高昌国有草,实如茧,中丝为细纑,名曰白叠,取以为帛,甚软白;沈怀远《南越志》所谓桂州

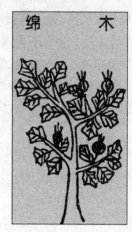

出古终藤,结实如鹅毳,核如珠珣,治出其核,纺如丝绵,染为斑布者,皆指似草之木绵也。此种出南番,宋末始入江南,今则遍及江北与中州矣。不蚕而绵,不麻而布,利被天下,其益大哉。又《南越志》言:南诏诸蛮不养蚕,惟收娑罗木子中白絮,纫为丝,织为幅,名娑罗笼段。祝穆《方舆志》言:平缅出娑罗树,大者高三、五丈,结子有绵,纫绵织为白毡兜罗锦。此亦斑枝花之类,各方称呼不同耳。

白绵及布

【气味】甘,温,无毒。

【主治】血崩金疮,烧灰用(时珍)。

子油(用两瓶合烧取沥。)

【气味】辛,热,微毒。

【主治】恶疮疥癣。燃灯,损目(时珍)。

柞木(宋《嘉祐》)

【释名】凿子木。

时珍曰:此木坚韧,可为凿柄,故俗名凿子木。方书皆作柞木,盖昧此义也。柞乃橡栎之名,非此木也。

【集解】藏器曰:柞木生南方,细叶,今之作梳者是也。

时珍曰:此木处处山中有之,高者丈余。叶小而有细齿,光滑而韧。其木及叶丫皆有针刺,经冬不凋。五月开碎白花,不结子。其木心理皆白色。

木皮

【气味】苦,平,无毒。

时珍曰:酸,涩。

【主治】黄疸病,烧末,水服方寸匕,日三(藏器)。治鼠瘘难产,催生利窍(时珍)。

【附方】新二。鼠瘘:柞木皮五升,水一斗,煮汁二升服,当有宿肉出而愈。乃张子仁方也。(《外台秘要》)妇人难产:催生柞木饮:不拘横生倒产,胎死腹中,用此屡效,乃上蔡张不愚方也。用大柞木枝一大握(长一尺,洗净),大甘草五寸,并寸折。以新汲水三升半,同入新沙瓶内,以纸三重紧封,文武火煎至一升半。待腰腹重痛,欲坐草时,温饮一小盏,便觉心下开豁。如渴,又饮一盏,至三四盏,觉下重便生,更无诸苦。切不可坐草太早,及坐婆乱为也。(《妇人良方》)

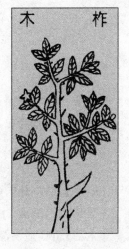

叶

【主治】肿毒痈疽(时珍)。

【附方】新一。柞木饮:治诸般痈肿发背。用干柞木叶四两、干荷叶中心蒂、干萱草根、甘草节、地榆各一两,细剉。每用半两,水二碗,煎一碗,早晚各一服。已成者其脓血自渐干涸,未成者其毒自消散也。忌一切饮食毒物。(许学士《普济本事方》)

黄杨木(《纲目》)

【集解】时珍曰:黄杨生诸山野中,人家多栽种之。枝叶攒簇上耸,叶似初生槐芽而青厚,不花不实,四时不凋。其性难长,俗说岁长一寸,遇闰则退。今试之,但闰年不长耳。其木坚腻,作梳剜印最良。按段成式《酉阳杂俎》云:世重黄杨,以其无火也。用水试之,沉则无火。凡取此木,必以阴晦,夜无一星,伐之则不裂。

叶

【气味】苦,平,无毒。

【主治】妇人难产,入达生散中用。又主暑月生疖,捣烂涂之(时珍)。

不凋木(《拾遗》)

【集解】藏器曰:生太白山岩谷。树高二三尺,叶似槐,茎赤有毛如棠梨,四时不凋。

【气味】苦,温,无毒。

【主治】调中补衰,治腰脚,去风气,却老变白(藏器)。

卖子木(《唐本草》)

【释名】买子木。

【集解】恭曰：卖子木出岭南、邛州山谷中。其叶似柿。

时珍曰：《宋史》渠州贡买子木并子，则子亦当与枝叶同功，而本草缺载，无从考访。

木

【修治】敩曰：凡采得粗捣，每一两用酥五钱，同炒干入药。

【气味】甘、微咸，平，无毒。

【主治】折伤血内溜，续绝补骨髓，止痛安胎(《唐本》)。

木天蓼(《唐本草》)

【校正】并入《拾遗》小天蓼。

【释名】时珍曰：其树高而味辛如蓼，故名。又马蓼亦名天蓼而物异。

【集解】恭曰：木天蓼所在皆有，生山谷中。今安州、申州作藤蔓，叶似柘，花白，子如枣许，无定形，中瓤似茄子，味辛，啖之以当姜、蓼。

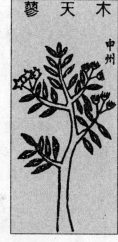

藏器曰：木蓼，今时所用出山南凤州。树高如冬青，不凋。不当以藤天蓼为注，既云木蓼，岂是藤生？自有藤蓼耳。藤蓼生江南、淮南山中，藤着树生，叶如梨，光而薄，子如枣，即苏恭以为木天蓼者。又有小天蓼，生天目山、四明山，树如栀子，冬月不凋，野兽食之。是有三天蓼，俱能逐风，而小者为胜。

颂曰：木天蓼今出信阳。木高二三丈。三月、四月开花似柘花。五月采子，子作球形似檾麻，子可藏作果食。苏恭所说自是藤天蓼也。

时珍曰：天蓼虽有三种，而功用仿佛，盖一类也。其子可为烛，其芽可食。故陆机云：木蓼为烛，明如胡麻。薛田《咏蜀诗》有"地丁叶嫩和岚采，天蓼芽新入粉煎"之句。

枝叶

【气味】辛，温，有小毒。

【主治】症结积聚，风劳虚冷。细切酿酒饮(《唐本》)。

【附方】旧一，新三。天蓼酒：治风，立有奇效。木天蓼一斤，去皮细剉，以生绢盛，入好酒三斗浸之，春夏一七，秋冬二七日。每空心、日午、下晚各温一盏饮。若常服，只饮一次。老幼临时加减。(《圣惠方》)气痢不止:寒食一百五日,采木蓼曝干。用时为末,粥饮服一钱。(《圣惠方》)大风白癞:天蓼(刮去粗皮,剉)四两,水一斗,煎汁一升,煮糯米作粥,空心食之。病在上吐出,在中汗出,在下泄出。避风。又方:天蓼三斤,天麻一斤半。生剉,以水三斗五升,煎一斗,去滓,石器慢煎如饧。每服半匙,荆芥、薄荷酒下,日二夜一,一月见效。(《圣惠方》)

小天蓼

【气味】甘,温,无毒。

【主治】一切风虚羸冷,手足疼痹。无论老幼轻重,浸酒及煮汁服之。十许日,觉皮肤间风出如虫行(藏器)。

【发明】藏器曰:木天蓼出深山中,人云久服损寿,以其逐风损气故也。藤天蓼、小天蓼三者,俱能逐风。其中优劣,小者为胜。

子

【气味】苦、辛,微热,无毒。

【主治】贼风口面喝斜,冷疹癖气块,女子虚劳(甄权)。

根

【主治】风虫牙痛,捣丸塞之,连易四五次,除根。勿咽汁(时珍。出《普济》)。

放杖木(《拾遗》)

【释名】

【集解】藏器曰:生温、括、睦、婺诸州山中。树如木天蓼。老人服之,一月放杖,故以为名。

【气味】甘,温,无毒。

【主治】一切风血,理腰脚,轻身变白不老,浸酒服之(藏器)。

接骨木(《唐本草》)

【释名】续骨木(《纲目》)、木蒴藋。

颂曰:接骨以功而名。花、叶都类蒴藋、陆英、水芹辈,故一名木蒴藋。

【集解】恭曰:所在皆有之。叶如陆英,花亦相似。但作树高一二丈许,木体轻虚无心。斫枝插之便生,人家亦种之。

【气味】甘、苦,平,无毒。

藏器曰:捣汁亦吐人,有小毒。

【主治】折伤,续筋骨,除风痒龋齿,可作浴汤(《唐本》)。根皮:主痰饮,下水肿及痰疟,煮汁服之,当利下及吐出。不可多服(藏器)。打伤瘀血及产妇恶血,一切血不行,或不止,并煮汁服(时珍。出《千金》)。

【附方】旧一,新一。折伤筋骨:接骨木半两,乳香半钱,芍药、当归、芎䓖、自然铜各一两,为末。化黄蜡四两,投药搅匀,众手丸如芡子大。若止伤损,酒化一丸。若碎折筋骨,先用此敷贴,乃服。(《卫生易简》)产后血晕,五心烦热,气力欲绝,及寒热不禁:以接骨木(破如筹子)一握,用水一升,煎取半升,分服。或小便频数,恶血不止,服之即瘥。此木煮之三次,其力一般。乃起死妙方。(《产书》)

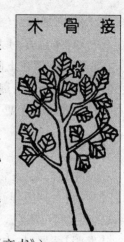

木骨接

叶

【主治】痰疟,大人七叶,小儿三叶,生捣汁服,取吐(藏器)。

灵寿木(《拾遗》)

【释名】扶老杖(孟康)、椐。

【集解】藏器曰:生剑南山谷。圆长皮紫。《汉书》:孔光年老,赐灵寿杖。颜师古注云:木似竹有节,长不过八九尺,围三四寸,自然有合杖制,不须削理。作杖,令人延年益寿。

时珍曰:陆氏《诗疏》云:椐即樻也。节中肿,似扶老,即今灵寿也。人以作杖及马鞭。弘农郡共北山有之。

根皮

【气味】苦,平。

【主治】止水(藏器)。

楤木(音葱。《拾遗》)

【集解】藏器曰:生江南山谷。高丈余,直上无枝,茎上有刺。山人折取头茹食,谓之吻头。

时珍曰:今山中亦有之。树顶丛生叶,山人采食,谓之鹊不踏,以其多刺而无枝故也。

白皮

【气味】辛,平,有小毒。

【主治】水癊,煮汁服一盏,当下水。如病已困,取根捣碎,坐之取气,水自下。又能烂人牙齿,有虫者取片许内孔中,当自烂落(藏器)。

木麻(《拾遗》)

【集解】藏器曰:生江南山谷林泽。叶似胡麻相对,山人取以酿酒饮。

【气味】甘,温,无毒。

【主治】老血,妇人月闭,风气羸瘦癥瘕。久服,令人有子(藏器)。

大空(《唐本草》)

【集解】恭曰:大空生襄州,所在山谷中亦有之,秦陇人名独空。作小树,抽条高六七尺。叶似楮,小圆厚。根皮赤色。

时珍曰:小树大叶,似桐叶而不尖,深绿而皱纹。根皮虚软,山人采杀虱极妙。捣叶筛蔬圃中,杀虫。

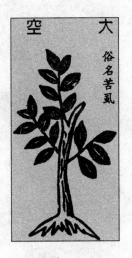

空 大
俗名苦虱

根皮

【气味】辛、苦,平,有小毒。

【主治】杀三虫。作末和油涂发,虮虱皆死(藏器)。

本草纲目木部第三十七卷

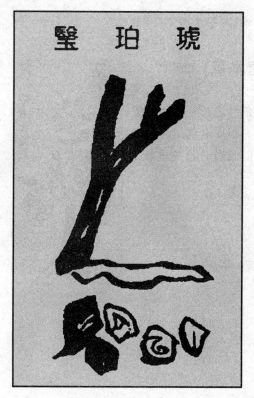

琥珀璧

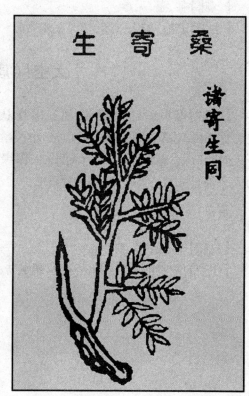

桑寄生

本草纲目木部第三十七卷

茯苓（《本经》上品）

【释名】伏灵（《纲目》）、伏菟（《本经》）、松腴、不死面（《记事珠》），抱根者名伏神（《别录》）。

宗奭曰：多年樵斫之松根之气味，抑郁未绝，精英未沦。其精气盛者，发泄于外，结为茯苓，故不抱根，离其本体，有零之义也。津气不盛，只能附结本根，既不离本，故曰伏神。

时珍曰：茯苓，《史记·龟策传》作伏灵。盖松之神灵之气，伏结而成，故谓之伏灵、伏神也。《仙经》言：伏灵大如拳者，佩之令百鬼消灭，则神灵之气，亦可征矣。俗作苓者，传写之讹尔。下有伏灵，上有菟丝，故又名伏兔。或云"其形如兔，故名"，亦通。

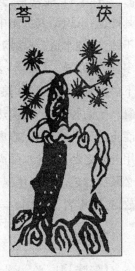

【集解】《别录》曰：茯苓、茯神生太山山谷大松下。二月、八月采，阴干。

弘景曰：今出郁州。大者如三、四升器，外皮黑而细皱，内坚白，形如鸟、兽、龟、鳖者良。虚赤者不佳。性无朽蛀，埋地中三十年，犹色理无异也。

宗奭曰：上有菟丝之说，甚为轻信。

时珍曰：下有茯苓，则上有灵气如丝之状，山人亦时见之，非菟丝子之菟丝也。注《淮南子》者，以菟丝子及女萝为说，误矣。茯苓有大如斗者，有坚如石者，绝胜。其轻虚者不佳，盖年浅未坚故尔。刘宋·王微《茯苓赞》云：皓苓下居，彤丝上芸。中状鸡凫，其容龟蔡。神侔少司，保延幼艾。终志不移，柔红可佩。观此彤丝，即菟丝之证矣。寇氏未解此义。

【主治】胸胁逆气，忧恚惊邪恐悸，心下结痛，寒热烦满咳逆，口焦舌干，利小便。久服，安魂养神，不饥延年（《本经》）。止消渴好睡，大腹淋沥，膈中痰水，水肿淋结，开胸腑，调脏气，伐肾邪，长阴，益气力，保神守中（《别录》）。开胃止呕逆，善安心神，主肺痿痰壅，心腹胀满，小儿惊痫，女人热淋（甄权）。补五劳七伤，开心益志，止健忘，暖腰膝，安胎（大明）。止渴，利小便，除湿益燥，和中益气，利腰脐间血（元素）。逐水缓脾，生津导气，平火止泄，除虚热，开腠理（李杲）。泻膀胱，益脾胃，治肾积奔豚（好古）。

赤茯苓

【主治】破结气(甄权)。泻心、小肠、膀胱湿热,利窍行水(时珍)。

茯苓皮

【主治】水肿肤胀,开水道,开腠理(时珍)。

【发明】弘景曰:茯苓白色者补,赤色者利。俗用甚多,仙方服食亦为至要。云其通神而致灵,和魂而炼魄,利窍而益肌,厚肠而开心,调营而理卫,上品仙药也。善能断谷不饥。

宗奭曰:茯苓行水之功多,益心脾不可缺也。

时珍曰:茯苓本草又言利小便,伐肾邪。至李东垣、王海藏乃言小便多者能止,涩者能通,同朱砂能秘真元。而朱丹溪又言阴虚者不宜用,义似相反,何哉?茯苓气味淡而渗,其性上行,生津液,开腠理,滋水之源而下降,利小便。故张洁古谓其属阳,浮而升,言其性也;东垣谓其为阳中之阴,降而下,言其功也。《素问》云:饮食入胃,游溢精气,上输于肺,通调水道,下输膀胱。观此,则知淡渗之药,俱皆上行而后下降,非直下行也。小便多,其源亦异。《素问》云:肺气盛则小便数而欠;虚则欠款、小便遗数。心虚则少气遗溺。下焦虚则遗溺。胞移热于膀胱则遗溺。膀胱不利为癃,不约为遗溺。厥阴病则遗溺闭癃。所谓肺气盛者,实热也。其人必气壮脉强,宜用茯苓甘淡以渗其热,故曰:小便多者能止也。若夫肺虚、心虚、胞热、厥阴病者,皆虚热也。其人必上热下寒,脉虚而弱。法当用升阳之药,以升水降火。膀胱不约、下焦虚者,乃火投于水,水泉不藏,脱阳之症。其人必肢冷脉迟。法当用温热之药,峻补其下,交济坎离。二症皆非茯苓辈淡渗之药所可治,故曰:阴虚者不宜用也。仙家虽有服食之法,亦当因人而用焉。

茯神

【气味】甘,平,无毒。

【主治】辟不祥,疗风眩风虚,五劳口干,止惊悸、多恚怒、善忘,开心益智,安魂魄,养精神(《别录》)。补劳乏,主心下急痛坚满。人虚而小肠不利者,加而用之(甄权)。

神木(即伏神心内木也。又名黄松节)

【主治】偏风,口面㖞斜,毒风,筋挛不语,心神惊掣,虚而健忘(甄权)。治脚气痹痛,诸筋牵缩(时珍)。

【发明】弘景曰:仙方只云茯苓而无茯神,为疗既同,用应无嫌。

时珍曰:《神农本草》只言茯苓,《名医别录》始添茯神,而主治皆同。后人治心病必用茯神。故洁古张氏云:风眩心虚,非茯神不能除。然茯苓亦未尝不治心病也。陶弘景始言茯苓赤泻白补。李杲复分赤入丙丁、白入壬癸。此其发前人之秘者。时珍则谓茯苓、茯神，只当云赤入血分、白入气分，各从其类，如牡丹、芍药之义，不当以丙丁、壬癸分也。若以丙丁、壬癸分，则白茯神不能治心病，赤茯苓不能入膀胱矣。张兀素不分赤白之说，于理欠通。《圣济录》松节散：用茯神心中木一两，乳香一钱，石器炒，研为末。每服二钱，木瓜酒下。治风寒冷湿搏于筋骨，足筋挛痛，行步艰难，但是诸筋挛缩疼痛并主之。

【附方】旧六，新二十。服茯苓法：颂曰：《集仙方》多单饵茯苓。其法：取白茯苓五斤，去黑皮，捣筛，以熟绢囊盛，于二斗米下蒸之，米熟即止，曝干又蒸，如此三遍。乃取牛乳二斗和合，着铜器中，微火煮如膏，收之。每食，以竹刀割，随性饱食，辟谷不饥也。如欲食谷，先煮葵汁饮之。又茯苓酥法：白茯苓三十斤（山之阳者甘美，山之阴者味苦），去皮薄切，曝干蒸之。以汤淋去苦味，淋之不止，其汁当甜。乃曝干筛末，用酒三石、蜜三升相和，置大瓮中，搅之百匝，密封勿泄气。冬五十日，夏二十五日，酥自浮出酒上。掠取，其味极甘美。作掌大块，空室中阴干，色赤如枣。饥时食一枚，酒送之，终日不食，名神仙度世之法。又服食法：以茯苓合白菊花（或合桂心，或合术）为散、丸自任。皆可常服，补益殊胜。《儒门事亲》方：用茯苓四两，头白面二两，水调作饼，以黄蜡三两煎熟。饱食一顿，便绝食辟谷。至三日觉难受，以后气力渐生也。《经验后方》服法：用华山挺子茯苓，削如枣大方块，安新瓮内，好酒浸之，纸封三重，百日乃开，其色当如饧糖。可日食一块，至百日肌体润泽，一年可夜视物，久久肠化为筋，延年耐老，面若童颜。《嵩高记》：用茯苓、松脂各二斤，淳酒浸之，和以白蜜。日三服之，久久通灵。又法：白茯苓去皮，酒浸十五日，漉出为散。每服三钱，水调下，日三服。孙真人《枕中记》云：茯苓久服，百日病除，二百日昼夜不眠，二年役使鬼神，四年后玉女来侍。葛洪《抱朴子》云：任子季服茯苓十八年，玉女从之，能隐能彰，不食谷，灸瘢灭，面体玉泽。又黄初起服茯苓五万日，能坐在立亡，日中无影。交感丸方：见草部莎根下。吴仙丹方：见果部吴茱萸下。胸胁气逆胀满：茯苓一两，人参半两。每服三钱，水煎服，日三。（《圣济总录》）养心安神：朱雀丸：治心神不定，恍惚健忘不乐，火不下降，水不上升，时复振跳。常服，消阴养火，全心气。茯神二两（去皮），沉香半两，为末，炼蜜丸如小豆大。每服三十丸，食后人参汤下。（《百一选方》）血虚心汗：别处无汗，独心孔有汗，思虑多则汗亦多，宜养心血。以艾汤调茯苓末，日服一钱。（《证治要决》）心虚梦泄或白浊：白茯苓末二钱，米汤调下，日二服。苏东坡方也。（《直指方》）虚滑遗精：白茯苓二两，缩砂仁一两，为末，入盐二钱。精羊肉批片，掺药炙食，以酒送下。（《普济方》）。

琥珀（《别录》上品）

【释名】珠江。

时珍曰：虎死则精魄入地化为石，此物状似之，故谓之虎魄。俗文从玉，以其类玉也。梵书谓之阿湿摩揭婆。

【集解】《别录》曰：琥珀生永昌。

弘景曰：旧说松脂沦入地千年所化。今烧之亦作松气。亦有中有一蜂，形色如生者。《博物志》乃云"烧蜂巢所作"，恐非实也。此或蜂为松脂所沾，因坠地沦没尔。亦有煮鳖鸡子及青鱼枕作者，并非真。惟以手心摩热拾芥为真。今并从外国来，而出茯苓处并无，不知出琥珀处复有茯苓否也？

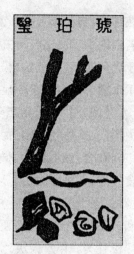

珣曰：琥珀是海松木中津液，初若桃胶，后乃凝结。复有南珀，不及舶上来者。

时珍曰：琥珀拾芥，乃草芥，即禾草也。雷氏言拾芥子，误矣。《唐书》载西域康干河松木，入水一二年化为石，正与松、枫诸木沉入土化珀，同一理也。今金齿、丽江亦有之。其茯苓千年化琥珀之说，亦误传也。按曹昭《格古论》云：琥珀出西番、南番，乃枫木津液多年所化。色黄而明莹者名蜡珀，色若松香红而且黄者名明珀，有香者名香珀，出高丽、倭围者色深红。有蜂、蚁、松枝者尤好。

【修治】敩曰：入药，用水调侧柏子末，安瓷锅巾，置琥珀于内煮之，从巳至申，当有异光，捣粉筛用。

【气味】甘，平，无毒。

【主治】安五脏，定魂魄，杀精魅邪鬼，消瘀血，通五淋（《别录》）。壮心，明目磨翳，止心痛癫邪，疗蛊毒，破结瘕，治产后血枕痛（大明）。止血生肌，合金疮（藏器）。清肺，利小肠（元素）。

【发明】震亨曰：古方用为利小便，以燥脾土有功，脾能运化，肺气下降，故小便可通。若血少不利者，反致其燥急之苦。

弘景曰：俗中多带之辟恶。刮屑服，疗瘀血至验。《仙经》无正用。

藏器曰：和大黄、鳖甲作散，酒下方寸匕，下恶血、妇人腹内血，尽即止。宋高祖时，宁州贡琥珀枕，碎以赐军士，敷金疮。

【附方】旧四，新五。琥珀散：止血生肌，镇心明目，破癥瘕气块，产后血晕闷绝，儿枕痛，并宜饵此方。琥珀一两，鳖甲一两，京三棱一两，延胡索半两，没药半两，大黄六铢，熬捣为散。空心酒服三钱匕，日再服。神验莫及。产后即减大黄。（《海药本草》）小儿胎惊：琥珀、防风各一钱，朱砂半钱，为末。猪乳调一字，入口中，最妙。（《直指方》）小儿胎痫：琥珀、朱砂各少许，全蝎一枚。为末。麦门冬汤调一字服。（《直指方》）小便转胞：真琥珀一两，为末。用水四升，葱白十茎，煮汁三升，入珀末二钱，温服。沙石诸淋，三服皆效。（《圣惠方》）小便淋沥：琥珀为末二钱，麝香少许。白汤服之，或萱草煎汤服。老人、虚人，以人参汤下。亦可蜜丸，以赤茯苓汤下。（《普济方》）小便尿血：琥珀为末。每服二钱，灯心汤下。（《直指方》）从高坠下，有瘀血在内：刮琥珀屑，酒服方寸匕。或入蒲黄三二匕,日服四五次。(《外台秘要》)金疮闷绝不识人:琥珀研粉,童子小便调一钱。三服瘥。(《鬼遗方》)鱼骨哽咽,六七日不出:用琥珀珠一串,推入哽所,牵引之即出。(《外台秘要》)

瑿(音翳。宋嘉祐)

【释名】瑿珀

【敩曰】瑿是众珀之长,故号瑿珀。

【时珍曰】亦作瑿。其色黳黑,故名。

【集解】恭曰:古来相传松脂千年为茯苓,又千年为琥珀,又千年为瑿。二物烧之皆有松气。状似玄玉而轻。出戎,而有茯苓处无此物。今两州南三百里碛中得者,大则方尺,黑润而轻,烧之腥臭。高昌人名为木瑿,谓玄玉为石瑿。洪州土石间得者,烧作松气,功同琥珀,见风拆破,不堪为器。恐此二种及琥珀,或非松脂所为也。

慎微曰:梁四公记:杰公云:交河之间平碛中,掘深一丈,下有瑿珀,黑逾纯漆,或大如车轮。末服,攻妇人小肠症瘕诸疾。

时珍曰:瑿即琥珀之黑色者,或因土色熏染,或是一种木沈纬成,未必是千年琥珀复化也。玉策经言:松脂千年作茯苓,茯苓千年作琥珀,琥珀千年作石胆,石胆千年作威喜。大抵皆是神异之说,未可深凭。雷敩琥珀下所说诸珀可据。

【气味】甘,平,无毒。

【气味】补心安神,破血生肌,治妇人癥瘕。(唐本)小儿带辟恶,磨滴目翳亦障。(藏器)

猪苓(《本经》中品)

【释名】豭猪屎(《本经》)、豕橐(《庄子》)、地乌桃(《图经》)。

弘景曰:其块黑似猪屎,故以名之。司马彪注《庄子》云:豕橐一名苓,其根似猪矢。是也。

时珍曰:马屎曰通,猪屎曰零(即苓字),其块零落而下故也。

【集解】《别录》曰:猪苓生衡山山谷,及济阴冤句。二月、八月采,阴干。

弘景曰:是枫树苓,其皮黑色,肉白而实者佳,削去皮用。

颂曰:今蜀州、眉州亦有之。生土底,不必枫根下始有也。

时珍曰:猪苓亦是木之余气所结,如松之余气结茯苓之义。他木皆有,枫木为多耳。

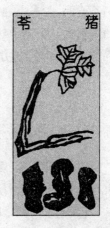

苓 猪

【修治】敩曰：采得，铜刀削去粗皮，薄切，以东流水浸一夜。至明漉出，细切，以升麻叶对蒸一日，去叶，晒干用。

时珍曰：猪苓取其行湿，生用更佳。

【气味】甘，平，无毒。

普曰：神农：甘。雷公：苦，无毒。

权曰：微热。

元素曰：气平味甘，气味俱薄，升而微降，与茯苓同。

杲曰：淡、甘，平，降也，阳中阴也。

好古曰：甘重于苦，阳也。入足太阳、足少阴经。

【主治】痎疟，解毒蛊疰不祥，利水道。久服，轻身耐老（《本经》）。解伤寒温疫大热，发汗，主肿胀满腹急痛（甄权）。治渴除湿，去心中懊憹（元素）。泻膀胱（好古）。开腠理，治淋肿脚气，白浊带下，妊娠子淋胎肿，小便不利（时珍）。

【发明】颂曰：张仲景治消渴脉浮、小便不利、微热者，猪苓散发其汗。病欲饮水而复吐，名为水逆，冬时寒嗽如疟状者，亦与猪苓散，此即五苓散也。猪苓、茯苓、术各三分，泽泻五分，桂二分，细捣筛，水服方寸匕，日三。多饮暖水，汗出即愈。利水道诸汤剂，无若此快，今人皆用之。

杲曰：苦以泄滞，甘以助阳，淡以利窍，故能除湿利小便。

宗奭曰：猪苓行水之功多，久服必损肾气，昏人目。久眼者宜详审之。

元素曰：猪苓淡渗，大燥亡津液，无湿症者勿服之。

时珍曰：猪苓淡渗，气升而又能降。故能开腠理，利小便，与茯苓同功。但入补药不如茯苓也。

【附方】旧五。伤寒口渴：邪在脏也，猪苓汤主之。猪苓、茯苓、泽泻、滑石、阿胶各一两。以水四升，煮取二升。每服七合，日三服。呕而思水者，亦主之。（张仲景方）小儿秘结：猪苓一两，以水少许，煮鸡屎白一钱，调服，立通。（《外台秘要》）通身肿满，小便不利：猪苓五两，为末。熟水服方寸匕，日三服。（杨氏《产乳》）妊娠肿渴：从脚至腹，小便不利，微渴引饮。方同上法。（《子母秘录》）妊娠子淋：方同上法，日三夜二，以通为度。（《小品方》）壮年梦遗：方见草部半夏下。

雷丸（《本经》下品）

【释名】雷实（《别录》）、雷矢（同上）、竹苓。

时珍曰：雷斧、雷楔，皆霹雳击物精气所化。此物生土中，无苗叶而杀虫逐邪，犹雷之丸也。竹之余气所结，故曰竹苓。苓亦屎也，古者屎、苓字通用。

【集解】《别录》曰：雷丸生石城山谷及汉中土中。八月采根，曝干。

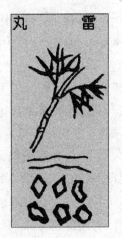

弘景曰：今出建平、宜都间。累累相连如丸。

恭曰：雷丸，竹之苓也。无有苗蔓，皆零，无相连者。今出房州、金州。

时珍曰：雷丸大小如栗，状如猪苓而圆，皮黑肉白，甚坚实。

【修治】敩曰：凡使，用甘草水浸一夜，铜刀刮去黑皮，破作四、五片。以甘草水再浸一宿，蒸之，从巳至未，晒干。酒拌再蒸，晒干用。

大明曰：入药炮用。

【气味】苦，寒，有小毒。

《别录》曰：咸，微寒，有小毒。赤者杀人，白者善。

普曰：神农：苦；黄帝、岐伯、桐君：甘，有毒；扁鹊：甘，无毒。

李当之：大寒。

权曰：苦，有小毒。

时珍曰：甘、微苦，平。

之才曰：荔实、厚朴、芫花为之使，恶蓄根、葛根。

【主治】杀三虫，逐毒气胃中热。利丈夫，不利女子（《本经》）。作摩膏，除小儿百病，逐邪气恶风汗出，除皮中热结积蛊毒，白虫寸白自出不止。久服，令人阴痿（《别录》）。逐风，主癫痫狂走（甄权）。

【发明】弘景曰：《本经》云利丈夫，《别录》曰：久服阴痿，于事相反。

志曰：《经》言利丈夫不利女子，乃疏利男子元气，不疏利女子脏气，故曰久服令人阴痿也。

时珍曰：按范正敏《遁斋闲览》云：杨勔中年得异疾，每发语，腹中有小声应之，久渐声大。有道士见之曰：此应声虫也。但读本草，取不应者治之。读至雷丸，不应。遂顿服数粒而愈。

【附方】旧一，新一。小儿出汗有热：雷丸四两，粉半斤，为末扑之。（《千金方》）下寸白虫：雷丸，水浸去皮，切焙为末。五更初，食炙肉少许，以稀粥饮服一钱匕。须上半月服，虫乃下。（《经验前方》）筋肉化虫：方见石部雄黄下。

桑上寄生（《本经》上品）

【释名】寄屑（《本经》）、寓木（《本经》）、宛童（《本经》）、蔦（鸟、吊二音）。

时珍曰：此物寄寓他木而生，如鸟立于上，故曰寄生、寓木、蔦木。俗呼为寄生草。《东方朔传》云：在树为寄生，在地为窭薮。

【集解】《别录》曰：桑上寄生，生弘农川谷桑树上。三月三日采茎叶，阴干。

弘景曰：寄生松上、杨上、枫上皆有，形类是一般，但根津所因处为异，则各随其树名之。生树枝间，根在枝节之内。叶圆青赤，厚泽易折。旁自生枝节。冬夏生，四月花白。五月实赤，大如小豆。处处皆有，以出彭城者为胜。俗呼为续断用之，而《本经》续断别在上品，主疗不同，市人混杂无识者。

桑 寄 生
讹寄生同

恭曰：此多生枫、槲、榉柳、水杨等树上。叶无阴阳，如细柳叶而厚脆。茎粗短。子黄色，大如小枣。惟虢州有桑上者，子汁甚粘，核大似小豆，九月始熟，黄色。陶言五月实赤，大如小豆，盖未见也。江南人相承用其茎为续断，殊不相关。

时珍曰：寄生，高者二三尺。其叶圆而微尖，厚而柔，面青而光泽，背淡紫而有茸。人言川蜀桑多，时有生者。他处鲜得。须自采或连桑采者乃可用。世俗多以杂树上者充之，气性不同，恐反有害也。按郑樵《通志》云：寄生有两种：一种大者，叶如石榴叶；一种小者，叶如麻黄叶。其子皆相似。大者曰茑，小者曰女萝。今观《蜀本》、韩氏所说亦是两种，与郑说同。

【修治】敩曰：采得，铜刀和根、枝、茎叶细剉，阴干用。勿见火。

【气味】苦，平，无毒。

《别录》曰：甘，无毒。

【主治】腰痛，小儿背强，痈肿，充肌肤，坚发齿，长须眉，安胎（《本经》）。去女子崩中内伤不足，产后余疾，下乳汁，主金疮，去痹（《别录》）。助筋骨，益血脉（大明）。主怀妊漏血不止，令胎牢固（甄权）。

【附方】新四。膈气：生桑寄生捣汁一盏，服之。（《集简方》）胎动腹痛：桑寄生一两半，阿胶（炒）半两，艾叶半两，水一盏半，煎一盏，去滓温服。或去艾叶。（《圣惠方》）毒痢脓血：六脉微小，并无寒热。宜以桑寄生二两，防风、大芎二钱半，炙甘草三铢。为末。每服二钱，水一盏，煎八分，和滓服。（杨子建《护命方》）下血后虚：下血止后，但觉丹田元气虚乏，腰膝沉重少力。桑寄生为末。每服一钱，非时白汤点服。（杨子建《护命方》）

实

【气味】甘，平，无毒。

【主治】明目，轻身，通神（《本经》）。

松萝（《本经》中品）

【释名】女萝（《别录》）、松上寄生。

时珍曰：名义未详。

【集解】《别录》曰：松萝生熊耳山谷松树上。五月采，阴干。

弘景曰：东山甚多。生杂树上，而以松上者为真。《诗》云：茑与女萝，施于松上。茑是寄生，以桑上者为真，不用松上者，互有异同尔。

时珍曰：按毛苌《诗注》云：女萝，菟丝也。《吴普本草》：菟丝一名松萝。陶弘景谓茑是桑上寄生，松萝是松上寄生。陆佃《埤雅》言：茑是松、柏上寄生，女萝是松上浮蔓。又言：在木为女萝，在草为菟丝。郑樵《通志》言：寄生有二种：大曰茑，小曰女萝。陆机《诗疏》言：菟丝蔓生草上，黄赤如金，非松萝也。松萝蔓延松上生枝正青，与菟丝殊异。罗愿《尔雅翼》云：女萝色青而细长，无杂蔓。故《山鬼》云："被薜荔兮带女萝"，谓青长如带也。菟丝黄赤不相类。然二者皆附木而生，有时相结。故《古乐府》云：南山幂幂菟丝花，北陵青青女萝树。由来花叶同一根，今日枝条分两处。《唐乐府》云：菟丝故无情，随风任颠倒。谁使女萝枝，而来强萦抱。两草犹一心，人心不如草。据此诸说，则女萝之为松上蔓，当以二陆、罗氏之说为的。其曰菟丝者，误矣。

【气味】苦、甘，平，无毒。

【主治】嗔怒邪气，止虚汗头风，女子阴寒肿痛（《本经》）。疗痰热温疟，可为吐汤，利水道（《别录》）。治寒热，吐胸中客痰涎，去头疮、项上瘤瘿，令人得眠（甄权）。

【发明】时珍曰：松萝能平肝邪，去寒热。同瓜蒂诸药则能吐痰，非松萝能吐人也。葛洪《肘后方》：治胸中有痰，头痛不欲食，气壮者。用松萝、杜蘅各三两，瓜蒂三十枚，酒一升二合渍再宿。旦饮一合，取吐。不吐，晚再服一合。孙思邈《千金方》：治胸膈痰游积热，断膈汤：用松萝、甘草各一两，恒山三两，瓜蒂二十一枚，水、酒各一升半，煮取一升半。分三服，取吐。

枫柳（《唐本草》）

【集解】恭曰：枫柳出原州。叶似槐，茎赤根黄。子六月熟，绿色而细。剥取茎皮用。

时珍曰：苏恭言枫柳有毒，出原州。陈藏器驳之，以为枫柳皮即今枫树皮，性涩能止水痢。按《斗门方》言即今枫树上寄生，其叶亦可制粉霜，此说是也。若是枫树，则处处甚多，何必专出原州耶？陈说误矣。枫皮见前枫香脂下。

皮

【气味】辛，大热，有毒。

【主治】风，龋齿痛（《唐本》）。积年痛风不可忍，久治无效者。细剉焙，不限多少，入脑、麝浸酒常服，以醉为度（《斗门方》）。

桃寄生（《纲目》）

【气味】苦，辛，无毒。

【主治】小儿中蛊毒,腹内坚痛,面目青黄,淋露骨立。取二两为末,如茶点服,日四五服(时珍。《圣惠方》)。

柳寄生(《纲目》)

【集解】时珍曰:此即寄生之生柳上者。

【气味】苦,平,无毒。

【主治】膈气刺痛,捣汁服一杯(时珍)。

占斯(《别录》下品)

【释名】炭皮(《别录》)、良无极(《纲目》)。

时珍曰:占斯,《范汪方》谓之良无极,《刘涓子鬼遗方》谓之木占斯,盛称其功,而《别录》一名炭皮,殊不可晓。

【集解】《别录》曰:占斯生太山山谷。采无时。

弘景曰:李当之云:是樟树上寄生,树大衔枝在肌肉。今人皆以胡桃皮为之,非是真也。按《桐君采药录》云:生上洛。是木皮,状如厚朴,色似桂白,其理一纵一横。今市人皆削,乃似厚朴,而无正纵横理。不知此复是何物,莫测真假也。

【气味】苦,温,无毒。

权曰:辛,平,无毒。茱萸为之使。

【主治】邪气湿痹,寒热疽疮,除水坚积血癥,月闭无子,小儿躄不能行,诸恶疮痈肿,止腹痛,令女人有子(《别录》)。主脾热,洗手足水烂伤(甄权)。解狼毒毒(藏器)。

【附方】新一。木占斯散:治发背肠痈疽痔,妇人乳痈,诸产癥瘕,无有不疗。服之肿去痛止脓消,已溃者便早愈也。木占斯、甘草(炙)、厚朴(炙)、细辛、栝蒌、防风、干姜、人参、桔梗、败酱各一两。为散。酒服方寸匕,昼七、夜四,以多为善。此药入咽,当觉流入疮中,令化为水也。痈疽灸不发败坏者,尤可服之。内痈在上者,当吐脓血;在下者,当下脓血。其疮未坏及长服者,去败酱。一方加桂心。(《刘涓子鬼遗方》)

石刺木(《拾遗》)

【集解】藏器曰:石刺木乃木上寄生也。生南方林箐间。其树江西人呼为靳刺,亦种为篱院,树似棘而大,枝上有逆钩。

根皮

【气味】苦,平,无毒。

【主治】破血,产后余血结瘕。煮汁服,神验不可言(藏器)。

竹(《本经》中品)

【释名】时珍曰:竹字象形。许慎《说文》云:"竹,冬生草也"。故字从倒草。戴凯之《竹谱》云:植物之中,有名曰竹。不刚不柔,非草非木。小异实虚,大同节目。

【集解】弘景曰:竹类甚多,入药用箽竹,次用淡、苦竹。又一种薄壳者,名甘竹,叶最胜。又有实中竹、篁竹,并以笋为佳,于药无用。

时珍曰:竹,惟江河之南甚多,故曰九河鲜有,五岭实繁。大抵皆土中苞笋,各以时而出,旬日落箨而成竹也。茎有节,节有枝;枝有节,节有叶。叶必三之,枝必两之。根下之枝,一为雄,二为雌,雌者生笋。其根鞭喜行东南,而宜死猫,畏皂刺、油麻。以五月十三日为醉日。六十年一花,花结实,其竹则枯。竹枯曰箽,竹实曰筱莜,小曰篠莜,大曰篠。其中皆虚,而有实心竹出滇广;其外皆圆,而有方竹出川蜀。其节或暴或无,或促或疏。暴节竹出蜀中,高节磈砢,即筇竹也。无节竹出澾州,空心直上,即通竹也。籥竹一尺数节,出荆南。笛竹

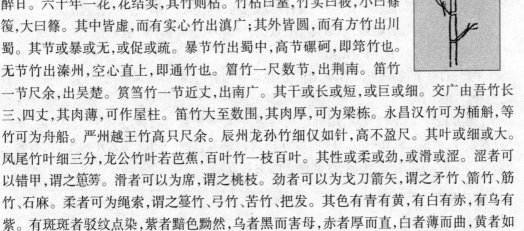

一节尺余,出吴楚。篔筜竹一节近丈,出南广。其干或长或短,或巨或细。交广由吾竹长三、四丈,其肉薄,可作屋柱。笛竹大至数围,其肉厚,可为梁栋。永昌汉竹可为桶斛,等竹可为舟船。严州越王竹高只尺余。辰州龙孙竹细仅如针,高不盈尺。其叶或细或大。凤尾竹叶细三分,龙公竹叶若芭蕉,百叶竹一枝百叶。其性或柔或劲,或滑或涩。涩者可以错甲,谓之篱笏。滑者可以为席,谓之桃枝。劲者可以为戈刀箭矢,谓之矛竹、箭竹、筋竹、石麻。柔者可为绳索,谓之蔓竹、弓竹、苦竹、把发。其色有青有黄,有白有赤,有乌有紫。有斑斑者驳纹点染,紫者黯色黝然,乌者黑而害母,赤者厚而直,白者薄而曲,黄者如金,青者如玉。其别种有棘竹,一名笏竹,芒棘森然,大者围二尺,可御盗贼。棕竹一名实竹,其叶似棕,可为柱杖。慈竹一名义竹,丛生不散,人栽为玩。广人以筋竹丝为竹布,甚脆。

箽竹叶

【气味】苦,平,无毒。

《别录》曰:大寒。

【主治】咳逆上气,溢筋,急恶疡,杀小虫(《本经》)。除烦热风痉,喉痹呕吐(《别录》)。煎汤,熨霍乱转筋(时珍)。

淡竹叶

【气味】辛,平、大寒,无毒。

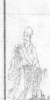

权曰：甘，寒。

【主治】胸中痰热，咳逆上气（《别录》）。吐血，热毒风，止消渴，压丹石毒（甄权）。消痰，治热狂烦闷，中风失音不语，壮热头痛头风，止惊悸，温疫迷闷，妊妇头旋倒地，小儿惊痫天吊（大明）。喉痹，鬼疰恶气，烦热，杀小虫（孟诜）。凉心经，益元气，除热缓脾（元素）。煎浓汁，漱齿中出血，洗脱肛不收（时珍）。

苦竹叶

【气味】苦，冷，无毒。

【主治】口疮目痛，明目利九窍（《别录》）。治不睡，止消渴，解酒毒，除烦热，发汗，疗中风喑哑（大明）。杀虫。烧末，和猪胆，涂小儿头疮耳疮疥癣；和鸡子白，涂一切恶疮，频用取效（时珍）。

【发明】弘景曰：甘竹叶最胜。

诜曰：竹叶：篁、苦、淡、甘之外，余皆不堪入药，不宜人。淡竹为上，甘竹次之。

宗奭：诸竹笋性皆微寒，故知其叶一致也。张仲景竹叶汤，惟用淡竹。

元素曰：竹叶苦平，阴中微阳。

杲曰：竹叶辛苦寒，可升可降，阳中阴也。其用有二：除新久风邪之烦热，止喘促气胜之上冲。

【附方】新二。上气发热，因奔趁走马后，饮冷水所致者：竹叶三斤，橘皮三两，水一斗，煮五升，细服。三日一剂。（《肘后方》）时行发黄：竹叶五升（切），小麦七升，石膏三两，水一斗半，煮取七升，细服，尽剂愈。（《肘后方》）

篁竹根

【主治】作汤，益气止渴，补虚下气（《本经》）。消毒（《别录》）。

淡竹根

【主治】除烦热，解丹石发热渴，煮汁服（藏器）。消痰去风热，惊悸迷闷，小儿惊痫（大明）。同叶煎汤，洗妇人子宫下脱（时珍）。

苦竹根

【主治】下心肺五脏热毒气。剉一斤，水五升，煮汁一升，分三服（孟诜）。

甘竹根

【主治】煮汁服，安胎，止产后烦热（时珍）。

【附方】新一。产后烦热逆气：用甘竹根（切）一斗五升，煮取七升，去滓，入小麦二升，

大枣二十枚,复煮麦熟三四沸,入甘草一两,麦门冬一升,再煎至二升。每服五合。(《妇人良方》)

淡竹茹

【气味】甘,微寒,无毒。

【主治】呕哕,温气寒热,吐血崩中,溢筋(《别录》)。止肺痿唾血鼻衄,治五痔(甄权)。噎膈(孟诜)。伤寒劳复,小儿热痫,妇人胎动(时珍)。

苦竹茹

【主治】下热壅(孟诜)。水煎服,止尿血(时珍)。

筀竹茹

【主治】劳热(大明)。

【附方】旧五,新五。伤寒劳复:伤寒后交接劳复,卵肿腹痛。竹皮一升,水三升,煮五沸,服汁。(朱肱《南阳活人书》)妇人劳复,病初愈,有所劳动,致热气冲胸,手足搐搦拘急,如中风状:淡竹青茹半斤,栝蒌三两,水二升,煎一升,分二服。(《活人书》)产后烦热,内虚短气:甘竹茹汤:用甘竹茹一升,人参、茯苓、甘草各二两,黄芩二两。水六升,煎二升,分服,日三服。(《妇人良方》)妇人损胎:孕八、九月,或坠伤,牛马惊伤,心痛。用青竹茹五两,酒一升,煎五合服。(《子母秘录》)月水不断:青竹茹微炙,为末。每服三钱,水一盏,煎服。(《普济方》)小儿热痫,口噤体热。竹青茹二两,醋三升,煎一升,服一合。(《子母秘录》)齿血不止:生竹皮,醋浸,令人含之,嚗其背上三过。以茗汁漱之。(《千金方》)牙齿宣露:黄竹叶、当归尾,研末,煎汤,入盐含漱。(《永类方》)饮酒头痛:竹茹二两,水五升,煮三升,纳鸡子三枚,煮三沸,食之。(《千金方》)伤损内痛:兵杖所加,木石所迮,血在胸、背、胁中刺痛。用青竹茹、乱发各一团,炭火炙焦为末。酒一升,煮三沸,服之。三服愈。(《千金方》)

淡竹沥

【修治】机曰:将竹截作二尺长,劈开。以砖两片对立,架竹于上。以火炙出其沥,以盘承取。

时珍曰:一法:以竹截长五、六寸,以瓶盛,倒悬,下用一器承之,周围以炭火逼之,其油沥于器下也。

【气味】甘,大寒,无毒。

时珍曰:姜汁为之使。

【主治】暴中风风痹,胸中大热,止烦闷,消渴,劳复(《别录》)。中风失音不语,养血清痰,风痰虚痰在胸膈,使人癫狂,痰在经络四肢及皮里膜外,非此不达不行(震亨)。治子冒风痉,解射罔毒(时珍)。

箽竹沥

【主治】风痉(《别录》)。

苦竹沥

【主治】口疮目痛,明目,利九窍(《别录》)。功同淡竹(大明)。治牙疼(时珍)。

慈竹沥

【主治】疗热风,和粥饮服(孟诜)。

【发明】弘景曰:凡取竹沥,惟用淡、苦、箽竹者。

雷曰:久渴心烦,宜投竹沥。

震亨曰:竹沥滑痰,非助以姜汁不能行。诸方治胎产金疮口噤,与血虚自汗,消渴小便多,皆是阴虚之病,无不用之。产后不碍虚,胎前不损子。本草言其大寒,似与石膏、黄芩同类。而世俗因大寒二字,弃而不用。《经》云:阴虚则发热。竹沥味甘性缓,能除阴虚之有大热者。寒而能补,与薯蓣寒补义同。大寒言其功,非独言其气也。世人食笋,自幼至老,未有因其寒而病者。沥即笋之液也,又假于火而成,何寒如此之甚耶? 但能食者用荆沥,不能食者用竹沥。

时珍曰:竹沥性寒而滑,大抵因风火燥热而有痰者宜之。若寒湿胃虚肠滑之人服之,则反伤肠胃。笋性滑利,多食泻人,僧家谓之刮肠篦,即此义也。丹溪朱氏谓大寒言其功不言其气,殊悖于理。谓大寒为气,何害于功?《淮南子》云:槁竹有火,不钻不然。今苗僚人以干竹片相戛取火,则竹性虽寒,亦未必大寒也。《神仙传》云:离娄公服竹汁饵桂,得长生。盖竹汁性寒,以桂济之,亦与用姜汁佐竹沥之意相同。淡竹今人呼为水竹,有大小二种,此竹汁多而甘。沈存中言苦竹之外皆为淡竹,误矣。

【附方】旧十四,新七。中风口噤:竹沥、姜汁等分,日日饮之。(《千金方》)小儿口噤体热:用竹沥二合。暖饮,分三四服。(《兵部手集》)产后中风,口噤,身直面青,手足反张:竹沥饮一二升,即苏。(《梅师方》)破伤中风:凡闪脱折骨诸疮,慎不可当风用扇,中风则发痉,口噤项急,杀人。急饮竹沥二三升。忌冷饮食及酒。竹沥卒难得,可合十许束并烧取之。(《外台秘要》)金疮中风,口噤欲死:竹沥半升,微做暖服。(《广利方》)大人喉风:箽竹油,频饮之。(《集简方》)小儿重舌:竹沥渍黄柏,时时点之。(《简便方》)小儿伤寒:淡竹沥、葛根汁各六合。细细与服。(《千金方》)小儿狂语,夜后便发:竹沥夜服二合。(姚和众《至宝方》)妇人胎动:妊娠因夫所动,困绝。以竹沥饮一升,立愈。(《产宝》)孕妇子烦:杨氏产乳:竹沥,频频饮之。《梅师方》:茯苓二两,竹沥一升,水四升,煎二升,分三服。不瘥，更作之。时气烦躁，五六日不解：青竹沥半盏，新水半盏，相和令匀，非时服。（《千金方》）消渴尿多：竹沥恣饮，数日愈。（《肘后方》）咳嗽肺痿：大人、小儿咳逆短气，胸中吸吸，咳出涕唾，嗽出臭脓。用淡竹沥一合，服之，日三五次，以愈为度。（李绛《兵部手集》）产后虚汗：淡竹沥三合，暖服，须臾再服。（昝殷《产宝》）小儿吻疮：竹沥和黄连、黄柏、黄丹敷之。（《全幼心鉴》）小儿赤目：淡竹沥点之。或入人乳。（《古今录验》）赤目眦痛不得开者，肝经实热所致，或生障翳：用苦竹沥五合，黄连二分。绵裹浸一宿，频点之，令热泪出。（《梅师方》）猝牙齿痛：苦竹烧一头，其一头汁出，热揾之。（姚僧垣《集验方》）丹石毒发：头眩耳鸣，恐惧不安。淡竹沥，频服二三升。（《古今录验》）

竹笋

见菜部。

慈竹箨

【主治】小儿头身恶疮，烧散和油涂之。或入轻粉少许（时珍）。

竹实

【主治】通神明，轻身益气（《本经》）。

【发明】《别录》曰：竹实出益州。

弘景曰：竹实出蓝田。江东乃有花而无实，顷来斑斑有实，状如小麦，可为饭食。

承曰：旧有竹实，鸾凤所食。今近道竹间，时见开花小白如枣花，亦结实如小麦子，无气味而涩。江浙人号为竹米，以为荒年之兆，其竹即死，必非鸾凤所食者。近有余干人言：竹实大如鸡子，竹叶层层包裹，味甘胜蜜，食之令人心膈清凉，生深竹林茂盛蒙密处。顷因得之，但日久汁枯干而味尚存尔。乃知鸾凤所食，非常物也。

时珍曰：按陈藏器《本草》云：竹肉，一名竹实，生苦竹枝上，大如鸡子，似肉脔，有大毒。须以灰汁煮二度，炼讫，乃依常菜茹食。炼不熟，则戟人喉出血，手爪尽脱也。此说与陈承所说竹实相似，恐即一物，但苦竹上者有毒尔。与竹米之竹实不同。

山白竹（即山间小白竹也）

【主治】烧灰，入腐烂痈疽药（时珍）。

爆竹

【主治】辟妖气山魈。

慎微曰：李畋《该闻集》云：仲叟者，家为山魈所祟，掷石开户。畋令旦夜于庭中爆竹数十竿，若除夕然，其祟遂止。

竹黄（宋《开宝》）

【释名】竹膏。

志曰：天竺黄生天竺国。今诸竹内往往得之。人多烧诸骨及葛粉等杂之。

大明曰：此是南海边竹内尘沙结成者。

宗奭曰：此是竹内所生，如黄土着竹成片者。

时珍曰：按吴僧赞宁云：竹黄生南海镛竹中。此竹极大，又名天竹。其内有黄，可以疗疾。本草作天竺者，非矣。镛竹亦有黄。此说得之。

天竹黄

【气味】甘，寒，无毒。

大明曰：平。伏粉霜。

【主治】小儿惊风天吊，去诸风热，镇心明目，疗金疮止血，滋养五脏（《开宝》）。治中风痰壅，猝失音不语，小儿客忤痫疾（大明）。制石药毒发热（保升）。

【发明】宗奭曰：天竹黄凉心经，去风热。作小儿药尤宜，和缓故也。

时珍曰：竹黄出于大竹之津气结成，其气味功用与竹沥同，而无寒滑之害。

【附方】新一。小儿惊热：天竹黄二钱，雄黄、牵牛末各一钱，研匀，面糊丸粟米大。每服三五丸，薄荷汤下。（钱乙方）

仙人杖（宋《嘉祐》）

【集解】藏器曰：此是笋欲成竹时立死者，色黑如漆，五、六月收之。苦竹、桂竹多生此。别有仙人杖草，见草部。又枸杞亦名仙人杖，与此同名。

【气味】咸，平，无毒。

大明曰：冷。

【主治】哕气呕逆，小儿吐乳，大人吐食反胃，辟痁，并水煮服之（藏器）。小儿惊痫及夜啼，置身伴睡良。又烧为末，水服方寸匕，主痔病。忌牛肉（大明）。煮汁服，下鱼骨鲠（时珍）。

鬼齿（《拾遗》）

【释名】鬼针。

藏器曰：此腐竹根先入地者。为其，贼恶，故隐其名。草部亦有鬼针。

【气味】苦，平，无毒。

【主治】中恶注忤,心腹痛,煮汁服之(藏器)。煮汁服,下骨鲠。烧存性,入轻粉少许,油调,涂小儿头疮(时珍)。

【附方】新二。鱼骨鲠咽:篱脚朽竹,去泥研末,蜜丸芡子大。绵裹含之,其骨自消也。(王璆《百一选方》)小便尿血:篱下竹根,入土多年者,不拘多少,洗净煎汤,并服数碗,立止。(《救急良方》)

河边木(《拾遗》)

【主治】令人饮酒不醉。五月五日,取七寸投酒中二遍,饮之,必能饮也(藏器)。

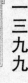

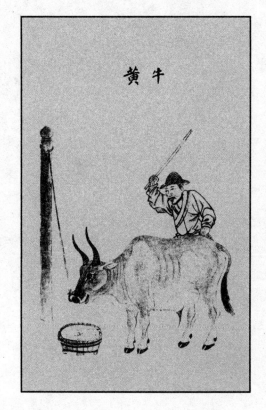

黄牛

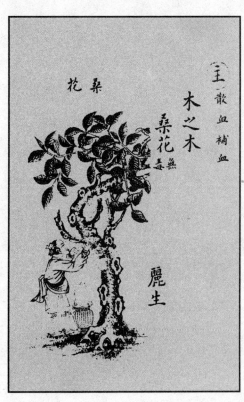

桑花

(主)散血補血

木之木

桑花 毒無

麗生

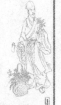

本草纲目器部第三十八卷

锦(《拾遗》)

【释名】时珍曰:锦以五色丝织成文章,故字从帛,从金,谐声,且贵之也。禹贡·兖州"厥篚织文"是也。

【主治】故锦:煮汁服,疗蛊毒。烧灰,敷小儿口中热疮(藏器)。烧灰,主失血、下血、血崩,金疮出血,小儿脐疮湿肿(时珍)。

【附方】新二。吐血不止:红锦三寸烧灰,水服。(《圣惠方》)上气喘急:故锦一寸烧灰,茶服神效。(《普济方》)

绢(《纲目》)

【释名】时珍曰:绢,疏帛也。生曰绢,熟曰练。入药用黄丝绢,乃蚕叶黄丝所织,非染色也。

【主治】黄丝绢:煮汁服,止消渴,产妇脬损,洗痘疮溃烂。烧灰,止血痢、下血、吐血、血崩。(时珍)

绯绢:烧灰,入疟药。(时珍)

【附方】新三。妇人血崩:黄绢灰五分,棕榈灰一钱,贯众灰、京墨灰、荷叶灰各五分,水、酒调服,即止。(《集简方》)产妇脬损:小便淋沥不断。黄丝绢三尺,以炭灰淋汁,煮至极烂,清水洗净。入黄蜡半两,蜜一两,茅根二钱,马勃末二钱。水一升,煎一盏,空心顿服。服时勿作声,作声即不效,名固脬散。又方:产时伤脬,终日不小便,只淋湿不断。用生丝黄绢一尺,白牡丹根皮末、白芨末各一钱,水二碗,煮至绢烂如饧,服之。不宜作声。(《妇人良方》)。

帛(《拾遗》)

【释名】时珍曰:素丝所织,长狭如巾,故字从白巾。厚者曰缯,双丝者曰缣。后人以染丝造之,有五色帛。

【主治】绯帛:烧研,敷初生儿脐未落时肿痛,又疗恶疮疔肿,诸疮有根者,入膏用为上。仍以掌大一片,同露蜂房、棘刺钩、烂草节、乱发等分烧研,空腹服,饮下方寸匕(藏器)。主坠马及一切筋骨损(好古)。烧研,疗血崩,金疮出血,白驳风(时珍)。

五色帛:主盗汗,拭干讫,弃道头(藏器)。

【附方】新一。肥脉癮疹:曹姓帛拭之愈。(《千金方》)

布(《拾遗》)

【释名】时珍曰:布有麻布、丝布、木绵布。字从手,从巾,会意也。

【主治】新麻布:能逐瘀血,妇人血闭腹痛、产后血痛。以数重包白盐一合,煅研,温酒服之。旧麻布:同旱莲草等分,瓶内泥固煅研。日用揩齿,能固牙乌须(时珍)。

白布:治口唇紧小,不能开合饮食。不治杀人。作大炷安刀斧上,烧令汗出。拭涂之,日三五度。仍以青布烧灰。酒服(时珍)。

青布:解诸物毒,天行烦毒,小儿寒热丹毒,并水渍取汁饮之。浸汁和生姜汁服,止霍乱。烧灰,敷恶疮经年不瘥者,及灸疮止血,令不伤风、水。烧烟,熏嗽,杀虫,熏虎狼咬疮,能出水毒。入诸膏药,疗疔肿、狐尿等恶疮(藏器)。烧灰酒服,主唇裂生疮口臭。仍和脂涂之,与蓝靛同功(时珍)。

【附方】旧二,新六。恶疮防水:青布和蜡烧烟筒中熏之,入水不烂。(陈藏器《本草》)疮伤风水:青布烧烟于器中,以器口熏疮,得恶汁出,知痛痒,瘥。(陈藏器《本草》)臁疮溃烂:陈艾五钱,雄黄二钱,青布卷作大炷,点火熏之。热水流数次愈。(邓笔峰《杂兴方》)交接违礼,女人血出不止:青布同发烧灰,纳之。(僧坦《集验方》)霍乱转筋:入腹,无可奈何者。以酢煮青布,拓之。冷则易。(《千金方》)伤寒阳毒狂乱甚者:青布一尺,浸冷水,贴其胸前。(《活人书》)目痛碜涩不得瞑:用青布炙热,以时熨之,仍蒸大豆作枕。(《千金方》)病后目赤有方同上:《千金方》:用冷水渍青布掩之,数易。

绵(《拾遗》)

【集解】时珍曰:古之绵絮,乃茧丝缠延,不可纺织者。今之绵絮,则多木绵也。入药仍用丝绵。

【主治】新绵:烧灰,治五野鸡病,每服酒二钱。衣中故绵絮:主下血,及金疮出血不止,以一握煮汁服(藏器)。绵灰:主吐血衄血,下血崩中,赤白带下,痔疮脐疮,聤耳(时珍)。

【附方】新十。霍乱转筋腹痛:以苦酒煮絮裹之。(《圣惠方》)吐血咯血:新绵一两(烧灰),白胶(切片,炙黄)一两。每服一钱,米饮下。(《普济方》)吐血衄血:好绵烧灰,打面糊,入清酒调服之。(《普济方》)肠风泻血:破絮(烧灰)、枳壳(麸炒)等分,麝香少许,为末。每服一钱,米饮下。(《圣惠方》)血崩不止:好绵及妇人头发共烧存性,百草霜等分,为末。每服三钱,温酒下。或加棕灰。东垣方:用白绵子、莲花心、当归、茅花、红花各一两,以白纸裹定,黄泥固济,烧存性,为末。每服一钱,入麝香少许,食前好酒服。《乾坤秘韫》:用旧绵絮(去灰土)一斤,新蚕丝一斤,陈莲房十个,旧炊箅一枚,各烧存性。各取一钱,空心热酒下。日三服。不过五日愈。气结淋病不通:用好绵四两(烧灰),麝香半分。每服二钱,温葱酒连进三服。(《圣惠方》)脐疮不干:绵子烧灰,敷之。(傅氏《活婴方》)聤耳出汁:故绵烧灰,绵裹塞之。(《圣惠方》)

裈裆(《拾遗》)

【释名】裤(《纲目》)、犊鼻(《纲目》)触衣(《纲目》)、小衣。

时珍曰:裈亦作裩,褒衣也。以浑复为之,故曰裈。其当隐处者为裆,缝合者为裤,短者为犊鼻。犊鼻,穴名也,在膝下。

【主治】洗裈汁:解毒箭并女劳复(《别录》)。阴阳易病,烧灰服之。并取所交女人衣裳覆之(藏器)。主女劳疸,及中恶鬼忤(时珍)。

【发明】时珍曰:按张仲景云:阴阳易病,身体重,少气,少腹里急,或引阴中拘急,热上冲胸,头重不欲举,眼中生花,膝胫拘急者,烧裈散主之。取中裈近隐处烧灰,水服方寸匕,日三服。小便即利,阴头微肿则愈。男用女,女用男。成无己解云:此以导阴气也。童女者尤良。

【附方】新四。金疮伤重被惊者:以女人中衣旧者,炙裆熨之。(李筌《太白阴经》)胞衣不下:以本妇裈覆井上。或以所着衣笼灶上。(《千金方》)房劳黄病:体重不眠,眼赤如朱,心下块起若瘕,十死一生。宜先烙上脘及心俞,次烙舌下,灸关元,下廉百壮。以妇人内衣烧灰,酒服二钱。(《三十六黄方》)中鬼昏厥,四肢拳冷,口鼻出血:用久污溺衣烧灰。每服二钱,沸汤下。男用女,女用男。(赵原阳《真人济急方》)

【附录】月经衣

见人部天癸下。

汗衫(《纲目》)

【释名】中单(《纲目》)、裲裆、羞袒。

时珍曰:古者短襦为衫,今谓长衣亦曰衫矣。王睿《炙毂子》云:汉王与项羽战,汗透中单,改名汗衫。刘熙《释名》云:汗衣《诗》谓之泽,受汗泽也。或曰鄙袒,或曰羞袒。用六尺裁,足覆胸背。言羞鄙于袒,故衣此尔。又前当胸,后当背,故曰裲裆。

【主治】卒中忤恶鬼气,卒倒不知人,逆冷,口鼻出清血,或胸胁腹内绞急切痛,如鬼击之状,不可按摩,或吐血衄血。用久垢汗衫烧灰,百沸汤或酒服二钱。男用女,女用男。中衬衣亦可(时珍)。

【附方】新一。小儿夜啼:用本儿初穿毛衫儿,放瓶内,自不哭也。(《生生编》)

孝子衫(《拾遗》)

【释名】时珍曰:枲麻布所为者。

【主治】面䵴,烧灰敷之(藏器)。

帽:主鼻上生疮,私窃拭之,勿令人知(时珍)。

病人衣(《纲目》)

【主治】天行疫瘟。取初病人衣服,于甑上蒸过,则一家不染(时珍)。

衣带(《拾遗》)

【主治】妇人难产及日月未至而产。临时取夫衣带五寸,烧为末,酒服之。裈带最佳(藏器)。疗小儿下痢客忤,妊妇下痢难产(时珍)。

【附方】新五。小儿客忤卒中者:烧母衣带三寸,并发灰少许,乳汁灌之。(《外台秘要》)小儿下痢,腹大且坚:用多垢故衣带切一升,水五升,煮一升,分三服。(《千金方》)妊娠下痢:中衣带三寸烧研,水服。(《千金方》)金疮犯内,血出不止:取所交妇人中衣带三寸烧末,水服。(《千金方》)令病不复:取女中下裳带一尺烧研,米饮服,即免劳复。(《肘后方》)

头巾(《纲目》)

【释名】时珍曰:古以尺布裹头为巾。后世以纱、罗、布、葛缝合,方者曰巾,圆者曰帽,加以漆制曰冠。又束发之帛曰帞。覆发之巾曰帻,罩发之络曰网巾,近制也。

【主治】故头巾:治天行劳复后渴。取多腻者浸汁,暖服一升(时珍。《千金方》)。

【附方】新四。霍乱吐利:偷本人头缯,以百沸汤泡汁,服一呷,勿令知之。(《集玄方》)猝忽心痛:三年头帞,沸汤淋汁饮之。以碗覆帞于闲地。周时即愈。(《圣惠方》)恶气心痛:破网巾烧灰一钱,猫屎烧灰五分,温酒服。(《马氏方》)下蚀痔疮:破丝网(烧存性)、孩儿茶各等分。研末。以浓茶洗净,撒之,三五次效。忌生冷、房事、发物。(《集简方》)

幞头(《纲目》)

【释名】时珍曰:幞头,朝服也。北周武帝始用漆纱制之,至唐又有纱帽之制,逮今用之。

【主治】烧烟,熏产后血晕。烧灰水服,治血崩及妇人交肠病(时珍)。

【发明】时珍曰:按《陈总领方》,治暴崩下血,琥珀散用漆纱帽灰,云取阳气冲上之义。又夏子益《奇疾方》云:妇人因生产,阴阳易位,前阴出粪,名曰交肠病。取旧扑头烧灰,酒服。仍间服五苓散分利之。如无扑头,凡旧漆纱帽皆可代之。此皆取漆能行败血之义耳。

皮巾子(《纲目》)

【主治】下血及大风疠疮。烧灰入药(时珍)。

【附方】新一。积年肠风泻血,百药不瘥:败皮巾子(烧灰)、白矾(烧)各一两,人指甲(烧焦)、麝香各一分,干姜(炮)三两,为末。每服一钱,米饮下。(《圣惠方》)

皮腰袋(《纲目》)

【主治】大风疠疮。烧灰入药(时珍)。

缴脚布(《拾遗》)

【释名】时珍曰:即裹脚布也。李斯书云"天下之士裹足不入秦"是矣。古名行縢。

【气味】无毒。主天行劳复,马骏风黑汗出者,洗汁服之。多垢者佳(藏器)。妇人欲回乳,用男子裹足布勒住,经宿即止(时珍)。

败天公(《别录》下品)

【释名】笠。

弘景曰:此乃人所戴竹笠之败者。取竹烧灰用。

时珍曰:笠乃贱者御雨之具。以竹为胎,以箬叶夹之。《穹天论》云:天形如笠,而冒地之表。则天公之名,盖取于此。近代又以牛马尾、棕毛、皂罗漆制以蔽日者,亦名笠子,乃古所谓襆谶子者也。

【主治】平。主鬼疰精魅,烧灰酒服(《别录》)。

故蓑衣(《抬遗》)

【释名】袯襫(音泼适)。

时珍曰：蓑草结衣，御雨之具。《管子》云：农夫首戴茅蒲，身服袯襫。即此也。

【主治】蠼螋溺疮，取故蓑衣结烧灰，油和敷之(藏器)。

毡屉(《别录》下品)

【释名】鞮(音替)、鞻(音銮)。

时珍曰：凡履中荐，袜下毡，皆曰屉，可以代替也。

【主治】瘰疬。烧灰五匕，酒一升和，平旦向日服，取吐良(思邈)。

【附方】新三。痔疮初起，痒痛不止：用毡袜烘热熨之。冷又易。(《集玄方》)一切心痛：毡袜后跟一对，烧灰酒服。男用女，女用男。(《寿域方》)断酒不饮：以酒渍毡屉一宿，平旦饮，得吐即止也。(《千金方》)

皮靴(《纲目》)

【释名】靴。

时珍曰：靴，皮履也，所以华足，故字从革、华。刘熙《释名》云：靴，跨也。便于跨马也。本胡服。赵武灵王好着短勒靴，后世乃作长勒靴。入药当用牛皮者。

【主治】癣疮，取旧靴底烧灰，同皂矾末掺之。先以葱椒汤洗净(时珍)。

【附方】新六。牛皮癣疮：旧皮鞋底烧灰，入轻粉少许，麻油调抹。(《直指方》)小儿头疮：《圣惠方》：用皮鞋底洗净煮烂，洗讫敷之。又方：旧皮鞋面烧灰，入轻粉少许，生油调敷。瘰疬已溃：牛皮油靴底烧灰，麻油调敷之。(《集玄方》)身项粉瘤：旧皮鞋底洗净，煮烂成冻子，常食之。瘤自破如豆腐，极臭。(《直指方》)肠风下血：皮鞋底、蚕茧蜕、核桃壳、红鸡冠花等分，烧灰。每酒服一钱。(《圣惠方》)

麻鞋(《别录》下品)

【释名】履(《纲目》)、屝(音费)、靸(音先立切)。

时珍曰：鞋，古作鞵，即履也。古者以草为屦，以帛为履。周人以麻为鞋。刘熙《释名》云：鞋者解也，缩其上，易舒解也。履者礼也，饰足为礼也。靸者袭也，履头深袭覆足也。皮底曰屝，屝者皮也。木底曰舄，干腊不畏湿也。入药当用黄麻、苎麻结者。

【主治】旧底洗净煮汁服，止霍乱吐下不止，及食牛马肉毒，腹胀吐利不止，又解紫石英发毒(苏恭)。煮汁服,止消渴(藏器)。

【附方】旧六,新六。霍乱转筋:故麻鞋底烧赤,投酒中,煮取汁服。(陈藏器《本草》)疟疾不止:故鞋底去两头烧灰,井华水服之。(《千金方》)鼻塞不通:麻鞋烧灰吹之,立通。(《经验方》)鼻中衄血:鞋靲烧灰吹之,立效。(《贞元广利方》)小便遗床:麻鞋尖头二七枚,烧灰,岁朝井华水服之。(《近效方》)大肠脱肛:炙麻鞋底,频按入。仍以故麻鞋底、鳖头各一枚,烧鳖头,研敷之,将履底按入,即不出也。(《千金方》)子死腹中:取本妇鞋底炙热,熨腹上下,二七次即下。(《集玄方》)胎衣不下:方同上。夜卧禁魇:凡卧时,以鞋一仰一覆,则无魇及恶梦。(《起居杂忌》)折伤接骨:市上乞儿破鞋底一只(烧灰)、白面等分,好醋调成糊,敷患处,以绢束之,杉片夹定。须臾痛止,骨节有声,为效。(杨诚《经验方》)白驳癜风:麻鞋底烧灰,擦之。(《圣惠》)蜈蚣伤螫:麻履底炙热揩之,即安。(《外台秘要》)

草鞋(《拾遗》)

【释名】草屦(《纲目》)、屩(音跷)、不借(《纲目》)、千里马。

时珍曰:世本言黄帝之臣始作屦,即今草鞋也。刘熙《释名》云:屦者拘也,所以拘足也。屩者跷也,着之跷跷轻便也。不借者,贱而易得,不假借人也。

【主治】破草鞋,和人乱发烧灰,醋调,敷小儿热毒游肿(藏器)。催生,治霍乱(时珍)。

【附方】新五。产妇催生:路旁破草鞋一只,洗净烧灰,酒服二钱。如得左足生男,右足生女,覆者儿死,侧者有惊,自然之理也。(《胎产方》)霍乱吐泻:出路在家应急方:用路旁破草鞋,去两头,洗三四次,水煎汤一碗,滚服之,即愈。(《事海文山》)浑身骨痛:破草鞋烧灰,香油和,贴痛处,即止。(《救急方》)行路足肿,被石垫伤者:草鞋浸尿缸内半日,以砖一块烧红,置鞋于上,将足踏之,令热气入皮里即消。(《救急方》)膁疮溃烂:《海上方》诗云:左脚草鞋将棒挑,水中洗净火中烧。细研为末加轻粉,洗以盐汤敷即消。

屐屉鼻绳(《别录》下品)

【释名】木屐。

时珍曰:屐乃木履之下有齿者,其施铁者曰僵(音局)。刘熙《释名》云:屐者支也,支以踏泥也。

志曰:别本注云:屐屉,江南以桐木为底,用蒲为鞋,麻穿其鼻,江北不识也。久着断烂者,乃堪入药。

【主治】哽咽,心痛,胸满,烧灰水服(《唐本》)。

【附方】旧一，新五。妇人难产：路旁破草鞋鼻子，烧灰，酒服。(《集玄方》)睡中尿床：麻鞋纲带及鼻根等(惟不用底)七两，以水七升，煮二升，分再服。(《外台秘要》)尸咽痛痒，声音不出：履鼻绳烧灰，水服之。(葛洪《肘后方》)燕口吻疮：木履尾，塘火中煨热，取拄两吻，各二七遍。(《千金方》)小儿头疮：草鞋鼻子烧灰，香油调，敷之。(《圣济录》)手足病疮：故履系烧灰，敷之。(《千金方》)狐尿刺疮：麻鞋纲绳如枣大，妇人内衣(有血者)手大一片，钩头棘针二七枚，并烧研。以猪脂调敷，当有虫出。(陈藏器《本草》)

自经死绳(《拾遗》)

【主治】卒发颠狂，烧末，水服三指撮。陈蒲煮汁服亦佳(藏器)。

【发明】时珍曰：按张耒《明道杂志》云：蕲水一富家子，游倡宅，惊走仆于刑人尸上，大骇发狂。明医庞安常取绞死囚绳烧灰，和药与服，遂愈。观此则古书所载冷僻之物，无不可用者，在遇圆机之士耳。

灵床下鞋(《拾遗》)

【主治】脚气(藏器)。

死人枕席(《拾遗》)

【主治】尸疰、石蛔。又治疣目，以枕及席拭之二七遍令烂，去疣(藏器)。疗自汗盗汗，死人席缘烧灰，煮汁浴身，自愈(时珍。《圣惠方》)。

【发明】藏器曰：有妪人患冷滞，积年不瘥。宋·徐嗣伯诊之，曰：此尸疰也。当以死人枕煮服之，乃愈。于是往古冢中取枕，枕已一边腐缺。妪服之，即瘥。张景声十五岁，患腹胀面黄，众药不能治，以问嗣伯。嗣伯曰：此石蛔尔，极难疗，当取死人枕煮服之。得大蛔虫，头坚如石者五六升，病即瘥。沈僧翼患眼痛，又多见鬼物。嗣伯曰：邪气入肝，可觅死人枕煮服之，竟可竟枕于故处。如其言，又愈。王晏问曰：三病不同，皆用死人枕而俱瘥，何也？答曰：尸疰者，鬼气也，伏而未起，故令人沉滞。得死人枕治之，魂气飞越，不复附体，故尸疰自瘥。石蛔者，医疗既僻，蛔虫转坚，世间药不能遣，须以鬼物驱之，然后乃散，故用死人枕煮服之。邪气入肝，则使人眼痛而见魍魉，须邪物以钩之，故用死人枕之气。因不去之，故令埋于故处也。

时珍曰：按谢士泰《删繁方》：治尸疰，或见尸，或闻哭声者。取死人席(斩棺内余，弃路上者)一虎口(长三寸)，水三升，煮一升服，立效。此即用死人枕之意也，故附之。

纸（《纲目》）

【释名】时珍曰：古者编竹炙青书字，谓之汗青，故简策字皆从竹。至秦汉间以缯帛书事，谓之幡纸，故纸字从糸，或从巾也。从氏，谐声也。刘熙《释名》云：纸者砥也，其平如砥也。东汉和帝时，耒阳蔡伦始采树皮、故帛、鱼网、麻缯，煮烂造纸，天下乃通用之。苏易简《纸谱》云：蜀人以麻，闽人以嫩竹，北人以桑皮，剡溪以藤，海人以苔，浙人以麦䅦、稻秆，吴人以茧，楚人以楮，为纸。又云：凡烧药，以墨涂纸裹药，最能拒火。药品中有闪刀纸，乃折纸之际，一角叠在纸中，匠人不知漏裁者，医人取入药用。今方中未见用此，何欤？

【气味】诸纸：甘，平，无毒。

【主治】楮纸：烧灰，止吐血、衄血、血崩、金疮出血（时珍）。

竹纸：包犬毛烧末，酒服，止疟（《圣惠》）。

藤纸：烧灰。敷破伤出血，及大人小儿内热，衄血不止。用故藤纸（瓶中烧存性）二钱。入麝香少许，酒服。仍以纸捻包麝香，烧烟熏鼻（时珍）。

草纸：作捻，纴痈疽，最拔脓。蘸油燃灯，照诸恶疮浸淫湿烂者，出黄水，数次取效（时珍）。

麻纸：止诸失血，烧灰用（时珍）。

纸钱：主痈疽将溃，以筒烧之，乘热吸患处。其灰止血。其烟久嗅，损人肺气（时珍）。

【附方】旧二，新六。吐血不止：白薄纸五张烧灰，水服。效不可言。（《普济方》）衄血不止：屏风上故纸烧灰，酒服一钱，即止。（《普济方》）皮肤血溅出者：以煮酒坛上纸，扯碎如杨花，摊在出血处，按之即止。（王璆《百一选方》）血痢不止：白纸三张，裹盐一匙，烧赤研末。分三眼，米饮下。（《圣惠方》）月经不绝来无时者：案纸三十张烧灰，清酒半升和服，顿定。冬月用暖酒服之。（刘禹锡《传信方》）产后血晕：上方服之立验。已毙经一日者，去板齿灌之，亦活。诸虫入耳：以纸塞耳鼻，留虫入之耳不塞，闭口勿言，少顷虫当出也。（《集玄方》）老小尿床：白纸一张铺席下，待遗于上，取纸晒烧，酒服。（《集简方》）

青纸（《纲目》）

【主治】妒精疮，以唾粘贴，数日即愈，且护痛也。弥久者良。上有青黛，杀虫解毒（时珍）。

印纸（《拾遗》）

【主治】令妇人断产无子，剪有印处烧灰，水服一钱匕效（藏器）。

桐油伞纸（《纲目》）

【主治】蛀干阴疮。烧灰，出火毒一夜，敷之，便结痂（时珍）。

【附方】新一。疔疮发汗：千年石灰（炒）十分，旧黑伞纸烧灰一分。每用一小匙，先以齑水些少，次倾香油些少，入末搅匀。沸汤一盏，调下。厚被盖之，一时大汗出也。（《医方捷径》）

历日（《纲目》）

【集解】时珍曰：太昊始作历日，是有书。《礼记》：十二月天子颁朔于诸侯。

【主治】邪疟。用隔年全历，端午午时烧灰，糊丸梧子大。发日早用无根水，下五十丸（《卫生易简方》）。

钟馗（《纲目》）

【集解】时珍曰：《逸史》云：唐高祖时，钟馗应举不第，触阶而死。后明皇梦有小鬼盗玉笛，一大鬼（破帽蓝袍）捉鬼啖之。上问之。对曰：臣终南山进士钟馗也。蒙赐袍带之葬，誓除天下虚耗之鬼。乃命吴道子图象，传之天下。时珍谨按《尔雅》云：钟馗，菌名也。《考工记注》云：终葵，椎名也。菌似椎形，椎似菌形，故得同称。俗画神执一椎击鬼，故亦名钟馗。好事者因作《钟馗传》，言是未第进士，能啖鬼。遂成故事，不知其讹矣。

【主治】辟邪止疟。（时珍）。

【附方】新二。妇人难产：钟馗左脚烧灰，水服。（杨起《简便方》）鬼疟来去：画钟馗纸烧灰二钱，阿魏、砒霜、丹砂各一皂子大，为末。寒食面和，丸小豆大。每服一丸，发时冷水下。正月十五日、五月初五日修合。（《圣济录》）

桃符（《药性》）

【集解】时珍曰：《汉旧仪》云：东海度朔山有大桃，蟠屈千里。其北有鬼门，二神守之，曰神荼、郁垒，主领众鬼。黄帝因立桃板于门，画二神以御凶鬼。《典术》云：桃乃西方之木，五木之精，仙木也。味辛气恶，故能厌伏邪气，制百鬼。今入门上用桃符辟邪，以此也。

【主治】中恶，精魅邪气，煮汁服（甄权）。

【发明】时珍曰：钱乙《小儿方》有桃符丸，疏取积热及结胸。用巴豆霜、黄柏、大黄各一钱一字，轻粉、硇砂各半钱，为末，面糊丸粟米大。量大小，用桃符汤下。无则以桃枝代

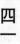

之。盖桃性快利大肠,兼取厌伏邪恶之义耳。

桃橛(《拾遗》)

【释名】桃杙。

时珍曰:橛音厥,即杙也。人多削桃木钉于地上,以镇家宅。三载者尤良。许慎云:羿死于桃桔。桔,杙也。故鬼畏桃,而今人以桃梗作杙橛,以辟鬼也。《礼记》云:王吊则巫祝以桃茢前引,以辟不祥。茢者,桃枝作帚也。《博物志》云:桃根为印,可以召鬼。《甄异传》云:鬼但畏东南桃枝尔。观诸说,则桃之辟鬼祟疰忤,其来有由矣。

【主治】卒心腹痛,鬼疰,破血,辟邪恶气,腹满,煮汁服之,与桃符同功(藏器)。风虫牙痛,烧取汁,少少纳孔中。以蜡锢之(时珍)。

救月杖(《拾遗》)

【集解】藏器曰:即月食时,救月,击物木也。

【主治】月蚀疮及月割耳,烧为灰,油和敷之(藏器)。乃治疂之神药(思邈)。

拨火杖(《拾遗》)

【释名】火槽头(《拾遗》)、火柴头。

时珍曰:拨火之杖,烧残之柴,同一理。

【主治】蝎螫,以横井上立愈。其上立炭,刮敷金疮,止血生肉。带之,辟邪恶鬼。带火纳水底,取得水银着出(藏器)。止小儿惊忤夜啼(时珍)。

【附方】新一。客忤夜啼:用本家厨下烧残火柴头一个,削平焦处。向上朱砂书云:拨火杖!拨火杖!天上五雷公,差来作神将。捉住夜啼鬼,打杀不要放。急急如律令。书毕,勿令人知,安立床前脚下,男左女右。(《岣嵝神书》)

吹火筒(《纲目》)

【主治】小儿阴,被蚯蚓呵肿,令妇人以筒吹其肿处,即消(时珍)。

凿柄木(《拾遗》)

【释名】千椎草《纲目》。

【主治】难产。取入铁孔中木,烧末酒服(藏器)。刺在肉中,烧末,酒服二方寸匕(思邈）。

【发明】时珍曰：女科有千椎草散：用凿柄承斧处打卷者，烧灰，淋汁饮。李魁甫言其有验，此亦取下往之义耳。

【附方】新一。反胃吐食：千槌花一枚烧研，酒服。（《卫生易简方》）

铁椎柄（《拾遗》）

【主治】鬼打，及强鬼排突人中恶者，和桃奴、鬼箭等，作丸服之（藏器。时珍曰：务成子治瘟疾鬼病，萤火丸中亦用之）。

铳楔（《纲目》）

【主治】难产，烧灰酒服。又辟忤恶邪气（时珍）。

刀鞘（《拾遗》）

【主治】鬼打卒得，取二三寸烧末，水服。腰刀者弥佳（藏器）。

马鞭（《纲目》）

【释名】马策。

时珍曰：竹柄编革为之。故鞭从革便，策从竹束，会意。

【主治】马汗气入疮或马毛入疮，肿痛烦热，入腹杀人，烧鞭皮末，和膏敷之。又治狐尿刺疮肿痛，取鞭稍二寸，鼠屎二七枚，烧研，和膏敷之（时珍）。

箭苛及镞（《拾遗》）

【释名】时珍曰：扬雄《方言》云：自关而东谓之矢，自关而西谓之箭，江淮之间渭之镞。刘熙《释名》云：矢又谓之镝。本曰足，末曰栝，体曰干，旁曰羽。

【主治】妇人产后腹中疒㾑，密安所卧席下，勿令妇知（藏器）。刺伤风水，刮箭下漆涂之。又主疔疮恶肿，刮箭笴茹作炷，灸二七壮（时珍）。

【附方】新一。妇人难产：《外台秘要》：用箭干三寸，弓弦三寸，烧末，酒服。方出崔氏。《小品方》治难产，飞生丸用故箭羽。方见禽部鼺鼠下。

弓弩弦(《别录》下品)

【释名】时珍曰:黄帝时始作弓(有臂者曰弩),以木为干,以丝为弦。

【气味】平,无毒。

权曰:微寒。

【主治】难产,胞衣不出(《别录》)。鼻衄及口鼻大衄不止,取折弓弦烧灰,同枯矾等分吹之。即止(时珍)。

【发明】弘景曰:产难,取弓弩弦以缚腰,及烧弩牙纳酒中饮之,皆取发放快速之义。

时珍曰:弓弩弦催生,取其速离也。折弓弦止血,取其断绝也。《礼》云:男子生,以桑弧、蓬矢射天地四方。示男子之事也。《巢元方论胎教》云:妊娠三月,欲生男,宜操弓矢,乘牡马。孙思邈《千金方》云:妇人始觉有孕,取弓弩弦一枚,缝袋盛,带左臂上,则转女为男。《房室经》云:凡觉有娠,取弓弩弦缚妇人腰下,满百日解却。此乃紫宫玉女秘传方也。

【附方】新四。胎动上逼:弩弦系带之立下。(《医林集要》)胎滑易产:弓弩弦烧末,酒服二钱。(《续十全方》)胞衣不出:水煮弓弩弦,饮汁五合。或烧灰酒服。(《千金方》)耳中有物:不出用弓弩弦长三寸,打散一头,涂好胶,挂着耳中,徐徐粘引出。(《圣惠方》)

纺车弦(《纲目》)

【主治】坐马痈,烧灰敷之(时珍)。凡人逃走,取其发于纬车上逆转之,则迷乱不知所适(藏器)。

梭头(《拾遗》)

【主治】失音不语,病吃者,刺手心令痛即语。男左女右(藏器)。

连枷关(《纲目》)

【主治】转胞,小便不通,烧灰水服。(时珍。《千金方》)。

楤担尖(《纲目》)

【主治】肠痈已成,取少许烧灰。酒服,当作孔出脓血愈(思邈)。

梳篦(《拾遗》)

【释名】栉。

时珍曰:刘熙《释名》云:梳,其齿疏通也。篦,其齿细密相比也。栉,其齿连节也。赫连氏始作之。

【主治】虱病,煮汁服之。虱病是活虱入腹为病如癥瘕者(藏器)。主小便淋沥,乳汁不通,霍乱转筋,噎塞(时珍)。

【附方】新八。啮虱成症:山野人好啮虱,在腹生长为虱症。用败梳、败篦各一枚,各破作两分。以一分烧研,以一分用水五升,煮取一升,调服,即下出。(《千金方》)霍乱转筋:入腹痛。用败木梳一枚烧灰,酒服,永瘥。(《千金方》)噎塞不通:寡妇木梳一枚烧灰,煎锁匙汤调下二钱。(《生生编》)小便淋痛:多年木梳烧存性,空心冷水服。男用女,女用男。(《救急方》)发哽咽中:旧木梳烧灰,酒服之。(《集玄方》)乳汁不行:内服通乳药。外用木梳梳乳,周回百余遍,即通。(《儒门事亲方》)猘犬咬伤:故梳一枚(剉),韭根一两(切),水二升,煮一升,顿服。(《外台秘要》)蜂虿叮螫:油木梳炙热,熨之。(《救急方》)

针线袋(《拾遗》)

【主治】痔疮,用二十年者,取袋口烧灰,水服。又妇人产后肠中痒不可忍,密安所卧褥下,勿令知之。凡人在牢狱日,经赦得出,就于囚枷上,取线为囚缝衣,令人犯罪经恩也(藏器)。

蒲扇(《拾遗》)

【释名】箑。

时珍曰:上古以羽为扇,故字从羽。后人以竹及纸为箑,故字从竹。扬雄《方言》云:自关而东谓之箑,自关而西谓之扇。东人多以蒲为之,岭南以蒲葵为之。

【主治】败蒲扇灰和粉,粉身止汗,弥败者佳。新造屋柱下四隅埋之,蚊永不入。(藏器)。烧灰酒服一钱,止盗汗,及妇人血崩,月水不断(时珍)。

蒲席(《别录》下品)

【释名】荐。

弘景曰:蒲席惟船家用之,状如蒲帆。人家所用席,皆是菅草,而荐多是蒲也。方家烧用。

恭曰:席、荐皆人所卧,以得人气为佳,不论荐、席也。青齐间人谓蒲荐为蒲席,亦曰蒲盏(音合),谓藁作者为荐。山南、江左机上织者为席,席下重厚者为荐。

时珍曰:席、荐皆以蒲及稻藁为之,有精粗之异。吴人以龙须草为席。

【主治】败蒲席:平。主筋溢恶疮(《别录》)。单用破血。从高坠下,损瘀在腹刺痛,取久卧者烧灰,酒服二钱。或以蒲黄、当归、大黄、赤芍药、朴硝,煎汤调服。血当下(甄权)。

编荐索:烧研,酒服二指撮,治霍乱转筋入腹(藏器)。

寡妇荐:治小儿吐利霍乱,取二七茎煮汁服(藏器)。

【附方】旧三,新三。霍乱转筋:垂死者。败蒲席一握切,浆水一盏煮汁,温服。(《圣惠方》)小便不利:蒲席灰七分,滑石三分,为散。饮服方寸匕,日三。(《金匮要略》)妇人血奔:旧败蒲席烧灰,酒服二钱。(《胜金方》)五色丹游,多致杀人:蒲席烧灰,和鸡子白,涂之良。(《千金翼》)痈疽不合:破蒲席烧灰,腊月猪脂和,纳孔中。(《千金方》)夜卧尿床:本人荐草烧灰,水服,立瘥。(《千金方》)

簟(《纲目》)

【释名】籧篨、符笪、笋席。

时珍曰:簟可延展,故字从竹、覃。覃,延长也。

【主治】蜘蛛尿、蠷螋尿疮,取旧者烧灰敷之(时珍)。

【附方】新一。小儿初生吐不止者:用籧篨少许,同人乳二合,盐二粟许,煎沸,入牛黄粟许,与服。此刘五娘方也。(《外台秘要》)

帘箔(宋《嘉祐》)

【释名】时珍曰:其形方廉而薄,故曰帘、曰簿,以竹及苇芒编成,其帛幕曰幪。

藏器曰:今东人多以芒草为箔,入药用弥久着烟者佳。

败芒箔

【主治】无毒。主产妇血满腹胀痛,血渴,恶露不尽,月闭,下恶血,止好血,去鬼气疰痛癥结,酒煮服之。亦烧末,酒服(藏器)。

箔经绳

【主治】痈疽有脓不溃,烧研,和腊猪脂敷下畔,即溃。不须针灸(时珍。《千金方》)。

厕屋户帘

【主治】小儿霍乱,烧灰,饮服一钱(时珍。《外台秘要》)。

漆器(《纲目》)

【主治】产后血晕,烧烟熏之即苏。又杀诸虫(时珍)。

【附方】新三。血崩不止:漆器灰、棕灰各一钱,柏叶煎汤下。(《集简方》)白秃头疮:破朱红漆器,剥取漆朱烧灰,油调敷之。(《救急方》)蝎虿螫伤:漆木碗合螫处,神验不传。(《古今录验方》)

研朱石槌(《拾遗》)

【主治】妒乳,煮热熨乳上,以二槌更互用之,数十遍,热彻取瘥(藏器)。

灯盏(《纲目》)

【释名】缸。

【主治】上元盗取富家灯盏,置床下,令人有子(时珍。《韵府》)。

灯盏油(《纲目》)

【释名】灯窝油。

【气味】辛,苦,有毒。

【主治】一切急病,中风、喉痹、痰厥。用鹅翎扫入喉内,取吐即效。又涂一切恶疮疥癣(时珍)。

【附方】新二。乳上生痈:脂麻炒焦捣烂,以灯盏内油脚调敷,即散。(《集玄方》)走马喉痹:诗云:急喉肿痹最堪忧,急取盛灯盏内油。其者不过三五呷,此方原是至人留。

车脂(宋《开宝》)

【校正】并入缸中膏。

【释名】车毂脂(《纲目》)、轴脂(《纲目》)、辖脂(《纲目》)、缸膏(音公)。

时珍曰:毂即轴也。辖即缸也。乃裹轴头之铁,频涂以油,则滑而不涩。《史记》"齐人嘲淳于髡为炙毂輠"即此,今云油滑是矣。

【气味】辛,无毒。

【主治】卒心痛,中恶气,以热酒服之。中风发狂,取膏如鸡子大,热醋搅消服。又主妇人妒乳、乳痈,取熬热涂之。并和热酒服(《开宝》)。去鬼气,温酒烊热服(藏器)。治霍乱、中蛊、妊娠诸腹痛,催生,定惊,除疟,消肿毒诸疮(时珍)。

【附方】旧八,新九。中恶蛊毒:车缸脂如鸡子大,酒化服。(《千金方》)蛤蟆蛊病及蝌蚪蛊:心腹胀满痛,口干思水,不能食,闷乱大喘。用车辖脂半斤,渐渐服之,其蛊即出。(《圣惠方》)霍乱转筋:入腹痛。车毂中脂涂足心。(《千金方》)少小腹胀:车毂中脂和轮下土,如弹丸,吞之立愈。(《千金方》)妊妇腹痛:烧车缸脂末,纳酒中,随意饮。(《千金方》)妊妇热病:车辖脂随意酒服,大良。(《千金方》)妇人难产:三日不出。车轴脂吞大豆许二丸。(《千金方》)妇人逆产:车缸膏画儿脚底,即正。(《开宝本草》)产后阴脱:烧车缸头脂,纳酒中服。(《子母秘录》)小儿惊啼:车轴脂小豆许,纳口中及脐中良。(《千金方》)儿脐不合:车辖脂烧灰,傅之。(《外台秘要》)疟疾不止:不拘久近。车轴垢,水洗,下面和,丸弹子大,作烧饼。未发时食一枚,发时又食一枚。(《圣惠方》)瘰疬已溃:车缸脂和梁上尘,傅之。(《外台秘要》)灸疮不瘥:车缸脂涂之,良。(《千金方》)聤耳脓血:绵裹车辖脂塞之。(《外台秘要》)诸虫入耳:车缸脂涂孔中,自出。(《梅师方》)针刺入肉:车脂摊纸上如钱大,贴上。二日一易,三五次即出。(《集玄方》)

败船茹(音如。《别录》下品)

【集解】弘景曰:此是大艑艖刮竹茹以补漏处者。

时珍曰:古人以竹茹。今人只以麻筋和油石灰为之。

【主治】平。疗妇人崩中,吐血、痢血不止(《别录》)。治金疮,刮败船茹灰敷之,功同牛胆石灰(苏颂)。

【附方】旧一,新二。妇人遗尿:船故茹为末,酒服三钱。(《千金方》)月水不断:船茹一斤净洗,河水四升半,煮二升半,分二服。(《千金方》)妇人尿血:方同上。

故木砧(《拾遗》)

【释名】百味(《拾遗》)、椈几。

几上屑

【主治】吻上馋疮,烧末敷之(藏器)。

砧上垢

【主治】卒心腹痛。又凡人病后食、劳复。取当时来参病人行止脚下土一钱许(男左或转筋入腹,取屠儿几垢一鸡子大,温酒调服,得吐即愈。又主唇疮、耳疮、虫牙(时珍)。

【附方】新二。唇紧疮裂:屠几垢烧存性,敷之。(《千金方》)小儿耳疮:屠几上垢,敷之。(《千金方》)

杓(音妁。《拾遗》)

【释名】时珍曰:木曰杓,瓠曰瓢。杓者,勺也;瓢者,漂也。
【主治】人身上结筋,打之三下,自散(藏器)。

瓠瓢

见菜部。

箸(《拾遗》)

【释名】箸。
时珍曰:古箸以竹,故字从竹。近人兼用诸木及象牙为之矣。
【主治】吻上咽口疮,取箸头烧灰敷之。又狂狗咬者,乞取百家箸,煎汁饮(藏器)。咽喉痹塞,取漆箸烧烟。含咽烟气入腹,发咳即破(时珍)。

甑(《别录》下品)

【校正】并入《拾遗》瓦甑、故甑蔽。
【集解】时珍曰:黄帝始作甑、釜。北人用瓦甑,南人用木甑,夷人用竹甑。术家云:凡甑鸣、釜鸣者,不得惊怖。但男作女拜,女作男拜,即止,亦尤殃咎。《感应类从志》云:瓦甑之契,投枭自止。注云:取故甑书"契"字,置墙上,有枭鸣时投之,自止也。

瓦甑

【主治】魇寐不寤,取覆人面,疾打破之(藏器)。

甑垢(一名阴胶)

【主治】口舌生疮,刮敷之(时珍)。
【发明】时珍曰:雷氏《炮炙论》序云:知疮所在,口点阴胶。注云:取甑中气垢少许于口中,即知脏腑所起,直彻至患处,知痛所在,可医也。

甑带

【气味】辛,温,无毒。

【主治】煮汁服,除腹胀痛,脱肛,胃反,小便失禁、不通及淋,中恶尸注。烧灰,封金疮,止血,止痛,出刃(苏恭)。主大小便不通,疟疾,妇人带下,小儿脐疮,重舌夜啼,癜风白驳(时珍)。

【发明】志曰:江南以蒲为甑带,取久用败烂者用之。取其久被蒸气,故能散气也。

【附方】旧五,新六。小便不通:以水四升,洗甑带取汁,煮葵子二升半,分三服。(《圣惠方》)大小便闭:甑带煮汁,和蒲黄方寸匕服,日三次。(《千金方》)五色带卜:甑带煮汁,温服一盏,日二服。(《千金方》)小儿下血:甑带灰涂乳上,饮之。(《外台秘要》)小儿夜啼:甑带悬户上,即止。(《子母秘录》)小儿重舌:甑带烧灰,敷舌下。(《圣惠方》)小儿鹅口;方同上。小儿脐疮:甑带烧灰敷之。(《子母秘录》)五色丹毒:甑带烧灰,鸡子白和,涂之。(《卫生易简方》)沙芒眯目:甑带灰,水服一钱。(《外台秘要》)草石在咽:不出。方同上。

故甑蔽(《拾遗》。或作闭)

【主治】主石淋,烧研,水服三指撮。又主盗汗(藏器)。烧灰,水服三撮,治喉闭咽痛及食复,下死胎(时珍)。

【发明】时珍曰:甑蔽通气,理似优于甑带。雷氏《炮炙论》序云:弊箄淡卤。注云:常使旧甑中箄,能淡盐味。此物理之相感也。

【附方】新二。胎死腹中及衣不下者:取炊蔽,户前烧末,水服即下。(《千金方》)骨疽出骨,愈而复发,骨从孔中出,宜疮上灸之:以乌雌鸡一只,去肉取骨,烧成炭,以三家甑蔽、三家砧木(刮屑)各一两,皆烧存性,和导疮中,碎骨当出尽而愈。(《千金方》)

锅盖(《纲目》)

【主治】牙疳、阴疳,取黑垢,同鸡胵胵黄皮灰、蚕茧灰、枯矾等分为末,米泔洗后频敷之(时珍)。

饭箩(《拾遗》)

【释名】筐。

藏器曰:以竹为之,南方人谓之筐。

【主治】时行病后食、劳复,烧取方寸匕,水服(藏器)。

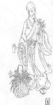

蒸笼(《纲目》)

【主治】取年久竹片,同弊帚扎缚草、旧麻鞋底系及蛇蜕皮,烧灰,擦白癜风(时珍。《圣惠方》)。

炊单布(《纲目》)

【主治】坠马,及一切筋骨伤损,张仲景方中用之(时珍)。

【发明】时珍曰:按王谬《百一选方》云:一人因开甑,热气蒸面,即浮肿眼闭。一医以意取久用炊布烧灰存性为末,随敷随消。盖此物受汤上之气多,故用此引出汤毒。亦犹盐水取咸味,以类相感也。

故炊帚(《拾遗》)

【主治】人面生白驳,以月食夜。和诸药烧灰,苦酒调敷之(藏器)。

弊帚(《纲目》)

【释名】彗。

时珍曰:许慎《说文》云:帚从手持巾,以扫除也。竹帚曰彗。凡竹枝、荆苕、黍秫、茭蒲、芒草、落帚之类,皆可为帚也。

【主治】白驳癜风,烧灰入药(时珍)。

【附方】新二。白驳风:弊帚、弊帛、履底、甑带、脯腊、蝉蜕、蛇皮等分,以月食时合烧为末。酒服方寸匕,日三服。仍以醇醋和涂之。忌食发风物。此乃徐王方也。(《古今录验》)身面疣目:每月望子时,以秃帚扫疣目上,三七遍。(《圣惠方》)

簸箕舌(《纲目》)

【释名】时珍曰:簸扬之箕也。南人用竹,北人用杞柳为之。

【主治】重舌出涎,烧研,酒服一钱。又主月水不断(时珍。《千金方》、《圣惠方》)。

【附方】新一。催生:簸箕淋水一盏,饮数口。(《集玄方》)

竹篮(《拾遗》)

【释名】藏器曰:竹器也。

【主治】取耳烧灰,敷狗咬疮(藏器)。

鱼笱(《纲目》)

【释名】时珍曰:徐坚《初学记》云:取鱼之器曰笱(音苟),曰籚(音留),曰罛(音孤),曰箪(音罩),曰罾(音抄)。

【主治】旧笱须:疗鱼骨哽,烧灰,粥饮服方寸匕(时珍。《肘后方》)。

鱼网(《拾遗》)

【释名】罟。

时珍曰:《易》云:庖牺氏结绳而为网罟,以畋以渔,盖取诸离。

【主治】鱼骨哽者,以网覆颈,或煮汁饮之,当自下(藏器)。亦可烧灰,水服,或乳香汤服。甚者并进三服(时珍)。

草麻绳索(《纲目》)

【释名】时珍曰:小曰索,大曰绳。

【主治】大腹水病,取三十枚去皮,研水三合,旦服,日中当吐下水汁。结囊若不尽,三日后再作。未尽更作。瘥后,禁水饮、咸物(时珍)。

【附方】新二。断瘟不染:以绳度所住户中壁,屈绳结之,即不染也。(《肘后方》)消渴烦躁:取七家井索,近瓶口结处,烧灰。新汲水服二钱,不过三五服效。(《圣惠方》)

马绊绳(《纲目》)

【主治】煎水,洗小儿痫(苏恭)。烧灰,掺鼻中疮(时珍)。

缚猪绳(《纲目》)

【主治】小儿惊啼,发歇不定,用腊月者烧灰,水服少许(藏器)。

牛鼻桊（音卷。《纲目》）

【释名】时珍曰：穿牛鼻绳木也。

【主治】木桊：主小儿痫。草桊：烧研，敷小儿鼻下疮（《别录》）。草桊灰：吹喉风有效。木桊：煮汁或烧灰酒服，治消渴（时珍）。

【附方】新二。消渴饮水：牛鼻木二个（男用牝牛，女用牡牛者，洗剉），人参、甘草各半两，大白梅十个，水四碗，煎三碗，热服甚妙。（《普济方》）冬月皲裂：牛鼻绳末，和五倍子末，填入薄纸，贴之。（《救急方》）

厕筹（《拾遗》）

【主治】难产，及霍乱身冷转筋，于床下烧取热气彻上。亦主中恶鬼气。此物最微。其功可录（藏器）。

【附方】新二。小儿惊窜，两眼看地不上者：皂角烧灰，以童尿浸刮屎柴竹用火烘干为末，贴其囟门，即苏。（《王氏小儿方》）小儿齿迟：正旦。取尿坑中竹木刮涂之，即生。（《圣惠方》）

尿桶（《纲目》）

旧板

【主治】霍乱吐利，煎水服。山村宜之（时珍。《如宜方》）。

旧箍

【主治】脚缝搔痒，或疮有窍，出血不止，烧灰敷之。年久者佳（时珍）。

本草纲目虫部第三十九卷

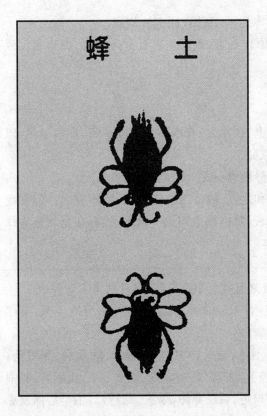

土蜂

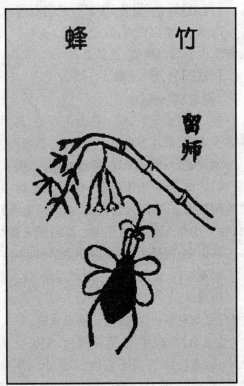

竹蜂

留师

本草纲目虫部第三十九卷

蜂蜜(《本经》上品)

【释名】蜂糖(俗名)生岩石者名石蜜(《本经》)、石饴(同上)、岩蜜。

时珍曰:蜜以密成,故谓之蜜。《本经》原作石蜜,盖以生岩石者为良耳,而诸家反致疑辩。今直题曰蜂蜜,正名也。

【气味】甘,平,无毒。

《别录》曰:微温。

颖曰:诸蜜气味,当以花为主。冬、夏为上,秋次之,春则易变而酸。闽、广蜜极热,以南方少霜雪,诸花多热也。川蜜温,西蜜则凉矣。

刘完素曰:蜜成于蜂,蜂寒而蜜温,同质异性也。

时珍曰:蜂蜜生凉熟温,不冷不燥,得中和之气,故十二脏腑之病,罔不宜之。但多食亦生湿热虫䘌,小儿尤当戒之。王充《论衡》云:蜂虿禀太阳火气而生,故毒在尾。蜜为蜂液,食多则令人毒,不可不知。炼过则无毒矣。

宗奭曰:蜜虽无毒,多食亦生诸风也。

朱震亨曰:蜜喜入脾。西北高燥,故人食之有益。东南卑湿,多食则害生于脾也。

思邈曰:七月勿食生蜜,令人暴下霍乱。青赤酸喰者,食之心烦。不可与生葱、莴苣同食,令人利下。食蜜饱后,不可食鲊,令人暴亡。

【主治】心腹邪气,诸惊痫痓,安五脏诸不足,益气补中,止痛解毒,除众病,和百药。久服,强志轻身,不饥不老,延年神仙(《本经》)。养脾气,除心烦,饮食不下,止肠澼,肌中疼痛,口疮,明耳目(《别录》)。牙齿疳䘌,唇口疮,目肤赤障,杀虫(藏器)。治卒心痛及赤白痢,水作蜜浆,顿服一碗止;或以姜汁同蜜各一合,水和顿服。常服,面如花红(甄权)。治心腹血刺痛,及赤白痢,同生地黄汁各一匙服,即下(孟诜)。同薤白捣,涂汤火伤,即时痛止(宗奭。《肘后》:用白蜜涂上,竹膜贴之,日三)。和营卫,润脏腑,通三焦,调脾胃(时珍)。

【发明】弘景曰:石蜜道家丸饵,莫不须之。仙方亦单炼服食,云致长生不老也。

时珍曰:蜂采无毒之花,酿以小便而成蜜,所谓臭腐生神奇也。其入药之功有五:清热也,补中也,解毒也,润燥也,止痛也。生则性凉,故能清热;熟则性温,故能补中。甘而和平,故能解毒;柔而濡泽,故能润燥。缓可以去急,故能止心腹、肌肉、疮疡之痛;和可以致中,故能调和百药,而与甘草同功。张仲景治阳明结燥,大便不通,蜜煎导法,诚千古神方也。

诜曰:但凡觉有热,四肢不和,即服蜜浆一碗,甚良。又点目中热膜,以家养白蜜为上,木蜜次之,崖蜜更次之也。与姜汁熬炼,治癫甚效。

【附方】旧十四,新六。大便不通:张仲景《伤寒诊》云:阳明病,自汗,小便反利,大便硬者,津液内竭也,蜜煎导之。用蜜二合,铜器中微火煎之,候凝如饴状,至可丸,乘热捻作挺,令头锐,大如指,长寸半许。候冷即硬,纳便道中,少顷即通也。一法:加皂角、细辛(为末)少许,尤速。噎不下食:取崖蜜含,微微咽下。(《广利方》)产后口渴:用炼过蜜,不计多少,熟水调服,即止。(《产书》)难产横生:蜂蜜、真麻油各半碗,煎减半服,立下。(《海上方》)天行虏疮:比岁有病天行斑疮,头面及身,须臾周匝,状如火疮,皆戴白浆,随决随生。不即疗,数日必死。瘥后疮瘢黯色,一岁方灭,此恶毒之气。世人云:建武中,南阳击虏所得,仍呼为虏疮。诸医参详疗之,取好蜜通摩疮上,以蜜煎升麻,数数拭之。(《肘后》)痘疹作痒:难忍,抓成疮及疱,欲落不落。百花膏:用上等石蜜,不拘多少,汤和,时时以翎刷之。其疮易落,自无瘢痕。(《全幼心鉴》)瘾疹瘙痒:白蜜不以多少,好酒调下,有效。(《圣惠方》)五色丹毒:蜜和干姜末敷之。(《肘后》)口中生疮:蜜浸大青叶含之。(《药性论》)阴头生疮:以蜜煎甘草,涂之瘥。(《外台》)肛门生疮:肛门主肺,肺热即肛塞肿缩生疮。白蜜一升,猪胆汁一枚相和。微火煎令可丸,丸三寸长作挺,涂油纳下部,卧令后重,须臾通泄。(《梅师》)热油烧痛:以白蜜涂之。(《梅师》)疔肿恶毒:用生蜜与隔年葱研膏,先刺破涂之。如人行五里许,则疔出,后以热醋汤洗去。(《济急仙方》)大风癫疮:取白蜜一斤,生姜二斤(捣取汁)。先秤铜铫斤两,下姜汁于蜜中消之,又秤之,令知斤两。即下蜜于铫中,微火煎令姜汁尽,秤蜜斤两在,即药已成矣。患三十年癫者,平旦服枣许大一丸,一日三服,温酒下。忌生冷、醋、滑、臭物。功用甚多,不能一一具之。(《食疗方》)面上黯点:取白蜜和茯苓末涂之,七日便瘥也。(《孙真人食忌》)目生珠管:以生蜜涂目,仰卧半日,乃可洗之。日一次。(《肘后方》)误吞铜钱:炼蜜服二升,可出矣。(葛氏方)诸鱼骨鲠:以好蜜稍稍服之令下。(葛氏)拔白生黑,治年少发白:拔去白发,以白蜜涂毛孔中,即生黑发。不生,取梧桐子捣汁涂上,必生黑者。(《梅师方》)

蜜蜡(《本经》上品)

【释名】弘景曰:生于蜜中,故谓蜜蜡。

时珍曰:蜡,犹鬣也。蜂造蜜蜡而皆成鬣也。

【集解】《别录》曰:蜡生武都山谷蜜房木石间。

弘景曰:蜂先以此为蜜跖,煎蜜亦得之。初时极香软。人更煮炼,或少加醋酒,便黄赤,以作烛色为好。今医家皆用白蜡,但取削之,于夏月暴百日许,自然白也。卒用之,烊内水中十余遍,亦白。

宗奭曰:新蜡色白,随久则黄。白蜡乃蜡之精英者也。

时珍曰:蜡乃蜜脾底也。取蜜后炼过,滤入水中,候凝取之,色黄者俗名黄蜡,煎炼极净色白者为白蜡,非新则白而久则黄也。与今时所用虫造白蜡不同。

【气味】甘,微温,无毒。

之才曰:恶芫花、齐蛤。

【主治】蜜蜡:主下痢脓血,补中,续绝伤金疮,益气,不饥,耐老(《本经》。权曰:和松脂、杏仁、枣肉、茯苓等分合成,食后服五十丸,便不饥。颂曰:古人荒岁多食蜡以度饥,但合大枣咀嚼,即易烂也)。白蜡:疗久泄澼后重见白脓,补绝伤,利小儿。久服轻身不饥(《别录》)。孕妇胎动,下血不绝,欲死。以鸡子大,煎三五沸,投美酒半升服,立瘥。又主白发,镊去,消蜡点孔中,即生黑者(甄权)。

【发明】时珍曰:蜜成于蜡,而万物之至味,莫甘于蜜,莫淡于蜡,得非厚于此必薄于彼耶?蜜之气味俱厚,属乎阴也,故养脾;蜡之气味俱薄,属乎阳也,故养胃。厚者味甘,而性缓质柔,故润脏腑;薄者味淡,而性啬质坚,故止泄痢。张仲景治痢有调气饮,《千金方》治痢有胶蜡汤,其效甚捷,盖有见于此欤?又华佗治老少下痢,食入即吐。用白蜡方寸匕,鸡子黄一个,石蜜、苦酒、发灰、黄连末,各半鸡子壳。先煎蜜、蜡、苦酒、鸡子四味令匀,乃纳连、发,熬至可丸乃止。二日服尽,神效无比也。此方用之,屡经效验,乃知《本经》主下痢脓血之言,深当膺服也。

【附方】旧十一,新十。仲景调气饮:治赤白痢,少腹疗痛小可忍,下重,或面青手足俱变者。用黄蜡三钱,阿胶三钱,同熔化,入黄连末五钱,搅匀,分三次热服,神妙。(《续传信方》)《千金》胶蜡汤:治热痢,及妇人产后下痢。用蜡二棋子大,阿胶二钱,当归二钱半,黄连三钱,黄柏一钱,陈廪米半升,水三升,煮米至一升,去米入药,煎至一钟,温服神效。(《千金方》)急心疼痛:用黄蜡灯上烧化,丸芡子大,百草霜为衣。井水下三丸。肺虚咳嗽:立效丸,治肺虚膈热,咳嗽气急烦满,咽干燥渴,欲饮冷水,体倦肌瘦,发热减食,喉音嘶不出。黄蜡(熔滤令净,浆水煮过)八两,再化作一百二十丸,以蛤粉四两为衣养药。每服一丸,胡桃半个,细嚼温水下,即卧,闭口不语,日二。(《普济方》)肝虚雀目:黄蜡不以多少,熔汁取出,入蛤粉相和得所。每用刀子切下二钱,以猪肝二两批开,掺药在内,麻绳扎定。水一碗,同入铫子内煮熟,取出乘热蒸眼。至温,并肝食之,日二,以平安为度,其效如神。(《集验方》)头风掣疼:湖南押衙颜思退传方:用蜡二斤,盐半斤相和,于锡罗中熔令相入,捏作一兜鍪,势可合脑大小。搭头至额,其痛立止也。(《经验方》)脚上转筋:刘禹锡《传信方》:用蜡半斤销之,涂旧绢帛上,随患大小阔狭,乘热缠脚,须当脚心,便着袜裹之,冷即易。仍贴两手心。(《图经》)暴风身冷:暴风,通身冰冷如瘫痪者。用上方法,随所患大小阔狭摊贴,并裹手足心。风毒惊悸:同上方法。破伤风湿如疟者:以黄蜡一块,热酒化开服,立效。与玉真散对用,尤妙。(《瑞竹堂方》)代指疼痛:以蜡、松胶相和,火炙笼指,即瘥。(《千金翼》)脚上冻疮:浓煎黄蜡涂之。(姚和众)狐尿刺人肿痛:用热蜡着疮,并烟熏之,令汁出即愈。(《肘后方》)犬咬疮发:以蜡炙熔,灌入疮中。(《葛氏方》)蛇毒螫伤:以竹筒合疮上,熔蜡灌之,效。(《徐王方》)汤火伤疮:焮赤疼痛,毒腐成脓。用此拔热毒,止疼痛,敛疮口。用麻油四两,当归一两,煎焦去滓。入黄蜡一两,搅化放冷,摊帛贴之,神效。(《医林集要》)臁胫烂疮:用桃、柳、槐、椿、楝五枝,同荆芥煎汤,洗拭净。以生黄蜡摊油纸上,随疮大小贴十层,以帛拴定。三日一洗,除去一层不用,一月痊愈。(《医林集要》)妊娠胎漏:黄蜡一两,老酒一碗,熔化热服,顷刻即止。(《药性论》)呃逆不止:黄蜡烧烟熏,二三次即止。(《医方摘要》)霍乱吐利:蜡一弹丸,热酒一升化服,即止。(《肘后方》)诸般疮毒:臁疮、金疮、汤火等疮。用黄蜡一两,香油二两,黄丹半两,同化开,顿冷,瓶收。摊贴。(王仲勉《经验方》)

蜜蜂(《本经》上品)

【释名】蜡蜂(《纲目》)、蠤。

时珍曰:蜂尾垂锋,故谓之蜂。蜂有礼范,故谓之蠤。《礼记》云:范则冠而蝉有緌。《化》云:蜂有君臣之礼。是矣。

【集解】《别录》曰:蜂子生武都山谷。

颂曰:今处处有之,即蜜蜂子也。在蜜脾中,如蚕蛹而白色。岭南人取头足未成者,油炒食之。

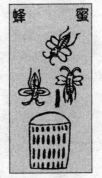

时珍曰:蜂子,即蜜蜂子未成时白蛹也。《礼记》有雀、鷃、蜩、范,皆以供食,则自古食之矣。其蜂有三种:一种在林木或土穴中作房,为野蜂;一种人家以器收养者,为家蜂,并小而微黄,蜜皆浓美;一种在山岩高峻处作房,即石蜜也,其蜂黑色似牛虻。三者皆群居有王。王大于众蜂,而色青苍。皆一日两衙,应潮上下。凡蜂之雄者尾锐,雌者尾歧,相交则黄退。嗅花则以须代鼻,采花则以股抱之。按王元之《蜂记》云:蜂王无毒。窠之始营,必造一台,大如桃李。王居台上,生子于中。王之子尽复为王,岁分其族而去。其分也,或铺如扇,或圆如罂,拥其王而去。王之所在,蜂不敢螫。若失其王,则众溃而死。其酿蜜如脾,谓之蜜脾。凡取其蜜不可多,多则蜂饥而不蓄。又不可少,少则蜂惰而不作。呜呼!王之无毒,似君德也。营巢如台,似建国也。子复为王,似分定也。拥王而行,似卫主也。王所不螫,似遵法也。王失则溃,守义节也。取惟得中,似什一而税也。山人贪其利,恐其分而刺其子;不仁甚矣!

蜂子

【气味】甘,平、微寒,无毒。

大明曰:凉,有毒。食之者须以冬瓜、苦荬、生姜、紫苏制其毒。

之才曰:畏黄芩、芍药、牡蛎、白前。

【主治】风头,除蛊毒,补虚羸伤中。久服令人光泽,好颜色,不老(《本经》)。(弘景曰:酒渍敷面,令人悦白)。轻身益气,治心腹痛,面目黄,大人小儿腹中五虫从口吐出者(《别录》)。主丹毒风疹,腹内留热,利大小便涩,去浮血,下乳汁,妇人带下病(藏器)。大风疠疾(时珍)。

【发明】时珍曰:蜂子古人以充馔品,故《本经》《别录》著其功效,而《圣济总录》治大风疾,兼用诸蜂子,盖亦足阳明、太阴之药也。

【附方】新一。大风疠疾,须眉堕落,皮肉已烂成疮者:用蜜蜂子、胡蜂子、黄蜂子(并炒)各一分,白花蛇、乌蛇(并酒浸,去皮、骨,炙干)、全蝎(去土,炒)、白僵蚕(炒)各一两,地龙(去土,炒)半两、蝎虎(全者,炒)、赤足蜈蚣(全者,炒)各十五枚,丹砂一两,雄黄(醋熬)一分,龙脑半钱,上为末。每服一钱匕,温蜜汤调下,日三五服。(《总录》)

土蜂(《别录》)

【校正】旧与蜜蜂子同条,今分出。

【释名】蜚零(《本经》)、嬗蜂(音惮。)、马蜂。

颂曰:郭璞注《尔雅》云:今江东呼大蜂在地中作房者为土蜂,即马蜂也。荆、巴间呼为嬗蜂。

【集解】《别录》曰:土蜂生武都山谷。

藏器曰:土蜂穴居作房,赤黑色,最大,螫人至死,亦能酿蜜,其子亦大而白。

颂曰:土蜂子,江东人亦啖之。又有木蜂似土蜂,人亦食其子。然则蜜蜂、土蜂、木蜂、黄蜂子俱可食。大抵蜂类同科,其性效不相远矣。

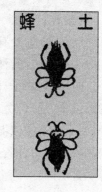

蜂

【主治】烧末,油和,敷蜘蛛咬疮。

藏器曰:此物能食蜘蛛,取其相伏也。

蜂子

【气味】甘,平,有毒。

大明曰:同蜜蜂。畏亦同也。

【主治】痈肿(《本经》)。嗌痛(《别录》)。利大小便,治妇人带下(《日华》)。功同蜜蜂子(藏器)。酒浸敷面,令人悦白(时珍)。

【附方】新一。面黑令白：土蜂子未成头翅者，炒食，并以酒浸敷面。（《圣惠方》）

房

【主治】痈肿不消。为末，醋调涂之，干更易之。不入服食（《药性》）。疗疔肿疮毒（时珍）。

【附方】新一。疗肿疮毒已笃者：二服即愈，轻者一服立效。用土蜂房一个，蛇蜕一条，黄泥固济，煅存性，为末。每服一钱，空心好酒下。少顷腹中大痛，痛止，其疮已化为黄水矣。（《普济方》）

大黄蜂（《别录》）

【校正】旧与蜜蜂同条，今分出。

【释名】黑色者名胡蜂（《广雅》），壶蜂（《方言》）、佩瓠蜂（音钩娄）、玄瓠蜂。

时珍曰：凡物黑色者，谓之胡。其壶、瓠、佩瓠，皆象形命名也。佩瓠，苦瓠之名。《楚辞》云："玄蜂若壶"，是矣。大黄蜂色黄，佩瓠蜂色黑，乃一类二种也。陶说为是。苏颂以为一种，非矣。然蜂蛹、蜂房，功用则一。故不必分条。

蜂子

【气味】甘，凉。有小毒。

大明曰（见蜜蜂下。）

【主治】心腹胀满痛，干呕，轻身益气（《别录》），治雀卵斑，面疱。余功同蜜蜂子（时珍）。

【附方】新一。雀斑面疱：七月七日取露蜂子，于漆碗中水酒浸过，滤汁，调胡粉敷之，（《普济方》）

露蜂房（《本经》中品）

【释名】蜂肠（《本经》）、蜂勦（勦与窠同）。百穿（并《别录》）、紫金沙。

【集解】《别录》曰：露蜂房生牂牁山谷。七月七日采，阴干。

弘景曰：此蜂房多在树腹中及地中。今曰露蜂房，当用人家屋间及树枝间苞裹者。乃远举牂牁，未解所以。

恭曰：此房悬在树上得风露者。其蜂黄黑色，长寸许，螫马、牛及人，乃至欲死。非人家屋下小小蜂房也。

韩保升曰：此树上大黄蜂窠也。所在皆有，大者如瓮，小者如桶。十一月、十二月采之。

时珍曰：革蜂，乃山中大黄蜂也，其房有重重如楼台者。石蜂、草蜂，寻常所见蜂也。独蜂，俗名七里蜂者是矣，其毒最猛。

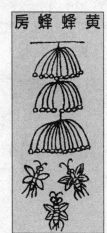

房蜂 蜂黄

【修治】敩曰：凡使革蜂窠，先以鸦豆枕等同拌蒸，从巳至未时，出鸦豆枕了，晒干用。

大明曰：入药并炙用。

【气味】苦，平，有毒。

《别录》曰：咸。

之才曰：恶干姜、丹参、黄芩、芍药、牡蛎。

【主治】惊痫瘛疭，寒热邪气，癫疾，鬼精蛊毒，肠痔。火熬之良（《本经》）。疗蜂毒、毒肿。合乱发、蛇皮烧灰，以酒日服方寸匕，治恶疽、附骨痈，根在脏腑，历节肿出，疗肿恶脉诸毒皆瘥（《别录》）。疗上气赤白痢，遗尿失禁。烧灰酒服，主阴痿。水煮，洗狐尿刺疮。服汁，下乳石毒（苏恭）。煎水，洗热病后毒气冲目。炙研，和猪脂，涂瘰疬成瘘（苏颂）。煎水漱牙齿，止风虫疼痛。又洗乳痈、蜂叮、恶疮（大明）。

【发明】时珍曰：露蜂房，阳明药也。外科、齿科及他病用之者，亦皆取其以毒攻毒，兼杀虫之功耳。

【附方】旧十五，新二十。小儿卒痫：大蜂房一枚，水三升，煮浓汁浴之，日三四次佳。（《千金方》）脐风湿肿：久不瘥者。蜂房烧末，敷之，效。（《子母秘录》）手足风痹：黄蜂窠大者一个（小者三、四个）烧灰，独头蒜一碗，百草霜一钱半，同捣敷上。一时取下，埋在阴处。忌生冷、荤腥。（《乾坤秘韫》）风气瘙痒及瘾疹：集验方，蜂房（炙）、蝉蜕等分，为末。酒服一钱，日三服。《梅师方》：用露蜂房煎汁二升，入芒硝敷之，日五次。风热牙肿连及头面：用露蜂房，烧存性，研末，以酒少许调，噙漱之。（《十便良方》）风虫牙痛：露蜂房煎醋，热漱之。《袖珍方》：用草蜂房一枚，盐实孔内烧过，研末擦之，盐汤漱去。或取一块咬之。秘方也。《普济方》：用露蜂房一个，乳香三块，煎水漱之。又同细辛煎水漱之。又露蜂房、全蝎同研，擦之。《圣惠方》：用蜂房蒂，绵包咬之效。喉痹肿痛：《普济方》露蜂房灰、白僵蚕等分，为末。每乳香汤服半钱。《食医心镜》：用蜂房烧灰。每以一钱吹入喉内。不拘大人、小儿。重舌肿痛：蜂房炙研，酒和敷之，日三四次。（《圣惠方》）舌上出血窍如针孔：用紫金沙（即露蜂房顶上实处）一两，贝母四钱，芦荟三钱，为末，蜜和丸雷丸大。每用一丸，水一小盏，煎至五分，温服。吐血，温酒调服。（《云台方》）

竹蜂（《拾遗》）

【释名】留师（郭璞作笛师）。

【集解】藏器曰：《方言》云：竹蜂，留师也。蜂如小指大，正黑色，啮竹为窠，蜜如稠糖，酸甜好食。

时珍曰：《六帖》云：竹蜜蜂出蜀中。于野竹上结窠，绀色，大如鸡子，长寸许，有蒂。窠有蜜，甘倍常蜜。即此也。按今人家一种黑蜂，大如指头，能穴竹木而居。腹中有蜜，小儿扑杀取食，亦此类也。又《杜阳编》言：外国鸾蜂大十余斤，其蜜碧色，服之成仙。此亦不经之言，未足深信。又有刺蜜、木蜜，生草木上，俱见果部本条。木蜜即枳椇。

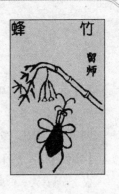

留师蜜

【气味】甘、酸，寒，无毒。

【主治】牙齿蠹痛及口疮，并含之良（藏器）。

赤翅蜂（《拾遗》）

【集解】藏器曰：出岭南。状如土蜂，翅赤头黑，大如螃蟹，穿土为窠，食蜘蛛。蜘蛛遥知蜂来，皆狼狈藏隐。蜂以预知其处，食之无遗。

时珍曰：此毒蜂穿土作窠者。一种独蜂作窠于木，亦此类也。其窠大如鹅卵，皮厚苍黄色。只有一个蜂，大如小石燕子，人马被螫立亡也。又一种蛒蜂，出巴中，在赛鼻蛇穴内。其毒倍常，中人手足辄断，中心胸即圮裂，非方药可疗，惟禁术可制。故元稹诗云：巴蛇蟠窟穴，穴下有巢蜂。近树禽垂翅，依原兽绝踪。微遭断手足，厚毒破心胸。昔甚招魂句，那知眼自逢。此蜂之毒如此，附见于此。养生远害者，不可不知。

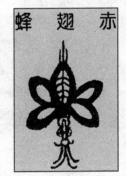

【主治】有毒。疗蜘蛛咬，及疔肿疽病。烧黑和油涂之。或取蜂窠土，以酢和涂之，蜘蛛咬处，当得丝出（藏器）。

独脚蜂（《拾遗》）

【集解】藏器曰：出岭南。似小蜂黑色，一足连树根不得去，不能动摇，五月采之。又有独脚蚁，亦连树根下，能动摇，功用与蜂同。

时珍曰：岭南有树小儿、树蛱蝶。及此蜂、蚁，皆生于树，是亦气化，乃无情而生有情也。《酉阳杂俎》云：岭南毒菌，夜有光，经雨则腐化为巨蜂，黑色，其喙若锯，长三分余，啮人甚毒。物类之变化不一有如此。

【主治】疔肿痈疽，烧研和油涂之。（藏器）。

蠮螉（音噎翁。《本经》下品）

【释名】土蜂（《别录》）、细腰蜂（《庄子》）、果蠃（《诗经》）、蒲芦（《尔雅》）。

弘景曰：此类甚多。虽名土蜂，不就土中作窟，谓挞土作房尔。

时珍曰：蠮螉，象其声也。

【集解】《别录》曰：蠮螉生熊耳川谷及牂舸，或人屋间。

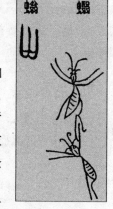

弘景曰：今一种蜂，黑色，腰甚细，衔泥于人屋及器物边作房，如并竹管者是也。其生子如粟米大，置中，乃捕取草上青蜘蛛十余枚，满中，仍塞口，以待其子大为粮也。其一种入芦管中者，亦取草上青虫。《诗》云：螟蛉有子，果蠃负之。言细腰之物无雌，皆取青虫教祝，便变成己子，斯为谬矣。造诗者未审，而夫子何为因其僻耶？圣人有缺，多皆类此。

韩保升曰：按《诗疏》云：螟蛉，桑虫也。果蠃，蒲芦也。言蒲芦负桑虫以成其子也。亦负他虫封之，数日则成蜂飞去。今有人候其封穴，坏而看之，见有卵如粟，在死虫之上，果如陶说。盖诗人知其大而不知其细也。此蜂所在有之，随处作窠，或只或双，不拘土石竹木间也。

【气味】辛，平，无毒。

大明曰：有毒。入药炒用。

【主治】久聋，咳逆毒气，出刺出汗（《本经》）。疗鼻窒（《别录》）。治呕逆。生研，能㕮竹木刺（大明。《峋嵝书》云：五月五日，取蠮螉阴干为末，用兵死人血丸，置衣领中，云令人畏伏）。

土蜂窠

见土部。

【附录】雄黄虫。

《别录》有名未用曰：明目，辟兵不祥，益气力。状如蠮螉。

虫白蜡（《会编》）

【集解】杌曰：虫白蜡（与蜜蜡之白者不同），乃小虫所作也。其虫食冬青树汁，久而化为白脂，粘敷树枝。人谓虫屎着树而然，非也。至秋刮取，以水煮熔，滤置冷水中，则凝聚成块矣。碎之，纹理如白石膏而莹彻。人以和油浇烛，大胜蜜蜡也。

时珍曰：唐宋以前，浇烛、入药所用白蜡，皆蜜蜡也。此虫白蜡，则自元以来，人始知

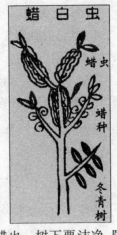

之，今则为日用物矣。四川、湖广、滇南、闽岭、吴越东南诸郡皆有之。以川、滇、衡、永产者为胜。蜡树枝叶状类冬青，四时不凋。五月开白花成丛，结实累累，大如蔓荆子，生青熟紫。冬青树子，则红色也。其虫大如虮虱，芒种后则延缘树枝，食汁吐涎，粘于嫩茎，化为白脂，乃结成蜡，状如凝霜。处暑后则剥取，谓之蜡渣。若过白露，即粘住难刮矣。其渣炼化滤净，或甑中蒸化，沥下器中，待凝成块，即为蜡也。其虫嫩时白色作蜡，及老则赤黑色，乃结苞于树枝。初若黍米大，入春渐长，大如鸡头子，紫赤色，累累抱枝，宛若树之结实也。盖虫将遗卵作房，正如雀瓮、螵蛸之类尔。俗呼为蜡种，亦曰蜡子。子内皆白卵，如细虮，一包数百。次年立夏日摘下，以箬叶包之，分系各树。芒种后苞拆卵化，虫乃延出叶底，复上树作蜡也。树下要洁净，防蚁食其虫。又有水蜡树，叶微似榆，亦可放虫生蜡。甜槠树亦可产蜡。

【气味】甘，温，无毒。

【主治】生肌止血定痛，补虚续筋接骨（震亨）。入丸散服，杀瘵虫（时珍）。

【发明】震亨曰：白蜡属金，禀受收敛坚强之气，为外科要药。与合欢皮同入长肌肉膏中，用之神效，但未试其可服否也。

时珍曰：蜡树叶亦治疮肿，故白蜡为外科要药，正如螵蛸与桑木之气相通也。

【附方】新一。头上秃疮：蜡烛频涂，勿令日晒，久则自然生发。（《集玄方》）

紫铆（音矿。《唐本草》）

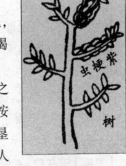

【校正】原与骐驎竭同条，今自木部分入此。

【释名】赤胶（苏恭）、紫梗。

时珍曰：铆与矿同。此物色紫，状如矿石，破开乃红。故名。今南番连枝折取，谓之紫梗是矣。

【集解】恭曰：紫铆，紫色如胶。作赤麖皮及宝钿，用为假色，亦以胶宝物。云蚁于海畔树藤皮中为之。紫铆树名渴廪，骐驎竭树名渴留，正如蜂造蜜也。研取用之。《吴录》所谓赤胶是也。

时珍曰：紫铆出南番。乃细虫如蚁、虱，缘树枝造成，正如今之冬青树上小虫造白蜡一般，故人多插枝造之。今吴人用造胭脂。按张勃《吴录》云：九真移风县，有土赤色如胶。人视土知其有蚁，因垦发。以木枝插其上，则蚁缘而上，生漆凝结，如螳螂螵蛸子之状。人折漆以染絮物，其色正赤，谓之蚁漆赤絮。此即紫铆也。血竭乃其树之脂膏，别见木部。

【气味】甘、咸，平，有小毒。

大明曰：无毒。

【主治】五脏邪气，金疮带下，破积血，生肌止痛，与骐骥竭大同小异（苏恭）。湿痒疮疥，宜入膏用（李珣）。益阳精，去阴滞气（《太清伏炼法》）。

【附方】新三。齿缝出血：紫矿、乳香、麝香、白矾等分，为末，掺之。水漱。（《卫生易简方》）产后血晕，狂言失志：用紫矿一两。为末。酒服二钱匕。（《徐氏家传方》）经水不止，日渐黄瘦：紫矿末，每服二钱，空心白汤下。（《杨氏家藏方》）

五倍子（《开宝》）

【校正】自木部移入此。

【释名】文蛤（《开宝》）、百虫仓（《拾遗》），法酿过名百药煎。

时珍曰：五倍当作五棓，见《山海经》。其形似海中文蛤，故亦同名。百虫仓，会意也。百药煎，隐名也。

【集解】志曰：五倍子在处有之。其子色青，大者如拳，而内多虫。

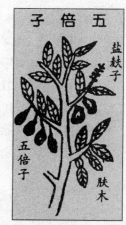

颂曰：以蜀中者为胜。生于肤木叶上，七月结实，无花。其木青黄色。其实青，至熟而黄。九月采子，曝干，染家用之。

时珍曰：五倍子，宋《开宝本草》收入草部，《嘉祐本草》移入木部。虽知生于肤木之上，而不知其乃虫所造也。肤木，即盐肤子木也（详见果部盐麸子下）。此木生丛林处者，五六月有小虫如蚁，食其汁，老则遗种，结小球于叶间，正如蛄蝼之作雀瓮，蜡虫之作蜡子也。初起甚小，渐渐长坚，其大如拳。或小如菱，形状圆长不等。初时青绿，久则细黄，缀于枝叶，宛若结成。其壳坚脆，其中空虚，有细虫如蠛蠓。山人霜降前采取，蒸杀货之。否则虫必穿坏，而壳薄且腐矣。皮工造为百药煎，以染皂色，大为时用。他树亦有此虫球，不入药用，木性殊也。

【气味】酸，平，无毒。

【主治】齿宣疳䘌，肺脏风毒流溢皮肤，作风湿癣疮，瘙痒脓水，五痔下血不止，小儿面鼻疳疮（《开宝》）。肠虚泄痢，为末，熟汤服之（藏器）。生津液，消酒毒，治中蛊毒、毒药（《日华》）。口疮掺之，便可饮食（宗奭）。敛肺降火，化痰饮，止咳嗽、消渴、盗汗、呕吐、失血、久痢、黄病、心腹痛、小儿夜啼，乌须发，治眼赤湿烂，消肿毒、喉痹，敛溃疮、金疮，收脱肛、子肠坠下（时珍）。

【发明】震亨曰：五倍子属金与水，嚼之善收顽痰，解热毒，佐他药尤良。黄昏咳嗽，乃火气浮入肺中，不宜用凉药，宜五倍、五味敛而降之。

时珍曰：盐麸子及木叶，皆酸咸寒凉，能除痰饮咳嗽，生津止渴，解热毒酒毒，治喉痹下血血痢诸病。五倍子乃虫食其津液结成者，故所主治与之同功。其味酸咸，能敛肺止血化痰，止渴收汗，其气寒，能散热毒疮肿；其性收，能除泄痢湿烂。

【附方】旧二，新七十二。虚劳遗浊：玉锁丹：治肾经虚损，心气不足，思虑太过，真阳不固，漩有余沥，小便白浊如膏，梦中频遗，骨节拘痛，面黧肌瘦，盗汗虚烦，食减乏力。此方性温不热，极有神效。用五倍子一斤，白茯苓四两，龙骨二两，为末，水糊丸梧子大。每服七十丸，食前用盐汤送下，日三服。（《和剂方》）寐中盗汗：五倍子末、荞麦面等分，水和作饼，煨熟。夜卧待饥时，干吃二三个，勿饮茶水，甚妙。（《集灵》）自汗盗汗：常出为自汗，睡中出为盗汗。用五倍子研末，津调填脐中，缚定，一夜即止也。（同上）心疼腹痛：五倍子生研末。每服一钱，铁杓内炒，起烟黑色者为度。以好酒一钟，倾入杓内，服之立止。（邵真人《经验方》）消渴饮水：五倍子为末，水服方寸匕，日三服。（危氏《得效》）小儿呕吐不定：用五倍子二个（一生一熟），甘草一握（湿纸裹，煨过），同研为末。每服半钱，米泔调下，立瘥。（《经验后方》）小儿夜啼：五倍子末，津调，填于脐内。（杨起《简便方》）暑月水泄：五倍子末，饭丸黄豆大。每服二十丸，荷叶煎水下，即时见效。（余居士《选奇方》）热泻下痢：五倍子一两，枯矾五钱，为末，糊丸梧子大。每服五十丸，米汤送下。（邓笔峰《杂兴方》）泻痢不止：五倍子一两，（半生半烧），为末，糊丸梧子大。每服三十九，红痢烧酒下；白痢水酒下；水泄，米汤下。《集灵》：用五倍子末，每米饮服一钱。滑痢不止：用五倍子醋炒七次，为末。米汤送下。脾泄久痢：五倍子（炒）半斤，仓米（炒）一升，白丁香、细辛、木香各三钱，花椒五钱。为末。每服一钱，蜜汤下，日二服。忌生冷、鱼肉。（《集灵方》）赤痢不止：文蛤炒研末，水浸乌梅肉和，丸梧子大。每服七十丸，乌梅汤下。肠风下血：五倍子、白矾各半两。为末，顺流水丸梧子大。每服七丸，米饮下。忌酒。（《本事方》）脏毒下血：五倍子不拘多少。为末，大鲫鱼一枚，去肠胃鳞腮，填药令满，入瓶内煅存性，为末。每服一钱，温酒下。（王谬《百一选方》）粪后下血，不拘大人、小儿：五倍子末，艾汤服一钱。（《全幼心鉴》）肠风脏毒：下血不止。五倍子半生半烧，为末，陈米饭和，丸如梧子大。每服二十九，食前粥饮送下，日三服。（《圣惠方》）酒痢肠风下血：见百药煎。小儿下血，肠风脏毒：五倍子末，炼蜜丸小豆大。每米饮服二十丸。（郑氏）大肠痔疾：五倍子煎汤熏洗，或烧烟熏之，自然收缩。（《直指方》）脱肛不收：《三因方》：用五倍子末三钱，入白矾一块，水一碗煎汤，洗之立效。《简便》：用五倍子半斤，水煮极烂，盛坐桶上，熏之。待温，以手轻托上。内服参、芪、升麻药。《普济方》：用五倍子、百草霜等分。为末，醋熬成膏。鹅翎扫敷上，即入。产后肠脱：五倍子末，掺之。或以五倍子、白矾煎汤，熏洗。（《妇人良方》）女人阴血，因交接伤动者：五倍子末掺之，良。（熊氏）孕妇漏胎：五倍子末，酒服二钱，神效。（《朱氏集验方》）风毒攻眼：肿痒涩痛不可忍者，或上下睑眦赤烂，或浮翳、瘀肉侵睛。神效驱风散：用五倍子一两，蔓荆子一两半，为末。每服二钱，水二盏，铜、石器内煎汁去滓，乘热洗。留滓再煎用。大能明目去涩。（《博济方》）

百药煎

【修治】时珍曰：用五倍子为粗末。每一斤，以真茶一两煎浓汁，入酵糟四两，擂烂拌和，器盛置糠缸中罨之，待发起如发面状即成矣。捏作饼丸，晒干用。

嘉谟曰：入药者，五倍子（鲜者）十斤春细，用瓷缸盛，稻草盖，盦七日夜。取出再捣，入桔梗、甘草末各二两，又盦一七。仍捣仍盦，满七次，取出捏饼，晒干用。如无鲜者，用干者水渍为之。又方：五倍子一斤，生糯米一两（滚水浸过），细茶一两，上共研末，入罐内封固，六月要一七，取开配合用。又方：五倍子一斤（研末），酒曲半斤，细茶一把（研末）。上用小蓼汁调匀，入钵中按紧，上以长稻草封固。另用笋一个，多着稻草，将药钵坐草中，上以稻草盖，置净处。过一七后，看药上长起长霜，药则已成矣。或捏作丸，或作饼，晒干才可收用。

【气味】酸、咸、微甘，无毒。

【主治】清肺化痰定嗽，解热生津止渴，收湿消酒，乌须发，止下血，久痢脱肛，牙齿宣蠹，面鼻疳蚀，口舌糜烂，风湿诸疮（时珍）。

【发明】时珍曰：百药煎，功与五倍子不异。但经酿造，其体轻虚，其性浮收，且味带余甘，治上焦心肺、咳嗽痰饮、热渴诸病，含噙尤为相宜。

【附方】新二十一。敛肺劫嗽：百药煎、诃黎勒、荆芥穗等分为末，姜汁入蜜和，丸芡子大。时时噙之。（《丹溪心法》）定嗽化痰：百药煎、片黄芩、橘红、甘草各等分，共为细末，蒸饼丸绿豆大。时时干咽数丸，佳。（《濒湖医案》）清气化痰：百药煎、细茶各一两，荆芥穗五钱，海螵蛸一钱，蜜丸芡子大。每服噙一丸，妙。（《笔峰杂兴》）染乌须发：川百药煎一两，针砂（醋炒）、荞麦面各半两。先洗须发，以荷叶熬醋调刷，荷叶包一夜，洗去即黑，妙。（《普济方》）沐发除脂：百药煎末，干搽发上，一夜篦之。（同上）揩牙乌须：川百药煎半两，玄胡索三钱，雄黄三钱，为末。先以烂研生姜擦牙去涎，用此揩牙，以津洗目。日日用之。甚佳。（《普济》）牙痛引头：方同上。风热牙痛：百药煎泡汤噙嗽。（《圣济总录》）牙龈疳蚀：百药煎、五倍子、青盐（煅）各一钱半，铜绿一钱，为末。日掺二三次，神效。（《普济方》）炼眉疮癣：小儿面湮疮，又名炼银疮，乃母受胎时，食酸辣邪物所致。用百药煎五钱，生白矾二钱，为末，油调搽之。（《外科精义》）脚肚生疮：初起如粟米大，搔之不已，成片，包脚相交，黄水出，痒不可忍，久成痼疾。用百药煎末唾调，逐疮四围涂之，自外入内（先以贯众煎汤洗之），日一次。（《医林集要》）乳结硬痛：百药煎末。每服三钱，酒一盏，煎数沸，服之取效。（《经验方》）肠痈内痛：大枣（连核烧存性）、百药煎等分，为末。每服一钱，温酒服，日一，取效。（《直指方》）大肠便血：百药煎、荆芥穗（烧存性）等分为末，糊丸梧子大。每服五十九，米饮下。（《圣惠方》）肠风下血：百药煎二两，半生用，半炒存性，为末，饭丸梧子大。每服五十丸，米饮下。名圣金丸。（王璆《百一选方》）大肠气痔作痛下血：百药煎末，每服三钱，稀粥调服，日二次。（《集简》）肠风脏毒下血者：用百药煎

（烧存性）、乌梅（连核烧过）、白芷（不见火）为末，水糊丸如梧子大。每服七十丸，米饮下。（《济生》）酒痢下血：百药煎、五倍子、陈槐花等分，焙研末，酒糊丸梧子大。每服五十丸，米饮送下。（《本事方》）下痢脱肛：百药煎一块，陈白梅三个，木瓜一握，以水一碗，煎半碗。日二服。（《圣济总录》）男妇血淋：用真百药煎、车前子（炒）、黄连各三钱半，木香二钱，滑石一钱，为末。空心灯草汤服二钱，日二服。（《普济方》）消暑止渴：百药煎、腊茶等分为末，乌梅肉捣和，丸茨子大。每含一丸。名水瓢丸。（《事林广记》）

五倍子内虫

【主治】赤眼烂弦，同炉甘石末乳细，点之（时珍）。

螳螂、桑螵蛸（《本经》上品）

【释名】蚀郎（音当郎），刀螂（《纲目》）、拒斧（《说文》）、不过（《尔雅》）、蚀疣（音尤），（《本经》）其子房名螵蛸（音飘绡）、蜱蛸（音皮）、蟑蟭（音爆焦）、致神（《别录》）、野狐鼻涕。

颂曰：《尔雅》云：莫貈、蚀蟓、不过，蚀郎也。其子蜱蛸。郭璞云：江东呼为石螂。

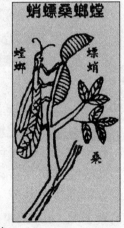

时珍曰：蚀郎，两臂如斧，当辙不避，故得当郎之名。俗呼为刀螂，兖人谓之拒斧，又呼不过也。代人谓之天马，因其首如骧马也。燕赵之间谓之蚀疣。疣即疣子，小肉赘也。今人病疣者，往往捕此食之，其来有自矣。其子房名螵蛸者，其状轻飘如绡也。村人每炙焦饲小儿，云止夜尿，则蚀蟭、致神之名，盖取诸此。《酉阳杂俎》谓之野狐鼻涕，象形也。又扬雄《方言》云：螳螂或谓之髦，或谓之蚝蛜。齐兖以东谓之敷常，螵蛸亦名夷冒。

【集解】弘景曰：螳螂俗呼石螂，逢树便产，以桑上者为好，是兼得桑皮之津气也。惟连枝断取者为真，伪者亦以胶着桑枝之上也。

保升曰：螵蛸在处有之，螳螂卵也。多在小桑树上，丛荆棘间。三、四月中，一枝出小螳螂数百枚。

时珍曰：螳螂，骧首奋臂，修颈大腹，二手四足，善缘而捷，以须代鼻，喜食人发，能翳叶捕蝉。或云术家取翳作法，可以隐形。深秋乳子作房，粘着枝上，即螵蛸也。房长寸许，大如拇指，其内重重有隔房。每房有子如蛆卵，至芒种节后一齐出。故《月令》有云，仲夏螳螂生也。

【修治】《别录》曰：桑螵蛸生桑枝上，螳螂子也。二月、三月采，蒸过火炙用。不尔令人泄。

斆曰：凡使勿用杂树上生者，名螺蠃。须觅桑树东畔枝上者。采得去核子，用沸浆水浸淘七次，锅中熬干用。别作修事无效也。

韩保升曰：三、四月采得，以热浆水浸一伏时，焙干，于柳木灰中炮黄用。

螳螂

【主治】小儿急惊风搐搦，又出箭镞。生者能食疣目（时珍）。

【发明】时珍曰：螳螂，古方不见用者，惟《普济方》治惊风，吹鼻定搐法中用之，盖亦蚕、蝎定搐之义。古方风药多用螵蛸，则螳螂治风，同一理也。又《医林集要》：出箭镞亦用之。

【附方】新二。惊风定搐：中分散：用螳螂一个，蛴螬一条，赤足蜈蚣一条，各中分之，随左右研末。记定男用左，女用右。每以一字吹鼻内，搐之。吹左即左定，吹右即右定也。（《普济》）箭镞入肉不可拔者：用螳螂一个，巴豆半个，同研，敷伤处。微痒且忍，极痒乃撼拔之。以黄连、贯众汤洗拭，石灰敷之。

桑螵蛸

【气味】咸、甘，平，无毒。

之才曰：得龙骨，疗泄精。畏旋复花（戴椹）。

【主治】伤中疝瘕阴痿，益精生子，女子血闭腰痛，通五淋，利小便水道（《本经》）疗男子虚损，五脏气微，梦寐失精遗溺。久服益气养神（《别录》）。炮熟空心食之，止小便利（甄权）。

【发明】时珍曰：桑螵蛸，肝、肾、命门药也，古方盛用之。

权曰：男子肾衰精自出，及虚而小便利者，加而用之。

颂曰：古今方漏精及风药中，多用之。

宗奭曰：男女虚损，肾衰阴痿，梦中失精遗溺，白浊疝瘕，不可阙也。邻家一男子，小便日数十次。如稠米泔，心神恍惚，瘦瘁食减，得之女劳。令服桑螵蛸散药，未终一剂而愈。其药安神魂，定心志，治健忘，补心气，止小便数。用桑螵蛸、远志、龙骨、菖蒲、人参、茯神、当归、龟甲（醋炙）各一两，为末。卧时，人参汤调下二钱。如无桑上者，即用他树者，以炙桑白皮佐之。桑白皮行水，以接螵蛸就肾经也。

【附方】旧三，新七。遗精白浊，盗汗虚劳：桑螵蛸（炙）、白龙骨等分，为细末。每服二钱，空心用盐汤送下。（《外台》）小便不通：桑螵蛸（炙黄）三十枚，黄芩二两，水煎。分二服。（《圣惠》）妇人胞转，小便不通：用桑螵蛸炙为末，饮服方寸匕，日三。（《产书》）妇人遗尿：桑螵蛸酒炒为末，姜汤服二钱。（《千金翼》）妊娠遗尿不禁：桑螵蛸十二枚，为末。分二服，米饮下。（《产乳书》）产后遗尿或尿数：桑螵蛸（炙）半两，龙骨一两，为末。每米饮服二钱。（徐氏《胎产方》）咽喉肿塞：桑上螳螂窠一两（烧灰），马屁勃半两，研匀，蜜丸梧子大。煎犀角汤,每服三五丸。(《总病论》)咽喉骨哽:桑螵蛸醋煎,呷之。(《经验良方》)底耳疼痛:桑螵蛸一个(烧存性),麝香一字。研末。每用半字,掺入神效。有脓先缴净。(《经验方》)小儿软疖:桑螵蛸烧存性,研末,油调敷之。(《危氏方》)

雀瓮(《本经》下品)

【释名】雀儿饭瓮(《蜀本》)、蚝蟖房(《别录》。音髯斯)、蚝虫窠(音刺)。躁舍(《本经》)、天浆子(《图经》)、棘刚子(《衍义》)、红姑娘(《纲目》)、毛虫。

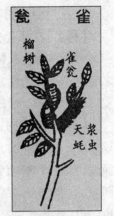

藏器曰:毛虫作茧,形如瓮,故名雀瓮。俗呼雀痈,声相近也。

保升曰:雀好食其瓮中子,故俗呼雀儿饭瓮。

弘景曰:蚝蟖背毛螫人,故名蚝(音刺),与载同。

时珍曰:俗呼毛虫,又名杨瘌子,因有螫毒也。此虫多生石榴树上,故名天浆。天浆乃甜榴之名也。

宗奭曰:多在棘枝上,故曰棘刚子。

【集解】《别录》曰:雀瓮出汉中。生树枝间,蚝蟖房也。八月采,蒸之。

弘景曰:蚝蟖,蚝虫也。在石榴树上。其背毛螫人。生卵形如鸡子,大如巴豆。

藏器曰:蚝虫好在果树上,大小如蚕。面背上有五色斑毛,有毒能刺螫人。欲老者,口中吐白汁,凝聚渐硬,正如雀卵。其虫以瓮为茧,在中成蛹,如蚕之在茧也。夏月羽化而出作蛾,放子于叶间如蚕子。陶言其生卵如鸡子,误矣。

恭曰:雀瓮在树间,似蝶蛸虫。此物紫白裥斑,状似砗磲文可爱也。

时珍曰:蚝蟖处处树上有之,牡丹上尤多。入药惟取榴棘上、房内有蛹者,正如螵蛸取桑上者。

【气味】甘,平,无毒。

日华曰:有毒。

【主治】寒热结气,蛊毒鬼疰,小儿惊痫(《本经》)。

颂曰:今医家治小儿慢惊。用天浆子(有虫者)、白僵蚕、干蝎三物各三枚,微炒捣末。煎麻黄汤,调服一字,日三服。随儿大小加减,大有效也。

藏器曰:雀瓮打破取汁,与小儿饮,令无疾。小儿病撮口者,渐渐口撮不得饮乳。但先锋口傍见血,以瓮研汁涂之。或同鼠妇生捣涂之。今人产子时,凡诸物皆令开口不令闭者,盖厌禳之也。

【附方】新六。撮口噤风:用棘科上雀儿饭瓮子未开口者,取内物和乳汁研,灌之。又方:棘刚子五枚,赤足蜈蚣一条,烧存性,研匀,饭丸麻子大。每服三、五丸,乳汁下。亦可末服一字。(并《圣惠》)小儿脐风:白龙散:用天浆子(有虫者)一枚,真僵蚕(炒)一枚,腻粉少许,研匀。以薄荷自然汁调,灌之。取下毒物神效。(《普济方》)急慢惊风,口眼㖞斜,搐搦痰盛:用天浆子房(去皮,生用)三枚,干蝎(生用)七枚,朱砂一钱,研匀,饭丸粟大。每服二丸,荆芥汤送下。(《圣惠方》)乳蛾喉痹:用天浆子(即红姑娘),徐徐嚼咽。小儿痫疾:棘枝上雀瓮,研,其间虫出,取汁灌之。(《圣惠方》)

蚕(《本经》中品)

【校正】《拾遗》乌烂蚕及茧卤汁,《嘉祐》蚕蜕,今并为一。

【释名】自死者名白僵蚕。

时珍曰:蠶,从朁,象其头身之形,从蚰,以其繁也。俗作蚕字者,非矣。蚕音腆,蚯蚓之名也。蚕病风死,其色自白,故曰白僵(死而不朽曰僵)。再养者曰原蚕。蚕之屎曰砂,皮曰蜕,瓮曰茧,蛹曰蛦(音龟),蛾曰罗,卵曰(音允),蚕初出曰妙(音苗),蚕纸曰连也。

【集解】时珍曰:蚕,孕丝虫也。种类甚多,有大、小、白、乌、斑色之异。其虫属阳,喜燥恶湿。食而不饮,三眠三起,二十七日而老。自卵出而为妙,自妙蜕而为蚕,蚕而茧,茧而蛹,蛹而蛾,蛾而卵,卵而复妙,亦有胎生者,与母同老,盖神虫也。南粤有三眠、四眠、两生、七出、八出者。其茧有黄、白二色。《尔雅》云:蟓,桑茧也。雔由、樗茧、棘茧、栾茧也。炕、萧茧也。皆各因所食之叶命名,而蟓即今桑上野蚕也。今之柘蚕与桑蚕并育,即棘茧是也。南海横州有风茧,丝作钓缗。凡诸草木皆有蚇蠋之类,食叶吐丝,不如蚕丝可以衣被天下,故莫得并称。凡蚕类入药,俱用食桑者。

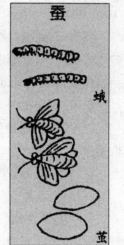

蚕

娥

茧

白僵蚕

【修治】《别录》曰:生颖川平泽。四月取自死者。勿令中湿,有毒不可用。

弘景曰:人家养蚕时,有合箔皆僵者,即暴燥都不坏。今见小白似有盐度者为好。

恭曰:蚕自僵死,其色自白。陶云似有盐度,误矣。

颂曰:所在养蚕处有之。不拘早晚,但用白色而条直、食桑叶者佳。用时去丝绵及子,炒过。

宗奭曰:蚕有两三番,惟头番僵蚕最佳,大而无蛆。

斅曰:凡使,先以糯米泔浸一日,待蚕桑涎出,如蜗涎浮水上,然后漉出,微火焙干。以布拭净黄肉、毛,并黑口甲了,捣筛如粉,入药。

【气味】咸、辛,平,无毒。

甄权曰：微温，有小毒。恶桑螵蛸、桔梗、茯苓、茯神、萆薢。

【主治】小儿惊痫夜啼，去三虫，灭黑黯，令人面色好，男子阴痒病（《本经》）。女子崩中赤白，产后余痛，灭诸疮瘢痕。为末，封疔肿，拔根极效（《别录》）。治口噤发汗。同中白鱼、鹰屎白等分玻治疮灭痕（《药性》）。以七枚为末，酒服，治中风失音，并一切风疾。小儿客忤，男子阴痒痛，女子带下（《日华》）。焙研姜汁调灌，治中风、急喉痹欲绝，下喉立愈（苏颂）。散风痰结核瘰疬，头风，风虫齿痛，皮肤风疮，丹毒作痒，痰疟癥结，妇人乳汁不通，崩中下血，小儿疳蚀鳞体，一切金疮，疔肿风痔（时珍）。

【发明】元素曰：僵蚕性微温，味微辛，气味俱薄，轻浮而升，阳中之阳，故能去皮肤诸风如虫行。

震亨曰：僵蚕属火，兼土与金、木。老得金气，僵而不化。治喉痹者，取其清化之气，从治相火，散浊逆结滞之痰也。

王贶曰：凡咽喉肿痛及喉痹，用此下咽立愈，无不效也。大能救人。吴开《内翰》云：屡用得效。

时珍曰：僵蚕，蚕之病风者也。治风化痰，散结行经，所谓因其气相感，而以意使之者也。又人指甲软薄者，用此烧烟熏之则厚，亦是此义。盖厥阴、阳明之药，故又治诸血病、疟病、疳病也。

【附方】旧十五，新十九。一切风痰：白僵蚕七个（直者），细研，姜汁一茶脚，温水调灌之。（《胜金方》）小儿惊风：白僵蚕、蝎梢等分，天雄尖、附子尖共一钱。微炮为末。每服一字，或半钱，以姜汤调灌之，甚效。（寇氏《衍义》）风痰喘嗽，夜不能卧：白僵蚕（炒研）、好茶末各一两，为末。每用五钱，卧时泡沸汤服。（《瑞竹堂方》）酒后咳嗽：白僵蚕焙研末，每茶服一钱。（《怪证奇方》）喉风喉痹：《仁存》：开关散：用白僵蚕（炒）、白矾（半生半烧）等分，为末。每以一钱，用自然姜汁调灌，得吐顽痰，立效。小儿加薄荷、生姜少许，同调。一方用白梅肉和丸，绵裹含之，咽汁也。《朱氏集验》：用白僵蚕（炒）半两，生甘草一钱，为末。姜汁调服，涎出立愈。《圣惠》：用白僵蚕三七枚，乳香一分，为末。每以一钱烧烟，熏入喉中，涎出即愈。急喉风痹：王氏《博济》如圣散：用白僵蚕、天南星（刮皮）等分，生研为末。每服一字，姜汁调灌，涎出即愈。后以生姜炙过，含之。（《百一选方》无南星）撮口噤风：面黄赤，气喘，啼声不出。由胎气挟热，流毒心脾，故令舌强唇青，聚口发噤。用直僵蚕二枚去嘴，略炒为末。蜜调敷唇中，甚效。（《小儿宫气方》）大头风、小儿惊风：并用大蒜七个，先烧红地，以蒜逐个于地上磨成膏。却以僵蚕一两（去头、足）安蒜上，碗覆一夜，勿令泄气，只取蚕研末。每用嗒鼻，口内含水，有效。（《普济方》）偏正头风并夹脑风，连两太阳穴痛：《圣惠方》：用白僵蚕为末，葱茶调服方寸匕。叶椿治头风：用白僵蚕、高良姜等分，为末。每服一钱，临卧时茶服，日二服。猝然头痛：白僵蚕为末去丝。每用熟水下二钱，立瘥。（《斗门方》）牙齿疼痛：白僵蚕（直者）、生姜同炒赤黄色，去姜为末。以皂角水调擦之，即止。（《普济》）风虫牙痛：白直僵蚕（炒）、蚕蜕纸（烧）等分。为末。擦之。良久，以盐汤漱口。（《直指方》）疟疾不止：白僵蚕（直者）一个。切作七段，绵裹为丸，朱砂为衣，作一服。日未出时，面向东，用桃、李枝七寸煎汤，吞下。（《院方》）腹内龟病：《普济方》诗云：人间龟病不堪言，肚里生成硬似砖。自死僵蚕、白马尿，不过时刻软如绵。神效。面上黑黚：白僵蚕末，水和搽之。（《圣惠方》）粉滓面黚：令人面色好，用白僵蚕、黑牵牛、细辛等分，为末。如澡豆，日用之。（《斗门方》）瘾疹风疮：疼痛。白僵蚕焙研，酒服一钱，立瘥。（《圣惠》）野火丹毒从背上两胁起者：僵蚕二七枚，和慎火草捣涂。（杨氏《产乳》）小儿鳞体：皮肤如蛇皮鳞甲之状，由气血否涩，亦曰胎垢，又曰蛇体。白僵蚕，去嘴，为末，煎汤浴之。一加蛇蜕。（《保幼大全》）小儿久疳体虚不食；诸病后，天柱骨倒，医者不识，谓之五软者。用白僵蚕（直者），炒研。每服半钱，薄荷酒下，名金灵散。（《郑氏方》）小儿口疮通白者：白僵蚕，炒黄。拭去黄肉、毛，研末，蜜和敷之，立效。（《小儿宫气方》）风疳蚀疮：同上方。项上瘰疬：白僵蚕为末。水服五分，日三服。十日瘥。（《外台》）风痔肿痛：发、歇不定者，是也。白僵蚕二两。洗剉，炒黄为末，乌梅肉和丸梧桐子大。每姜蜜汤空心下五丸，妙。（《胜金方》）一切金疮及刀斧伤：白僵蚕炒黄研末，敷之立愈。（《斗门》）乳汁不通：白僵蚕末二钱，酒服。少顷，以脂麻茶一盏热投之，梳头数十遍，奶汁如泉也。（《经验后方》）崩中下血不止：用白僵蚕、衣中白鱼等分。为末。井华水服之，日二。（《千金》）重舌木舌：僵蚕，为末，吹之，吐痰甚妙。一方：僵蚕一钱，黄连（蜜炒）二钱，为末。掺之，涎出为妙。（陆氏《积德方》）肠风下血：僵蚕（炒，去嘴、足）、乌梅肉（焙）各一两，为末，米糊丸梧子大。每服百丸，食前白汤下，一日三服。（笔峰《杂兴方》）

乌烂死蚕（《拾遗》）

【气味】有小毒。

藏器曰：此在簇上乌臭者。

【主治】蚀疮有根者，及外野鸡病，并敷之。白死者主白游疹，赤死者主赤游疹（藏器）。

蚕蛹

瑞曰：缲丝后蛹子。今人食之，呼小蜂儿。

思邈曰：獭犬啮者，终身禁食，发则难免。

【主治】炒食，治风及劳瘦。研敷病疮恶疮（大明）。为末饮服，治小儿疳瘦，长肌退热，除蛔虫。煎汁饮，止消渴。（时珍）。

【附方】新一。消渴烦乱：蚕蛹二两，以无灰酒一中盏，水一大盏，同煮取一中盏，澄清，去蚕蛹，温服。（《圣惠方》）

茧卤汁

藏器曰：此是茧中蛹汁，非碱卤也。于盐茧瓮下收之。

【主治】百虫入肉，蠹蚀瘙疥，及牛马虫疮。为汤浴小儿，去疮疥，杀虫。以竹筒盛之，浸山蜍、山蛭入肉，蚊子诸虫咬毒。亦可预带一筒，取一蛭入中，并持干海苔一片，亦辟诸蛭（藏器）。

【发明】藏器曰：苏恭注蛭云：山人自有疗法，盖此法也。

时珍曰：山蛭见蛭条。山蜍（音余），蜘蛛也。啮人甚毒。

蚕茧（已出蛾者）

【气味】甘，温，无毒。

【主治】烧灰酒服，治痈肿无头，次日即破。又疗诸疳疮，及下血、血淋、血崩。煮汁饮，止消渴反胃，除蛔虫（时珍。弘景曰：茧瓮入术用）。

【发明】时珍曰：蚕茧方书多用，而诸家本草并不言及，诚缺文也。近世用治痈疽代针，用一枚即出一头，二枚即出二头，神效无比。煮汤治消渴，古方甚称之。丹溪朱氏言此物属火，有阴之用，能泻膀胱中相火，引清气上朝于口，故能止渴也。缲丝汤及丝绵煮汁，功并相同。又黄丝绢能补脬，锦灰止血，并见服器部。

【附方】新五。痘疮疳蚀脓水不绝：用出了蚕蛾茧，以生白矾末填满。煅枯为末，擦之甚效。（陈文中《小儿方》）口舌生疮：蚕茧五个，包硼砂，瓦上焙焦为末，抹之。大小便血：茧黄散：治肠风，大小便血，淋沥疼痛。用茧黄、蚕蜕纸（并烧存性）、晚蚕砂、白僵蚕（并炒）等分为末，入麝香少许。每服二钱，用米饮送下，日三服，甚效。（《圣惠方》）妇人血崩：方法同上。反胃吐食：蚕茧十个煮汁，烹鸡子三枚食之，以无灰酒下，日二服，神效。或以缲丝汤煮粟米粥食之。（《普济方》）

蚕蜕

【释名】马明退（《嘉祐》）、佛退。

【气味】甘，平，无毒。

【主治】血风病，益妇人（《嘉祐》）。妇人血风（宗奭）。治目中翳障及疳疮（时珍）。

蚕连

【主治】吐血鼻洪，肠风泻血，崩中带下，赤白痢。敷疔肿疮（《日华》）。治妇人血露（宗奭）。牙宣牙痛，牙痛牙疳，头疮喉痹，风癫狂祟。蛊毒药毒，沙证腹痛，小便淋闭，妇人难产及吹乳疼痛（时珍）。

【发明】禹锡曰：蚕蜕，今医家多用初出蚕子（退在纸上者），东方诸医用老蚕眠起所蜕皮，功用相近，当以蜕皮为正。入药微炒用。

宗奭曰：蚕蜕，当用眠起时所蜕皮。蚕连烧灰亦可用。

时珍曰：马明蜕、蚕连纸，功用相同，亦如蝉蜕、蛇蜕之义。但古方多用蚕纸者，因其易得耳。

【附方】旧四，新十五。吐血不止：蚕蜕纸烧存性，蜜和，丸如芡实大。含化咽津。（《集验》）牙宣牙痛及口疮：并用蚕蜕纸烧灰，干敷之。（《集验》）风虫牙痛：蚕纸烧灰擦之。良久，盐汤漱口。（《直指方》）走马牙疳：《集验》：用蚕蜕纸灰，入麝香少许，贴之。《直指》：加白僵蚕等分。一切疳疮：马明蜕（烧灰）三钱，轻粉、乳香少许。先以温浆水洗净，敷之。（《儒门事亲》）小儿头疮：蚕蜕纸烧存性，入轻粉少许，麻油调敷。（《圣惠》）缠喉风疾：用蚕蜕纸烧存性，炼蜜和，丸如芡实大。含化咽津。（《集验》）熏耳治聋：蚕蜕纸作捻，入麝香二钱，入笔筒烧烟熏之。三次即开。癫狂邪祟：凡狂发欲走，或自高贵称神，或悲泣呻吟，此为邪祟。以蚕纸烧灰，酒、水任下方寸匕。亦治风癫。（《肘后方》）沙证壮热：江南有沙证，状如伤寒，头痛壮热呕恶，手足指末微厥。或腹痛闷乱，须臾杀人。先用蚕蜕纸剪碎，安于瓶中，以碟盖之，滚汤沃之，封固良久。乘热服，暖卧取汗。（《活人书》）中蛊药毒：虽面青脉绝，腹胀吐血者，服之即活。用蚕蜕纸烧存性，为末。新汲水服一钱。（《岭南卫生方》）中诸药毒：用蚕纸数张，烧灰，冷水服。（《卫生易简方》）小便涩痛不通：用蚕蜕纸，烧存性，入麝香少许，米饮每服二钱。（王氏《博济方》）热淋如血：蚕种烧灰，入麝香少许，水服二钱，极效方也。（《卫生家宝》）崩中不止：蚕故纸一张（剪碎炒焦）、槐子（炒黄）各等分，为末。酒服立愈。（《卫生易简方》）吹奶疼痛：马明蜕（烧灰）一钱五分，轻粉五分，麝香少许。酒服。（《儒门事亲》）妇人难产：蚕布袋一张，蛇蜕一条。入新瓦中，以盐泥固，煅为末，以榆白皮汤调服。（《集成》）妇人断产：蚕子故纸一尺，烧为末，酒服。终身不产。（《千金》）痔漏下血：蚕纸半张，碗内烧灰，酒服自除。（《奚囊备急方》）

缫丝汤

【主治】止消渴，大验。（时珍）。

原蚕（《别录》中品）

【释名】晚蚕（《日华》）、魏蚕（《方言》）、夏蚕（《广志》）、热蚕。

弘景曰：原蚕是重养者，俗呼为魏蚕。

宗奭曰：原者有原复敏速之义，此是第二番蚕也。

时珍曰：按郑玄注《周礼》云：原，再也。谓再养者。郭璞注《方言》云：魏，细也。秦晋人所呼。今转为二蚕是矣。《永嘉记》云：郡蚕自三月至十月有八辈。谓蚕种为蚖，再养为珍，珍子为爱。

【集解】颂曰：原蚕东南州郡多养之。此是重养者，俗呼为晚蚕。北人不其养之。《周礼》禁原蚕。郑康成注云：蚕生于火而藏于秋，与马同气。物莫能两大，禁原蚕为其害马也。然害马亦一事耳。《淮南子》云：原蚕一岁再收，非不利也。而王法禁之者，为其残桑是也。人既稀养，货者多是早蛾，不可用也。

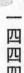

弘景曰：僵蚕为末涂马齿，即不能食草。以桑叶拭去，乃还食。此见蚕即马类也。

时珍曰：马与龙同气，故有龙马。而蚕又与马同气，故蚕有龙头、马头者。蜀人谓蚕之先为马头娘者以此。好事者因附会其说，以为马皮卷女，入桑化蚕，谬矣。北人重马，故禁之。南方无马，则有一岁至再、至三，及七出、八出者矣。然先王仁爱及物，盖不忍其一岁再致汤镬，且妨农事，亦不独专为害马、残桑而已！

雄原蚕蛾

【气味】咸，温，有小毒。

时珍曰：按徐之才《药对》云：热，无毒。入药炒，去翅、足用。

【主治】益精气，强阴道，交接不倦，亦止精（《别录》）。壮阳事，止泄精、尿血，暖水脏，治暴风、金疮、冻疮、汤火疮，灭瘢痕（时珍）。

【发明】宗奭曰：蚕蛾用第二番，取其敏于生育也。

时珍曰：蚕蛾性淫，出茧即媾，至于枯稿乃已，故强阴益精用之。

【正误】颂曰：今治小儿撮口及发噤者。用晚蚕蛾二枚，炙黄研末，蜜和涂唇内，便瘥。

时珍曰：此方出《圣惠》，乃是白僵蚕。苏氏引作蚕蛾，误矣。蚕蛾原无治惊之文，今正之。

【附方】旧二，新八。丈夫阴痿：未连蚕蛾二升，去头、翅、足，炒为末，蜜丸梧子大。每夜服一丸，可御十室。以菖蒲酒止之。（《千金方》）遗精白浊：晚蚕蛾焙干，去翅、足，为末，饭丸绿豆大。每服四十九，淡盐汤下。此丸常以火烘，否则易糜湿也。（唐氏方）血淋疼痛：晚蚕蛾为末，热酒服二钱。（《圣惠方》）小儿口疮及风疳疮：《宫气方》：用晚蚕蛾，为末，贴之，妙。《普济方》：治小儿口疮，及百日内口疮。入麝香少许，掺之。止血生肌：蚕蛾散：治刀斧伤创，血出如箭。用晚蚕蛾炒为末，敷之即止，甚效。（《胜金方》）刀斧金疮：端午午时，取晚蚕蛾、石灰、茅花，捣成团，草盖令发热过，收贮。每用，刮下末掺之。竹刺入肉：五月五日，取晚蚕蛾生投竹筒中，令自干死，为末。取少许，津和涂之。（《便民图纂》）蛇虺咬伤：生蚕蛾研，敷之。（《必效方》）玉枕生疮：生枕骨上如痈，破后如箸头。用原蚕蛾（炒）、石苇等分，为末。干贴取瘥。（《圣济总录》）

原蚕砂

颂曰：蚕砂、蚕蛾，皆用晚出者良。

时珍曰：蚕砂用晒干，淘净再晒，可久收不坏。

【气味】甘、辛，温，无毒。

时珍曰：伏砒砂、焰硝、粉霜。

【主治】肠鸣，热中消渴，风痹瘾疹（《别录》）。炒黄，袋盛浸酒，去风缓，诸节不随，皮肤顽痹，腹内宿冷，冷血瘀血，腰脚冷疼。炒热袋盛，熨偏风，筋骨瘫缓，手足不随，腰脚软，皮肤顽痹（藏器）。治消渴癥结，及妇人血崩，头风、风赤眼，去风除湿（时珍）。

【发明】弘景曰:蚕砂多入诸方,不但熨风而已。

宗奭曰:蚕屎饲牛,可以代谷。用三升醇酒,拌蚕砂五斗,甑蒸,于暖室中,铺油单上。令患风冷气痹及近感瘫风人,就以患处一边卧沙上,厚盖取汗。若虚人须防大热昏闷,令露头面。若未全愈,间日再作。

时珍曰:蚕属火,其性燥,燥能胜风去湿,故蚕砂主疗风湿之病。有人病风痹,用此熨法得效。按《陈氏经验方》:一抹膏,治烂弦风眼。以真麻油浸蚕沙二三宿,研细,以篦子涂患处。不问新旧,隔宿即愈。表兄卢少樊患此,用之而愈,亲笔于册也。时珍家一婢,病此十余年,试用之,二三次顿瘳,其功亦在去风收湿也。又同桑柴灰淋汁,煮鳖肉作丸,治腹中癥结,见鳖条。李九华云:蚕砂煮酒,色味清美,又能疗疾。

【附方】旧四,新六。半身不遂:蚕砂二硕,以二袋盛之,蒸熟,更互熨患处。仍以羊肚,粳米煮粥,日食一枚,十日即止。(《千金方》)风瘙瘾疹作痒成疮:用蚕砂一升,水二斗,煮取一斗二升,去滓,洗浴。避风。(《圣惠方》)头风白屑作痒:蚕砂烧灰淋汁,洗之。(《圣惠方》)眯目不出:蚕砂拣净,空心以新汲水吞下十枚。勿嚼破。(《圣惠》)消渴饮水:晚蚕砂焙干为末。每用冷水下二钱,不过数服。(《斗门方》)妇人血崩:蚕砂为末,酒服三五钱。(《儒门事亲》)月经久闭:蚕砂四两,砂锅炒半黄色,入无灰酒一壶,煮沸,澄去沙。每温服一盏,即通。转女为男:妇人始觉有孕,用原蚕屎一枚,井华水服之,日三。(《千金》)跌扑伤损,扭闪出骨窍等证:蚕砂四两(炒黄),绿豆粉四两(炒黄),枯矾二两四钱,为末。醋调敷之,绢包缚定。换三四次即愈。忌产妇近之。(邵真人《经验良方》)男妇心痛不可忍者:晚蚕砂一两,滚汤泡过,滤净,取清水服,即止。(《瑞竹堂方》)

石蚕(《本经》下品)

【校正】并入有名未用石蠹虫。

【释名】沙虱(《本经》)、石蠹虫(《别录》)、石下新妇(《拾遗》)。

弘景曰:沙虱乃东间水中细虫。人入水浴,着身略不可见,痛如针刺,挑亦得之。今此或名同而物异耳。

时珍曰:按《吴普本草》沙虱作沙蚌。

【集解】别录曰:石蚕生江汉池泽。

宗奭曰:石蚕在处山河中多有之。附生水中石上,作丝茧如钗股,长寸许,以藏其身。其色如泥,蚕在其中,故谓之石蚕,亦水中虫耳。方家用者绝稀。

《别录》曰:石囊虫生石中。

藏器曰:石蠹虫一名石下新妇,今伊洛间水底石下有之。状如蚕,解放丝连缀小石如茧。春夏羽化作小蛾,水上飞。

时珍曰:《本经》石蚕,《别录》石蠹,今观陈、寇二说及主治功用,盖是一物无疑矣。又石类亦有石蚕,与此不同。

【正误】弘景曰:李当之云:石蚕江左不识,谓为草根。其实类虫,形如老蚕,生附石上。伧人得而食之,味咸微辛。所言有理,但江汉非伧地。大都是生气物,如海中蛤、蛎辈,附石生不动,皆活物也。今俗用草根,黑色,多角节,亦似蚕。恐未是实,方家不用。

恭曰:石蚕形似蚕,细小有角节,青黑色,生江汉侧石穴中。岐、陇间亦有,北人多不用,采者遂绝耳。

韩保升曰:李谓是草根,陶谓是生气物。苏恭之说,半似草,半似虫,皆妄矣。此虫所在水石间有之,取为钩饵。马湖石间最多,彼人啖之,云咸、微辛。

颂曰:石蚕,陶、苏都无定论,《蜀本》之说为是。今川、广中多有之。其草根之似蚕者,亦名石蚕,出福州。今信州山石上,四时常有之,亦采入药。详见菜部草石蚕下。

【气味】咸,寒,有毒。

保升曰:咸、微辛。

吴普曰:雷公:咸,无毒。

【主治】五癃,破石淋堕胎。其肉:解结气,利水道,除热(《本经》)。石蠹虫:主石癃,小便不利(《别录》)。

【发明】宗奭曰:石蚕谓之草者,谬也。《经》言肉解结气,注中更不辨定,何耶?

时珍曰:石蚕连皮壳用也,肉则去皮壳也。

【附录】云师、雨虎

时珍曰:按《遁甲开山图》云:霍山有云师、雨虎。荣氏注云:云师如蚕,长六寸,有毛似兔。雨虎如蚕,长七八寸,似蛭。云雨则出在石上。肉甘,可炙食之。此亦石蚕之类也。

九香虫(《纲目》)

【释名】黑兜虫。

【集解】时珍曰:九香虫,产于贵州永宁卫赤水河中。大如小指头,状如水黾,身青黑色。至冬伏于石下,土人多取之,以充人事。至惊蛰后即飞出,不可用矣。

【气味】咸,温,无毒。

【主治】膈脘滞气,脾肾亏损,壮元阳(时珍)。

【发明】时珍曰:《摄生方》:乌龙丸:治上证,久服益人,四川何卿总兵常服有效。其方:用九香虫一两(半生、焙),车前子(微炒)、陈橘皮各四钱,白术(焙)五钱,杜仲(酥炙)八钱。上为末,炼蜜丸梧桐子大。每服一钱五分,以盐白汤或盐酒服,早晚各一服,此方妙在此虫。

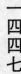

海蚕(《海药》)

【集解】李珣曰:按《南州记》云:海蚕生南海山石间。状如蚕,大如拇指。其沙甚白,如玉粉状。每有节,难得真者,彼人以水搜葛粉、石灰,以梳齿印成伪充之。纵服无益,反能损人,宜慎之。

沙

【气味】咸,大温,无毒。

【主治】虚劳冷气,诸风不遂。久服补虚赢,令人光泽,轻身延年不老(李珣)。

雪蚕(《纲目》)

【释名】雪蛆。

【集解】时珍曰:按叶子奇《草木子》云:雪蚕生阴山以北,及峨嵋山北,人谓之雪蛆。二山积雪,历世不消。其中生此,大如瓠,味极甘美。又王子年《拾遗记》云:员峤之山有冰蚕,长六七寸,黑色有鳞角。以霜雪覆之,则作茧,长一尺。抽五色丝,织为文锦。入水不濡,投火不燎。尧时海人献之,其质轻暖柔滑。按此亦雪蚕之类也。

【气味】甘,寒,无毒。

【主治】解内热渴疾(时珍)。

枸杞虫(《拾遗》)

【释名】蠋(《尔雅》)。

【集解】藏器曰:此虫生枸杞上,食枸杞叶,状如蚕,作茧。为蛹时取之,曝干收用。

时珍曰:此《尔雅》所谓"蚅,乌蠋"也。其状如蚕,亦有五色者。老则作茧,化蛾孚子。诸草木上皆有之,亦各随所食草木之性。故《广志》云:藿蠋香,槐蠋臭。

【气味】咸,温,无毒。

【主治】益阳道,令人悦泽有子。炙黄和地黄末为丸,服之,大起阳益精(藏器)。治肾家风虚(时珍。《普济方》)。

莰香虫(《纲目》)

【集解】时珍曰:生莰香枝叶中。状如尺蠖,青色。

【主治】小肠疝气(时珍)。

本草纲目虫部第四十卷

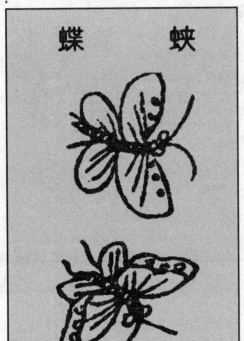

蛱　蝶

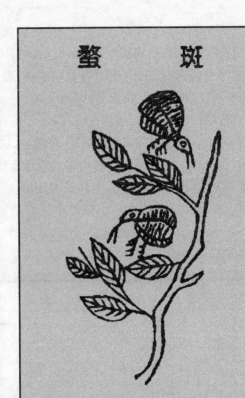

斑　蝥

本草纲目虫部第四十卷

青蚨(《拾遗》)

【释名】蚨蝉、蚨蜗(音谋瓜)。蟛蜗(音敦隅)、蒲虻(音萌)、鱼父、鱼伯。

【集解】藏器曰：青蚨生南海。状如蝉，其子着木。取以涂钱，皆归本处，《搜神记》云：南方有虫名蟛蜗，形大如蝉，辛美可食。子着草叶上如蚕种。取其子，则母飞来。虽潜取之，亦知其处。杀其母涂钱，以子涂贯，用钱去则自还。《淮南子·万毕术》云：青蚨还钱。高诱注云：青蚨一名鱼父、鱼伯。以其子母各等置瓮中，埋东行阴垣下。三日开之，即相从。以母血涂八十一钱，子血涂八十一钱。留子用母，留母用子，皆自还也。

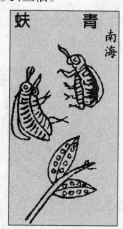

李珣曰：按《异物志》言：蟛蜗生南海诸山。雄雌常处，不相舍。青金色。人采得以法末之，用涂钱，以货易于人，昼用夜归。又能秘精、缩小便，亦人间难得之物也。

时珍曰：按《异物志》云：青蚨形如蝉而长。其子如虾子，着草叶上。得其子则母飞来。煎食甚辛而美。《峋嵝神书》云：青蚨一名蒲虻，似小蝉，大如虻，青色有光。生于池泽，多集蒲叶上。春生子于蒲上，八八为行，或九九为行，如大蚕子而圆。取其母血及火炙子血涂钱，市物仍自还归，用之无穷，诚仙术也。其说俱仿佛。但藏器云子着木上，稍有不同。而许氏《说文》亦曰：青蚨，水虫也。盖水虫而产子于草木尔。

【气味】辛，温，无毒。

【主治】补中，益阳道，去冷气，令人悦泽(藏器)。秘精，缩小便(《海药》)。

【附录】庞降

时珍曰：按刘恂《岭表录异》云：庞降生于岭南，多在橄榄树上。形如蛔蝉，腹青而薄。其名自呼，但闻其声而鲜能得之。人以善价求为媚药。按此形状似蝉，可为媚药，与李珣《海药》青蚨雌雄不舍，秘精之说相符。恐亦青蚨之类，在木上者也。

蛱蝶(《纲目》)

【释名】蚅蝶(蚅,音叶)、蝴蝶。

时珍曰:蛱蝶轻薄,夹翅而飞,葉葉然也。蝶美于须,蛾美于眉,故又名蝴蝶,俗谓须为胡也。

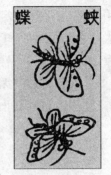

【集解】时珍曰:蝶,蛾类也。大曰蝶,小曰蛾。其种甚繁,皆四翅有粉,好嗅花香,以须代鼻,其交以鼻,交则粉退。《古今注》谓橘蠹化蝶,《尔雅翼》谓菜虫化蝶,《列子》谓乌足之叶化蝶,《埤雅》谓蔬菜化蝶,《酉阳杂俎》谓百合花化蝶,《北户录》谓树叶化蝶如丹青,《野史》谓彩裙化蝶,皆各据其所见者而言尔。盖不知蠹蠋诸虫,至老俱各蜕而为蝶、为蛾,如蚕之必羽化也。朽衣物亦必生虫而化。草木花叶之化者,乃气化、风化也。其色亦各随其虫所食花叶,及所化之物色而然。杨慎《丹铅录》云:有草蝶、水蝶在水中。《岭南异物志》载:有人浮南海,见蛱蝶大如蒲帆,称肉得八十斤,啖之极肥美。

【气味】缺。

【主治】小儿脱肛。阴干为末,唾调半钱涂手心,以瘥为度(时珍)。

【发明】时珍曰:蝴蝶古方无用者,惟《普济方》载此方治脱肛,亦不知用何等蝶也。

蜻蛉(《别录》下品)

【释名】蜻虰(音丁)、蜻婷(亦作蜓)、虰蛵(音馨)、负劳(《尔雅》)、蟌(首匆)、诸乘(弘景)、纱羊(《纲目》),赤者名赤卒。

时珍曰:蜻、蟌,言其色青葱也。蛉、虰,言其状伶仃也,或云其尾如丁也。或云其尾好亭而挺,故曰婷,曰蜓。俗名纱羊,言其翅如纱也。按崔豹《古今注》云:大而色青者曰蜻蜓;小而黄者,江东名胡黎,淮南名蟒蚎,鄱阳名江鸡,小而赤者,名曰赤卒,曰绛驺,曰赤衣使者,曰赤弁丈人;大而玄绀者,辽海名绀蟠,亦曰天鸡。陶氏谓胡黎为蜻蛉,未考此耳。

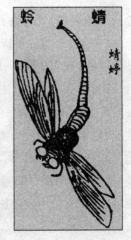

【集解】弘景曰:蜻蛉有五六种,惟青色大眼一名诸乘,俗呼为胡黎者入药。道家云:眼可化为青珠。其余黄细及黑者,不入药。

保升曰:所在有之。好飞水际,六足四翼。

宗奭曰:蜻蜓中一种最大(汴人呼为马大头)者,是也。身绿色。其雌者腰间有碧色一遭。人药用雄者。此物生于水中,故多飞水上。其类眼皆大,陶氏独言蜻蜓眼大何也?

时珍曰:蜻蛉大头露目,短颈长腰軃尾,翼薄如纱。食蚊虻,饮露水。《造化权舆》云:水蚤化蟌。罗愿云:水蚤化蜻蛉,蜻蛉仍交于水上,附物散卵,复为水蚤也。张华《博物志》亦言:五月五日,埋蜻蛉头于户内,可化青珠,未知然否?古方惟用大而青者,近时房中术,亦有用红色者。崔豹云:辽海间有绀蝥虫,如蜻蛉而玄绀色,六、七月群飞暗天。夷人食之,云海中青虾所化也。《云南志》云:澜沧蒲蛮诸地,凡土蜂、蜻蛉、蚱蜢之类,无不食之也。

【气味】微寒,无毒。

【主治】强阴,止精(《别录》)。壮阳,暖水脏(《日华》)。

樗鸡(《本经》中品)

【释名】红娘子(《纲目》)、灰花蛾。

时珍曰:其鸣以时,故得鸡名。《广雅》作樗鸠,《广志》作鼙鸡,皆讹矣。其羽文彩,故俗呼红娘子、灰花蛾云。

【修治】时珍曰:凡使去翅、足,以糯米或用面炒黄色,去米、面用。

【气味】苦,平,有小毒,不可近目(《别录》)。

【主治】心腹邪气,阴痿,益精强志,生子好色,补中轻身(《本经》)。腰痛下气,强阴多精(《别录》)。通血闭,行瘀血(宗奭)。主瘰疬,散目中结翳,辟邪气,疗狂犬伤(时珍)。

【发明】弘景曰:方药稀用,为大麝香丸用之。

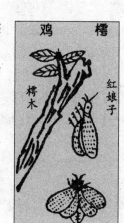

鸡 樗

樗木

红娘子

时珍曰:古方辟瘟杀鬼丸中用之,近世方中多用,盖厥阴经药,能行血活血也。《普济方》治目翳拨云膏中,与芫青、斑蝥同用,亦是活血散结之义也。

【附方】新四。子宫虚寒:《杏林摘要》云:妇人无子,由子宫虚寒,下元虚,月水不调,或闭或漏,或崩中带下,或产后败血未尽,内结不散。用红娘子六十枚,大黄、皂荚、葶苈各一两,巴豆一百二十枚,为末。枣肉为丸,如弹子大。以绵裹留系,用竹筒送入阴户。一时许发热渴,用熟汤一二盏解之。后发寒,静睡要安,三日方取出。每日空心以鸡子三枚,胡椒末二分,炒食,酒下以补之,久则子宫暖矣。瘰疬结核:用红娘子十四枚,乳香、砒霜各一钱,硇砂一钱半,黄丹五分,为末,糯米粥和作饼,贴之。不过一月,其核自然脱下矣。(《卫生易简方》)疯狗咬伤,不治即死:用红娘子二个、斑蝥五个(并去翅、足,若四十岁各加一个,五十岁各加二个),青娘子三个(去翅、足,四十岁加一个,五六十岁加二个),海马半个,续随子一分,乳香、沉香、桔梗各半分,酥油少许,为末。十岁者作四服,十五岁作三服,二十岁作二服,三十岁作一服。(《谈野翁方》)横痃便毒:鸡子一个开孔,入红娘

子六个,纸包煨熟。去红娘子,食鸡子,以酒下。小便淋沥出浓血即愈。(陆氏《积德堂方》)

枣猫(《纲目》)

【集解】时珍曰:枣猫,古方无考,近世方广《丹溪心法附余》,治小儿方用之。注云:生枣树上飞虫也。大如枣子,青灰色,两角。采得,阴干用之。

【气味】缺。

【主治】小儿脐风。

时珍曰:按方广云:小儿初生,以绵裹脐带,离脐五六寸扎定,咬断。以鹅翎筒送药一二分,入脐大孔,轻轻揉散。以艾炷灸脐头三壮。结住勿打动,候其自落,永无脐风之患,万不失一。脐硬者用之,软者无病,不必用也。其法用阴干枣猫儿(研末)三个,真珠(槌研)四十九粒,炒黄丹、白枯矾、蛤粉、血竭各五分,研匀,如上法用。脐有三孔,一大二小也。

斑蝥(《本经》下品)

【校正】陈藏器:螌蝥虫系重出,今并为一。

【释名】斑蝥(《本经》)、龙尾(同上)、螌蝥虫(《拾遗》)、龙蚝(音刺)。斑蚝。

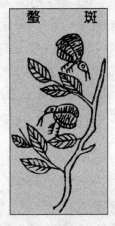

时珍曰:斑言其色,蝥刺言其毒,如矛刺也。亦作螌蝥,俗讹为斑蝥,又讹斑蚝为斑尾也。《吴普本草》又名斑菌,曰腃发,曰晏青。

【集解】《别录》曰:斑蝥生河东川谷。八月取,阴干。

吴普曰:生河内川谷,亦生水石。

时珍曰:按《本经》、《别录》,四虫采取时月,正与陶说相合。《深师方》用亭长,所注亦同。自是一类,随其所居、所出之时而命名尔。苏恭强辟,陶说亦自欠明。按《太平御览》引《神农本草经》云:春食芫花为芫青,夏食葛花为亭长,秋食豆花为斑蝥,冬入地中为地胆(黑头赤尾)。其说甚明,而唐、宋校正者反失收取,更致纷纭,何哉?陶氏之王不留行虫,雷氏之赤头,方药未有用者。要皆此类,固可理推。余见地胆。

【修治】敩曰:凡斑蝥、芫青、亭长、地胆修事,并用糯米、小麻子相拌炒,至米黄黑色取出,去头、足、两翅,以血余裹,悬东墙角上一夜,至明用之,则毒去也。

大明曰:入药须去翅、足,糯米炒熟,不可生用,即吐泻人。

时珍曰:一法用麸炒过,醋煮用之也。

【气味】辛,寒,有毒。

普曰:神农:辛。岐伯:咸。扁鹊:甘,有大毒。马刀为之使,畏巴豆、丹参、空青。恶肤青、甘草、豆花。

时珍曰:斑蝥、芫青、亭长、地胆之毒,靛汁、黄连、黑豆、葱、茶,皆能解之。

【主治】寒热,鬼疰蛊毒,鼠瘘,恶疮疽,蚀死肌,破石癃(《本经》)。血积,伤人肌。治疥癣,堕胎(《别录》)。治瘰疬,通利水道(甄权)。疗淋疾,敷恶疮瘘烂(《日华》)。治疝痕,解疔毒、猘犬毒、沙虱毒、蛊毒、轻粉毒(时珍)。

【发明】宗奭曰:妊娠人不可服之,为溃人肉。治淋方多用,极苦人,须斟酌之。

时珍曰:斑蝥,人获得之,尾后恶气射出,臭不可闻。故其入药亦专主走下窍,直至精溺之处,蚀下败物,痛不可当。葛氏云:凡用斑蝥,取其利小便,引药行气,以毒攻毒是矣。杨登甫云:瘰疬之毒,莫不有根,大抵以斑蝥、地胆为主。制度如法,能使其根从小便中出,或如粉片,或如血块,或如烂肉,皆其验也。但毒之行,小便必涩痛不可当,以木通、滑石、灯心辈导之。又葛洪《肘后方》云:《席辩刺史传》云:凡中蛊毒,用斑蝥虫四枚,去翅、足炙熟,桃皮五月初五日采取。去黑皮阴干,大戟去骨,各为末。如斑蝥一分,二味各用二分,合和枣核大,以米清饮服之,必吐出蛊。一服不瘥,十日更服。此蛊洪州最多,有老妪解疗之,一人获缣二十匹,秘方不传。后有子孙犯法,黄华公若于则时为都督,因而得之也。

【附方】旧六,新九。内消瘰疬,不拘大人小儿:《经验方》:用斑蝥一两(去翅、足),以粟一升同炒,米焦去米不用,入干薄荷四两为末,乌鸡子清丸如绿豆大。空心腊茶下一丸,加至五丸,却每日减一丸,减至一丸后,每日五丸,以消为度。《广利》:治瘰疬经久不瘥。用斑蝥一枚,去翅、足,微炙,以浆水一盏,空腹吞之。用蜜水亦可。重者不过七枚瘥也。瘘疮有虫:八月中多取斑蝥,以苦酒浸半日,晒干。每用五个,(铜器炒熟为末),巴豆一粒,黄犬背上毛二七根(炒研),朱砂五分。同和苦酒顿服,其虫当尽出也。痈疽拔脓,痈疽不破,或破而肿硬无脓:斑蝥为末,以蒜捣膏,和水一豆许,贴之。少顷脓出,即去药。(《直指》)疔肿拔根:斑蝥一枚捻破,以针划疮上,作米字形样,封之,即出根也。(《外台》)血疝便毒:不拘已成、未成,随即消散。斑蝥三个(去翅、足,炒),滑石三钱,同研,分作三服。空心白汤下,日一服,毒从小便出。如痛,以车前、木通、泽泻、猪苓煎饮,名破毒饮,甚效。(东垣方)积年癣疮:《外台》:用斑蝥半两,微炒为末,蜜调敷之。《永类》:用斑蝥七个,醋浸,露一夜,搽之。面上瘢瘢大风,面上有紫瘢瘢未消:用干斑蝥末,以生油调敷。约半日,瘢瘢胀起。以软帛拭去药,以棘针挑破,近下令水出干。不得剥其疮皮,及不可以药近口、眼。若是尖瘢瘢子,即勿用此,别用胆矾末合药以治之。(《圣济总录》)疣痣黑子:斑蝥三个,人言少许。以糯米五钱,炒黄,去米,入蒜一个,捣烂点之。疯狗咬伤:《卫生易简方》云:此乃九死一生之病。急用斑蝥七枚,以糯米炒黄,去米为末。酒一盏,煎半盏。空心温服,取下小肉狗三四十枚为尽。如数少,数日再服。七次无狗形,永不再发也,累试累验。《医方大成》:用大斑蝥三七枚,去头、翅、足,用糯米一勺,略炒过,去斑蝥。别以七枚如前炒,色变,复去之。别以七枚如前,至青烟为度,去蝥,只以米为粉。用冷水入清油少许,空心调服。须臾再进一服,以小便利下毒物为度。如不利,再进。利后肚疼,急用冷水调青黛服之,以解其毒,否则有伤。黄连水亦可解之。但不宜服一切热物也。中沙虱毒:斑蝥二枚:一枚末服;一枚烧至烟尽,研末,敷疮中,立瘥。(《肘后》)

芫青(《别录》下品)

【释名】青娘子。

时珍曰:居芫花上而色青,故名芫青。世俗讳之,呼为青娘子,以配红娘子也。

【集解】《别录》曰:三月取,曝干。

弘景曰:二月、三月在芫花上,花时取之,青黑色。

恭曰:出宁州。

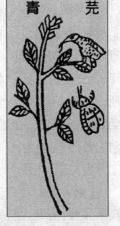

颂曰:处处有之。形似斑蝥,但色纯青绿,背上一道黄纹,尖喙。三、四月芫花发时乃生,多就芫花上采之,曝干。

时珍曰:但连芫花茎叶采置地上,一夕尽自出也。余见斑蝥。

【修治】见斑蝥。

【气味】辛,微温,有毒。

时珍曰:芫青之功同斑蝥,而毒尤猛,盖芫花有毒故也。畏、恶同斑蝥。

【主治】蛊毒、风疰、鬼疰,堕胎(《别录》)。治鼠瘘(弘景)。主疝气,利小水,消瘰疬,下痰结,治耳聋目翳,猘犬伤毒。余功同斑蝥(时珍)。

【附方】新三。偏坠疼痛:青娘子、红娘子各十枚,白面拌炒黄色,去前二物,熟汤调服,立效也。(《谈野翁方》)目中顽翳:发背膏:用青娘子、红娘子、斑蝥各二个(去头、足,面炒黄色),硼砂一钱,蕤仁(去油)五个,为末。每点少许,日五、六次。仍同春雪膏点之(膏见黄连下)。(《普济方》)塞耳治聋:芫青、巴豆仁、蓖麻仁各一枚研,丸枣核大。绵包塞之。(《圣惠方》)

葛上亭长(《别录》下品)

【释名】弘景曰:此虫黑身赤头,如亭长之着玄衣赤帻,故名也。

【集解】《别录》曰:七月取,曝干。

弘景曰:葛花开时取之。身黑头赤,腹中有卵,白如米粒。

恭曰:出雍州。

保升曰:处处有之。五、六月葛叶上采之。形似芫青而苍黑色。

敩曰:亭长形黑黄,在葛上食蔓胶汁。又有赤头,身黑色,额上有大红一点,各有用处。

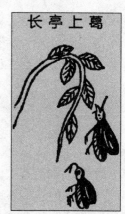

时珍曰：陶言黑身赤头，故名亭长。而雷氏别出赤头，不言出处，似谬。

【修治】同斑蝥。

【气味】辛，微温，有毒。恶、畏同斑蝥。

【主治】蛊毒鬼疰，破淋结积聚，堕胎（《别录》）。通血闭症块鬼胎。余功同斑蝥（时珍）。

【发明】颂曰：《深师》疗淋用亭长，说之最详。云：取葛上亭长折断腹，腹中有白子，如小米，三二分。安白板上，阴干燥，二三日收之。若有人患十年淋，服三枚；八九年以还，服二枚。服时以水如枣许着小杯中，爪甲研之，当扁扁见于水中。仰面吞之，勿令近牙齿间。药虽微小，下喉自觉，当至下焦淋所。有顷，药大作。烦急不可堪者，饮干麦饭汁，则药势止也。若无干麦饭，但水亦可耳。老、小服三分之一，当下淋疾如脓血连连尔。石去者，或如指头，或青或黄，不拘男女皆愈。若药不快，淋不下，以意节度，更增服之。此虫四月、五月、六月为亭长（头赤身黑），七月为斑蝥，九月、十月为地胆，随时变耳。

【附方】新二。经脉不通：妇人经脉不通，症块胀满，腹有鬼胎。用葛上亭长五枚，以糙米和炒，去翅、足，研末。分三服，空心甘草汤下。须臾觉脐腹急痛，以黑豆煎汤服之，当通。（《圣惠方》）肺风白癞：葛上亭长四七枚（去翅、足，与糯米同炒，米熟为度，不用米），干蝮蛇一枚（头尾全者，炙黄，去鳞及腹中物），共捣罗，生绢袋贮。以酒五升，瓷瓶中慢火煅煮。酒及一升以下，将绵囊蘸药汁，摩涂癞上，日二夜一。如不急痛，日夜可五七次涂之。（《圣济总录》）

地胆（《本经》下品）

【释名】蚖青（《本经》）、青蟊（携）。

弘景曰：地胆是芫青所化，故亦名蚖青。用蚖字者，亦承误尔。

时珍曰：地胆者，居地中，其色如胆也。按《太平御览》引《尔雅》云：地胆、地要，青蟊也。又引《吴普本草》云：地胆一名杜龙，一名青虹。陶弘景以蟊字为蛙字，音乌娲切者，误矣。宋本因之，今俱厘政也。

【集解】《别录》曰：生汶山川谷。八月取之。

弘景曰：真地胆出梁州，状如大蚂蚁，有翼。伪者是斑蝥所化，状如大豆。大抵疗体略同，亦难得真耳。

恭曰：形如大蚂蚁者，今出邠州，三月至十月，草莱上采之，非地中也。状如大豆者，未见之，陶亦浪证尔。

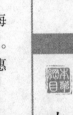

保升曰：二月、三月、八月、九月，草莱上取之，形倍黑色，芫青所化也。

时珍曰：今处处有之，在地中或墙石内，盖芫青、亭长之类，冬月入蛰者，状如斑蝥。苏恭未见，反非陶说，非也。《本经》别名芫青，尤为可证。既曰地胆，不应复在草莱上矣。盖芫青，青绿色；斑蝥，黄斑色；亭长，黑身赤头；地胆，黑头赤尾。色虽不同，功亦相近。

【修治】同斑蝥。

【气味】辛，寒，有毒。

【主治】鬼疰寒热，鼠瘘恶疮死肌，破癥瘕，堕胎（《本经》）。蚀疮中恶肉，鼻中息肉，散结气石淋。去子，服一刀圭即下（《别录》）。宣拔瘰疬根，从小便中出，上亦吐出。又治鼻衄（《药性》）。治疝积疼痛。余功同斑蝥（时珍）。

【发明】颂曰：今医家多用斑蝥、芫青，而稀用亭长、地胆，盖功亦相类耳。

时珍曰：按杨氏《直指方》云：有癌疮颗颗累垂，裂如瞽眼，其中带青，由是簇头各露一舌，毒深穿孔，男则多发于腹，女则多发于乳，或项或肩，令人昏迷。急宜用地胆为君，佐以白牵牛、滑石、木通，利小便以宣其毒。更服童尿灌涤余邪，乃可得安也。

【附方】新三。小肠气痛：地胆（去翅、足、头，微炒）、朱砂各半两，滑石一两，为末。每苦杖酒食前调服二钱，即愈。（《宣明》）鼻中息肉：地胆，生研汁，灌之。干者，酒煮取汁。又方：细辛、白芷等分。为末，以生地胆汁和成膏。每用少许点之，取消为度。（并《圣惠方》）

蜘蛛（《别录》下品）

【释名】次蟗（音秋。《尔雅》）、蠾蝓（属俞。《方言》）、蚰蚭（亦作蝃蛛。音拙谋）。

时珍曰：按王安石《字说》云：设一面之网，物触而后诛之。知乎诛义者，故曰蜘蛛。《尔雅》作鼅鼄，从黾，黾者大腹也。扬雄《方言》云：自关而东呼为蠾蝓，侏儒语转也。北燕朝鲜之间，谓之蟏蛸。齐人又呼为社公。蚰蚭见下。

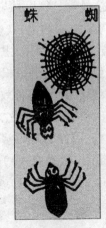

【气味】微寒，有小毒。

大明曰：无毒。畏蔓青、雄黄。

时珍曰：蛛入饮食不可食。

【主治】大人、小儿㿗，及小儿大腹丁奚，三年不能行者（《别录》）。蜈蚣、蜂、虿螫人，取置咬处，吸其毒（弘景）。主蛇毒温疟，止呕逆霍乱（苏恭）。取汁，涂蛇伤。烧啖，治小儿腹疳（苏颂）。主口喝、脱肛、疮肿、胡臭、齿𧏾（时珍）。斑者，治疟疾疔肿（《日华》）。

【发明】颂曰:《别录》言蜘蛛治蔧。张仲景治阴狐疝气,偏有大小,时时上下者,蜘蛛散主之。蜘蛛十四枚(炒焦),桂半两,为散。每服八分一匕,日再。或以蜜丸亦通。

恭曰:蜘蛛能制蛇,故治蛇毒,而本条无此。

时珍曰:《鹤林玉露》载:蜘蛛能制蜈蚣,以溺射之,节节断烂。则陶氏言蜘蛛治蜈蚣伤,亦相伏尔。沈括《笔谈》载:蛛为蜂螫,能啮芋梗,磨创而愈。今蛛又能治蜂、蝎螫,何哉?又刘义庆《幽明录》云:张甲与司徒蔡谟有亲。谟昼寝梦甲曰:忽暴病,心腹痛,胀满不得吐下。名干霍乱,惟用蜘蛛生断去脚吞之则愈。但人不知,甲某时死矣。谟觉,使人验之,甲果死矣。后用此治干霍乱辄验也。按此说虽怪,正合《唐注》治呕逆霍乱之文,当亦不谬。盖蜘蛛服之,能令人利也。

【附方】旧七,新十五。中风口㖞:向火取蜘蛛摩偏急颊车上,候正即止。(《千金方》)小儿口噤:《直指》立圣散:用干蜘蛛一枚(去足,竹沥浸一宿,炙焦),蝎梢七个,腻粉少许。为末。每用一字,乳汁调,时时灌入口中。《圣惠方》:治小儿十日内,口噤不能吮乳。蜘蛛一枚,去足,炙焦研末。入猪乳一合,和匀。分作三服,徐徐灌之,神效无比。止截疟疾:葛洪方:用蜘蛛一枚,同饭捣丸,吞之。《杨氏家藏》:用蜘蛛一枚,着芦管中,密塞,绾项上。勿令患人知之。《海上》:用蜘蛛三五枚,绵包,系寸口上。《宣明方》:用大蜘蛛三枚,信砒一钱,雄黑豆四十九粒,为末,滴水为丸豌豆大。先夜以一九献于北斗下,次早纸裹插耳内,立见神圣。一丸可医二人。泄痢脱肛:疼痛已久者,黑圣散主之。大蜘蛛一个,瓠叶两重包扎定,合子内烧存性,入黄丹少许,为末。先以白矾、葱、椒煎汤洗,拭干,以前药末置软帛上,托入收之,甚是有效也。(《乘闲方》)走马牙疳,出血作臭:用蜘蛛一枚、铜绿半钱,麝香少许,杵匀擦之。无蛛用壳。(《直指》)齿䘌断烂:用大蜘蛛一个,以湿纸重裹,荷叶包之,灰火煨焦为末,入麝香少许,研敷。(《永类钤方》)聤耳出脓:蜘蛛一个,胭脂坯子半钱,麝香一字,为末。用鹅翎吹之。吹奶疼痛:蜘蛛一枚,面裹烧存性,为末。酒服即止,神效。颏下结核:大蜘蛛不计多少,好酒浸过,同研烂,澄去滓。临卧时服之,最效。(《医林集要》)瘰疬结核,无问有头、无头。用大蜘蛛五枚,日干,去足细研,酥调涂之,日再上。(《圣惠方》)鼠瘘肿核已破出脓水者:蜘蛛二七枚,烧研,敷之。(《千金方》)便毒初起:大黑蜘蛛一枚,研烂,热酒一碗,搅服,随左右侧卧取利。不退再服,必效。(《寿域》)疔肿拔根:取户边蜘蛛,杵烂,醋和,先挑四畔血出,根稍露,敷之,干即易。一日夜根拔出,大有神效。(《千金方》)腋下狐臭:大蜘蛛一枚,以黄泥入少赤石脂末,及盐少许,和匀裹蛛,煅之为末,入轻粉一字,醋调成膏。临卧敷腋下,明早登厕,必泄下黑汁也。(《三因方》)蜂蝎螫伤:蜘蛛研汁涂之,并以生者安咬处吸其毒。(《广利方》)蜈蚣咬伤:同上。(《孙真人》)蛇虺咬伤:蜘蛛捣烂敷之,甚效。一切恶疮:蜘蛛晒,研末,入轻粉,麻油涂之。(《直指方》)

蜕壳

【主治】虫牙、牙疳(时珍)。

【附方】旧一,新一。虫牙有孔:蜘蛛壳一枚,绵裹塞之。(《备急》)牙疳出血:蜘蛛壳,为末,入胭脂、麝香少许,敷之。(《直指方》)

网

【主治】喜忘,七月七日取置衣领中,勿令人知(《别录》)。以缠疣赘,七日消落,有验(苏恭)。疗疮毒,止金疮血出。炒黄研末,酒服,治吐血(时珍。出《圣惠方》)。

【发明】时珍曰:按侯延庆《退斋雅闻录》云:凡人卒暴吐血者,用大蜘蛛网,搓成小团,米饮吞之,一服立止。此乃孙绍先所传方也。又《酉阳杂俎》云:裴旻山行,见山蜘蛛垂丝如匹布。引弓射杀,断其丝数尺收之。部下有金疮者,剪方寸贴之,血立止也。观此,则蛛网盖止血之物也。

【附方】新四。积年诸疮:蜘蛛膜贴之,数易。(《千金方》)反花疮疾:同上。肛门鼠痔:蜘蛛丝,缠之,即落。疣瘤初起:柳树上花蜘蛛丝缠之,久则自消。(《简便方》)

草蜘蛛(《拾遗》)

【正误】旧标作蚰蜓蚜,今据《尔雅》改作草蜘蛛。见下。

【集解】藏器曰:蚰蜓在孔穴中,及草木稠密处,作网如蚕丝为幕络者,就中开一门出入。形段微似蜘蛛而斑小。陶言蚰蜓即蜘蛛,误矣。

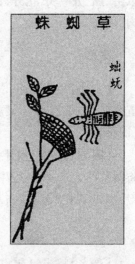

蛛蜘草

蚰蜓

时珍曰:《尔雅》:鼅鼄,蝃蝥也。草鼅鼄,在草上络幕者。据此则陶氏所谓蚰蜓,正与《尔雅》相合。而陈氏所谓蚰蜓,即《尔雅》之草蜘蛛也,今改正之。然草上亦有数种,入药亦取其大者尔。有甚毒者,不可不知。李氏《三元书》云:草上花蜘蛛丝最毒,能缠断牛尾。有人遗尿,丝缠其阴至断烂也。又沈存中《笔谈》言:草上花蜘蛛咬人,为天蛇毒,则误矣。详见鳞部天蛇下。

【气味】缺。

【主治】出疗肿根,捣膏涂之(藏器)。

丝

【主治】去瘤赘疣子,禳疟疾(时珍)。

【附方】新二。瘤疣:用稻上花蜘蛛十余,安桃枝上,待丝垂下,取东边者捻为线系之,七日一换,自消落也。(《总微论》)截疟:五月五日取花蜘蛛,晒干,绛囊盛之,临期,男左女右系臂上,勿令知之。(《普济方》)

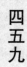

壁钱(《拾遗》)

【释名】壁镜。

时珍曰:皆以窠形命名也。

【集解】藏器曰:壁钱虫似蜘蛛,作白幕如钱,贴墙壁间,北人呼为壁茧。

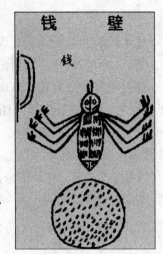

时珍曰:大如蜘蛛,而形扁斑色,八足而长。亦时蜕壳,其膜色光白如茧。或云:其虫有毒,咬人至死。惟以桑柴灰煎取汁,调白矾末敷之。妙。

【气味】无毒。

【主治】鼻衄,及金疮出血不止,捺取虫汁,注鼻中及点疮上。亦疗外野鸡病下血(藏器)。治大人、小儿急疳,牙蚀腐臭,以壁虫同人中白等分,烧研,贴之。又主喉痹(时珍。出《圣惠》等方)。

【附方】新一。喉痹乳蛾:已死者复活。用墙上壁钱七个,内要活蛛二枚,捻作一处,以白矾七分一块,化开,以壁钱惹矾,烧存性,出火毒,为末。竹管吹入,立时就好,忌热肉、硬物。

窠幕

【主治】小儿呕逆,取二七枚煮汁饮之(藏器)。产后咳逆,三五日不止欲死者,取三、五个煎汁,呷之,良。又止金疮、诸疮出血不止,及治疮口不敛,取茧频贴之。止虫牙痛(时珍)。

【附方】新二。虫牙疼痛:普济方:以壁上白蟢窠四、五个(剥去黑者),以铁刀烧出汗,将窠惹汗丸之,纳入牙中甚效。又以乳香入窠内烧存性,纳之亦效。一方:用墙上白蛛窠,包胡椒末塞耳,左痛塞右,右痛塞左,手掩住,侧卧,待额上有微汗,即愈。

螲蟷(《拾遗》)

【释名】蛈蝪(《尔雅》)、颠当虫(《拾遗》)、蛈母(《纲目》)、土蜘蛛。

藏器曰:螲蟷(音窒当),《尔雅》作蛈蝪(音迭汤),今转为颠当虫,河北人呼为蛈蝪(音侄唐),鬼谷子谓之蛈母。

【集解】藏器曰:螲蟷是处有之。形似蜘蛛,穴土为窠,穴上有盖覆穴口.

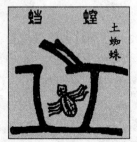

时珍曰:蛈蝪,即《尔雅》土蜘蛛也,土中布网。按段成式《酉阳杂俎》云:斋前雨后多颠当窠,深如蚓穴,网丝其中,土盖

与地平,大如榆荚。常仰捍其盖,伺蝇、蠖过,辄翻盖捕之。才入复闭,与地一色,无隙可寻,而蜂复食之。秦中儿谣云:颠当颠当牢守门,蟛蜥寇汝无处奔。

【气味】有毒。

【主治】一切疔肿、附骨疽蚀等疮。宿肉赘瘤,烧为末,和腊月猪脂敷之。亦可同诸药敷疔肿,出根为上(藏器)。

蝎(《开宝》)

【释名】蝴螂(音伊祁。《蜀本》)主簿虫(《开宝》)、杜柏(《广雅》)、虿尾虫。

志曰:段成式《酉阳杂俎》云:江南旧无蝎。开元初有主簿,以竹筒盛过江,至今往往有之,故俗称为主簿虫。

时珍曰:按《唐史》云:剑南本无蝎,有主簿将至,遂呼为主簿虫。又张揖《广雅》云:杜伯,蝎也。陆玑《诗疏》云:虿一名杜伯,幽州人谓之蝎。观此,则主簿乃杜伯之讹,而后人遂附会其说。许慎云:蝎,虿尾虫也。长尾为虿。短尾为蝎。葛洪云:蝎前为螫,后为虿。古语云:蜂、虿垂芒,其毒在尾。今入药有全用者,谓之全蝎;有用尾者,谓之蝎梢,其力尤紧。

【集解】志曰:蝎出青州。形紧小者良。段成式云:鼠负虫巨者,多化为蝎。蝎子多负于背,子色白,才如稻粒。陈州古仓有蝎,形如钱,螫人必死。蜗能食之,先以迹规之,不复去也。

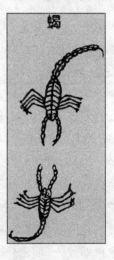

蝎

宗奭曰:今青州山中石下捕得,慢火逼之,或烈日中晒,至蝎渴时,食以青泥;既饱,以火逼杀之,故其色多赤。欲其体重而售之也。用者当去其土。

颂曰:今汴洛、河陕州郡皆有之。采无时,以火逼干死收之。陶隐居《集验方》言:蝎有雄雌:雄者螫人痛止在一处,用井泥敷之;雌者痛牵诸处,用瓦屋沟下泥敷之。皆可画地作十字取土,水服方寸匕,或在手足以冷水渍之,微暖即易,在身以水浸布拓之,皆验。又有咒禁法,亦验。

时珍曰:蝎形如水黾,八足而长尾,有节色青。今捕者多以盐泥食之,入药去足焙用。《古今录验》云:被蝎螫者,但以木碗合之,神验不传之方也。

【气味】甘,辛,平,有毒。

【主治】诸风瘾疹,及中风半身不遂,口眼㖞斜,语涩,手足抽掣(《开宝》)。小儿惊痫风搐,大人痃疟,耳聋疝气,诸风疮,女人带下阴脱(时珍)。

【发明】宗奭曰:大人、小儿通用,惊风尤不可阙。

颂曰:古今治中风抽掣,及小儿惊搐方多用之。《箧中方》,治小儿风痫有方。

时珍曰:蝎产于东方,色青属木,足厥阴经药也,故治厥阴诸病。诸风掉眩搐掣,疟疾寒热,耳聋无闻,皆属厥阴风木。故东垣李杲云;凡疝气、带下,皆属于风。蝎乃治风要药,俱宜加而用之。

【附方】旧四,新十九。小儿脐风:宣风散;治初生断脐后伤风湿,唇青口撮,出白沫,不乳。用全蝎二十一个,无灰酒涂炙为末,入麝香少许。每用金、银煎汤,调半字服之。(《全幼心鉴》)小儿风痫:取蝎五枚,以一大石榴割头剜空,纳蝎子中,以头盖之。纸筋和黄泥封裹,微火炙干,渐加火煅赤。候冷去泥,取中焦黑者细研。乳汁调半钱,灌之便定。儿稍大,以防风汤调服。(《箧中方》)慢脾惊风:小儿久病后,或吐泻后生惊,转成慢脾。用蝎梢一两为末,以石榴一枚剜空,用无灰酒调末,填入盖定。坐文武火上,时时搅动,熬膏,取出放冷。每服一字,金、银、薄荷汤调下。《本事方》:治吐利后虚困昏睡,欲生风痫,慢脾风症。全蝎、白术、麻黄(去节)等分为末。二岁以下一字,三岁以上半钱。薄荷汤下。天钓惊风,翻眼向上:用干蝎(全者)一个(瓦炒好),朱砂三绿豆大,为末,饭丸绿豆大。外以朱砂少许,同酒化下一丸,顿愈。(《圣惠》)小儿胎惊:蝎一枚,薄荷叶包,炙为末,入朱砂、麝香少许。麦门冬煎汤,调下一字,效(《汤氏宝书》)小儿惊风:用蝎一个(头尾全者),以薄荷四叶裹定,火上炙焦,同研为末。分四服,白汤下。(《经验方》)大人风涎:即上方,作一服。风淫湿痹:手足不举,筋节挛疼。光与通关,次以全蝎七个瓦炒,入麝香一字研匀,酒三盏,空心调服。如觉已透则止,未透再服。如病未尽除,自后专以婆蒿根洗净,酒煎,日二服。(《直指方》)破伤中风:《普济方》:用干蝎、麝香各一分,为末。敷患处,令风速愈。《圣惠》:用于蝎(酒炒)、天麻各半两为末,以蟾酥二钱,汤化为糊和捣,丸绿豆大。每服一丸至二丸,豆淋酒下(甚者加至三丸),取汗。肾气冷痛:《圣惠》定痛丸;治肾脏虚,冷气攻脐腹,疼痛不可忍,及两胁疼痛。用干蝎七钱半,焙为末。以酒及童便各三升,煎如稠膏,丸梧子大。每温酒下二十丸。又蜘蛛散:用蜘蛛三十六枚(头足全者)。掘一地坑,深、阔各五寸,用炭火五斤,烧赤,去火,淋醋一升入内。待渗干,匀排蜘蛛于坑底,瓷碗盖一夜,取出)。木香、萝卜子(炒)各一分,胡椒三十粒,槟榔、肉豆蔻各一个。为末。每服一钱,热酒下。小肠疝气:用紧小全蝎焙为末。每发时服一钱,入麝香半字,温酒调服。少顷再进,神效。肾虚耳聋:十年者,二服可愈。小蝎四十九个,生姜(如蝎大)四十九片。同炒,姜干为度。研末,温酒服之。至一二更时,更进一服,至醉不妨。次日耳中如笙簧声,即效。(《杜壬方》)耳暴聋闭:全蝎,去毒,为末,酒服一钱,以耳中闻水声即效。(周密《志雅堂杂钞》)脓耳疼痛:蝎梢七枚,(去毒焙),入麝香半钱为末。挑少许入耳中,日夜三、四次,以为度。(《杨氏家藏》)偏正头风,气上攻不可忍:用全蝎二十一个,地龙六条,土狗三个,五倍子五钱。为末。酒调,摊贴太阳穴上。(《德生堂经验方》)风牙疼痛:全蝎三个,蜂房二钱,炒研,擦之。(《直指方》)肠风下血:干蝎(炒)、白矾(烧)各二两。为末。每服半钱,米饮下。(《圣惠方》)子肠不收:全蝎,炒,研末。口噙水,鼻中搐之,立效。(《卫生宝鉴》)诸痔发痒:用全蝎不以多少,烧烟熏之,即效,秘法也。

（《袖珍方》）诸疮毒肿：全蝎七枚，栀子七个，麻油煎黑，去滓，入黄蜡，化成膏，敷之。（《澹寮方》）

水蛭（《本经》下品）

【释名】蚑（与蜞同。《尔雅》作蚎）。至掌（《别录》），大者名马蜞（《唐本》）、马蛭（《唐本》）、马蟥（《衍义》）、马鳖（《衍义》）、

时珍曰：方音讹蛭为痴，故俗有水痴、草痴之称。

宗奭曰：汴人谓大者为马鳖，腹黄者为马蟥。

【集解】《别录》曰：水蛭生雷泽池泽。五月、六月采，曝干。

弘景曰：处处河池有之，蚑有数种，以水中马蜞得啮人、腹中有血者，干之为佳。山蚑及诸小者，皆不堪用。

恭曰：有水蛭、草蛭，大者长尺许，并能咂牛、马、人血。今俗多取水中小者，用之大效，不必食人血满腹者。其草蛭在深山草上，人行即着胫股，不觉入于肉中，产育为害，山人自有疗法。

保升曰：惟采水中小者用之。别有石蛭生石上，泥蛭生泥中，二蛭头尖腰粗色赤。误食之，令人眼中如生烟，渐致枯损。

时珍曰：李石《续博物志》云：南方水痴似鼻涕，闻人气闪闪而动，就人体成疮，惟以麝香、朱砂涂之即愈。此即草蛭也。

【修治】保升曰：采得，以㲲竹筒盛；待干，用米泔浸一夜，曝干，用冬猪脂煎令焦黄，然后用之。

藏器曰：收干蛭，当展其身令长，腹中有子者去之。性最难死，虽以火炙，亦如鱼子烟熏经年，得水犹活也。

大明曰：此物极难修治，须细剉，以微火炒，色黄乃熟。不尔，入腹生子为害。

时珍曰：昔有途行饮水，及食水菜，误吞水蛭入腹，生子为害，啖咂脏血，肠痛黄瘦者。惟以田泥或擂黄土水饮数升，则必尽下出也。盖蛭在人腹，忽得土气而下尔。或以牛、羊热血一二升，同猪脂饮之，亦下也。

【气味】咸、苦，平，有毒。

《别录》曰：微寒。畏石灰、食盐。

【主治】逐恶血瘀血月闭，破血瘕积聚，无子，利水道（《本经》）。堕胎（《别录》）。治女子月闭，欲成血劳（《药性》）。咂赤白游疹，及痈肿毒肿（藏器）。治折伤坠扑蓄血有功（寇宗奭）。

【发明】成无已曰：咸走血，苦胜血。水蛭之咸苦，以除蓄血，乃肝经血分药，故能通肝经聚血。

弘景曰：楚王食寒菹，见蛭吞之，果能去结积。虽曰阴祐，亦是物性兼然。

藏器曰：此物难死，故为楚王之病也。

时珍曰：按贾谊《新书》云：楚惠王食寒菹得蛭，恐监食当死，遂吞之，腹有疾而不能食。令尹曰：天道无亲，惟德是辅。王有仁德，病不为伤。王果病愈。此楚王吞蛭之事也。王充《论衡》亦云：蛭乃食血之虫，楚王殆有积血之病，故食蛭而病愈也。与陶说相符。

【附方】旧四，新八。漏血不止：水蛭，炒为末，酒服一钱，日二服，恶血消即愈。（《千金》）产后血晕：血结聚于胸中，或偏于少腹，或连于胁肋。用水蛭（炒）、虻虫（去翅、足，炒）、没药、麝香各一钱，为末，以四物汤调下。血下痛止，仍服四物汤。（《保命集》）折伤疼痛：水蛭，新瓦焙为细末。酒服一钱。食顷作痛，可更一服。痛止，便将折骨药封，以物夹定，调理。（《经验方》）跌扑损伤，瘀血凝滞，心腹胀痛，大小便不通，气绝欲死：用红蛭（石灰炒黄）半两，大黄、牵牛头末各二两，为末。每服二钱，热酒调下。当下恶血，以尽为度。名夺命散。（《济生》）坠跌打击：内伤神效方：水蛭、麝香各一两剉碎，烧令烟出，为末。酒服一钱，当下蓄血。未止再服，其效如神。（《古今录验方》）杖疮肿痛：水蛭，炒研，同朴硝等分。研末，水调敷之。（周密《志雅堂杂抄》）赤白丹肿：藏器曰：以水蛭十余枚，令咂病处，取皮皱肉白为效。冬月无蛭，地中掘取，暖水养之令动。先净人皮肤，以竹筒盛蛭合之，须臾咂咂，血满自脱，更用饥者。痈肿初起：同上方法。纫染白须：谈野翁方：用水蛭为极细末，以龟尿调，捻须梢，自行入根也。一用白乌骨鸡一只，杀血入瓶中，纳活水蛭数十于内，待化成水，以猪胆皮包指，蘸捻须梢，自黑人根也。《普济》：用大水蛭七枚为末，汞一两，以银三两作小盒盛之。用蚯蚓泥固济半指厚，深埋马粪中。四十九日取出，化为黑油。以鱼脬笼指，每蘸少许捻须上，其油自然倒行至根，变为黑色也。又黑须倒卷帘方：用大马蜞二三十条，竹筒装之，夜置露处受气。饿过七日，以鸡冠血磨京墨与食，过四五次，复阴干。将猪胫骨打断，放蜞入内，仍合定，铁线缠住，盐泥涂之。干时放地上，火煅五寸香；二次，退开三寸火，又五寸香；三次，再退远火，又五寸香，取出为末。将猪胆皮包指，承末搽须梢，即倒上也。

蚁（《纲目》）

【释名】玄驹（亦作蚼）、蚍蜉。

时珍曰：蚁有君臣之义，故字从义。亦作螘。大者为蚍蜉，亦曰马蚁。赤者名蠪），飞者名螱。扬雄《方言》云：齐鲁之间谓之蚼蟓，梁益之间谓之玄蚼，幽燕谓之蛾蜉。《夏小正》云：十二月，玄蚼奔。谓蚁入蛰也。大蚁喜醋战，故有马驹之称；而崔豹《古今注》遂以蚁妖附会其况，谬矣。今不取。

【集解】时珍曰：蚁处处有之。有大、小、黑、白、黄、赤数种，穴居卵生。其居有等，其行有队。能知雨候，春出冬蛰。壅土成封，曰蚁封，以及蚁垤、蚁塿、蚁冢，状其如封、壿、塿、冢也。其卵名蚳（音迟），山人掘之，有至斗石者。古人食之，故内则、周官馈食之豆有蚳醢也。今惟南夷食之。刘恂《岭表录异》云：交广溪峒间酋长，多取蚁卵，淘净为酱。云味似肉酱,非尊贵不可得也。又云:岭南多蚁,其窠如薄絮囊。连带枝叶,彼人以布袋贮之,卖与养柑子者,以辟蠹虫。古今《五行记》云:后魏时,兖州有赤蚁与黑蚁斗,长六七步,广四寸,赤蚁断头死。则《楚辞·招魂》所谓西方"赤蚁若象,玄蜂若壶"者,非寓言也。又按陈藏器言:岭南有独脚蚁,一足连树根下,只能动摇,不能脱去。亦一异者也。

独脚蚁

【主治】疔肿疽毒,捣涂之(藏器)。

【附录】白蚁

时珍曰:白蚁,即蚁之白者,一名蟲,一名飞蚁。穴地而居,蠹木而食,因湿营土,大为物害。初生为蚁蠪,至夏遗卵,生翼而飞,则变黑色,寻亦陨死。性畏焊炭、桐油、竹鸡云。蠪,音铅。

蚁垤土、白蚁泥

并见土部。

青腰虫(《拾遗》)

【集解】藏器曰:虫大如中蚁,赤色,腰中青黑,似狗猲,一尾而尖,有短翅能飞,春夏有之也。

【主治】有大毒。着人皮肉,肿起。剥人面皮,除印字至骨者亦尽。食恶疮息肉,杀癣虫(藏器)。

牛虱(《纲目》)

【释名】牛蜱(音卑)。

时珍曰:蜱亦作蜱。按吕忱《字林》云:蜱,啮牛虱也。

【集解】时珍曰:牛虱生牛身上,状如萆麻子,有白、黑二色。啮血满腹时,自坠落也。入药用白色者。

【气味】缺。

【主治】预解小儿痘疹毒,焙研服之(时珍)。

【发明】时珍曰:牛虱古方未见用者,近世预解痘毒方时或用之。按高仲武《痘疹管见》云:世俗用牛虱治痘,考之本草不载。窃恐牛虱啮血,例比虻虫。终非痘家所宜,而毒亦未必能解也。

【附方】新二。预解痘毒:谈野翁方:用白水牛虱一岁一枚,和米粉作饼,与儿空腹食之,取下恶粪,终身可免痘疮之患。一方:用白牛虱四十九枚(焙),绿豆四十九粒,朱砂四分九厘,研末,炼蜜丸小豆大,以绿豆汤下。

人虱(《拾遗》)

【释名】虱。

时珍曰：蝨从卂，从蚰。卂音迅，蚰，音昆，蝨行迅疾而昆繁故也。俗作虱。

【集解】慎微曰：按《酉阳杂俎》云：人将死，虱离身。或云取病人虱于床前，可卜病。如将差虱行向病者，背则必死也。荆州张典兵曾扪得两头虱也。

时珍曰：人物皆有虫，但形各不同。始由气化，而后乃遗卵出虮也。《草木子》言其六足，行必向北。《抱朴子》云：头虱黑，着身变白。身虱白，着头变黑，所渐然也。又有虱症、虱瘤诸方法，可见虱之为害非小也。《千金方》云：有人啮虱在腹中，生长为症，能毙人。用败篦败梳，各以一半烧末，一半煮汤调服，即从下部出也。徐铉《稽神录》云：浮梁李生背起如盂，惟痒不可忍。人皆不识。医士秦德立云：此虱瘤也。以药敷之，一夕瘤破，出虱斗余，即日体轻。但小窍不合，时时虱出无数，竟死。《予记唐小说》载滑台一人病此。贾魏公言：惟千年木梳烧灰，及黄龙浴水，乃能治之也。洪迈《夷坚志》云：临川有人颊生瘤，痒不可忍，惟以火炙。一医剖之，出虱无数，最后出二大虱，一白一黑，顿愈，亦无瘢痕。此虱瘤也。又今人阴毛中多生阴虱，痒不可当，肉中挑出，皆八足而扁，或白或红。古方不载。医以银杏擦之，或银朱熏之皆愈也。

【气味】咸，平，微毒。

畏水银、银朱、百部、菖蒲、虱建草、水中竹叶、赤龙水、大空。

【主治】人大发头热者，令脑缝裂开，取黑虱三五百捣敷之。又治疗肿，以十枚置疮上，用荻箔绳作炷，灸虱上，即根出也。又治脚指间肉刺疮，以黑虱敷之。根亦出也(藏器)。眼毛倒睫者(拔去毛，以虱血点上，数次即愈。时珍)。

【附方】新一。脚指鸡眼：先挑破。取黑、白虱各一枚置于上缚之，数用自愈也。(《便民图纂》)

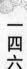

本草纲目虫部第四十一卷

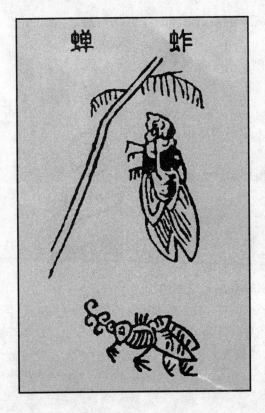

蝉蚱

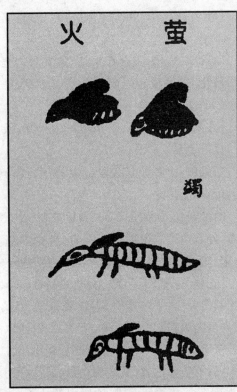

火萤

蠋

本草纲目虫部第四十一卷

蛴螬（《本经》中品）

【释名】蟦蛴（音坟。《本经》）、蟦蛴（音肥。《别录》）、乳齐（弘景）、地蚕（郭璞）、应条（《吴普》）。

时珍曰：蛴螬，方言作蟦蟧，象其蠹物之声。或谓是齐人曹氏之子所化，盖谬说也。蟦、蟦，言其状肥也。乳齐，言其通乳也；《别录》作勃齐，误矣。

【集解】《别录》曰：蛴螬生河内平泽，及人家积粪草中。取无时。反行者良。

弘景曰：大者如足大趾。以背滚行，乃快于脚。杂猪蹄作羹于乳母，不能别之。

时珍曰：其状如蚕而大，身短节促，足长有毛。生树根及粪土中者，外黄内黑。生旧茅屋上者，外白内黯。皆湿热之气熏蒸而化，宋齐丘所谓"燥湿相育，不母而生"是矣。久则羽化而去。

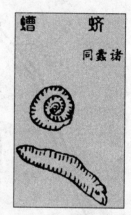

【正误】弘景曰：《诗》云：领如蝤蛴。今以蛴字在上，恐倒尔。

恭曰：此虫一名蝤蛴，有在粪聚中，或在腐木中。其在腐柳中者，内外洁白；粪土中者，皮黄内黑黯。形色既异，土木又殊，当以木中者为胜。宜冬月采之。

宗奭曰：诸腐木根下多有之。构木津甘，故根下尤多。亦有生于粪土中者，虽肥大而腹中黑；不若木中者，虽瘦而稍白，研汁可用。

敩曰：蛴螬须使桑树、柏树中者妙。

韩保升曰：按《尔雅注》云：蟦，蛴螬，在粪土中。蝤蛴，蝎。蝎，蛣蝠。又云：蝎，桑蠹。并木中蠹也。正与《本经》蟦蛴生积粪草中相合。苏恭言当以木中者为胜，则此外恐非也。切谓不然。今诸朽树中蠹虫，通谓之蝎，莫知其主疗；惟桑树中者，近方用之。而有名未用、曾用未识类中，有桑蠹一条即此也。盖生产既殊，主疗亦别。虽有毒、无毒易见，而相使、相恶难知。且蝎不号蛴螬，蟦不名蛣蝠，自当审之。

藏器曰：蛴螬居粪土中，身短足长，背有毛筋。但从夏入秋，蜕而为蝉，飞空饮露，能鸣高洁。蝤蛴一名蝎，一名蠹，在朽木中食木心，穿木如锥刀。身长足短，口黑无毛，节慢。至春雨后化为天牛，两角如水牛，色黑，背有白点，上下缘木，飞腾不遥。出处既殊，形质又别，陶、苏乃混注之，盖千虑一失也。惟郭璞注《尔雅》，谓：蛴螬在粪土中，蝤蛴（桑蠹）在木中，啮桑，似蜗牛长角，喜啮桑树者，为是也。

颂曰：今医家与蓐妇下乳药用粪土中者，其效殊速，乃知苏恭之说不可据也。

【修治】敩曰：凡收得后阴干，与糯米同炒，至米焦黑取出，去米及身上、口畔肉毛并黑尘了，作三、四截，研粉用之。

时珍曰：诸方有干研及生取汁者，又不拘此例也。

【气味】咸，微温，有毒。

《别录》曰：微寒。

之才曰：蜚蠊为之使，恶附子。

【主治】恶血血瘀，痹气破折，血在胁下坚满痛，月闭，目中淫肤、青翳、白膜（《本经》）。疗吐血在胸腹不去，破骨蹉折血结，金疮内塞，产后中寒，下乳汁（《别录》）。取汁滴目，去翳障。主血止痛（《药性》）。敷恶疮（《日华》）。汁主赤白游疹，疹擦破涂之（藏器）。取汁点喉痹，得下即开（苏颂）。主唇紧口疮、丹疹、破伤风疮、竹木入肉、芒物眯目（时珍）。

【发明】弘景曰：同猪蹄作羹食，甚下乳汁。

颂曰：张仲景治杂病，大虫丸方中用之，取其去胁下坚满也。

时珍曰：许学士《本事方》：治筋急养血，地黄丸中用之，取其治血瘀痹也。按《陈氏经验方》云：《晋书》：吴中书郎盛冲母王氏失明。婢取蛴螬蒸熟与食，王以为美。冲还知之，抱母恸哭，母目即开。与《本草》治目中青翳白膜、《药性论》汁滴目中去翳障之说相合。予尝以此治人得验，因录以传人。又按鲁伯嗣《婴童百问》云：张太尹传，治破伤风神效方：用蛴螬，将驼脊背捏住，待口中吐水，就取抹疮上。觉身麻汗出，无有不活者。子弟额上跌破，七日成风，依此治之，时间就愈。此又符疗蹉折、敷恶疮、金疮内塞、主血止痛之说也。盖此药能行血分，散结滞，故能治以上诸病。

【附方】旧五，新四。小儿脐疮：蛴螬研末敷之，不过数次。（《千金方》）小儿唇紧：蛴螬研末，猪脂和，敷之。（《千金方》）赤白口疮：蛴螬研汁，频搽取效。（《政和本草》）丹毒浸淫：走串皮中，名火丹。以蛴螬捣烂，涂之。（《删繁方》）痈疽痔漏：蛴螬研末，敷之，日一上。（《子母秘录》）虎伤人疮：蛴螬捣烂，涂之，日上。（唐瑶《经验方》）竹木入肉：蛴螬捣涂之，立出。（《肘后》）麦芒入眼：以新布覆目上，持生蛴螬从布上摩之，芒着布上出也。（《千金方》）断酒不饮：蛴螬研末，酒服，永不饮。（《千金方》）

乳虫（《纲目》）

【释名】土蛹。

【集解】时珍曰:按《白獭髓》云:广中韶阳属邑乡中,有乳田。其法:掘地成窖,以粳米粉铺入窖中,盖之以草,壅之以粪。候雨过气蒸则发开,而米粉皆化成蛹,如蛴螬状。取蛹作汁,和粳粉蒸成乳食,味甚甘美也。此亦蛴螬之类,出自人为者。《淮南万毕术》所谓"置黍沟中,即生蛴螬",《广雅》所谓"土蛹,蚕虫"者,皆此物也。服食用此代蛴螬,更觉有功无毒。

【气味】甘,温,无毒。

【主治】补虚羸,益胃气,温中明目(时珍)。

木蠹虫(《拾遗》)

【释名】蝎(音曷)。蝤蛴(音囚齐)。蛣䗕(音乞屈)。蛀虫。

时珍曰:蠹,古又作蠧,食木虫也,会意。《尔雅》云:蝤蛴,蝎也。蝎,蛣䗕也。郭璞云:凡木中蠹虫,通名为蝎。但所居各异耳。

【集解】藏器曰:木蠹一如蛴螬,节长足短,生腐木中,穿木如锥刀,至春雨化为天牛。苏恭以为蛴螬,深误矣。详蛴螬下。

时珍曰:似蚕而在木中食木者,为蝎;似蚕而在树上食叶者,为蠋;似蠋而小,行则首尾相就,屈而后伸者,为尺蠖;似尺蠖而青小者,为螟蛉。三虫皆不能穴木,至夏俱羽化为蛾。惟穴木之蠹,宜入药用。

【气味】辛,平,有小毒。

【主治】血瘀劳损,月闭不调,腰脊痛,有损血,及心腹间疾(藏器)。

【发明】时珍曰:各木性味,良毒不同。而蠹亦随所居、所食而异,未可一概用也,古方用蠹,多取桑、柳、枸木者,亦各有义焉。

桑蠹虫(《别录》)

【校正】自有名未用移入此。

【释名】桑蝎(音曷)。

【气味】甘,温,无毒。

【主治】心暴痛,金疮肉生不足(《别录》)。胸下坚满,障翳瘀肿,治风疹(《日华》)。治眼得效(《蜀本》)。去气,补不足,治小儿乳霍(藏器)。小儿惊风,口疮风疳,妇人崩中,漏下赤白,堕胎下血,产后下痢(时珍)。

【附方】新二。崩中漏下赤白:用桑蝎烧灰,温酒服方寸匕,日二。(《千金》)堕胎下血不止:桑木中蝎虫,烧末。酒服方寸匕,日二。虫屎亦可。(《普济方》)

粪

【主治】肠风下血，妇人崩中产痢，小儿惊风胎癣，咽喉骨鲠(时珍)。

【附方】新四。肠风下血：枯桑树下虫矢，烧存性，酒服一钱。(《圣惠》)产后下痢，日五十行：用桑木里蠹虫粪，炒黄，急以水沃之，稀稠得所，服之，以瘥为度。此独孤讷祭酒方也。(《必效方》)小儿胎癣：小儿头生疮，手爬处即延生，谓之胎癣。先以葱盐汤洗净，用桑木蛀屑，烧存性，入轻粉等分，油和敷之。(《圣惠》)咽喉骨鲠：桑木上虫粪，米醋煎呷。(《永类钤方》)

柳蠹虫(《纲目》)

【集解】时珍曰：柳蠹生柳木中甚多，内外洁白，至春夏化为天牛。诸家注蛴螬多取之，亦误矣。

【气味】甘、辛，平，有小毒。

【主治】瘀血，腰脊沥血痛，心腹血痛，风疹风毒，目中肤翳，功同桑蠹(时珍)。

粪

【主治】肠风下血，产后下痢，口疮耳肿，齿龈风毒(时珍)。

【附方】新三。口疮风疳：小儿病此，用柳木蛀虫矢，烧存性为末，入麝香少许，搽之。杂木亦可。(《幼幼新书》)齿龈风肿：用柳蠹末半合，赤小豆(炒)、黑豆(炒)各一合，柳枝一握，地骨皮一两。每用三钱，煎水热漱。(《御药院方》)耳肿风毒，肿起出血：取柳虫粪化水，取清汁，调白矾末少许，滴之。(《肘后》)

桃蠹虫(《日华》)

【校正】《本经》原附桃核仁下，今分入此。

【集解】《别录》曰：食桃树虫也。

藏器曰：桑蠹去气，桃蠹辟鬼，皆随所出而各有功也。

【气味】辛，温，无毒。

【主治】杀鬼，邪恶不祥(《本经》)。食之肥人，悦颜色(《日华》)。

粪

【主治】辟温疫，令不相染。为末，水服方寸匕(《伤寒类要》)。

桂蠹虫（《纲目》）

【集解】藏器曰：此桂树中虫，辛美可啖。

时珍曰：按《汉书.南奥王传》：南越尉佗献桂蠹一器。又《大业拾遗录》云：隋时始安献桂蠹四瓶，以蜜渍之，紫色，辛香有味，啖之去痰饮之疾。则此物自汉、隋以来，用充珍味矣。

【气味】辛，温，无毒。

【主治】去冷气（藏器）。除寒痰澼饮冷痛（时珍）。

粪

【主治】兽骨哽，煎醋漱咽（时珍）。

柘蠹虫（《拾遗》）

【集解】藏器曰：陶注詹糖云：伪者以柘虫屎为之。此即柘蠹在木间食木之屎也。詹糖烧之香，而此屎不香。既不相似，亦难为之。

屎

【主治】破血（藏器）。

枣蠹虫（《纲目》）

【集解】时珍曰：此即蝤蛴之在枣树中者。

屎

【主治】聤耳出脓水。研末，同麝香少许吹之（时珍，出《普济》）。

竹蠹虫（《纲目》）

【集解】时珍曰：竹蠹生诸竹中，状如小蚕。老则羽化为硬翅之蛾。

【气味】缺。

【主治】小儿蜡梨头疮。取慈竹内者，捣和牛溺涂之（时珍）。

【发明】时珍曰：竹蠹虫，古方未见用者，惟《袖珍方》治小儿蜡梨用之。按《淮南万毕术》云：竹虫饮人，自言其诚。高诱注云：以竹虫三枚，竹黄十枚，和匀。每用一大豆许，烧入酒中,令人饮之,勿至大醉。叩问其事,必得其诚也。此法传自古典,未试其果验否,姑载之。

蛀末

【主治】聤耳出脓水,汤火伤疮(时珍)。

【附方】新六。聤耳出水:苦竹蛀屑、狼牙、白蔹等分,为末和匀,频掺之。(《圣惠》)耳出臭脓:用竹蛀虫末、胭脂坯子等分,麝香少许,为末吹之。(《朱氏集验》)耳脓作痛:因水入耳内者:如圣散:用箭杆内蛀末一钱,腻粉一钱,麝香半钱,为末。以绵杖缴尽,送药入耳,以绵塞定,有恶物放令流出,甚者三度必愈。(《普济》)汤火伤疮:竹蠹蛀末,敷之。(《外台秘要》)湿毒臁疮:枯竹蛀屑、黄柏末等分。先以葱、椒、茶汤洗净,搽之,日一上。牙齿疼痛:蛀竹屑、陈皮各一两,为末,乌梅肉同研如泥,敷之。(《救急方》)

芦蠹虫(《拾遗》)

【集解】藏器曰:出芦节中,状如小蚕。

【气味】甘,寒,无毒。

【主治】小儿饮乳后,吐逆不入腹,取虫二枚煮汁饮之。呕逆与呃乳不同,乳饱后呃出者,为呃乳也(藏器)。

苍耳蠹虫(《纲目》)

【释名】麻虫。

【集解】时珍曰:苍耳蠹虫,生苍耳梗中,状如小蚕。取之但看梗有大蛀眼者,以刀截去两头不蛀梗,多收。线缚挂檐下,其虫在内经年不死。用时取出,细者以三条当一用之。

【气味】缺。

【主治】疔肿恶毒,烧存性研末,油调涂之,即效。或以麻油浸死收贮,每用一二枚捣敷,即时毒散,大有神效(时珍)。

【发明】时珍曰:苍耳治疗肿肿毒,故虫亦与之同功。古方不见用,近时方法每用之。

【附方】新三。一切疔肿及无名肿毒恶疮:刘松石《经验方》:用苍耳草梗中虫一条,白梅肉三四分,同捣如泥,贴之立愈。《圣济总录》:用麻虫(即苍耳草内虫,炒黄色)、白僵蚕、江茶,各等分为末,蜜调涂之。又用苍耳节内虫四十九条捶碎,入人言少许,捶成块。刺疮令破,敷之。少顷以手撮出根,即愈。

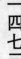

青蒿蠹虫（《纲目》）

【集解】时珍曰：此青蒿节间虫也。状如小蚕，久亦成蛾。

【气味】缺。

【主治】急慢惊风。用虫捣，和朱砂、汞粉各五分，丸粟粒大。一岁一丸，乳汁服（时珍）。

【发明】时珍曰：古方不见用者。《保婴集》用治惊风，云十不失一。其诗云：一半朱砂一半雪，其功只在青蒿节。任教死去也还魂，服时须用生人血。

皂荚蠹虫（《纲目》）

【气味】辛。

【主治】蝇入人耳害人。研烂，同鳝鱼血点之（危氏）。

茶蛀虫（《纲目》）

【集解】时珍曰：此装茶笼内蛀虫也。取其屎用。

蛀屑

【主治】聤耳出汗。研末，日日缴净掺之（时珍。出《圣惠》）。

蚱蝉（《本经》中品）

【释名】蜩（音调）。齐女。

时珍曰：按王充《论衡》云：蛴螬化腹蜟，腹蜟拆背出而为蝉。则是腹蜟者，育于腹也。蝉者，变化相禅也。蚱音窄，蝉声也。蜩，其音调也。崔豹《古今注》言：齐王后怨王而死，化为蝉，故蝉名齐女。此谬说也。按诗人美庄姜为齐侯之子，螓首蛾眉。螓亦蝉名，人隐其名，呼为齐女，义盖取此。其品甚多，详辨见下。

【集解】《别录》曰：蚱蝉生杨柳上。五月采，蒸干之，勿令蠹。

弘景曰：蚱蝉，哑蝉，雌蝉也。不能鸣。蝉类甚多，此云柳上，乃《诗》云"鸣蜩嘒嘒者，形大而黑，五月便鸣。"俗云：五月不鸣，婴儿多灾，故其治疗亦专主小儿。昔人咳之，故《礼》有雀、鸮、蜩、范，而伛偻丈人掇之也。其四、五月鸣而小紫青色者，蟪蛄也。庄子云

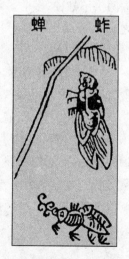

"蟪蛄不知春秋"是矣。《离骚》误以蟪蛄为寒蝹尔。寒蝹九月、十月中鸣,声甚凄急。七、八月鸣而色青者,名蛁蟟。二月中便鸣者,名虭母,似寒蝹而小。

恭曰:蚱蝉,鸣蝉也。诸虫皆以雄为良,陶云雌蝉非矣。

颂曰:按《玉篇》云:蚱,蝉声也。《别录》云五月采,正与《月令》"仲夏蝉始鸣"相合,恭说得之。《尔雅》云:蝒,马蜩。乃蝉之最大者,即此也。蝉类虽众,独此一种入药。医方多用蝉壳,亦此壳也。本生土中,云是蜣螂所转丸,久而化成此虫,至夏登木而蜕。

宗奭曰:蚱蝉,夏月身与声俱大,始终一般声。乘昏夜,出土中,升高处,拆背壳而出。日出则畏人,且畏日炙干其壳,不能蜕也。至时寒则坠地,小儿畜之,虽数日亦不饮食。古人言其饮风露,观其不粪而溺,亦可见矣。

时珍曰:蝉,诸蜩总名也。皆自蟦蛴、腹蜟变而为蝉(亦有转丸化成者),皆三十日而死。惧方首广额,两翼六足,以胁而鸣,吸风饮露,溺而不粪。古人食之,夜以火取,谓之耀蝉。《尔雅》、《淮南子》、扬雄《方言》、陆玑《草木疏》、陈藏器《本草》诸书所载,往往混乱不一。今考定于下,庶不误用也。夏月始鸣,大而色黑者,蚱蝉也,又曰蝒(音绵),曰马蜩,《豳诗》"五月鸣蜩"者是也。头上有花冠,曰螗蜩,曰螗,曰胡蝉,《荡诗》"如蜩如螗"者是也。具五色者,曰蜻蜩,见《夏小正》。并可入药用。小而有文者,曰螓,曰麦蚻;小而色青绿者,曰茅蜩,曰茅蟹;秋月鸣而色青紫者,曰蟪蛄,曰蛁蟟,曰蜓蚞,曰蟪蟟,曰蛥蚗(音舌决)。小而色青赤者,曰寒蝉,曰寒蜩,曰寒蝹,曰蜕;未得秋风,则喑不能鸣,谓之哑蝉,亦曰喑蝉;二、三月鸣,而小于寒蝹者,曰虭母。并不入药。

蚱蝉

【气味】咸、甘,寒,无毒。

甄权曰:酸。

【主治】小儿惊痫夜啼,癫病寒热(《本经》)。惊悸,妇人乳难。胞衣不出,能堕胎(《别录》)。小儿痫绝不能言(苏恭)。小儿惊哭不止,杀疳虫,去壮热,治肠中幽幽作声(《药性》)。

【发明】藏器曰:本功外、其脑煮汁服之,主产后胞衣不下,自有正传。

时珍曰:蝉主产难、下胞衣,亦取其能退蜕之义。《圣惠》治小儿发痫,有蚱蝉汤、蚱蝉散、蚱蝉丸等方。今人只知用蜕,而不知用蝉也。

【附方】新三。百日发惊:蚱蝉(去翅、足,炙)三分,赤芍药三分,黄芩二分,水二盏,煎一盏,温服。(《圣惠方》)破伤风病无问表里,角弓反张:秋蝉一个,地肤子(炒)八分,麝香少许,为末。酒服二钱。(同上)头风疼痛:蚱蝉二枚生研,入乳香、朱砂各半分,丸小豆大。每用一丸,随左右纳鼻中,出黄水为效。(《圣济总录》)

蝉蜕

【释名】蝉壳、枯蝉、腹蜟(并《别录》)、金牛儿。

【修治】时珍曰：凡用蜕壳，沸汤洗去泥土、翅、足，浆水煮过，晒干用。

【气味】咸、甘、寒，无毒。

【主治】小儿惊痫，妇人生子不下。烧灰水服，治久痢（《别录》）。小儿壮热惊痫，止渴（《药性》）。研末一钱，井华水服，治哑病（藏器）。除目昏障翳。以水煎汁服，治小儿疮疹出不快，甚良（宗奭）。治头风眩晕，皮肤风热，痘疹作痒，破伤风及疔肿毒疮，大人失音，小儿噤风天吊，惊哭夜啼，阴肿（时珍）。

【发明】好古曰：蝉蜕去翳膜，取其蜕义也，蝉性蜕而退翳，蛇性窜而祛风，因其性而为用也。

时珍曰：蝉乃土木余气所化，饮风吸露，其气清虚。故其主疗，皆一切风热之证。古人用身，后人用蜕。大抵治脏腑经络，当用蝉身。治皮肤疮疡风热，当用蝉蜕，各从其类也。又主哑病、夜啼者，取其昼鸣而夜息也。

【附方】旧二，新十四。小儿夜啼：《心鉴》：治小儿一百二十日内夜啼。用蝉蜕四十九个，去前截，用后截，为末，分四服。钓藤汤调灌之。《普济方》蝉花散：治小儿夜啼不止，状若鬼祟。用蝉蜕下半截，为末。一字，薄荷汤入酒少许调下。或者不信，将上半截为末，煎汤调下，即复啼也。古人立方，莫知其妙。小儿惊啼：啼而不哭，烦也；哭而不啼，躁也。用蝉蜕二七枚，去翅、足为末，入朱砂末一字，蜜调与吮之。（《活幼口议》）小儿天吊：头目仰视，痰塞内热。用金牛儿（即蝉蜕）以浆水煮一日，晒干为末。每服一字，冷水调下。（《卫生易简方》）小儿噤风：初生口噤不乳。用蝉蜕二七枚，全蝎（去毒）二七枚。为末。入轻粉末少许，乳汁调灌。（《全幼心鉴》）破伤风病发热：《医学正传》：用蝉蜕，炒研，酒服一钱，神效。《普济方》：用蝉蜕，为末，葱涎调，涂破处。即时取去恶水，立效。名追风散。头风旋晕：蝉壳一两，微炒为末。非时酒下一钱，白汤亦可。（《圣惠》）皮肤风痒：蝉蜕、薄荷叶等分，为末。酒服一钱，日三。（《集验》）痘疮作痒：蝉蜕三七枚，甘草（炙）一钱，水煎服之。（《心鉴》）痘后目翳：蝉蜕为末。每服一钱，羊肝煎汤下，日二。（钱氏）聤耳出脓：蝉蜕半两（烧存性），麝香半钱（炒），上为末，绵裹塞之。追出恶物，效。（《海上》）小儿阴肿：多因坐地风袭，及虫蚁所吹。用蝉蜕半两，煎水洗。仍服五苓散，即肿消痛止。（危氏）胃热吐食：清膈散：用蝉蜕五十个，去泥，滑石一两，为末。每服二钱，水一盏，入蜜调服。（《卫生家宝方》）疔疮毒肿：不破则毒人腹。《青囊杂纂》：用蝉蜕，炒为末。蜜水调服一钱，外以津和，涂之。《医方大成》：用蝉蜕、僵蚕等分。为末。醋调，涂疮四围。候根出，拔去再涂。

蝉花（《证类》）

【释名】冠蝉（《礼注》）、胡蝉（《毛诗》）、蜻蜻（同上）、螗。

时珍曰：花，冠，以象名也。胡，其状如胡也。唐，黑色也。古俗谓之胡蝉，江南谓之蟪,蜀人谓之蝉花。

【集解】慎微曰:蝉花所在有之,生苦竹林者良。花出头上,七月采。

颂曰:出蜀中。其蝉头上有一角,如花冠状,谓之蝉花。彼人赍蜕至都下。医工云:入药最奇。

宗奭曰:乃是蝉在壳中不出而化为花,自顶中出也。

时珍曰:蝉花,即冠蝉也,《礼记》所谓"蕤则冠而蝉有緌"者是矣。緌音蕤,冠缨也。陆云《寒蝉赋》云:蝉有五德:头上有帻,文也;含气饮露,清也;黍稷不享,廉也;处不巢居,俭也;应候守常,信也。陆佃《埤雅》云:蟪首方广有冠,似蝉而小,鸣声清亮。宋祁《方物赞》云:蝉之不蜕者,至秋则花。其头长一二寸,黄碧色。并指此也。

【气味】甘,寒,无毒。

【主治】小儿天吊,惊痫瘈疭,夜啼心悸(慎微)。功同蝉蜕,又止疟(时珍)。

蜣螂(《本经》下品)

【释名】蛣蜣(音诘羌)、推丸(弘景)、推车客(《纲目》)、黑牛儿(同上)、铁甲将军(同上)、夜游将军。

弘景曰:庄子云:蛣蜣之智,在于转丸。喜入粪土中取屎丸而推却之,故俗名推丸。

时珍曰:崔豹《古今注》谓之转丸、弄丸,俗呼推车客,皆取此义也。其虫深目高鼻,状如羌胡,背负黑甲,状如武士,故有蜣螂、将军之称。

【集解】《别录》曰:蜣螂生长沙池泽。

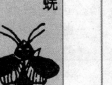

弘景曰:其类有三四种,以大而鼻头扁者为真。

韩保升曰:此类多种,所在有之。以鼻高目深者入药,名胡蜣螂。

宗奭曰:蜣螂有大、小二种,大者名胡蜣螂,身黑而光,腹翼下有小黄,子附母而飞,昼伏夜出,见灯光则来,宜入药用。小者身黑而暗,昼飞夜伏。狐并喜食之。小者不堪用,惟牛马胀结,以三十枚研水灌之,绝佳。

时珍曰:蜣螂以土包粪,转而成丸,雄曳雌推,置于坎中,覆之而去。数日有小蜣螂出,盖孚乳于中也。

【修治】《别录》曰:五月五日采取,蒸藏之,临用,去足,火炙。勿置水中,令人吐。

【气味】咸,寒,有毒。

好古曰:酸。

之才曰:畏羊角、羊肉、石膏。

【主治】小儿惊痫瘈疭,腹胀寒热,大人癫疾狂易(《本经》)。手足端寒,肢满贲豚。捣丸塞下部,引痔虫出尽。永瘥(《别录》)。治小儿疳蚀(《药性》)。能堕胎,治疰忤。和干姜敷恶疮,出箭头(《日华》)。烧末,和醋敷蜂瘘(藏器)。去大肠风热(《权度》)。治大小便不通,下痢赤白,脱肛,一切痔瘘疔肿,附骨疽疮,疬疡风,灸疮,出血不止,鼻中息肉,小儿重舌(时珍)。

【发明】时珍曰:蜣螂乃手足阳明、足厥阴之药,故所主皆三经之病。《总微论》言:古方治小儿惊痫,蜣螂为第一。而后医未见用之,盖不知此义耳。

颂曰:箭镞入骨不可移者,用巴豆微炒,同蜣螂捣涂。斯须痛定,必微痒,忍之。待极痒不可忍,乃撼动拔之立出。此方传于夏侯郓。郓初为阆州录事参军,有人额有箭痕,问之。云:从马侍中征田悦中箭,侍中与此药立出,后以生肌膏敷之乃愈。因以方付郓,云:凡诸疮皆可疗也。郓至洪州逆旅,主人妻患疮呻吟,用此立愈。《翰苑丛纪》云:李定言:石藏用,近世良医也。有人承檐溜浣手,觉物入爪甲内,初若丝发,数日如线,伸缩不能,始悟其为龙伏藏也。乃叩藏用求治。藏用曰:方书无此,以意治之耳。末蜣螂涂指,庶下深入胸膜,冀它日免震厄。其人如其言,后因雷火绕身,急针挑之,果见一物跃出,亦不为灾。《医说》亦载此事。

【附方】旧七,新十七。小儿惊风:不拘急慢。用蜣螂一枚杵烂,以水一小盏,于百沸汤中荡热,去滓饮之。小儿疳疾:土裹蜣螂,煨熟,与食之。(《韩氏医通》)小儿重舌:蜣螂,烧末,唾和,敷舌上。(《子母秘录》)膈气吐食:用地牛儿二个,推屎虫一公一母,同入罐中,待虫食尽牛儿,以泥裹煨存性;用去白陈皮二钱,以巴豆同炒过,去豆,将陈皮及虫为末。每用一二分,吹入咽中。吐痰三四次,即愈。(《孙氏集效方》)赤白下痢:黑牛散:治赤白痢、噤口痢及泄泻。用黑牛儿(即蜣螂,一名铁甲将军),烧研。每服半钱,或一钱,烧酒调服(小儿以黄酒服),立效。(李延寿方)大肠脱肛:蜣螂,烧存性,为末,入冰片研匀。掺肛上。托之即入。(《医学集成》)大小便闭,经月欲死者:《本事》推车散:用推车客七个(男用头,女用身),土狗七个(男用身,女用头),新瓦焙,研末。用虎目树南向皮,煎汁调服。只一服即通。《杨氏经验方》:治大小便不通。六、七月寻牛粪中大蜣螂十余枚,线穿阴干,收之。临时取一个全者,放净砖上,四面以灰火烘干,当腰切断(如大便不通,用上截;小便不通,用下截),各为细末,取井华水服之(二便不通,全用),即解。大肠秘塞:蜣螂(炒,去翅、足)为末,热酒服一钱。(《圣惠》)小便转胞不通:用死蜣螂二枚,烧末,井华水一盏调服。(《千金》)小便血淋:蜣螂研水服。(鲍氏)痔漏出水:唐氏方:用蜣螂一枚阴干,入冰片少许,为细末,纸捻蘸末入孔内。渐渐生肉,药自退出,即愈。《袖珍方》:用蜣螂,焙干,研末。先以矾汤洗过,贴之。一切漏疮不拘蜂瘘、鼠瘘:蜣螂烧末,醋和敷。(《千金》)附骨疽漏:蜣螂七枚,同大麦捣敷。(《刘涓子方》)一切恶疮及沙虱、水弩、恶疽:五月五日取蜣螂蒸过,阴干为末,油和敷之。(《圣惠》)疔肿恶疮:杨柳上大乌壳硬虫(或地上新粪内及泥堆中者),生取,以蜜汤浸死,新瓦焙焦,为末。先以烧过针拨开,好醋调,敷之。(《普济方》)无名恶疮:忽得不识者。用死蜣螂杵汁涂之。(《子母秘录》)灸疮血出不止:用死蜣螂,烧研,猪脂和涂。(《千金方》)大赫疮疾,急防毒气入心:先灸,后用干蜣螂为末,和盐水敷四围,如韭叶阔、日一上之。(《肘后》)疬疡风病:取涂中死蜣螂杵烂,揩疮令热,封之。一宿瘥,止。(《外台秘要》)鼻中息肉:蜣螂十枚,纳青竹筒中,油纸密封,置厕坑内,四十九日取出晒干,入麝香少许,为末涂之。当化为水也。(《圣惠》)沙尘入目:取生蜣螂一枚,手持其背,于眼上影之,自出。(《图经本草》)下部䘌虫:痛痒脓血,旁生孔窍。蜣螂七枚(五月五日收者),新牛粪半两,肥羊肉一两(炒黄),同捣成膏,丸莲子大,炙热,绵裹纳肛中。半日即大便中虫出,三度永瘥。(董炳《集验方》)

心

【主治】疔疮(颂曰:按刘禹锡纂柳州救三死方云:元和十一年得疔疮,凡十四日益笃,善药敷之莫效。长乐贾方伯教用蜣螂心,一夕百苦皆已。明年正月食羊肉,又大作,再用亦如神验。其法:用蜣螂心,在腹下度取之,其肉稍白是也。贴疮半日许,再易,血尽根出即愈。蜣螂畏羊肉,故食之即发。其法盖出葛洪《肘后方》)。

转丸

见土部。

【附录】蜉蝣

时珍曰:蜉蝣一名渠略,似蛣蜣而小,大如指头,身狭而长,有角,黄黑色,甲下有翅,能飞。夏月雨后丛生粪土中,朝生暮死。猪好啖之。人取炙食,云美于蝉也。盖蜣螂、蜉蝣、腹蜟、天牛,皆蛴螬、蠹、蝎所化。此亦蜣螂之一种,不可不知也。或曰:蜉蝣,水虫也。状似蚕蛾,朝生暮死。

天社虫

《别录》有名未用,曰:味甘,无毒。主绝孕,益气。虫状如蜂,大腰,食草木叶,三月采。

时珍曰:按张揖《广雅》云:天社,蜣螂也。与此不知是一类否?

天牛(《纲目》)

【释名】天水牛(《纲目》)、八角儿(同上),一角者名独角仙。

时珍曰:此虫有黑角如八字,似水牛角,故名。亦有一角者。

【集解】藏器注:蛴螬云:蝎一名蠹,在朽木中,食木心,穿如锥刀,口黑,身长足短,节慢无毛。至春雨后化为天牛,两角状如水牛(亦有一角者)。色黑,背有白点,上下缘木,飞腾不远。

时珍曰:天牛处处有之。大如蝉,黑甲光如漆,甲上有黄白点,甲下有翅能飞。目前有二黑角甚长,前向如水牛角,能动。其喙黑而扁,如钳甚利,亦似蜈蚣喙。六足在腹,乃诸树蠹虫所化也。夏月有之,出则主雨。按《尔雅》:蠰,啮桑也。郭璞注云:状似天牛长角,体有白点,善啮桑树,作孔藏之,江东呼为啮发。此以天牛、啮桑为二物也。而苏东坡《天水牛诗》云:两角徒自长,空飞不服箱。为牛竟何益,利吻穴枯桑。此则谓天牛即啮桑也。大抵在桑树者,即为啮桑尔。一角者,名独角仙。入药,并去甲、翅、角、足用。

【气味】有毒。

【主治】疟疾寒热,小儿急惊风,及疔肿箭镞入肉,去痣靥(时珍)。

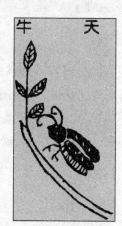

【发明】时珍曰:天牛、独角仙,本草不载。宋、金以来,方家时用之。《圣惠》治小儿急惊风吹鼻定命丹,《宣明方》点身面痣靥芙蓉膏中。俱用独角仙,盖亦毒物也。药多不录。蝎化天牛有毒,蛴螬化蝉无毒,又可见蛴螬与蝎之性味良恶也。

【附方】新三。疔肿恶毒:透骨膏:用八角儿(杨柳上者,阴干去壳)四个(如冬月无此,用其窠代之),蟾酥半钱,巴豆仁一个,粉霜、雄黄、麝香少许。先以八角儿研如泥,入熔化黄蜡少许。同众药末和作膏子,密收。每以针刺疮头破出血,用榆条送膏子(麦粒大)入疮中,以雀粪二个放疮口。疮回即止,不必再用也。忌冷水。如针破无血,系是着骨疔。即男左女右中指甲末,刺出血糊药。又无血,即刺足大拇血,糊药。如都无血,必难医也。箭镞入肉:用天水牛(取一角者),小瓶盛之,入硇砂一钱,同水数滴在内。待自然化水,取滴伤处,即出也。寒热疟疾:猪膏丸:治疟疾发渴,往来不定。腊猪膏二两,独角仙一枚,独头蒜一个,楼葱一握,五月五日三家粽尖。于五月五日五更时,净处露头赤脚,舌挂上腭,回面向北,捣一千杵,丸皂子大。每以新绵裹一丸,系臂上,男左女右。(《圣惠》)

【附录】飞生虫(《拾遗》)

藏器曰:状如啮发,头上有角。其角无毒,主难产,烧末水服少许,亦可执之。

时珍曰:此亦天牛别类也。与鼺鼠同功,故亦名飞生。

蝼蛄(《本经》下品)

【释名】蟪蛄(《本经》)、天蝼(《本经》)、螜(音斛。《本经》)、蝼蝈(《月令》)、仙姑(《古今注》)、石鼠(《古今注》)、梧鼠(《荀子》)、土狗(俗名)。

时珍曰:《周礼注》云:蝼,臭也。此虫气臭,故得蝼名。曰姑,曰婆,曰娘子,皆称虫之名。蟪蛄同蝉名,蝼蝈同蛙名,石鼠同硕鼠名,梧鼠同飞生名,皆名同物异也。

【集解】《别录》曰:蝼蛄生东城平泽。夜出者良。夏至取,曝干。

弘景曰:此物颇协鬼神。背入狱中得其力,今人夜见多打杀之,言为鬼所使也。

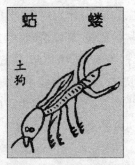

颂曰：今处处有之。穴地粪壤中而生，夜则出外求食。《荀子》所谓梧鼠五技而穷，蔡邕所谓硕鼠五能不成一技者，皆指此也。《魏诗》硕鼠乃大鼠，与此同名而技不穷，固不同耳。五技者：能飞不能过屋，能缘不能穷木，能游不能度谷，能穴不能掩身，能走不能免人。

宗奭曰：此虫立夏后至夜则鸣，声如蚯蚓，《月令》"蝼蝈鸣"者是矣。

时珍曰：蝼蛄穴土而居，有短翅四足。雄者善鸣而飞，雌者腹大羽小，不善飞翔。吸风食土，喜就灯光。入药用雄。或云用火烧地赤，置蝼于上，任其跳死，覆者雄，仰者雌也。《类从》云：磨铁致蛄，汗鞲引兔。物相感也。

【气味】咸，寒，无毒。

《日华》曰：凉，有毒。去翅、足，炒用。

【主治】产难，出肉中刺，溃痈肿，下哽噎，解毒，除恶疮（《本经》）。水肿，头面肿（《日华》）。利大小便，通石淋，治瘰疬骨哽（时珍）。治口疮甚效（震亨）。

【发明】弘景曰：自腰以前甚涩，能止大小便；自腰以后甚利，能下大小便。

朱震亨曰：蝼蛄治水甚效，但其性急，虚人戒之。

颂曰：今方家治石淋导水，用蝼蛄七枚，盐二两，新瓦上铺盖焙干，研末。每温酒服一钱匕，即愈也。

【附方】旧四，新二十。十种水病：肿满喘促不得卧。《圣惠方》：以蝼蛄五枚，焙干为末。食前白汤服一钱，小便利为效。杨氏：加甘遂末一钱，商陆汁一匙，取下水为效。忌盐一百日。小便秘者。《圣惠》：用蝼蛄下截焙研，水服半钱，立通。（保命集）：用蝼蛄一个，葡萄心七个，同研，露一夜，日干研末，酒服。《乾坤秘韫》：用端午日取蝼蛄，阴干，分头、尾焙收。治上身用头末七个，治中用腹末七个，治下用尾末七个，食前酒服。大腹水病：《肘后》：用蝼蛄，炙熟，日食十个。《普济》半边散，治水病。用大戟、芫花、甘遂、大黄各三钱，为末。以土狗七枚（五月能飞者），捣葱铺新瓦上焙之，待干去翅、足。每个剪作两半边，分左右记收。欲退即以左边七片焙研，入前末二钱，以淡竹叶、天门冬煎汤，五更调服。候左退三日后，服右边如前法。嗜鼻消水，面浮甚者：用土狗一个，轻粉二分半，为末。每嗜少许入鼻内，黄水出尽为妙。（《杨氏家藏方》）石淋作痛：方见发明下。小便不通：葛洪方：用大蝼蛄二枚，取下体，以水一升渍饮，须臾即通。《寿域方》：用土狗下截焙研，调服半钱。生研亦可。谈野翁方：加车前草，同捣汁服。《唐氏经验方》：用土狗后截，和麝捣，纳脐中，缚定，即通。《医方摘要》：用土狗一个炙研，入冰片、麝香少许，翎管吹入茎内。大小便闭，经月欲死：《普济方》：用土狗、推车客各七枚，并男用头，女用身，瓦焙焦为末。以向南樗皮煎汁饮，一服神效。胞衣不下，困极腹胀则杀人；蝼蛄一枚，水一升，煮三沸，灌入，下喉即出也。（《延年方》）脐风出汁：蝼蛄、甘草等分，并炙为末。敷之。

(《总录》）牙齿疼痛：土狗一个，旧糟裹定，湿纸包，煨焦，去糟研末，敷之立止。(《本事》）紧唇裂痛：蝼蛄烧灰，敷之。(《千金方》）塞耳治聋：蝼蛄五钱，穿山甲（炮）五钱，麝香少许，为末，葱汁和丸，塞之。外用嗜鼻药，即通。(《普济》）颈项瘰疬：用带壳蝼蛄七枚，生取肉，入丁香七粒于壳内，烧过，与肉同研，用纸花贴之。(《救急方》）箭镞入肉：以蝼蛄杵汁滴上，三五度，自出。(《千金方》）针刺不出：同上。误吞钩线：蝼蛄，去身，吞其头数枚。勿令本人知。(《圣惠方》）

萤火（《本经》下品）

【释名】夜光（《本经》）、熠耀（音煜跃）、即炤（音照）、夜照、景天、救火、据火、挟火（并《吴普》）、宵烛（《古今注》）、丹鸟。

宗奭曰：萤常在大暑前后飞出，是得大火之气而化，故明照如此。

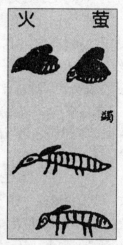

时珍曰：萤从荧省，荧，小火也，会意。《豳风》：熠耀宵行。宵行乃虫名，熠耀其光也。《诗》注及本草，皆误以熠耀为萤名矣。

【集解】《别录》曰：萤火生阶地池泽。七月七日取，阴干。

弘景曰：此是腐草及烂竹根所化，初时如蛹，腹下已有光，数日变而能飞。方术家捕置酒中令死，乃干之。俗用亦稀。

时珍曰：萤有三种：一种小而宵飞，腹下光明，乃茅根所化也，吕氏《月令》所谓"腐草化为萤"者是也；一种长如蛆蠋，尾后有光，无翼不飞，乃竹根所化也，一名蠲，俗名萤蛆，《明堂月令》所谓"腐草化为蠲"者是也，其名宵行，茅竹之根，夜视有光，复感湿热之气，遂变化成形尔。一种水萤，居水中，唐·李子卿《水萤赋》所谓"彼何为而化草，此何为而居泉"是也。入药用飞萤。

【气味】辛，微温，无毒。

【主治】明目（《本经》）。疗青盲（甄权）。小儿火疮伤，热气蛊毒鬼疰，通神精（《本经》）。

【发明】时珍曰：萤火能辟邪明目，盖取其照幽夜明之义耳。《神仙感应篇》载务成萤火丸事迹甚详；而庞安常《总病论》，亦极言其效验。云：曾试用之，一家五十余口俱染疫病，惟四人带此者不病也。许叔微《伤寒歌》亦称之，予亦恒欲试之，因循未暇耳。庞翁为苏、黄器重友，想不虚言。《神仙感应篇》云：务成子萤火丸，主辟疾病，恶气百鬼，虎狼蛇虺，蜂虿诸毒，五兵白刃，盗贼凶害。昔汉冠军将军武威太守刘子南，从道士尹公受得此方。永平十二年，于北界与虏战败绩，士卒略尽。子南被围，矢下如雨，未至子南马数尺，矢辄坠地。虏以为神，乃解去。子南以方教子弟，为将皆未尝被伤也。汉末青牛道士得之,以传安定皇甫隆,隆以传魏武帝,乃稍有人得之。故一名冠军丸,又名武威丸。用萤火、鬼箭(削去皮羽)、蒺藜各一两,雄黄、雌黄各二两,羧羊角、锻灶灰各一两半,矾石(火烧)二两,铁锤柄(入铁处烧焦)一两半,俱为末。以鸡子黄、丹雄鸡冠一具和捣千下,丸如杏仁。作三角绛囊盛五丸,带于左臂上(从军系腰中,居家挂户上),甚辟盗贼也。

【附方】新二。黑发:七月七日夜,取萤火虫二七枚,捻发自黑也。(《便民图纂》方)明曰:劳伤肝气目暗方:用萤火二七枚,纳大鲤鱼胆中,阴干百日,为末。每点少许,极妙。一方用白犬胆。(《圣惠方》)

衣鱼(《本经》下品)

【释名】白鱼(《本经》)、蟫鱼(覃、淫、寻三音)、蛃鱼(郭璞)、壁鱼(《图经》)、蠹鱼。

宗奭曰:衣鱼生久藏衣帛中,及书纸中。其形稍似鱼,其尾又分二岐,故得鱼名。

时珍曰:白,其色也;壁,其居也;蟫,其状态也;丙,其尾形也。

【集解】《别录》曰:衣鱼生咸阳平泽。

颂曰:今处处有之,衣中乃少,而书卷中甚多。身白有厚粉,以手触之则落。段成式云:补阙张周封见壁上瓜子化为壁鱼,因知《列子》"朽瓜化鱼"之言不虚也。俗传壁鱼入道经中,食神仙字,则身有五色。人得吞之,可致神仙。唐张裼之少子,乃多书神仙字。碎剪置瓶中,取壁鱼投之,冀其蠹食而不能得,遂致心疾。书此以解俗说之惑。

时珍曰:衣鱼,其蠹衣帛书画,始则黄色,老则有白粉,碎之如银,可打纸笺。按段成式言:何讽于书中得一发长四寸,卷之无端,用力绝之,两端滴水。一方士云:此名脉望,乃衣鱼三食神仙字,则化为此。夜持向天,可以坠星,求丹。又异于吞鱼致仙之说。大抵谬妄,宜辩正之。

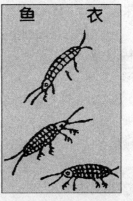

【气味】咸。温,无毒。

甄权曰:有毒。

大明曰:畏芸草、莽草、莴苣。

【主治】妇人疝瘕,小便不利,小儿中风项强,背起,摩之(《本经》)。疗淋涂疮,灭瘢堕胎(《别录》)。小儿淋闭,以摩脐及小腹即通(陶弘景)。合鹰屎、僵蚕,同敷疮瘢即灭(苏颂)。主小儿脐风撮口,客忤天吊,风痫口㖞,重舌,目翳目眯,尿血转胞,小便不通(时珍)。

【发明】时珍曰:衣鱼乃太阳经药,故所主中风项强,惊痫天吊,目翳口㖞,淋闭,皆手、足太阳经病也。《范汪方》治小便不利,取二七枚捣,分作数丸,顿服即通。《齐书》云:明帝病笃,敕台省求白鱼为药。此乃神农药,古方盛用,而今人罕知也。

【附方】旧五,新七。小儿胎寒,腹痛汗出:用衣中白鱼二七枚,绢包,于儿腹上回转摩之,以愈为度。(《圣惠方》)小儿撮口:壁鱼儿研末。每以少许涂乳,令儿吮之。(《圣惠》)小儿客忤,项强欲死:衣鱼十枚,研敷乳上,吮之入咽,立愈。或以二枚涂母手中,掩儿脐,得吐乃愈,外仍以摩儿顶及项强处。《食医心镜》。小儿天吊,目睛上视:并口手掣动用壁鱼儿干者十个,湿者五个,用乳汁和研,灌之。(《圣惠方》)小儿痫疾:白鱼酒:用衣中白鱼七枚,竹茹一握,酒一升,煎二合,温服之。(《外台》)偏风口㖞:取白鱼摩耳下,左㖞摩右,右㖞摩左,正乃已。(《孙真人》)小儿重舌:衣鱼烧灰,敷舌上。(《千金翼》)目中浮翳:书中白鱼末,注少许于翳上,日二。(《外台》)沙尘入目不出者:杵白鱼,以乳汁和,滴目中,即出。或为末,点之。(《千金》)小便不通:滑石白鱼散:用白鱼、滑石、乱发(烧)等分,为散。饮服半钱匕,日三。(《金匮要略》)小便转胞不出:纳衣鱼一枚于茎中。(《千金方》)妇人尿血:衣中白鱼三十枚,纳入阴中。(《子母秘录》)

鼠妇(《本经》下品)

【释名】鼠负(弘景)、负蟠(音烦。《尔雅》)、鼠姑(弘景)、鼠粘(《蜀本》)、蜲蟠(《别录》)、蚰蟠(伊威。《本经》),湿生虫(《图经》)、地鸡(《纲目》)、地虱。

弘景曰:鼠妇,《尔雅》作鼠负,言鼠多在坎中,背粘负之,故曰鼠负。今作妇字,殊似乖理。

韩保升曰:多在瓮器底及土坎中,常惹着鼠背,故名。俗亦谓之鼠粘,犹枲耳名羊负来也。

时珍曰:按陆佃《埤雅》云:鼠负,食之令人善淫,故有妇名。又名鼠姑,犹鼠妇也。鼠粘,犹鼠负也。然则妇、负二义俱通矣。因湿化生,故俗名湿生虫。曰地鸡、地虱者,象形。

【集解】《别录》曰:鼠妇生魏郡平谷,及人家地上。五月五日采。

颂曰:处处有之,多在下湿处、瓮器底及土坎中。《诗》云:蜲蟠在室。郑玄言家无人则生故也。

宗奭曰:湿生虫多足,大者长三四分,其色如蚓,背有横纹蹙起,用处绝少。

时珍曰:形似衣鱼稍大,灰色。

【气味】酸,温,无毒。

大明曰:有毒。

【主治】气癃不得小便,妇人月闭血瘕,痫痓寒热,利水道(《本经》)。堕胎(《日华》)。治久疟寒热,风虫牙齿疼痛,小儿撮口惊风,鹅口疮,痘疮倒靥,解射工毒、蜘蛛毒、蚰蜒入耳(时珍)。

【发明】颂曰:张仲景治久疟,大鳖甲丸中用之,以其主寒热也。

妇 鼠

时珍曰：古方治惊、疟、血病多用之，盖厥阴经药也。《太平御览》载葛洪治疟方：用鼠负虫十四枚，各以糖酿之，丸十四丸，临发时水吞下七丸便愈。而葛洪《肘后方》治疟疾寒热，用鼠妇四枚，糖裹为丸，水下便断。又用鼠负、豆豉各十四枚，捣丸芡子大，未发前日汤服二丸，将发时再服二丸便止。又蜘蛛毒人成疮，取此虫食其丝即愈。详蜘蛛下。

【附方】旧一，新八。产妇尿秘：鼠妇七枚熬，研末，酒服。(《千金翼》)撮口脐风：《圣惠》：用鼠妇虫杵，绞汁少许，灌之。《陈氏》：生杵鼠妇及雀瓮汁服之。鹅口白疮：地鸡研水涂之，即愈。(《寿域方》)风虫牙痛：湿生虫一枚，绵裹咬之，勿令人知。(《圣惠》)风牙疼痛：湿生虫、巴豆仁、胡椒各一枚，研匀，饭丸绿豆大。绵裹一丸咬之。良久涎出吐去，效不可言。(《经效济世方》)痘疮倒靥：湿生虫为末，酒服一字，即起。(《痘疹论》)蚰蜒入耳：湿生虫，研烂，涂耳边自出。或摊纸上作捻，安入耳中亦出。(《卫生宝鉴》)射工溪毒：鼠妇、豆豉各七合，巴豆(去心)三枚，脂和，涂之。(《肘后》)

【附录】丹戬

(《别录》有名未用)曰：味辛，有毒。主心腹积血。生蜀郡。状如鼠负，青股赤头。七月七日采。一名飞龙。

䗪虫(音蔗。《本经》中品)

【释名】地鳖(《本经》)、土鳖(《别录》)、地蜱虫(《纲目》)、簸箕虫(《衍义》)、蚵蚾虫(《纲目》)、过街。

弘景曰：形扁扁如鳖，故名土鳖。

宗奭曰：今人呼为簸箕虫，亦象形也。

时珍曰：按陆农师云：逢申日则过街，故名过街。《袖珍方》名蚵蚾虫。《鲍氏方》名地蜱虫。

【集解】《别录》曰：生河东川泽及沙中，人家墙壁下土中湿处。十月采，曝干。

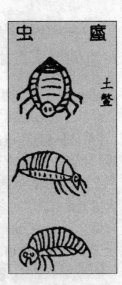

弘景曰：形扁如鳖，有甲不能飞，小有臭气。

恭曰：此物好生鼠壤土中，及屋壁下。状似鼠妇，而大者寸余，形小似鳖，无甲而有鳞。小儿多捕以负物为戏。

时珍曰：处处有之，与灯蛾相牝牡。

【气味】咸，寒，有毒。

甄权曰：咸、苦。

之才曰：畏皂荚、菖蒲、屋游。

【主治】心腹寒热洗洗(音酒)，血积癥瘕，破坚，下血闭，生子大良(《本经》)。月水不通，破留血积聚(《药性》)。通乳脉，用一枚，擂水半合，滤服。勿令知之(宗奭)。行产后血积,折伤瘀血,治重舌木舌口疮,小儿腹痛夜啼(时珍)。

【发明】颂曰:张仲景治杂病方及久瘕积结,有大黄虫丸,又有大鳖甲丸,及妇人药并用之,以其有破坚下血之功也。

【附方】新七。下瘀血汤:治产妇腹痛有干血。用虫二十枚(熬,去足),桃仁二十枚,大黄二两,为末,炼蜜杵和,分为四丸。每以一丸,酒一升,煮取八合,温服,当下血也。(张仲景方)木舌肿强:塞口,不治杀人。虫(炙)五枚,食盐半两,为末。水二盏,煎十沸,时时热含吐涎。瘥乃止。(《圣惠方》)重舌塞痛:地鳖虫和生薄荷研汁,帛包捻舌下肿处。一名地蜱虫也。(鲍氏方)腹痛夜啼:蟅虫(炙)、芍药、芎䓖各二钱。为末。每用一字,乳汁调下。(《圣惠方》)折伤接骨:杨拱《摘要方》:用土鳖焙存性,为末。每服二三钱,接骨神效。一方:生者擂汁酒服。《袖珍方》:用蚵蚾(即土鳖)六钱(隔纸砂锅内焙干),自然铜二两(用火煅,醋淬七次),为末。每服二钱,温酒调下。病在上食后,病在下食前,神效。董炳《集验方》:用土鳖(阴干)一个,(临时旋研入药),乳香、没药、龙骨、自然铜(火煅,醋淬)各等分,麝香少许为末。每服三分,入土鳖末,以酒调下。须先整定骨,乃服药。否则接挫也。此乃家传秘方,慎之。又可代杖。

蜚蠊(费廉。《本经》中品)

【释名】石姜(《唐本》)、卢蜰(音肥)、负盘(《唐本》)、滑虫(《唐本》)、茶婆虫(《纲目》)、香娘子。

弘景曰:此有两三种,以作廉姜气者为真,南人啖之,故名。

恭曰:此虫辛臭,汉中人食之,名石姜。亦名卢蜰,一名负盘。南人谓之滑虫。

时珍曰:蜚蠊、行夜、䗪螽三种,西南夷皆食之,混呼为负盘。俗又讹盘为婆,而讳称为香娘子也。

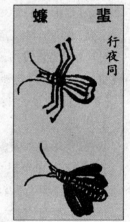

【集解】《别录》曰:生晋阳川泽,及人家屋间。形似蚕蛾,腹下赤。二月、八月及立秋采。

弘景曰:形似虫,而轻小能飞。本生草中,八、九月知寒,多入人家屋里逃尔。

保升曰:金州、房州等处有之。多在林树间,百十为聚。山人啖之,谓之石姜。郭璞注《尔雅》所谓"蜚即负盘、臭虫"也。

藏器曰:状如蝗,蜀人食之。《左传》"蜚不为灾"者,即此。

时珍曰:今人家壁间、灶下极多,甚者聚至千百。身似蚕蛾,腹背俱赤,两翅能飞,喜灯火光,其气甚臭,其屎尤甚。罗愿云:此物好以清旦食稻花,日出则散也。水中一种酷似之。

【气味】咸,寒,有毒。

恭曰:辛辣而臭。

【主治】瘀血症坚寒热.破积聚、喉咽闭,内寒无子(《本经》)。通利血脉(《别录》)。食之下气(苏恭)。

【发明】时珍曰:徐之才《药对》云:立夏之日,蜚蠊先生,为人参、茯苓使,主腹中七节,保神守中。则西南夷食之亦有谓也。又《吴普本草》载神农云:主妇人癥坚寒热,尤为有理。此物乃血药,故宜于妇人。

行夜(《别录》)

【校正】并入《拾遗》负盘。

【释名】负盘(《别录》)、屁盘虫(弘景)、屁蜰。

弘景曰:行夜,今小儿呼屁盘虫,或曰屁蜰,即此也。

藏器曰:屁盘有短翅,飞不远,好夜中行,人触之即气出。虽与蜚蠊同名相似,终非一物,戎人食之,味极辛辣。苏恭所谓"巴人重负蟠"是也。

时珍曰:负盘有三:行夜、蜚蠊、皇螽。皆同名而异类。夷人俱食之,故致混称也。行夜与蜚蠊形状相类,但以有廉姜气味者为蜚蠊,触之气出者为屁盘,作分别尔。张杲《医说》载:鲜于叔明好食负盘臭虫。每散,令人采取三五升,浮温水上,泄尽臭气,用酥及五味熬作饼食,云味甚佳。即此物也。

【气味】辛,温,有小毒。

【主治】腹痛寒热,利血(《别录》)。

灶马((纲目》)

【释名】灶鸡(俗)。

【集解】时珍曰:灶马处处有之,穴灶而居。按《酉阳杂俎》云:灶马状如促织,稍大脚长,好穴灶旁。俗言灶有马,足食之兆。

【气味】缺。

【主治】竹刺入肉,取一枚捣敷(时珍)。

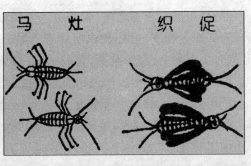

【附录】促织。

时珍曰:促织,蟋蟀也。一名蜻,一名蜻蜊。陆玑《诗义疏》云:似蝗而小,正黑有光泽如漆,有翅及角,善跳好斗,立秋后则夜鸣。《豳风》云"七月在野,八月在宇,九月在户,十月蟋蟀入我床下"是矣。古方未用,附此以俟。

皇螽(音负终。《拾遗》)

【校正】并入《拾遗》蚱蜢。

【释名】负蠜(音烦)、蚱蜢。

时珍曰:此有数种,皇螽总名也。江东呼为蚱蜢,谓其瘦长善跳,窄而猛也。螽亦作螽。

【集解】藏器曰:皇螽状如蝗虫。有黑斑者,与蚯蚓异类同穴为雌雄,得之可入媚药。

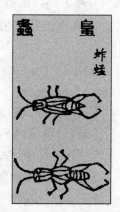

时珍曰:皇螽,在草上者曰草螽,在土中者曰土螽,似草螽而大者,曰螽斯;似螽斯而细长者,曰蟿螽曰皇螽。《尔雅》云蜀,螽也;草螽,负蠜也,斯螽,蜙蝑也;蟿螽,螇蚸也;土螽,蠰蹊也。数种皆类蝗,而大小不一。长角、修股,善跳,有青、黑、斑数色,亦能害稼。五月动股作声,至冬入土穴中。芒部夷人食之。蔡邕《月令》云:其类乳于土中,深埋其卵,至夏始出。陆佃云:草虫鸣于上风,蚯蚓鸣于下风,因风而化。性不忌而一母百子。故《诗》云:喓喓草虫,趯趯皇螽。蝗亦螽类,大而方首,首有王字,沴气所生,蔽天而飞,性畏金声。北人炒食之。一生八十一子。冬有大雪,则入土而死。

【气味】辛,有毒。

【主治】五月五日候交时收取,夫妇佩之,令相爱媚(藏器)。

【附录】吉丁虫(《拾遗》)

藏器曰:甲虫也。背正绿,有翅在甲下。出岭南。宾、澄诸州。人取带之,令人喜好相爱,媚药也。

金龟子

时珍曰:此亦吉丁之类,媚药也。大如刀豆,头面似鬼,其甲黑硬如龟状,四足二角,身首皆如泥金装成,盖亦蠹虫所化者。段公路《北户录》云:金龟子,甲虫也。出岭南。五、六月生草蔓上,大如榆荚,背如金贴,行则成双,死则金色随灭,故以养粉,令人有媚也。竺法真《登罗浮山疏》云:山有金花虫,大如斑蝥,文采如金,形似龟,可养玩数日。宋祁《益部记》云:利州山中有金虫,其体如蜂,绿色,光若泥金,俚人取作妇女钗钗之饰。郑樵《通志》云:《尔雅》:蛂,蟥蛢也。甲虫,大如虎豆,绿色似金。四书所载皆一物也。南土诸山中亦时有之。

腆颗虫(《拾遗》)

藏器曰:出岭南。状似屁盘,褐色身扁。带之令人相爱也,彼人重之。

叩头虫

时珍曰：虫大如斑蝥而黑色，按其后则叩头有声。能入人耳，灌以生油则出。刘敬叔《异苑》云：叩头虫，形色如大豆，咒令叩头，又令吐血，皆从所教。杀之不祥，佩之令人媚爱。晋傅咸有赋。

媚蝶

时珍曰：《北户录》云：岭表有鹤子草，蔓花也。当夏开，形如飞鹤，翅、羽、觜、距皆全。云是媚草，采曝以代面靥。蔓上春生双虫，食叶。收入粉奁，以叶饲之，老则蜕而为蝶，赤黄色。女子收而佩之，如细鸟皮，令人媚悦，号为媚蝶。《洞冥记》云：汉武时勒毕国献细鸟，大如蝇，状如鹦鹉，可候日晷，后皆自死。宫人佩其皮者，辄蒙爱幸也。

木虻（音萌。《本经》中品）

【释名】魂常（《本经》）。

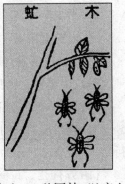

时珍曰：虻以翼鸣，其声虻虻，故名。陆佃云：蚊害民，故曰蚊；虻害虻，故曰虻。亦通。

【集解】《别录》曰：木虻生汉中川泽，五月取之。

颂曰：今处处有之，而襄、汉近地尤多。

弘景曰：此虻状似虻而小，不喋血。近道草中不见有之，市人亦少卖者，方家惟用蜚虻耳。

恭曰：虻有数种，并能喋血，商淅以南江岭间大有。木虻，长大绿色，殆如蜩蝉，咂牛马或至颠仆。蜚虻，状如蜜蜂，黄黑色，今俗多用之。又一种小者名鹿虻，亦名牛虻，大如蝇，啮牛马亦猛。市人采卖之，三种同体，以疗血为本；虽小有异同，用之不为嫌。木虻倍大，而陶云似虻而小，不喋血，盖未之识耳。

藏器曰：木虻从木叶中出，卷叶如子，形圆，着叶上。破之初出如白蛆，渐大羽化，拆破便飞，即能啮物。塞北亦有，岭南极多，如古度化蚁耳。木虻是叶内者，蜚虻是已飞者，正如蚕蛹与蛾，总是一物，不合重出。应功用不同，后人异注耳。

时珍曰：金幼孜《北征录》云：北房长乐镇草间有虻，大者如蜻蜓，拂人面嘬嚼。元稹《长庆集》云：巴蜀山谷间，春秋常雨，五、六月至八、九月则多虻，道路群飞，咂牛马血流，啮人毒剧，而毒不留肌，故无治术。据此，则藏器之说似亦近是。又段成式云：南方溪涧中多水蛆，长寸余，色黑。夏末变为虻，螫人甚毒。观此，则虻之变化，有木有水，非一端也。

【气味】苦，平，有毒。

【主治】目赤痛，眦伤泪出，瘀血血闭，寒热酸惭，无子（《本经》）。

蜚虻(《本经》中品)

【释名】虻虫(蜚与飞同)。

【集解】《别录》曰:蜚虻生江夏川谷。五月取。腹有血者良。

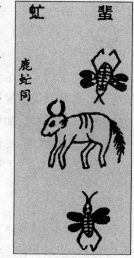

弘景曰:此即方家所用虻虫,啖牛马血者。伺其腹满,掩取干之。

恭曰:水虻、蜚虻、鹿虻,俱食牛马血,非独此也。但得即堪用之,何假血充,应如养鹰,饥即为用。若伺其饱,何能除疾?

宗奭曰:蜚虻今人多用之。大如蜜蜂,腹凹褊,微黄绿色。雄、霸州、顺安军、沿塘泺界河甚多。以其惟食牛马等血,故治瘀血血闭也。

时珍曰:采用须从陶说。苏恭以饥鹰为喻,比拟殊乖。

【修治】大明曰:入丸、散,去翅、足,炒熟用。

【气味】苦,微寒,有毒。

之才曰:恶麻黄。

【主治】逐瘀血,破血积,坚痞症瘕,寒热,通利血脉及九窍(《本经》)。女子月水不通,积聚,除贼血在胸腹五脏者,及喉痹结塞(《别录》)。破癥结,消积脓,堕胎(《日华》)。

【发明】颂曰:《淮南子》云:虻散积血,斫木愈龋。此以类推也。

时珍曰:按刘河间云:虻食血而治血,因其性而为用也。成无己云:苦走血。血结不行者,以苦攻之。故治蓄血用虻虫,乃肝经血分药也。古方多用,今人稀使。

【附方】旧二,新一。蛇螫血出,九窍皆有者:取虻虫(初食牛马血腹满者)三七枚,烧研汤服。(《肘后》)病笃去胎:虻虫十枚,炙,捣为末。酒服,胎即下。(《产乳》)扑坠瘀血:虻虫二十枚,牡丹皮一两,为末。酒服方寸匕,血化为水也。若久宿血在骨节中者,二味等分。(《备急方》)

【附录】扁前

《别录》有名未用曰:味甘,有毒。主鼠瘘、癃闭,利水道。生山陵中。状如牛虻,赤翼。五月、八月采之。

蚊子

时珍曰:蚊处处有之。冬蛰夏出,昼伏夜飞,细身利喙,咂人肤血,大为人害。一名白鸟,一名暑蚊。或作昋民,谬矣。化生于木叶及烂灰中。产子于水中,为孑孓虫,仍变为蚊也。龟、鳖畏之,荧火、蝙蝠食之。故煮鳖入数枚,即易烂也。

藏器曰：岭南有蚊子木，叶如冬青，实如枇杷，熟则蚊出。塞北有蚊母草，叶中有血虫，化而为蚊。江东有蚊母鸟，一名鹳，每吐蚊一二升也。

蚋子

时珍曰：按元稹《长庆集》云：蜀中小蚊名蚋子，又小而黑者为蟆子。微不可见与尘相浮上下者为浮尘子，皆巢于巴蛇鳞中，能透衣入人肌肤，啮成疮毒，人极苦之。惟捣楸叶敷之则瘥。又祝穆《方舆胜览》云：云南乌蒙峡中多毒蛇，鳞中有虫名黄蝇，有毒，啮人成疮。但勿搔，以冷水沃之，擦盐少许，即愈。此亦蚋、蟆之类也。

竹虱(《纲目》)

【释名】竹佛子(《纲目》)、天厌子。

【集解】时珍曰：竹虱生诸竹，及草木上皆有之。初生如粉点，久便能动，百十成簇。形大如虱，苍灰色。或云湿热气化，或云虫卵所化。古方未有用者。惟南宫从《岣嵝神书》云：江南、巴邛、吴越、荆楚之间，春秋竹内有虫似虱而苍，取之阴干，可治中风。即此也。

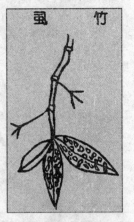

【气味】有毒。

【主治】中风，半身不遂，能透经络，追涎(时珍)。

【附方】新一。中风偏痹，半身不遂者：用麻黄以汤熬成糊，摊纸上，贴不病一边，上下令遍，但除七孔，其病处不糊。以竹虱(焙为末)三钱(老人加麝香一钱，研匀)，热酒调服，就卧。须臾药行如风声，口吐出恶水，身出臭汗如胶。乃急去糊纸，别温麻黄汤浴之。暖卧将息，淡食十日，手足如故也。(《岣嵝神书》)

本草纲目虫部第四十二卷

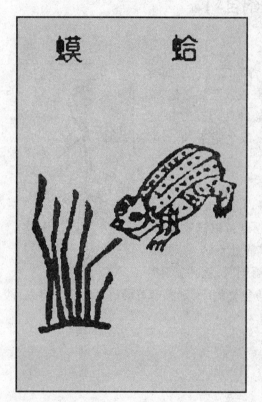

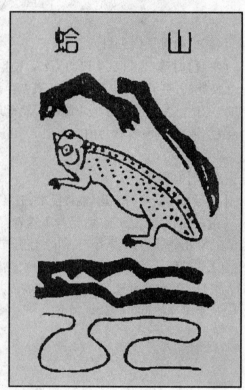

本草纲目虫部第四十二卷

蟾蜍（《别录》下品）

【释名】鼀𪓨（音蹙秋）、䵷黽（音施）、蜘𪓨（踟蹰）、苦蟾（音笼）、蚵蚾（何皮）、癞蛤蟆。

时珍曰：蟾蜍，《说文》作詹诸。云：其声詹诸，其皮𪓨𪓨，其行鼀鼀。《诗》云：得此䵷戚鼀。《韩诗》注云：戚施，蟾蜍也。戚音蹙。后世名苦蠪，其声也。蚵蚾，其皮礧砢也。

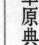
蜍 蟾

【气味】辛，凉，微毒。

【主治】阴蚀，疽疬恶疮，猘犬伤疮，能合玉石（《别录》）。烧灰敷疮，立验。又治温病发斑困笃者。去肠，生捣食一二枚，无不瘥者（弘景。藏器曰：捣烂绞汁饮，或烧末服）。杀疳虫，治鼠漏恶疮。烧灰，敷一切有虫恶痒滋胤疮（《药性》）。治疳气，小儿面黄癖气，破癥结。烧灰油调，敷恶疮（《日华》）。主小儿劳瘦疳疾。最良（苏颂）。治一切五疳八痢，肿毒，破伤风病，脱肛（时珍）。

【发明】时珍曰：蟾蜍，土之精也。上应月魄而性灵异，穴土食虫，又伏山精，制蜈蚣；故能入阳明经，退虚热，行湿气，杀虫𧎢，而为疳病痈疽诸疮要药也。《别录》云"治猘犬伤"，《肘后》亦有方法。按沈约《宋书》云：张牧为荆犬所伤，人云宜啖蛤蟆脍，食之遂愈。此亦治痈疽疔肿之意，大抵是物能攻毒拔毒耳。古今诸方所用蛤蟆，不甚分别，多是蟾蜍。读者当审用之，不可因名迷实也。

【附方】旧八，新十七。腹中冷癖：水谷癖结，心下停痰，两胁痞满，按之鸣转，逆害饮食。大蟾蜍一枚，去皮、肠，支解之。芒硝强人一升，中人七合，弱人五合，水七升，煮四升，顿服，得下为度。（《肘后方》）小儿疳积：治小儿疳积腹大，黄瘦骨立，头生疮结如麦穗。用立秋后大蛤蟆去首、足、肠，以清油涂之，阴阳瓦炙熟食之，积秽自下。连服五六枚，一月之后，形容改变，妙不可言。五疳八痢：面黄肌瘦，好食泥土，不思乳食。用大干蟾蜍一枚（烧存性），皂角（去皮、弦）一钱（烧存性），蛤粉（水飞）三钱，麝香一钱，为末，糊丸粟米大。每空心米饮下三四十丸，日二服。名五疳保童丸。（《全婴方》）小儿疳泄下痢：用蛤蟆烧存性研，饮服方寸匕。（《子母秘录》）走马牙疳，侵蚀口鼻：干蚵蚾（黄泥裹固，煅过）、黄连各二钱半，青黛一钱，为末，入麝香少许和研，敷之。（《郑氏小儿方》）疳蚀腮穿：金鞭散：治疳疮，腮穿牙落。以抱退鸡子软白皮，包活土狗一个，放入大蛤蟆口内,草缚泥固煅过,取出研末,贴之,以愈为度。(《普济方》)小儿口疮:五月五日蛤蟆炙研末,敷之即瘥。(《秘录》)一切疳䘌:无问去处,皆能治之。蛤蟆,烧灰,醋和敷,一日三五度。(《梅师方》)阴蚀欲尽:蛤蟆灰、兔屎等分为末,敷之.(《肘后》)月蚀耳疮:五月五日蛤蟆,烧末,猪膏和敷。(《外台方》)小儿蓐疮:五月五日取蟾蜍炙研末,敷之即瘥。(《秘录》)小儿脐疮出汁,久不瘥:蛤蟆,烧末,敷之,日三,甚验。一加牡蛎等分。(《外台》)一切湿疮:蟾蜍烧灰,猪脂和敷。(《千金方》)小儿癣疮:蟾蜍烧灰,猪脂和敷。(《外台方》)癞风虫疮:干蛤蟆一两(炙),长肥皂一条(炙,去皮、子,蘸酒再炙)为末,以竹管引入羊肠内,系定,以麸铺甑内,置药麸上蒸熟,入麝香半钱,去麸同捣,为丸如梧子大。每温酒服二十一丸。(《直指》)附骨坏疮:久不瘥,脓汁不已,或骨从疮孔中出。用大蛤蟆一个,乱头发一鸡子大,猪油四两,煎枯去滓,待凝如膏。先以桑根皮、乌头煎汤洗,拭干,煅龙骨末掺四边,以前膏贴之。(《锦囊秘览》)

头

【主治】功同蟾蜍。

蟾酥

【主治】宗奭曰:眉间白汁,谓之蟾酥。以油单纸裹眉裂之,酥出纸上,阴干用。

时珍曰:取蟾酥不一:或以手捏眉棱,取白汁于油纸上及桑叶上,插背阴处,一宿即自干白,安置竹筒内盛之,真者轻浮,入口味甜也。或以蒜及胡椒等辣物纳口中,则蟾身白汁出,以竹篦刮下,面和成块,干之。其汁不可入人目,令人赤、肿、盲。或以紫草汁洗点,即消。

【气味】甘、辛,温,有毒。

【主治】小儿疳疾、脑疳(甄权曰:端午日取眉脂,以朱砂、麝香为丸,如麻子大,治小孩子疳瘦,空心服一丸。如脑疳,以奶汁调,滴鼻中,甚妙)。酥同牛酥,或吴茱萸苗汁调,摩腰眼、阴囊,治腰肾冷,并助阳气。又疗虫牙(《日华》)。治齿缝出血及牙疼,以纸纴少许按之,立止(宗奭)。发背、疔疮,一切恶肿(时珍)。

【附方】新十一。拔取疔黄:蟾蜍,以面丸梧子大。每用一丸安舌下,即黄出也。(《青囊杂纂》)拔取疔毒:蟾酥,以白面、黄丹搜作剂,每丸麦粒大。以指爬动疮上插入。重者挑破纳之。仍以水澄膏贴之。(危氏方)疔疮恶肿:蟾酥一钱,巴豆四个捣烂,饭丸锭子如绿豆大。每服一丸,姜汤下。良久,以篇蓄根、黄荆子研酒半碗服,取行四五次,以粥补之。(《乾坤秘韫》)诸疮肿硬:针头散:用蟾酥、麝香各一钱研匀,乳汁调和,入罐中待干。每用少许,津调敷之。外以膏药护住,毒气自出,不能为害也。(《保命集》)一切疮毒:蟾酥一钱,白面二钱,朱砂少许,井华水调成小锭子如麦大。每用一锭,井华水服。如疮势紧急,五七锭。葱汤亦可,汗出即愈。喉痹乳蛾:等证:用癞蛤蟆眉酥,和草乌尖末、猪牙皂角末等分。丸小豆大。每研一丸,点患处,神效。(《活人心统》)一切齿痛疳蚀、龋齿、

瘀肿:用蚵蚾一枚,鞭其头背,以竹篦刮眉间,即有汁出。取少许点之,即止也。(《类编》)
风虫牙痛不可忍:《圣惠》:用蟾酥一片,水浸软,入麝香少许,研匀。以粟米大,绵裹咬定,吐涎愈。一方:用胡椒代麝香。一方:用蟾酥染丝绵上,剪一分,纴入齿缝根里。忌热物,半日效。干者,以热汤化开。破伤风病:蟾酥二钱,汤化为糊;干蝎(酒炒)、天麻各半两,为末,合捣,丸绿豆大。每服一丸至二丸,豆淋酒下。(《普济方》)

蛤蟆(《本经》下品)

【释名】螫蟆(螫音凉,又音加)。

时珍曰:按王荆公《字说》云:俗言:虾蟆怀土,取置远处,一夕复还其所。虽或逷之,常慕而返,故名虾蟆。或作蛤蟆,蛤言其声,蟆言其斑也。《尔雅》作螫蟆。

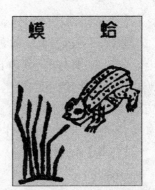

【气味】辛,寒,有毒。

大明曰:冷,无毒。

【主治】邪气,破癥坚血,痈肿阴疮。服之不患热病(《本经》)。主辟百邪鬼魅,涂痈肿及热结肿(《药性》)。治热狂,贴恶疮,解烦热,治犬咬(《日华》)。

【发明】颂曰:蛤蟆、蟾蜍,二物虽同一类,而功用小别,亦当分而用之。

时珍曰:古方多用蛤蟆,近方多用蟾蜍,盖古人通称蟾为蛤蟆耳。今考二物功用亦不甚远,则古人所用多是蟾蜍,且今人亦只用蟾蜍有效,而蛤蟆不复入药矣。按张杲《医说》载《摭青杂说》云:有人患脚疮,冬月顿然无事,夏月臭烂,痛不可言。遇一道人云:尔因行草上,惹蛇交遗沥,疮中有蛇儿,冬伏夏出故也。以生蛤蟆捣敷之,日三四换。凡三日,一小蛇自疮中出,以铁钳取之。其病遂愈。

朱震亨曰:蛤蟆属土与水,味甘性寒,南人喜食之。本草言服之不患热病,由是病人亦煮食之。本草之意,或炙、或干、或烧,入药用之。非若世人煮羹入椒盐而啜其汤也。此物本湿化,大能发湿,久则湿化热。此乃土气厚,自然生火也。

【附方】旧三,新三。风邪为病:蛤蟆(烧灰)、朱砂等分,为末。每服一钱,水调下,日三四服,甚有神验。(《圣惠方》)狂言鬼语猝死:用蛤蟆烧末,酒服方寸匕,日三。(《外台秘要》)噎膈吐食:用蛇含蛤蟆,泥包,煅存性,研末。每服一钱,酒下。(《寿域方》)瘰疬溃烂:用黑色蛤蟆一枚,去肠焙研,油调敷之。忌铁器。头上软疖:蛤蟆,剥皮,贴之,收毒即愈。(《活幼全书》)蝮蛇螫伤:生蛤蟆一枚,捣烂敷之。(《圣惠方》)

肝

【主治】蛇螫人,牙入肉中,痛不可堪。捣敷之,立出(时珍。出《肘后》)。

胆

【主治】小儿失音不语,取汁点舌上,立愈(时珍。出《孙氏集效方》)。

脑

【主治】青盲。明日(《别录》)。

蛙(《别录》下品)

【释名】长股(《别录》)、田鸡(《纲目》)、青鸡(同上)、坐鱼(同上)、蛤鱼。

宗奭曰:蛙后脚长,故善跃。大其声则曰蛙,小其声则曰蛤。

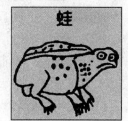
蛙

时珍曰:蛙好鸣,其声自呼。南人食之,呼为田鸡,云肉味如鸡也。又曰坐鱼,其性好坐也。按《尔雅》蟾、蛙俱列鱼类,而《东方朔传》云:长安水多蛙鱼,得以家给人足。则古昔关中已常食之如鱼,不独南人也。蛙亦作鼃字。

【气味】甘,寒,无毒。

宗奭曰:平。

时珍曰:按《延寿书》云:蛙骨热,食之小便苦淋。妊娠食蛙,令子寿夭。小蛙食多,令人尿闭。脐下酸痛,有至死者。擂车前水饮可解。

吴瑞曰:正月出者名黄蛤,不可食。

【主治】小儿赤气,肌疮脐伤,止痛。气不足(《别录》)。小儿热疮,杀尸疰病虫,去劳劣,解热毒(《日华》)。食之解劳热(宗奭)。利水消肿。烧灰,涂月蚀疮(时珍)。馔食,调疳瘦,补虚损,尤宜产妇。捣汁服。治蛤蟆瘟病(嘉谟)。

【发明】颂曰:南人食蛙蛤,云补虚损,尤宜产妇。

时珍曰:蛙产于水,与螺、蚌同,故能解热毒,利水气。但系湿化之物,其骨性复热,而今人食者,每同辛辣及脂油煎炸,是抱薪救火矣,安能求其益哉?按戴原礼《证治要诀》云:凡浑身水肿,或单腹胀者,以青蛙一二枚,去皮炙食之,则自消也。

嘉谟曰:时行面赤项肿,名蛤蟆瘟。以金线蛙捣汁,水调,空腹顿饮,极效,曾活数人。

【附方】新六。蛤馔:治水肿。用活蛙三个,每个口内安铜钱一个,上着胡黄连末少许。以雄猪肚一个,茶油洗净,包蛙扎定,煮一宿,取出,去皮、肠,食肉并猪肚,以酒送下。忌酸、咸、鱼、面、鸡、鹅、羊肉,宜食猪、鸭。(《寿域神方》)水蛊腹大:动摇有水声,皮肤黑色。用干青蛙二枚(以酥炒),干蝼蛄七枚(炒),苦壶芦半两(炒)。上为末。每空心温酒服二钱,不过三服。(《圣惠方》)毒痢噤口:水蛙一个,并肠肚捣碎,瓦烘热,入麝香五分,作饼,贴脐上,气通即能进食也。诸痔疼痛:青蛙丸:用青色蛙长脚者一个,烧存性,为末,雪糕和,丸如梧子大。每空心先吃饭二匙,次以枳壳汤下十五丸。(《直指方》)虫蚀肛门,虫蚀肾腑，肛尽肠穿：用青蛙一枚，鸡骨一分，烧灰吹入，数用大效。(《外台》)癌疮如眼：上高下深，颗颗累垂，裂如瞽眼，其中带青，头上各露一舌，毒孔透里者，是也。用生井蛙皮，烧存性为末掺，或蜜水调敷之。(《直指方》)

蝌斗(《拾遗》)

【释名】活师(《山海经》)、活东(《尔雅》)、玄鱼(《古今注》)，悬针(同上)，水仙子(俗名)、蛤蟆台。

时珍曰：蝌斗，一作蛞斗(音阔)。按罗愿《尔雅翼》云：其状如鱼，其尾如针，又并其头、尾观之，有似斗形，故有诸名。玄鱼言其色，悬针状其尾也。

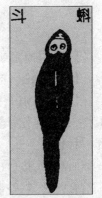

【集解】藏器曰：活师即蛤蟆儿，生水中，有尾如鲶鱼，渐大则脚生尾脱。

时珍曰：蝌斗生水中，蛤蟆、青蛙之子也。二三月蛙、蟆曳肠于水际草上，缠缴如索，日见黑点渐深，至春水时，鸣以聒之，则蝌斗皆出，谓之聒子，所谓"蛤蟆声抱"是矣。蝌斗状如河豚，头圆，身上青黑色，始出有尾无足，稍大则足生尾脱。崔豹云闻雷尾脱，亦未必然。陆农师云：月大尽则先生前两足，小尽则先生后两足。

【主治】火飙热疮及疥疮，并捣碎敷之。又染髭发，取青胡桃子上皮，和捣为泥染之，一染不变也(藏器)。

【发明】时珍曰：俚俗三月三日，皆取小蝌斗以水吞之，云不生疮，亦解毒治疮之意也。按危氏《得效》方：染髭发，用蝌斗、黑桑椹各半斤，瓶密封，悬屋东百日化泥，取涂须发，永黑如漆也。又《峋嵝神书》云：三月三日，取蝌斗一合阴干，候椹熟时取汁一升浸，埋东壁下，百日取出，其色如漆。以涂髭发，永不白也。

卵

【主治】明目(藏器)。

溪狗(《拾遗》)

【集解】藏器曰：溪狗生南方溪涧中。状似蛤蟆，尾长三、四寸。

【气味】有小毒。

【主治】溪毒及游蛊，烧末，水服一、二钱匕(藏器)。

山蛤(宋《图经》)

【校正】原附蛤蟆下,今分出。

【集解】颂曰:山蛤在山石中藏蛰,似蛤蟆而大,黄色。能吞气,饮风露,不食杂虫。山人亦食之。

【主治】小儿劳瘦,及疳疾,最良(苏颂)。

田父(宋《图经》)

【校正】原附蛤蟆下,今分出。

【释名】蛥(音论)。

【集解】颂曰:按《洽闻记》云:蛤蟆大者名田父,能食蛇。蛇行被逐,殆不能去。因衔其尾,久之蛇死,尾后数寸皮不损,肉已尽矣。世传蛇唼蛙,今此乃食蛇。其说颇怪,当别是一种也。

时珍曰:按《文字集略》云:蛥,蛤蟆也,大如屦,能食蛇。此即田父也。窃谓蛇吞鼠,而有食蛇之鼠;蛇制豹,而有唼蛇之獏。则田父伏蛇,亦此类耳,非怪也。

【主治】蚕咬,取脊背上白汁,和蚁子灰,涂之(苏颂。出韦宙《独行方》)。

蜈蚣(《本经》下品)

【释名】蒺藜(《尔雅》),蒴蛆(《尔雅》),天龙。

弘景曰:《庄子》:蒴蛆甘带。《淮南子》云:腾蛇游雾而殆于蒴蛆。蒴蛆,蜈蚣也,性能制蛇。见大蛇,便缘上唼其脑。

恭曰:山东人呼蜘蛛一名蒴蛆,亦能制蛇,而蜘蛛条无制蛇之说。《庄子》、《淮南》并谓蜈蚣也。

颂曰:按《尔雅》:蒺藜,蒴蛆也。郭注云:似蝗而大腹长角,能食蛇脑。乃别似一物。

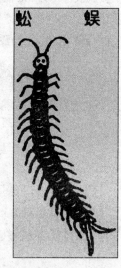

时珍曰:按张揖《广雅》及《淮南子注》,皆谓蒴蛆为蜈蚣,与郭说异。许慎以蒴蛆为蟋蟀,能制蛇。又以蒴蛆为马蚿,因马蚿有蒴蝶之名,并误矣。

【气味】辛,温,有毒。

时珍曰:畏蛞蝓、蜘蛛、鸡屎、桑皮、白盐。

【主治】鬼疰蛊毒,唼诸蛇、虫、鱼毒,杀鬼物老精温疟,去三虫(《本经》)。疗心腹寒热积聚,堕胎,去恶血(《别录》)。治癥癖(《日华》)。小儿惊痫风搐,脐风口噤,丹毒秃疮瘰疬,便毒痔漏,蛇瘕、蛇瘴、蛇伤(时珍)。

【发明】颂曰:《本经》云"疗鬼疰",故《胡洽方》治尸疰、恶气、痰嗽诸方多用之。今医家治小儿口噤不开、不能乳者,以赤足蜈蚣,去足,炙研,用猪乳二合调半钱,分三四服,温灌之,有效。

时珍曰:盖行而疾者,惟风与蛇。蜈蚣能制蛇,故亦能截风,盖厥阴经药也。故所主诸证,多属厥阴。按杨士瀛《直指方》云:蜈蚣有毒,惟风气暴烈者可以当之。风气暴烈,非蜈蚣能截能擒亦不易止,但贵药病相当耳。设或过剂,以蚯蚓、桑皮解之。又云:瘰疮一名蛇瘴,蛮烟瘴雨之乡,多毒蛇气。人有不伏水土风气而感触之者,数月以还,必发蛇瘴。惟赤足蜈蚣最能伏蛇为上药,白芷次之。又《圣济总录》云:岭南朴蛇瘴,一名锁喉瘴。项大肿痛连喉。用赤足蜈蚣一二节研细,水下即愈。据此,则蜈蚣之治蛇虫、蛇毒、蛇瘕、蛇伤诸病,皆此意也。然蜈蚣又治痔漏、便毒、丹毒等病,并陆羽《茶经》载《枕中方》治瘰疬一法,则蜈蚣自能除风攻毒,不独治蛇毒而已也。

【附方】旧四,新十六。小儿撮口:但看舌上及上下腭有疮如粟米大是也。指甲刮破,以蜈蚣研汁,敷两头肉,即愈。如无生者,干者亦可。(《子母秘录》)小儿急惊:万金散:蜈蚣一条(全者,去足,炙为束),丹砂,轻粉等分研匀,阴阳乳汁和,丸绿豆大。每岁一丸,乳汁下。(《圣惠》)天吊惊风:目久不下,眼见白睛,及角弓反张,声不出者,双金散主之。用大蜈蚣一条去头足,酥炙,用竹刀批开,记定左右。又以麝香一钱,亦分左右各记明,研末包定。每用左边者吹左鼻,右边者吹右鼻,各少许,不可过多。若眼未下,再吹些须,眼下乃止。(《直指》)破伤中风欲死:《圣惠》:用蜈蚣,研末,擦牙,追去涎沫,立瘥。《儒门事亲》:用蜈蚣头、乌头尖、附子底、蝎梢等分为末。每用一字或半字,热酒灌之,仍贴疮上,取汗愈。口眼㖞斜,口内麻木者:用蜈蚣三条(一蜜炙,一酒浸,一纸裹煨,并去头足);天南星一个(切作四片,一蜜炙,一酒浸,一纸裹煨,一生用),半夏、白芷各五钱,通为末,入麝少许。每服一钱,热调下,日一服。(《通变要法》)腹内蛇瘕:误食菜中蛇精,成蛇瘕,或食蛇肉成瘕,腹内常饥,食物即吐。以赤足蜈蚣一条炙,研末,酒服。(《卫生易简方》)蝮蛇螫伤:蜈蚣,研末,敷之。抱朴子。射工毒疮:大蜈蚣一枚,炙研,和酢敷之。(《千金方》)天蛇头疮:生手指头上。用蜈蚣一条,烧烟熏一、二次即愈。或为末,猪胆汁调,涂之。(《奇效》)丹毒瘤肿:用蜈蚣一条干者,白矾一皂子大,雷丸一个,百部二钱,研末,醋调敷之。(《本草衍义》)瘰疬溃疮:茶、蜈蚣二味,炙至香熟,等分捣筛为末。先以甘草汤洗净,敷之。(《枕中方》)聤耳出脓:蜈蚣末,吹之。(鲍氏)小儿秃疮:大蜈蚣一条,盐一分,入油内浸七日。取油搽之,极效。(《海上方》)便毒初起:黄脚蜈蚣一条,瓦焙存性,为末。酒调服,取汗即散。(《济生秘览》)痔疮疼痛:《直指》:用赤足蜈蚣,焙为末,入片脑少许,唾调敷之。孙氏《集效》:用蜈蚣三四条,吞油煮一二沸,浸之。再入五倍子末二、三钱,瓶收密封。如遇痛不可忍,点上油,即时痛止,大效。腹大如箕:用蜈蚣三五条,酒炙研末。每服一钱,以鸡子二个,打开入末在内,搅匀纸糊,沸汤煮熟食之。日一服,连进三服,瘥。(《活人心统》)脚肚转筋:蜈蚣,烧,猪脂和敷。(《肘后》)女人趾疮:甲内恶肉突

出不愈。蜈蚣一条,焙研敷之。外以南星末,醋和敷四围。(《医方摘要》)

马陆(《本经》下品)

【释名】百足(《本经》)、百节(《衍义》),千足(《炮炙论》)、马蚿(音弦)、马蠸(音拳)、马蠲(郭璞)、马轴(《别录》)、马蠸(《尔雅》)、飞蚿虫(李当之)、刀环虫(苏恭),蚐。

弘景曰:此虫足甚多,寸寸断之,亦便寸行。故鲁连子云:"百足之虫,死而不僵",庄子"蚿怜蛇"是矣。

【气味】辛,温,有毒。

【主治】腹中大坚症,破积聚息肉,恶疮白秃(《本经》)。疗寒热痞结,胁下满(《别录》)。辟邪疟(时珍)。

【发明】时珍曰:马陆系神农药,雷氏备载炮炙之法,而古方鲜见用者,惟《圣惠》逐邪丸用之。其方:治久疟发歇无时。用百节虫四十九枚,湿生虫四十九枚,砒霜三钱,粽子角七枚。五月五日日未出时,于东南上寻取两般虫,至午时向南研习,丸小豆大。每发日早,男左女右,手把一丸,嗅之七遍,立效。修时忌孝子、妇人、师、尼、鸡、犬见之。亦合《别录》疗寒热之说。大抵毒物只可外用,不敢轻入丸、散中。

山蛩虫(《拾遗》)

【集解】藏器曰:生山林间。状如百足而大,乌斑色,长二三寸。更有大如指者,名马陆,能登木群吟,已见《本经》。

时珍曰:按《本经》,马陆一名百足,状如大蛩,而此云状如百足而大,更大者为马陆,则似又指百足为一物矣。盖此即马陆之在山而大者耳,故曰山蛩。鸡、犬皆不敢食之。

【气味】有大毒。

【主治】人嗜酒不已,取一节烧灰,水服,便不喜闻酒气。过一节则毒人至死。又烧黑敷恶疮,亦治蚕病白僵,烧灰粉之(藏器)。

【附录】蚰蜒(《拾遗》)

藏器曰:状如蜈蚣而甚长,色正黄不斑,大者如钗股,其足无数,好脂油香,故入人耳及诸窍中。以驴乳灌之,即化为水。

时珍曰:处处有之,墙屋烂草中尤多。状如小蜈蚣,而身圆不扁,尾后秃而无歧,多足,大者长寸余,死亦蜷屈如环,故陶弘景误以为马陆也。其入人耳,用龙脑、地龙、硇砂,单吹之皆效。或以香物引之。《淮南子》云"菖蒲去蚤虱而来蛉蚰",即此虫也。扬雄《方言》云:一名入耳,一名蚨虾,一名蚰蜒,一名蜻蚚。又一种草鞋虫,形亦相似而身扁,亦能

蝼螺蜓蚰

入人耳中。

蠷螋（《拾遗》。音瞿搜）

藏器曰：状如小蜈蚣，色青黑，长足。能溺人影，令人发疮，如热痱而大，若绕腰匝不可疗，山中者溺毒更猛。惟扁豆叶敷之即瘥，诸方大有治法。

时珍曰：蠷螋喜伏甒螋之下，故得此名。或作蛷螋。按《周礼·赤芙氏》：凡隙屋，除其狸蛷螋之属，乃求而搜之也。其虫隐居墙壁及器物下，长不及寸，状如小蜈蚣，青黑色。二须六足，足在腹前，尾有叉歧，能夹人物，俗名搜夹子。其溺射人影，令人生疮，身作寒热。古方用犀角汁、鸡肠草汁、马鞭草汁、梨叶汁、茶叶末、紫草末、羊髭灰、鹿角末、燕窠土，但得一品涂之皆效。孙真人《千金方》云：予曾六月中得此疮，经五六日治不愈。有人教画地作蠷螋形、以刀细取腹中土，以唾和涂之，再涂即愈。方知万物相感，莫晓其由。

蚯蚓（《本经》下品）

【释名】蟪螾（音顷引）、胸腮（音蠢闰）、坚蚕（音遣乔）、䖥蟺（音阮善）、曲蟺、土蟺（《纲目》）、土龙（《别录》）、地龙子（《药性》）、寒蟪、寒蚓、附蚓（《吴普》）、歌女。

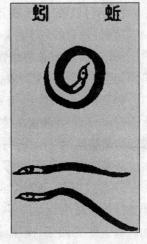

时珍曰：蚓之行也，引而后申，其墣如丘，故名蚯蚓。《尔雅》谓之蟪螾，巴人谓之胸腮，皆方音之转也。䖥蟺、曲蟺，象其状也。《东方虬赋》云：乍逶迤而鳝曲，或宛转而蛇行。任性行止，物击便曲，是矣。术家言蚓可兴云，又知阴晴，故有土龙、龙子之名。其鸣长吟，故曰歌女。

大明曰：路上踏杀者，名千人踏，入药更良。

【集解】《别录》曰：白颈蚯蚓，生平土。三月取，曝干。

弘景曰：入药用白颈，是其老者。取得去土盐之，日曝须臾成水，道术多用。其屎呼为蚓墣（亦曰六一泥），以其食细泥。无沙石，入合丹泥釜用。

时珍曰：今处处平泽膏壤地中有之。孟夏始出，仲冬蛰结。雨则先出，晴则夜鸣。或云结时能化为百合也。与蒷螽同穴为雌雄。故郭璞赞云：蚯蚓土精，无心之虫。交不以分，淫于蒷螽。是矣。今小儿阴肿，多以为此物所吹。《经验方》云：蚯蚓咬人，形如大风，眉须皆落，惟以石灰水浸之良。昔浙江将军张韶病此，每夕蚯蚓鸣于体中。有僧教以盐汤浸之，数遍遂瘥。

宗奭曰：此物有毒。崇宁末年，陇州兵士暑月跣足，为蚯蚓所中，遂不救。后数日，又有人被其毒。或教以盐汤浸之，并饮一杯，乃愈也。

【修治】弘景曰：若服干蚓，须熬作屑。

敩曰：凡收得，用糯米泔浸一夜，漉出，以无灰酒浸一日，焙干切。每一两，以蜀椒、糯米各二钱半同熬，至米熟，拣出用。

时珍曰：入药有为末，或化水，或烧灰者，各随方法。

白颈蚯蚓

【气味】咸，寒，无毒。

权曰：有小毒。

之才曰：畏葱、盐。

【主治】蛇瘕，去三虫伏尸，鬼疰蛊毒，杀长虫（《本经》）。化为水，疗伤寒，伏热狂谬，大腹黄疸（《别录》）。温病，大热狂言，饮汁皆瘥。炒作屑，去蛔虫。去泥，盐化为水，主天行诸热，小儿热病癫痫，涂丹毒，敷漆疮（藏器）。葱化为汁，疗耳聋（苏恭）。治中风、痼疾、喉痹（《日华》）。解射罔毒（《蜀本》）。干者炒为末，主蛇伤毒（《药性》）。治脚风（苏颂）。主伤寒疟疾，大热狂烦，及大人、小儿小便不通。急慢惊风、历节风痛，肾脏风注，头风齿痛，风热赤眼，木舌喉痹，鼻息聤耳，秃疮瘰疬，卵肿脱肛，解蜘蛛毒，疗蚰蜒入耳（时珍）。

【发明】弘景曰：干蚓熬作屑，去蛔虫甚有效。

宗奭曰：肾脏风下注病，不可阙也。

颂曰：脚风药必须此物为使，然亦有毒。有人因脚病药中用此，果得奇效，病愈服之不辍，至二十余日，觉躁惯，但欲饮水不已，遂致委顿。大抵攻病用毒药，中病即当止也。

震亨曰：蚯蚓属土，有水与木，性寒，大解热毒，行湿病。

时珍曰：蚓在物应土德，在星禽为轸水。上食槁壤，下饮黄泉，故其性寒而下行。性寒故能解诸热疾，下行故能利小便、治足疾而通经络也。术家云："蚓血能柔弓弩"，恐亦诳言尔。诸家言服之多毒，而郭义恭《广志》云"闽越山蛮啖蚯蚓为馐"，岂地与人有不同欤？

【附方】旧九，新三十四。伤寒热结：六七日狂乱，见鬼欲走。以大蚓半斤去泥，用人溺煮汁饮。或生绞汁亦可。（《肘后方》）阳毒结胸：按之极痛，或通而复结，喘促，大躁狂乱。取生地龙四条，洗净，研如泥，入生姜汁少许，蜜一匙，薄荷汁少许，新汲水调服。若热炽者，加片脑少许。即与揉心下，片时自然汗出而解。不应，再服一次，神效。（《伤寒蕴要》）诸疟烦热太躁：用上方服之，甚效。亦治瘴疟。（《直指》）小便不通：蚯蚓，捣烂，浸水。滤取浓汁半碗服，立通。（《斗门》）老人尿闭：白颈蚯蚓、茴香等分，杵汁，饮之即愈。（《朱氏集验方》）小儿尿闭：乃热结也。用大地龙数条去泥，入蜜少许，研敷茎卵。仍烧蚕蜕纸、朱砂、龙脑、麝香同研少许，以麦门冬、灯心煎汤调服。（《全幼》）小儿急惊：五福丸：用生蚯蚓一条，研烂，入五福化毒丹一丸，同研，以薄荷汤少许化下。《普济方》云：梁国材言：扬州进士李彦直家，专货此药，一服千金，以糊十口。梁传其方，亲试屡验，不可不笔于册，以救婴儿。惊风闷乱：乳香丸：治小儿慢惊风，心神闷乱，烦懊不安，筋脉拘急，胃虚虫动，反折啼叫。用乳香半钱，胡粉一钱，研匀，以白颈蚯蚓（生，捏去土），捣烂和,丸麻子大。每服七丸至十五丸,葱白煎汤下。(《普济方》)慢惊虚风:用平正附子去皮脐,生研为末,以白颈蚯蚓于末内滚之,候定,刮蚓上附末,丸黄米大。每服十丸,米饮下。(《百一方》)急慢惊风:五月五日取蚯蚓,竹刀截作两段,急跳者作一处,慢跳者作一处,各研烂,入朱砂末和作丸,记明急惊用急跳者,慢惊用慢跳者。每服五七丸,薄荷汤下。(《应验方》)小儿卵肿:用地龙,连土为末,津调敷之。(钱氏方)劳复卵肿或缩入腹:腹中绞痛,身体重,头不能举。小腹里急,热上冲胸四支拘急欲死。用蚯蚓二十四枚,水一斗,煮取三升,顿服取汗。或以蚯蚓数升绞汁服之,并良。(《肘后方》)手足肿痛欲断:取蚓三升,以水五升,绞汁二升半,服之。(《肘后》)

蚯蚓泥

见土部。

蜗牛(瓜、娲、涡三音。《别录》中品)

【释名】蠡牛(蠡音螺。《药性》)、蚹蠃(《尔雅》。音附螺)、蜬蝓(《尔雅》。音移俞)、山蜗(弘景)、蜗螺(《山海经》作保累)、蜒蚰螺(俗名)、土牛儿。

弘景曰:蜗牛,山蜗也。形似瓜字,有角如牛,故名。《庄子》所谓"战于蜗角"是矣。

时珍曰:其头偏戾如喎,其形盘旋如涡。故有娲、涡二者,不独如瓜字而已。其行延引,故曰蜒蚰。《尔雅》谓之蚹蠃。孙炎注云:以其负蠃壳而行,故名蚹蠃。

【集解】弘景曰:蜗牛生山中及人家。头形如蛞蝓,但背负壳耳。

大明曰:此即负壳蜒蚰也。

保升曰:蜗牛生池泽草树间。形似小螺,白色。头有四黑角,行则头出,惊则首尾俱缩入壳中。

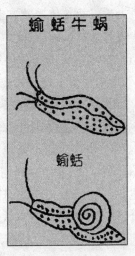

颂曰:凡用蜗牛,以形圆而大者为胜。久雨乍晴,竹林池沼间多有之。其城墙阴处,一种扁而小者,无力,不堪用。

时珍曰:蜗身有涎,能制蜈、蝎。夏热则自悬叶下,往往升高,涎枯则自死也。

蜗牛

【气味】咸,寒,有小毒。畏盐。

【主治】贼风喎僻,踠跌,大肠下脱肛,筋急及惊痫(《别录》)。生研汁饮,止消渴(甄权)。治小儿脐风撮口,利小便,消喉痹,止鼻衄,通耳聋,治诸肿毒痔漏,制蜈蚣、蝎虿毒,研烂涂之(时珍)。

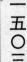

【发明】颂曰：入婴孩药最胜。

时珍曰：蜗牛所主诸病，大抵取其解热消毒之功耳。

【附方】旧三，新二十。小便不通：蜗牛，捣贴脐下，以手摩之。加麝香少许更妙。（《简易》）大肠脱肛：《圣惠》：治大肠久积虚冷，每因大便脱肛。用蜗牛一两，烧灰，猪脂和敷，立缩。又治上证及痢后脱肛。用干蜗牛一百枚，炒研。每用一钱，以飞过赤汁磁石末五钱，水一盏，煎半盏调服。日三。痔疮肿痛：丹溪：用蜗牛浸油涂之，或烧研敷之。《济生》：用蜗牛一枚，入麝香少许在内，碗盛，次日取水涂之。发背初起：活蜗牛二百个，以新汲水一盏，汤瓶中封一夜，取涎水，入真蛤粉旋调，扫敷疮上。日十余度，热痛止则疮便愈。（《集验方》）瘰疬未溃：连壳蜗牛七个，丁香七粒，同烧研，纸花贴之。（危氏）瘰疬已溃：蜗牛烧研，轻粉少许，用猪脊髓调，敷之。（危氏方）喉痹肿塞：用蜗牛绵裹，水浸含咽，须臾立通。又用蜗牛七枚，白梅肉三枚，研烂。绵裹含咽，立效。（《圣惠方》）喉风肿痛：端午日午时，取蜒蚰十余条，同盐三、四个，小瓶内封固，俟化成水，收水点之。（唐氏）喉塞口噤：蜒蚰（炙）二七枚，白梅肉（炒）二七枚，白矾（半生半烧）二钱。研为末。每水调半钱服，得吐立通。（《圣济总录》）耳腮疼肿及喉下诸肿：用蜗牛同面研，敷之。面上毒疮初起者：急寻水蜒蚰一二条，用酱少许共捣，涂纸上贴之，即退。纸上留一小孔出气。此乃凌汉章秘传极效方也。（谈野翁《试验方》）赤白翳膜：生蜗牛一枚，捣丹砂末于内，火上炙沸，以绵染汁敷眦中，日二。（《圣惠方》）鼻血不止：蜗牛（爆干）一枚，乌贼骨半钱，研末吹之。（《圣济总录》）撮口脐风：乃胎热也。用蜗牛五枚去壳，研汁涂口，取效乃止。又方：用蜗牛十枚，（去壳，研烂），入莳萝末半分，研匀，涂之，取效，甚良。滴耳聋闭：蜗牛膏：用蜗牛一两，石胆、钟乳粉各二钱半。为末，瓷盒盛之，火煅赤，研末，入片脑一字。每以油调一字，滴入耳中。无不愈者。（并《圣惠方》）蚰蜒入耳：蜗牛椎烂，置于耳边，即出也。（《瑞竹堂方》）染须方：用蜒蚰四十九条，以京墨水养之三日，埋马屎中一月，取出，以白丝头试之，如即黑到尾，再入马屎中埋七日，再取试之，性缓乃以捻须，庶不致黑皮肤也。（《普济方》）消渴引饮不止：崔元亮《海上方》：用蜗牛十四枚（形圆而大者），以水三合，密器浸一宿。取水饮之，不过三剂愈。《圣济总录》：用蜗牛（焙）半两，蛤粉、龙胆草、桑根白皮（炒）各二钱半，研末。每服一钱，楮叶汤下。

蜗壳

【主治】一切疳疾（颂）。牙𧏾，面上赤疮，鼻上酒齄，久痢下脱肛（时珍）。

【附方】旧二，新一。一切疳疾：用自死蜗壳七枚（皮薄，色黄白者）洗净，不得少有尘滓，日干，内酥蜜于壳中。以瓷盏盛之，纸糊盏面，置炊饭上蒸之。下馈时，即坐甑中，仍装饭又蒸，饭熟取出，研如水淀。渐渐与吃，一日令尽，取效止。（韦丹方）牙𧏾作痛：蜗牛壳三十枚，烧研。日日揩之，良。（《圣惠》）大肠脱肛：蜗牛壳去土研末，羊脂熔化调涂，送入即愈。（李延寿方）

缘桑螺(《证类》)

【释名】桑牛,天螺(《纲目》)。

【集解】慎微曰:此螺全似蜗牛,黄色而小,雨后好援桑叶。

时珍曰:此螺诸木上皆有,独取桑上者,正如桑螵蛸之意。

【气味】缺。

【主治】大肠脱肛,烧研和猪脂涂之,立缩(慎微。出《范汪方》)。治小儿惊风,用七枚焙研,米饮服(时珍。出《宫气方》)。

【发明】震亨曰:小儿惊风,以蜜丸通圣散服之,间以桑树上牛儿阴干,焙研为末服之,以平其风。

时珍曰:桑牛、蜗牛、蛞蝓三物,皆一类而形略殊,故其性味功用皆相仿佛。而桑牛治惊,又与僵蚕、螵蛸同功。皆食桑者,其气能入肝平风也。

溪鬼虫(《拾遗》)

【释名】射工(《拾遗》)、射影(《诗疏》)、水弩(同)、抱枪(《杂俎》)、含沙(《诗注》)、短狐(《广雅》)、水狐(《玄中记》)、蜮(音或)。

时珍曰:此虫足角如弩,以气为矢,因水势含沙以射人影成病,故有射弩诸名。《酉阳杂俎》谓之抱枪。云:形如蛞蝓,稍大,腹下有刺似枪,螫人有毒也。《玄中记》云:水狐者,视其形,虫也。见其气,鬼也。其头、喙,如狐也。《五行传》云:南方淫惑之气所生,故谓之蜮。《诗》云:为鬼为蜮,则不可得。即此物也。

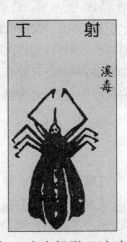

【集解】藏器曰:射工出南方有溪毒处山林间。大如鸡子,形似蛞蝓,头有一角长寸余,角上有四岐,黑甲下有翅能飞。六、七月取之。沙气多,短狐则生。鹨、鸬、鹬、鹅之属治之。

慎微曰:《玄中记》云:水狐虫长三四寸,其色黑,广寸许,背上有甲,厚三分。其口有角,向前如弩,以气射人,去二三步即中人,十死六七也。《博物志》云:射工,江南山溪水中甲虫也。长一二寸,口中有弩形,以气射人影,令人发疮,不治杀人。《周礼》:壶涿氏掌除水虫,以炮土之鼓驱之,以焚石投之。即此物也。

时珍曰:射工长二三寸,广寸许,形扁,前阔后狭,颇似蝉状,故《抱朴子》言其状如鸣蜩也。腹软背硬,如鳖负甲,黑色,故陆玑言其形如鳖也。六、七月甲下有翅能飞,作铋铋声。阔头尖喙,有二骨眼。其头目丑黑如狐如鬼,喙头有尖角如爪,长一二分。有六足如蟹足:二足在喙下,大而一爪。四足在腹下,小而歧爪。或时双屈前足,抱拱其喙,正如横弩上矢之状。冬则蛰于谷间,所居之处,大雪不积,气起如蒸。掘下一尺可得,阴干留用。蟾蜍、鸳鸯能食之,鹅、鸭能辟之。故《禽经》云:鹅飞则蜮沉。又有水虎,亦水狐之类;有鬼弹,乃溪毒之类。葛洪所谓"溪毒似射工而无物"者,皆此属也。并附之。

【附录】水虎

时珍曰:《襄沔记》云:中庐县有涑水,注沔。中有物,如三、四岁小儿,甲如鲮鲤,射不能入。秋曝沙上,膝头似虎,掌爪常没水,出膝示人。小儿弄之,便咬人。人生得者,摘其鼻,可小小使之。名曰水虎。

鬼弹

又按《南中志》云:永昌郡有禁水,惟十一二月可渡,余月则杀人。其气有恶物作声,不见其形,中人则青烂,名曰鬼弹。

角

【主治】带之辟溪毒(藏器)。阴干为末佩之,亦辟射工毒(时珍。出《抱朴子》)。

【发明】时珍曰:按葛洪《肘后方》云:溪毒中人,一名中水,一名中溪,一名水病,似射工而无物。春月多病之,头痛恶寒,状如伤寒。二三日则腹中生虫,食人下部,渐蚀五脏,注下不禁,虽良医不能疗也。初得则下部若有疮,正赤如截肉,为阳毒,最急;若疮如虫啮,为阴毒,小缓。皆杀人,不过二十日。方家用药,与伤寒、温病相似。或以小蒜煮汤浴之,及诸药方。又云:江南射工毒虫,在山涧水中。人行或浴,则此虫含沙射人形影则病。有四种,初得皆如伤寒,或似中恶:一种遍身有黑黡子,四边悉赤,犯之如刺;一种作疮,久即穿陷;一种突然如石;一种如火灼㸆疮也。疗之并有方法。王充《论衡》云:短狐含太阳毒气而生,故有弓矢射人,中人如火灼也。

沙虱(《纲目》)

【释名】蜮蜽(音梗旋。《广雅》)、蓬活(《万毕术》)、地脾。同上。

【集解】时珍曰:按郭义恭《广志》云:沙虱在水中,色赤,大不过虮,入人皮中杀人。葛洪《抱朴子》云:沙虱,水陆皆有之。雨后及晨暮践沙,必着人,如毛发刺人,便入皮里,可以针挑取之,正赤如丹。不挑,入肉能杀人。凡遇有此虫处,行还,以火炙身,则虫随火去也。又《肘后方》云:山水间多沙虱,甚细,略不可见。人入水中,及阴雨日行草中,此虫多着人,钻入皮里,令人皮上如芒针刺,赤如黍豆。刺三日之后,寒热发疮。虫渐入骨,则杀人。岭南人初有此,以茅叶或竹叶挑刮去之,仍涂苦苣汁。已深者,针挑取虫子,正如疥虫也。愚按溪毒、射工毒、沙虱毒,三者相近,俱似伤寒,故有挑沙、刮沙之法。今俗病风寒者,皆以麻及桃柳枝刮其遍身,亦曰刮沙,盖始于刮沙病也。沙病亦曰水沙、水伤寒,初起如伤寒,头痛、壮热、呕恶,手足指末微厥。或腹痛闷乱,须臾杀人者,谓之搅肠沙也。

【附录】沙虫

时珍曰:按《录异记》云:潭、袁、处、吉等州有沙虫,即毒蛇鳞甲中虫。蛇被苦,每人急水中碾出。人中其毒,三日即死。此亦沙虱之类也。

水黾(《拾遗》)

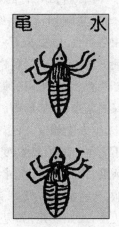

黾水

【释名】水马(《拾遗》)。

【集解】藏器曰:水黾群游水上,水涸即飞。长寸许,四脚。亦名水马,非海中主产难(海马)之水马也。

时珍曰:水虫甚多,此类亦有数种。今有一种水爬虫,扁身大腹而背硬者,即此也。水爬,水马之讹耳。一种水虿,长身如蝎,能变蜻蜓。

【气味】有毒。

【主治】令人不渴,杀鸡犬(藏器)。

豉虫(《拾遗》)

【释名】豉母虫。

【集解】时珍曰:陈藏器《拾遗》有豉虫,而不言出处形状。按葛洪《肘后方》云:江南有射工虫,在溪涧中射人影成病,或如伤寒,或似中恶,或口不能语,或恶寒热,四肢拘急,身体有疮。取水上浮走豉母虫一枚,口中含之便瘥,已死亦活。此虫正黑,如大豆,浮游水上也。今有水虫,大如豆而光黑,即此矣。名豉母者,亦象豆形也。

【气味】有毒。

【主治】杀禽兽,蚀息肉,敷恶疮(藏器)。白梅裹含之,除射工毒(时珍)。

砂挼子(《拾遗》)

【释名】倒行狗子(《拾遗》)、睡虫(同上)。

【集解】藏器曰:是处有之。生砂石中,作旋孔。大如大豆,背有刺,能倒行。性好睡,亦呼为睡虫。

【气味】有毒。

【主治】生取置枕中,令夫妇相好。合射罔用,能杀飞禽走兽。(藏器)。

蛔虫(《拾遗》)

【释名】蛕(音回。俗作蛔。并与蚘同)、人龙(《纲目》)。

【集解】时珍曰:蛔,人腹中长虫也。按巢元方《病源》云:人腹有九虫:伏虫长四分,群虫之主也;蛔虫长五六寸至一尺,发则心腹作痛,去来上下,口喜吐涎及清水,贯伤心则死。白虫长一寸,色白头小,生育转多,令人精气损弱,腰脚疼,长一尺,亦能杀人;肉虫状如烂杏,令人烦闷;肺虫状如蚕,令人咳嗽,成劳杀人;胃虫状如蛤蟆,令人呕逆喜哕;弱虫又名膈虫,状如瓜瓣,令人多唾;赤虫状如生肉,令人肠鸣;蛲虫至微,形如菜虫,居胴肠中,令人生痈疽、疥癣,病疬、痔瘘、瘑疥、龋齿诸病。诸虫皆依肠胃之间,若入脏腑气实,则不为害;虚则侵蚀,变生诸疾也。又有尸虫,与人俱生,为人大害。其状如犬、马尾,或如薄筋,依脾而居,三寸许,有头尾。凡服补药,必须先去此虫,否则不得药力。凡一切癥瘕,久皆成虫。紫庭真人云:九虫之中,六虫传变为劳瘵,而胃、蛔、寸白三虫不传。其虫传变,或如婴儿,如鬼形,如蛤蟆,如守宫,如蜈蚣,如蝼蚁,如蛇,如鳖,如猬,如鼠,如蝠,如虾,如猪肝,如血汁,如乱发、乱丝等状。凡虫在腹,上旬头向上,中旬向中,下旬向下。服药须于月初四、五日五更时,则易效也。张子和云:巢氏之衍九虫详矣,然虫之变不可胜穷,要之皆以湿热为主。虫得木气乃生,得雨气乃化。岂非风木主热,雨泽主湿耶?故五行之中皆有虫。诸木有蠹,诸果有蟱,诸菽有蚄,五谷有螟、螣、螫、蟊、麦朽蛾飞,栗破虫出,草腐萤化,皆木之虫也。烈火有鼠,烂灰生蝇,皆火之虫也。穴蚁、墙蝎、田蝼、石蝎,皆土之虫也。蝌蚪、马蛭、鱼、鳖、蛟、龙,皆水之虫也。昔有冶工破一釜,见其断处白中,有一虫如米虫,色正赤,此则金中亦有虫也。

【气味】大寒。

【主治】目中肤赤热痛,取大者洗净断之,令汁滴目中。三十年肤赤亦瘥(藏器)。治一切眼疾,及生肤翳赤白膜,小儿胎赤,风赤眼,烧末敷之。或以小儿吐出者阴干为末,入汞粉少许,唾津调涂之。又治一切冷瘘(时珍)。

【附方】新三。玉箸煎:治小儿胎赤眼、风赤眼。用小儿吐出蛔虫二条,瓷盒盛之,纸封埋湿地,五日取出,化为水,瓷瓶收。每日以铜箸点之。(《普济方》)远年风眼赤暗:用蛔虫五条(日干为末),腻粉一钱,石胆半钱,为末。点之,日二三度。(《普济方》)一切冷瘘:人吐蛔虫,烧灰。先以甘草汤洗净,涂之,无不瘥者。慎口味。(《千金方》)

风驴肚内虫(《纲目》)

【集解】时珍曰:凡人、畜有风病、疮病,肠肚内必有虫。《圣惠方》治目翳用此物,云以乌驴者为良也。

【主治】目中肤翳。取三七枚曝干,入石胆半钱同研,瓷盒收盛,勿令见风。每日点三五次,其翳自消(《圣惠》)。

蛊虫(《拾遗》)

【释名】时珍曰:造蛊者,以百虫置皿中,俾相啖食,取其存者为蛊。故字从虫,从皿。皿,器也。

【集解】藏器曰:古人愚质,造蛊图富,皆取百虫入瓮中,经年开之,必有一虫尽食诸虫,即此名为蛊,能隐形似鬼神,与人作祸,然终是虫鬼。咬人至死者,或从人诸窍中出,信候取之,曝干。有患蛊人,烧灰服之,亦是其类自相伏耳。又云:凡蛊虫疗蛊,是知蛊名即可治之。如蛇蛊用蜈蚣蛊虫,蜈蚣蛊用蛤蟆蛊虫,蛤蟆蛊用蛇蛊虫之类,是相伏者,乃可治之。

时珍曰:按蛊毒不一,皆是变乱元气,多因饮食行之。与人为患。则蛊主吉利,所以小人因而造之。南方又有蜥蜴蛊、蜣螂蛊、马蝗蛊、金蚕蛊、草蛊、挑生蛊等毒,诸方大有主治之法,不能悉纪。

【主治】蛊毒,烧灰眼少许,立愈(藏器)。

金蚕(《纲目》)

【释名】食锦虫。

【集解】时珍曰:按陈藏器云:故锦灰疗食锦虫蛊毒。注云:虫屈如指环,食故绯帛锦,如蚕之食叶也。今考之,此虫即金蚕也。蔡绦《丛谈》云:金蚕始于蜀中,近及湖、广、闽、粤浸多。状如蚕,金色,日食蜀锦四寸。南人畜之,取其粪置饮食中以毒人,人即死也。蚕得所欲,日置他财,使人暴富。然遣之极难,水火兵刃所不能害。必倍其所致金银锦物,置蚕于中,投之路旁。人偶收之,蚕随以往,谓之嫁金蚕。不然能入人腹,残啮肠胃,完然而出,如尸虫也。有人守福清,民讼金蚕毒,治求不得。或令取两刺猬,入其家捕之必获,猬果于榻下墙隙擒出。夫金蚕甚毒,若有鬼神,而猬能制之,何耶?又《幕府燕闲录》云:池州进士邹阆家贫,一日启户,获一小笼,内有银器,持归。觉股上有物,蠕蠕如蚕,金色烂然,遂拨去之,仍复在旧处。践之斫之,投之水火,皆即如故。阆以问友人。友人曰:此金蚕也。备告其故。阆归告妻云:吾事之不可,送之家贫,何以生为?遂吞之。家人谓其必死。寂无所苦,竟以寿终。岂至诚之盛,妖不胜正耶?时珍窃谓:金蚕之蛊,为害甚大。故备书二事,一见此蛊畏猬,一见至诚胜邪也。《夷坚志》言:中此蛊者,吮白矾味甘。嚼黑豆不腥,以石榴根皮煎汁吐之。《医学正传》用樟木屑煎汁吐之,亦一法也。愚意不若以猬皮治之,为胜其天。

附录诸虫(《纲目》一种,《拾遗》一种,《别录》五种)

噆腊虫

时珍曰:按裴渊《广州记》云:林任县有甲虫,嗜臭肉。人死,食之都尽,纷纷满屋,不可驱杀。张华《博物志》云:广州西南数郡,人将死,便有飞虫,状如麦,集入舍中,人死便食,不可断遣,惟残骨在乃去。惟以梓板作器,则不来。《林邑国记》云:广西南界有噆腊虫,食死人。唯豹皮覆尸,则不来。此三说皆一物也。其虫虽不入药,而为人害,不可不知。

灰药(《拾遗》)

藏器云:出岭南陶家。状如青灰,以竹筒盛之,云是蝈所作。凡以拭物,令人喜好相爱。置家中,损小儿、鸡、犬也。

黄虫

《别录》有名未用曰:味苦。主寒热。生地上,赤头长足,有角,群居。七月七日采之。

地防

又曰:令人不饥不渴。生黄陵。状如蠕,居土中。

梗鸡

又曰:味甘,无毒。主治痹。

益符

又曰:主闭。一名无舌。

蜚厉

又曰:主妇人寒热。

本草纲目鳞部第四十三卷

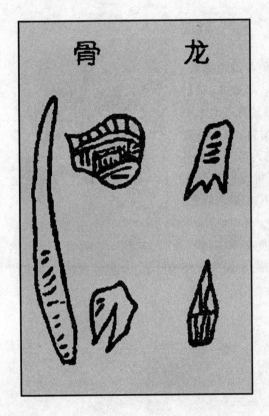

龙　骨

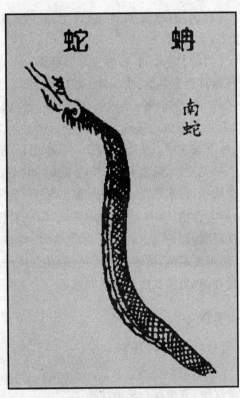

蛸　蛇

南蛇

本草纲目鳞部第四十三卷

龙（《本经》上品）

【释名】时珍曰：按许慎《说文》：龙字篆文象形。《生肖论》云：龙耳亏聪，故谓之龙。《梵书》名那伽。

【集解】时珍曰：按罗愿《尔雅翼》云：龙者鳞虫之长。王符言其形有九似：头似驼，角似鹿，眼似兔，耳似牛，项似蛇，腹似蜃，鳞似鲤，爪似鹰，掌似虎，是也。其背有八十一鳞，具九九阳数。其声如戛铜盘。口旁有须髯，颔下有明珠，喉下有逆鳞。头上有博山，又名尺木，龙无尺木不能升天。呵气成云，既能变水，又能变火。陆佃《埤雅》云：龙火

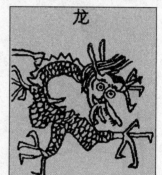

龙

得湿则焰，得水则燔，以人火逐之即息。故人之相火似之。龙，卵生思抱，雄鸣上风，雌鸣下风，因风而化。《释典》云：龙交则变为二小蛇。又小说载龙性粗猛，而爱美玉、空青，喜嗜燕肉，畏铁及菵草、蜈蚣、楝叶、五色丝。故食燕者忌渡水，祈雨者用燕，镇水患者用铁，激龙者用菵草，祭屈原者用楝叶、色丝裹粽投江。医家用龙骨者，亦当知其性之爱恶如此。

龙骨

【气味】甘，平，无毒.

《别录》曰：微寒。

权曰：有小毒。忌鱼及铁器。

之才曰：得人参、牛黄良，畏石膏。

时珍曰：许洪云：牛黄恶龙骨，而龙骨得牛黄更良，有以制伏也。其气收阳中之阴，入手、足少阴、厥阴经。

【主治】心腹鬼疰，精物老魅，咳逆，泄痢脓血，女子漏下，癥瘕坚结，小儿热气惊痫（《本经》）。心腹烦满，恚怒气伏在心下，不得喘息，肠痈内疽阴蚀，四肢痿枯，夜卧自惊，汗出止汗，缩小便溺血，养精神，定魂魄，安五脏。白龙骨：主多寐泄精，小便泄精（《别录》）。逐邪气，安心神，止夜梦鬼交，虚而多梦纷纭。止冷痢，下脓血，女子崩中带下（甄

权）。怀孕漏胎，止肠风下血，鼻洪吐血，止泻痢渴疾。健脾，涩肠胃（《日华》）。益肾镇惊，止阴疟，收湿气脱肛，生肌敛疮（时珍）。

【发明】敩曰：气入丈夫肾脏中，故益肾药宜用之。

时珍曰：涩可去脱。故成氏云：龙骨能收敛浮越之正气，固大肠而镇惊。又主带脉为病。

【附方】旧十一，新七。健忘：久服聪明，益智慧。用白龙骨、虎骨、远志等分，为末。食后酒服方寸匕，日三。（《千金》）劳心梦泄：龙骨、远志等分，为末，炼蜜丸如梧子大，朱砂为衣。每服三十丸，莲子汤下。（《心统》）暖精益阳：前方去朱砂。每冷水空心下三十九。（《经验》）睡即泄精：白龙骨四分，韭子五合。为散。空心酒服方寸匕。（《梅师方》）遗尿淋沥：白龙骨、桑螵蛸等分，为末。每盐汤服二钱。（《梅师方》）老疟不止：龙骨末方寸匕，先发一时，酒一升半，煮三沸，及热服尽。温覆取汗，即效。（《肘后》）泄泻不止：白龙骨、白石脂等分，为末，水丸梧子大。紫苏、木瓜汤下，量大人、小儿用。（《心鉴》）伤寒毒痢：伤寒八、九日至十余日，大烦渴作热，三焦有疮䘌，下痢，或张口吐舌，目烂，口鼻生疮，不识人，用此除热毒止痢。龙骨半斤，水一斗，煮四升，沉之井底。冷服五合，渐渐进之。（《外台方》）热病下痢欲死者：龙骨半斤研，水一斗，煮取五升，候极冷，稍饮，得汗即愈，效。（《肘后方》）久痢休息不止者：龙骨四两打碎，水五升，煮取二升半。分五服，冷饮。仍以米饮和丸，每服十丸。（《肘后方》）久痢脱肛：白龙骨粉，扑之。（姚和众方）鼻衄眩冒欲死者：龙骨末吹之。（《梅师方》）吐血衄血、九窍出血：并用龙骨末，吹入鼻中。昔有人衄血一斛，众方不止，用此即断。（《三因方》）耳中出血：龙骨末吹入之。（《三因方》）男妇溺血：龙骨末，水服方寸匕，日三。（《千金方》）小儿脐疮：龙骨煅研，敷之。（《圣惠方》）阴囊汗痒：龙骨、牡蛎粉，扑之。（《医宗三法》）

龙齿

【修治】同龙骨。或云以酥炙。

【气味】涩，凉，无毒。

当之曰：大寒。

之才曰：平。得人参、牛黄良。畏石膏、铁器。

【主治】杀精物。大人惊痫诸痉。癫疾狂走，心下结气，不能喘息。小儿五惊、十二痫（《本经》）。小儿身热不可近，大人骨间寒热，杀蛊毒（《别录》）。镇心，安魂魄（甄权）。治烦闷、热狂、鬼魅（《日华》）。

【发明】时珍曰：龙者东方之神，故其骨与角、齿皆主肝病。许叔微云：肝藏魂，能变化，故魂游不定者，治之以龙齿。即此义也。

龙角

【修治】同骨。

【气味】甘,平,无毒。

之才曰:畏干漆、蜀椒、理石。

【主治】惊痫瘛疭,身热如火,腹中坚及热泄。久服轻身,通神明。延年(《别录》)。小儿大热(甄权)。心热风痫,以烂角磨浓汁二合,食上服,日二次(苏颂。出韦丹方)。

【发明】颂曰:骨、齿医家常用,角则稀使,惟《深师》五邪丸用之,云无角用齿,而《千金》治心病有角、齿同用者。

龙脑

【主治】其形肥软,能断痢(陶弘景)。

龙胎

【主治】产后余疾,女人经闭。

弘景曰:比来巴中数得龙胞,形体具存。云治产后余疾,正当末服。

颂曰:许孝宗《箧中方》言:龙胎出蜀中山涧,大类干鱼鳞,煎时甚腥臊。治女经积年不通。同瓦松、景天各少许,以水两盏,煎一盏,去滓。分温二服。少顷,腹中转动便下。按此物方家罕知,而昔人曾用,世当有识者。

时珍曰:胞胎俱出巴蜀,皆主血疾,盖一物也。

龙涎

机曰:龙吐涎沫,可制香。

时珍曰:龙涎,方药鲜用,惟入诸香,云能收脑、麝数十年不散。又言焚之则翠烟浮空。出西南海洋中。云是春间群龙所吐涎沫浮出。番人采得货之,每两千钱。亦有大鱼腹中剖得者。其状初若脂胶,黄白色;干则成块,黄黑色,如百药煎而腻理;久则紫黑,如五灵脂而光泽。其体轻飘,似浮石而腥臊。

吊(《拾遗》)

【释名】吉吊。时珍曰:吊,旧无正条。惟苏颂《图经》载吉吊脂,云龙所生也。陈藏器《拾遗》有予脂一条,引《广州记》云:予,蛇头鳖身,膏主蛭刺云云。今考《广州记》及《太平御览》止云:吊,蛇头鼍身,膏至轻利等语。并无所谓蛇头鳖身、予膏主蛭刺之说。盖吊字似予,鼍字似鳖。至轻利三字似主蛭刺,传写讹误,陈氏遂承其误耳。吊既龙种,岂有鳖身?病中亦无蛭刺之证,其误可知,今改正之。精名紫梢花。

吊脂(一名吊膏)

【气味】有毒。

【主治】风肿痈毒,瘾疹赤瘇,瘑疥痔瘘,皮肤顽痹,踠跌折伤,内损瘀血。以脂涂上,炙手热摩之,即透(藏器)。治聋耳,不问年月。每日点入半杏仁许,便瘥(苏颂。出(延龄方》)。

紫梢花

【气味】甘,温,无毒。

【主治】益阳秘精,疗真元虚惫,阴痿遗精,余沥白浊如脂,小便不禁,囊下湿痒,女人阴寒冷带,入丸散及坐汤用(时珍。又《和剂》玉霜丸注云:如无紫梢花,以木贼代之)。

【附方】新二。阳事痿弱:紫梢花、生龙骨各二钱,麝香少许,为末。蜜丸梧子大。每服二十丸,烧酒下。欲解,饮生姜甘草汤。(《集简方》)阴痒生疮:紫梢花一两,胡椒半两,煎汤温洗,数次即愈。(《总微论》)

蛟龙(《纲目》)

【释名】时珍曰:按任昉《述异记》云:蛟乃龙属,其眉交生,故谓之蛟。有鳞曰蛟龙;有翼,曰应龙;有角,曰虬龙;无角,曰螭龙也。《梵书》名宫毗罗。

【集解】时珍曰:按裴渊《广州记》云:蛟长丈余,似蛇而四足,形广如楯。小头细颈,颈有白婴。胸前赭色,背上青斑,胁边若锦,尾有肉环。大者数围,其卵亦大。能率鱼飞,得鳖可免。王子年《拾遗录》云:汉昭帝钓于渭水,得白蛟若蛇,无鳞甲,头有软角,牙出唇外。命大官作鲊食甚美,骨青而肉紫。据此,则蛟亦可食也。

精

【气味】缺。有毒。

时珍曰:按张仲景《金匮要略》云:春夏二时,蛟龙带精入芹菜中。人食之,则病蛟龙症,痛不可忍。治以硬糖,日服二三升,当吐出如蜥蜴状也。唐医周顾治此,用雄黄、朴硝煮服下之。

髓

【主治】敷面,令人好颜色。又主易产(时珍。出《东方朔别传》)。

【附录】蜃(之刃切)。

时珍曰:蛟之属有蜃,其状亦似蛇而大,有角如龙状。红鬣,腰以下鳞尽逆。食燕子。能吁气成楼台城郭之状,将雨即见,名蜃楼,亦曰海市。其脂和蜡作烛,香凡百步,烟中亦有楼阁之形。《月令》云:雉入大水为蜃。陆佃云:蛇交龟则生龟,交雉则生蜃,物异而感同也。《类书》云:蛇与雉交而生子曰蟂,似蛇四足,能害人。陆禋云:蟂(音)即蛟也,或曰蜃也。又鲁至刚云:正月蛇与雉交生卵,遇雷即入土数丈为蛇形,经二三百年,乃能升腾。

卵不入土,但为雄尔。观此数说,则蛟、蜃皆是一类,有生有化也。一种海蛤与此同名,罗愿以为雉化之蜃。未知然否? 详介部车螯下。

鼍龙(《本经》中品)

【释名】鮀鱼(《本经》)、土龙。

藏器曰:《本经》鮀鱼,合改作鼍。鼍形如龙,声甚可畏。长一丈者,能吐气成云致雨。既是龙类,宜去其鱼。

时珍曰:鼍字象其头、腹、足、尾之形,故名。《博物志》谓之土龙。鮀乃鱼名,非此物也。今依陈氏改正之。

【集解】《别录》曰:鮀鱼甲生南海池泽,取无时。

弘景曰:即鼍甲也。皮可冒鼓。性至难死,沸汤沃口,入腹良久乃剥之。

藏器曰:鼍性嗜睡,恒闭目。力至猛,能攻江岸。人于穴中掘之,百人掘,须百人牵之;一人掘,亦一人牵之。不然,终不可出。

颂曰:今江湖极多。形似守宫、鲮鲤辈,而长一二丈,背尾俱有鳞甲。夜则鸣吼,舟人畏之。

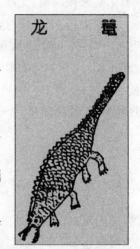

龙鼍

时珍曰:鼍穴极深,渔人以篾缆系饵探之,候其吞钩,徐徐引出。性能横飞,不能上腾。其声如鼓,夜鸣应更。谓之鼍鼓,亦曰鼍更,俚人听之以占雨。其枕莹净,胜于鱼枕。生卵甚多至百,亦自食之。南人珍其肉,以为嫁娶之敬。陆佃云:鼍身具十二生肖肉,惟蛇肉在尾最毒也。

鼍甲

【修治】酥炙,或酒炙用。

【气味】酸,微温,有毒。

权曰:甘,平,有小毒。

《日华》曰:无毒。蜀漆为之使。畏芫花、甘遂、狗胆。

【主治】心腹症瘕,伏坚积聚,寒热,女子小腹阴中相引痛,崩中下血五色,及疮疥死肌(《本经》)。五邪涕泣时惊,腰中重痛,小儿气癃眦溃(《别录》)。小腹气疼及惊恐(孟诜)。除腹内血积,妇人带下,百邪魍魉(甄权)。疗牙齿疳䘌宣露(《日华》)。杀虫,治瘰疬瘘疮,风顽瘙疥恶疮。炙烧,浸酒服之,功同鳖甲(藏器)。治阴疟(时珍)。

【发明】时珍曰:鼍甲所主诸证,多属厥阴,其功只在平肝木,治血杀虫也。《千金方》治风癫,有鼍甲汤。今药肆多悬之,云能辟蠹,亦杀虫之意。

【附方】旧一。肠风痔疾:颂曰:用皮及骨烧灰,米饮空心服二钱。甚者,入红鸡冠花、白矾为末和之。

肉

【气味】甘,有小毒。

颂曰:肉色似鸡,而发冷气痼疾。

藏器曰:梁·周兴嗣嗜此肉,后为鼍所喷,便生恶疮。此物有灵,不食更佳,其涎最毒。

陶曰:肉至补益,亦不必食。

【主治】少气吸吸,足不立地(《别录》)。湿气邪气,诸蛊,腹内症瘕,恶疮(藏器)。

脂

【主治】摩风及恶疮(张鼎)。

肝

【主治】五尸病。用一具炙熟。同蒜齑食(《肘后》)。

鲮鲤(《别录》下品)

【释名】龙鲤(郭璞)、穿山甲(《图经》)、石鲮鱼。

时珍曰:其形肖鲤,穴陵而居,故曰鲮鲤,而俗称为穿山甲,郭璞赋谓之龙鲤。《临海水土记》云:尾刺如三角菱。故谓石鲮。

【集解】颂曰:鲮鲤即今穿山甲也。生湖广、岭南,及金、商、均、房诸州,深山大谷中皆有之。

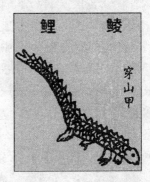

鲮鲤 穿山甲

弘景曰:形似鼍而短小,又似鲤而有四足,黑色,能陆能水。日中出岸,张开鳞甲如死状,诱蚁入甲,即闭而入水,开甲蚁皆浮出,因接而食之。

时珍曰:鲮鲤状如鼍而小,背如鲤而阔,首如鼠而无牙,腹无鳞而有毛,长舌尖喙,尾与身等。尾鳞尖厚,有三角,腹内脏腑俱全。而胃独大,常吐舌诱蚁食之。曾剖其胃,约蚁升许也。

甲

【修治】时珍曰:方用或炮、或烧,或酥炙、醋炙、童便炙,或油煎、土炒、蛤粉炒,当各随本方,未有生用者。仍以尾甲乃力胜。

【气味】咸,微寒,有毒。

【主治】五邪,惊啼悲伤,烧灰,酒服方寸匕。疗蚁瘘(《别录》)。小儿惊邪,妇人鬼魅悲泣,及疥癣痔漏(大明)。疗疮癫,及诸痊疾(弘景)。烧灰敷恶疮。又治山岚瘴疟(甄权)。除痰疟寒热,风痹强直疼痛,通经脉,下乳汁,消痈肿,排脓血,通窍杀虫(时珍)。

【发明】弘景曰:此物食蚁,故治蚁瘘。

时珍曰:穿山甲入厥阴、阳明经。古方鲜用,近世风疟、疮科、通经、下乳,用为要药。盖此物穴山而居,寓水而食。出阴入阳,能窜经络,达于病所故也。按刘伯温《多能鄙事》云:凡油笼渗漏,剥穿山甲里面肉靥投入,自至漏处补住。又《永州记》云:此物不可于堤岸上杀之,恐血入土,则堤岸渗漏。观此二说,是山可使穿,堤可使漏,而又能至渗处,其性之走窜可知矣。谚曰:穿山甲,王不留,妇人食了乳长流。亦言其迅速也。李仲南言:其性专行散,中病即止,不可过服。又按《德生堂经验方》云:凡风湿冷痹之证,因水湿所致,浑身上下,强直不能屈伸,痛不可忍者。于五积散加穿山甲七片,看病在左右手足,或臂胁疼痛处,即于鲮鲤身上取甲炮熟,同全蝎(炒)十一个,葱、姜同水煎,入无灰酒一匙,热服,取汗(避风)甚良。

【附方】旧四,新十九。中风瘫痪,手足不举:用穿山甲(左瘫用右甲,右痪用左甲,炮熟)、大川乌头(炮熟)、红海蛤(如棋子大者)各二两,为末。每用半两,捣葱白汁和成厚饼,径寸半,随左右贴脚心,缚定。密室安坐,以贴药脚浸热汤盆中,待身麻汗出,急去药。宜谨避风,自然手足可举。半月再行一次,除根。忌口,远色,调养。亦治诸风疾。(《卫生宝鉴》)热疟不寒:穿山甲一两,干枣十个,同烧存性,为末。每服二钱,发日,五更井花水服。(《杨氏家藏》)下痢里急:穿山甲、蛤粉等分,同炒研末。每服一钱,空心温酒下。(《普济方》)肠痔气痔出脓血:用穿山甲(烧存性)一两,肉豆蔻三枚,为末。每米饮服二钱。甚者加猬皮灰一两,中病即止。(《衍义》)鼠痔成疮肿痛:用穿山甲尾尖处一两(炙存性),鳖甲(酒炙酥)一两,麝香半钱,为末。每服一钱半,真茶汤服,取效。(《直指方》)蚁瘘不愈:鲮鲤甲二七枚烧灰,猪脂调敷。(《千金方》)妇人阴癫,硬如卵状:随病之左右,取穿山甲之左右边五钱,以沙炒焦黄,为末。每服二钱,酒下。(《摘玄方》)乳汁不通:涌泉散:用穿山甲炮研末,酒服方寸匕,日二服。外以油梳梳乳,即通。(《单骧方》)乳癌乳痈:方同上。吹奶疼痛:穿山甲(炙焦)、木通各一两,自然铜(生用)半两,为末。每服二钱,酒下取效。(《图经》)痘疮变黑:穿山甲、蛤粉炒为末。每服五分,入麝香少许,温酒服。即发红色,如神。(《直指方》)肿毒初起:穿山甲(插入谷芒热灰中,炮焦为末)二两,入麝香少许。每服二钱半,温酒下。(《仁斋直指方》)马疔肿毒:穿山甲(烧存性)、贝母等分为末。酒调服,三、四次。乃用下药,利去恶物即愈。(鲍氏方)便毒便痈:穿山甲半两,猪苓三钱,并以醋炙研末,酒服二钱。外穿山甲末和麻油、轻粉涂之。或只以末涂之。(《直指》)瘰疬溃坏:《集验方》:用鲮鲤甲二十一片烧研,敷之。《寿域方》:用穿山甲(土炒)、斑蝥、熟艾等分,为末,敷之。外以乌桕叶贴上,灸四壮,效。眉炼癣疮生眉中者:穿山甲前膊鳞,炙焦为末,清油和轻粉调敷。(《直指方》)蚁入耳内:鲮鲤甲烧研,水调,灌入即出。(《肘后》)聤耳出脓:穿山甲烧存性,入麝香少许,吹之。三日水干即愈。(《鲍氏小儿方》)耳内疼痛:穿山甲二个,夹土狗二个,同炒焦黄,为末。每吹一字入耳内。亦治耳聋。(《普济方》)耳鸣耳聋:卒聋,及肾虚,耳内如风、水、钟、鼓声。用穿山甲一大片(以蛤粉炒赤),去粉,蝎梢七个,麝香少许,为末,以麻油一滴化蜡,和作梃子,绵裹塞之。(《摄生众妙方》)火眼赤痛:穿山甲一片为末,铺白纸上,卷作绳,烧烟熏之。(《寿域方》)倒睫拳毛:穿山甲,竹刀刮去肉,将羊肾脂抹甲亡,炙黄。如此七次,为末。随左右眼,用一字嗜鼻内,口中噙水。日用三次,二月取效。(《儒门事亲》)

肉

【气味】甘,涩,温,有毒。

时珍曰:按张杲《医说》云:鲮鲤肉最动风。风疾人才食数脔,其疾一发,四肢顿废。时珍窃谓此物性窜而行血,风人多血虚故也。然其气味俱恶,亦不中用。

石龙子(《本经》中品)

【释名】山龙子(《别录》)、泉龙(《繁露注》),石蜴(音易)、蜥蜴(《别录》)、猪婆蛇(《纲目》)、守宫。

时珍曰:此物生山石间,能吐雹,可祈雨,故得龙子之名。蜥蜴本作析易。许慎云:易字篆文象形。陆佃云:蜴善变易吐雹,有阴阳析易之义。周易之名,盖取乎此。今俗呼为猪婆蛇是矣。

弘景曰:守宫,蝘蜓也。而此亦名守宫,殊难分别。详见守宫条。

子龙石

蜥蜴

【气味】咸,寒,有小毒。

之才曰:恶硫黄、芫菁、斑蝥。

【主治】五癃邪结气,利小便水道,破石淋下血(《本经》)。消水饮阴㿗,滑窍破血。娠妇忌用(时珍)。

【发明】宗奭曰:蜥蜴能吐雹祈雨,故能治癃淋,利水道。

时珍曰:其功长于利水,故《千金》治癥结水肿,尸疰留饮,有蜥蜴丸。《外台》治小儿阴溃用之,皆取其利水也。刘涓子用同斑蝥、地胆治瘰疾,取其利小便,解二物之毒也。

【附方】新二。小儿阴㿗:用蜥蜴一枚烧灰,酒服。(《外台秘要》)诸瘘不愈:用蜥蜴(炙)三枚,地胆(炒)三十枚,斑蝥(炒)四十枚,为末,蜜丸小豆大。每服二丸,白汤下。治诸法不效者。(《刘涓子鬼遗方》)

肝

【主治】缺。

【附方】新一。去生胎:蜥蜴肝、蛇脱皮等分,以苦酒和匀,摩妊妇脐上及左右令温,胎

即下也。(《圣惠》)

守宫(《纲目》)

【释名】壁宫(苏恭)、壁虎(时珍)、蝎虎(苏恭),蝘蜓(音偃殄)。

弘景曰:蝘蜓喜缘篱壁间。以朱饲之,满三斤杀,干末以涂女人身,有交接事便脱,不尔如赤志,故名守宫。而蜥蜴亦名守宫,殊难分别。按东方朔云:若非守宫则蜥蜴,是矣。

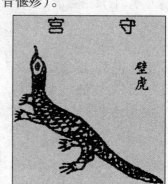

恭曰:蝘蜓又名蝎虎,以其常在屋壁,故名守宫,亦名壁宫。饲朱点妇人,谬说也。

时珍曰:守宫,善捕蝎、蝇,故得虎名。《春秋考异邮》云:守宫食蚕,土胜水也。点臂之说,《淮南万毕术》、张华《博物志》、彭乘《墨客挥犀》,皆有其法,大抵不真。恐别有术,今不传矣。扬雄《方言》云:秦、晋、西夏谓之守宫,亦曰蠦蝘,南阳人呼为蝘蜓,在泽中者谓之蜥蜴,楚人谓之蝾螈。

【集解】时珍曰:守宫,处处人家墙壁有之。状如蛇医,而灰黑色,扁首长颈,细鳞四足,长者六、七寸,亦不闻噬人。南人有十二时虫,即守宫之五色者,附见于下:

【附录】十二时虫

时珍曰:十二时虫,一名避役,出容州、交州诸处,生人家篱壁、树木间,守宫之类也。大小如指,状同守宫,而脑上连背有肉鬣如冠帻,长颈长足,身青色,大者长尺许,尾与身等,啮人不可疗。《岭南异物志》言:其首随十二时变色,见者主有喜庆。《博物志》言:在阴多缃绿,日中变易。或青或绿,或丹或黄,或红或赤。《北户录》言不能变十二色,但黄、褐、青、赤四色而已。窃按陶弘景言:石龙五色者为蜥蜴。陆佃言:蜥蜴能十二时变易,故得易名。若然,则此虫亦蜥蜴矣,而生篱壁间,盖五色守宫尔。陶氏所谓守宫螫人必死,及点臂成志者,恐是此物。若寻常守宫,既不堪点臂,亦未有螫人至死者也。

【气味】咸、寒,有小毒。

【主治】中风瘫痪,手足不举,或历节风痛,及风痓惊痫,小儿疳痢,血积成痞,疬风瘰疬,疗蝎螫(时珍)。

【发明】时珍曰:守宫,旧附见于石龙下,云不入药用。近时方术多用之。杨仁斋言:惊痫皆心血不足,其血与心血相类,故治惊痫。取其血以补心。其说近似,而实不然。盖守宫食蝎蚕,蝎蚕乃治风要药。故守宫所治风痓惊痫诸病,亦犹蜈、蝎之性能透经络也。且入血分,故又治血病疮疡。守宫祛风,石龙利水,功用自别,不可不知。

【附方】新十四。小儿脐风:用壁虎后半截焙为末,男用女乳,女用男乳,调匀,入稀鸡矢少许,掺舌根及牙关。仍以手蘸摩儿,取汗出,甚妙。(笔峰《杂兴方》)久年惊痫:守宫膏:用守宫一个(剪去四足,连血研烂),入珍珠、麝香、龙脑香各一字,研匀,以薄荷汤调服。仍先或吐或下去痰涎,而后用此,大有神效。(《奇效方》)小儿撮口:用朱砂末安小瓶内,捕活蝎虎一个入瓶中,食砂末月余,待体赤,阴干为末。每薄荷汤服三四分。(方广《附余》)心虚惊痫:用褐色壁虎一枚,连血研烂,入朱砂、麝香末少许,薄荷汤调服。继服二陈汤,神效,(《仁斋直指》)瘫痪走痛:用蝎虎(即蝘蜓)一枚(炙黄),陈皮五分,罂粟壳(蜜炒)一钱,甘草、乳香、没药各二钱半,为末。每服三钱,水煎服。(《医学正传》)历节风痛不可忍者:壁虎丸:用壁虎三枚(生研),蛴螬三枚(湿纸包,煨研),地龙五条(生研),草乌头三枚(生研),木香五钱,乳香末二钱半,麝香一钱,龙脑五分,合研成膏。入酒糊捣,丸如梧桐子大。每日空心乳香酒服三十丸,取效。(《总录》)破伤中风:身如角弓反张,筋急口噤者,用守宫丸治之。守宫(炙干去足)七枚,天南星(酒浸三日晒干)一两,腻粉半钱,为末,以薄面糊丸绿豆大。每以七丸,酒灌下,少顷汗出得解,更与一服,再汗即瘥。或加白附子一两,以蜜丸。(《圣惠方》)疬风成癞:祛风散:用东行蝎虎一条(焙干),大蚕砂五升(水淘炒)。各为末,以小麦面四升,拌作络索,曝干研末。每服一二合,煎柏叶汤下,日三服,取效。(《卫生宝鉴》)瘰疬初起:用壁虎一枚,焙研。每日服半分,酒服。(《青囊》)血积成块:用壁虎一枚,白面和一鸭子大,包裹研烂,作饼烙熟食之,当下血块,不过三五次即愈,甚验。《青囊》小儿疳疾:蝎虎丹:治一切疳瘦、下痢,证候全备,及无辜疳毒,如邪病者。用干雄蝎虎一个(微炙),蜗牛壳、兰香根、靛花、雄黄、麝香各一分,龙脑半分,各研为末,米醋煮糊丸黍米大。每脂麻汤下十丸,日二服,取效。(《奇效良方》)蚤蝎螫伤:端午日午时收壁虎一枚,以鸡胆开一窍盛之,阴干。每以一星敷上即止,神效。(《青囊》)反胃膈气:地塘虫(即壁虎也)七个(砂锅炒焦),木香、人参、朱砂各一钱半,乳香一钱。为末,蜜丸梧子大。每服七丸,木香汤下,早晚各一服。《丹溪摘玄》)痈疮大痛:壁虎焙干研末,油调敷之。即止。(《医方摘要》)

粪

【主治】烂赤眼(时珍)。

【附方】新一。胎赤烂眼昏暗:用蝎虎数枚,以罐盛黄土按实,入蝎虎在内,勿令损伤。以纸封口,穿数孔出气。候有粪数粒,去粪上一点黑者,只取一头白者,唾津研成膏,涂眼睫周回,不得揩拭。来早以温浆水洗三次,甚效。(《圣济总录》)

蛤蚧 (宋《开宝》)

【释名】蛤蟹(《日华》)、仙蟾。

志曰:一雌一雄,常自呼其名。

时珍曰:蛤蚧,因声而名,仙蟾,因形而名;岭南人呼蛙为蛤,又因其首如蛙、蟾也。雷敩以雄为蛤,以雌为蚧,亦通。

【集解】志曰：蛤蚧生岭南山谷，及城墙或大树间。形如大守宫，身长四五寸，尾与身等。最惜其尾，见人取之，多自啮断其尾而去。药力在尾，尾不全者不效。扬雄《方言》云：桂林之中，守宫能鸣者，俗谓之蛤蚧。盖相似也。

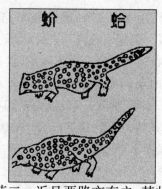

禹锡曰：按《岭表录异》云：蛤蚧首如蛤蟆，背有细鳞，如蚕子，土黄色，身短尾长。多巢于榕木及城楼间，雌雄相随，旦暮则鸣。或云鸣一声是一年者。俚人采鬻，云治肺疾。

珣曰：生广南水中，夜即居于榕树上。雌雄相随，投一获二。近日西路亦有之，其状虽小，滋力一般。俚人采之割腹，以竹张开，曝干鬻之。

颂曰：人欲得首尾全者，以两股长柄铁叉，如粘鹬竿状，伺于榕木间，以叉刺之，一股中脑，一股着尾，故不能啮也。入药须雌雄两用。或云阳人用雌，阴人用雄。

敩曰：雄为蛤，皮粗口大，身小尾粗；雌为蚧，皮细口尖，身大尾小。

时珍曰：按段公路《北户录》云：其首如蟾蜍，背浅绿色，上有土黄斑点，如古锦纹，长尺许，尾短，其声最大，多居古木窍间，亦守宫、蜥蜴之类也。又顾玠《海槎录》云：广西横州甚多蛤蚧，牝牡上下相呼。累日，情洽乃交，两相抱负，自堕于地。人往捕之，亦不知觉，以手分劈，虽死不开。乃用熟稿草细缠，蒸过曝干售之，炼为房中之药甚效。寻常捕者，不论牝牡，但可为杂药及兽医方中之用耳。

【修治】敩曰：其毒在眼。须去眼及甲上、尾上、腹上肉毛，以酒浸透，隔两重纸缓焙令干，以瓷器盛，悬屋东角上一夜用之，力可十倍，勿伤尾也。

《日华》曰：凡用去头、足，洗去鳞鬣内不净，以酥炙用（或用蜜炙）。

李珣曰：凡用须炙令黄色，熟捣。口含少许，奔走不喘息者，为真也。宜丸散中用。

【气味】咸，平，有小毒。

《日华》曰：无毒。

【主治】久咳嗽，肺劳传尸，杀鬼物邪气，下淋沥，通水道（《开宝》）。下石淋，通月经。治肺气，疗咳血（《日华》）。肺痿咯血，咳嗽上气，治折伤（《海药》）。补肺气，益精血，定喘止嗽。疗肺痈消渴，助阳道（时珍）。

【发明】宗奭曰：补肺虚劳嗽有功。

时珍曰：昔人言补可去弱，人参羊肉之属。蛤蚧补肺气，定喘止渴，功同人参。益阴血，助精扶羸，功同羊肉。近世治劳损痿弱，许叔微治消渴，皆用之，俱取其滋补也。刘纯云：气液衰、阴血竭者，宜用之。何大英云：定喘止嗽，莫佳于此。

【附方】旧二。久嗽肺痈：宗奭曰：久嗽不愈，肺积虚热成痈，咳出脓血，晓夕不止，喉中气塞，胸膈噎痛。用蛤蚧、阿胶、鹿角胶、生犀角、羚羊角各二钱半，用河水三升，银石器内文火熬至半升，滤汁。时时仰卧细呷。日一服。张刑部子皋病此，田枢密况授方，服之遂愈。喘嗽面浮并四肢浮者：蛤蚧（一雌一雄，头尾全者，法酒和蜜涂之，炙熟），紫团人参（似人形者）半两为

末,化蜡四两,和作六饼。每煮糯米薄粥一盏,投入一饼搅化,细细热呷之。(《普济》)

盐龙(《纲目》)

【集解】时珍曰:按《何遠春渚纪闻》云:宋徽宗时,将军萧注破南蛮,得其所养盐龙,长尺余,籍以银盘,中置玉盂,以玉箸撮海盐饲之。每鳞中出盐则收取,云能兴阳事,每以温酒服一钱匕。后龙为蔡京所得,及死,以盐封,数日取用亦有力。愚按此物生于殊方,古所不载,而有此功,亦稀物也。因附于此以俟。

鳞之二

蛇类一十七种

蛇蜕(《本经》下品)

【释名】蛇皮(甄权)、蛇壳(俗名)、龙蜕(《纲目》)、龙子衣(《本经》)、龙子皮(《别录》)、弓皮(《本经》)、蛇符(《同上》)、蛇筋(《吴普》)。

时珍曰:蛇字,古文象其宛转有盘曲之形。蜕音脱,又音退,退脱之义也。龙、弓、符、筋,并后世庾隐之名耳。

【集解】《别录》曰:生荆州川谷及田野。五月五日、十五日取之,良。

弘景曰:草中少见虺蝮蜕,惟有长者,多是赤鯨、黄颔辈,其皮不可辨,但取石上完全者为佳。

颂曰:南中木石上,及人家墙屋间多有之。蛇蜕无时,但着不净即脱,或大饱亦脱。

【修治】斆曰:凡使,勿用青、黄、苍色者,只用白色如银者。先于地下掘坑,深一尺二寸,安蜕于中,一宿取出,醋浸炙干用。

时珍曰:今人用蛇蜕,先以皂荚水洗净缠竹上,或酒、或醋、或蜜浸,炙黄用。或烧存性,或盐泥固煅,各随方法。

【气味】咸、甘,平,无毒.火熬之良。

权曰:有毒。畏磁石及酒。孕妇忌用。

【主治】小儿百二十种惊痫蛇痫,癫疾瘈疭,弄舌摇头,寒热肠痔,蛊毒(《本经》)。大人五邪。言语僻越,止呕逆。明目。烧之疗诸恶疮(《别录》)。喉痹,百鬼魅(甄权)。炙用辟恶,止小儿惊悸客忤。煎汁敷疬疡,白癜风。催生(《日华》)。安胎(孟诜)。止疟(藏器曰:正发日取塞两耳,又以手持少许,并服盐醋汁令吐。)辟恶去风杀虫。烧末服,治妇人吹奶,大人喉风,退目翳,消木舌。敷小儿重舌重腭,唇紧解颅,面疮月蚀,天泡疮。大人疔肿,漏疮肿毒。煮汤,洗诸恶虫伤(时珍)。

【发明】宗奭曰:蛇蜕,从口退出,眼睛亦退。今眼药及去翳膜用之,取此义也。

时珍曰：入药有四义：一能辟恶，取其变化性灵也，故治邪僻、鬼魅、蛊疟诸疾；二能去风，取其属巽性窜也，故治惊痫、癜驳、喉舌诸疾；三能杀虫，故治恶疮、痔漏、疥癣诸疾，用其毒也；四有蜕义，故治翳膜、胎产、皮肤诸疾，会意从类也。

【附方】旧十六，新二十。喉痹：《心镜》：治小儿喉痹肿痛。烧末，以乳汁服一钱。缠喉风疾气闭者：《杜壬方》：用蛇蜕（炙）、当归等分，为末。温酒服一钱，取吐。一方：用蛇皮揉碎烧烟，竹筒吸入即破。一方：蛇皮裹白梅一枚，噙咽。大小口疮：蛇蜕皮水浸软，拭口内，一二遍，即愈。仍以药贴足心。（《婴孩宝鉴》）小儿木舌：蛇蜕烧灰，乳和服少许。（《千金方》）小儿重舌：（《千金》）小儿重腭：并用蛇蜕灰，醋调敷之。（《圣惠方》）小儿口紧不能开合饮食，不语即死：蛇蜕烧灰，拭净敷之。（《千金方》）小儿解颅：蛇蜕熬末，以猪颊车髓和，涂之。日三四易。（《千金方》）小儿头疮：（《子母秘录》）。小儿面疮：同上。小儿月蚀：并用蛇蜕烧灰，腊猪脂和，敷之。（《肘后方》）小儿吐血：蛇蜕灰，乳汁调，服半钱。（《子母秘录》）痘后目翳：周密《齐东野语》云：小儿痘后障翳。用蛇蜕一条（洗焙），天花粉五分，为末。以羊肝破开，夹药缚定，米泔水煮食。予女及甥，皆用此得效，真奇方也。卒生翳膜：蛇蜕皮一条，洗晒细剪，以白面和作饼，炙焦黑色，为末。食后温水服一钱，日二次。（《圣惠方》）小便不通：全蛇蜕一条，烧存性研，温酒服之。胎痛欲产月未足者：以全蜕一条，绢袋盛，绕腰系之。（《千金方》）横生逆生、胞衣不下：《千金》：用蛇蜕炒焦为末，向东酒服一刀圭，即顺。《十全博救方》：用蛇皮一条，瓶子内盐泥固，煅研二钱，榆白皮汤服。《济生秘览》：治逆生须臾不救。用蛇蜕一具，蝉蜕十四个，头发一握，并烧存性。分二服，酒下。仍以小针刺儿足心三七下，擦盐少许，即生。妇人产难：蛇蜕泡水浴产门，自易。（《宝鉴》）妇人吹乳：蛇皮一尺七寸，烧末，温酒一盏服。（《产乳》）肿毒无头：蛇蜕灰，猪脂和涂。（《肘后》）石痈无脓，坚硬如石：用蛇蜕皮贴之，经宿即愈。（《千金》）诸肿有脓：蛇蜕灰，水和，敷上，即孔出。（《千金翼》）疔肿鱼脐：《外台》：用蛇蜕鸡子大，水四升，煮三、四沸，服汁立瘥。《直指》：治鱼脐疮出水，四畔浮浆。用蛇蜕烧存性研，鸡子清和敷。恶疮似癞十年不瘥者：全蜕一条烧灰，猪脂和敷。仍烧一条，温酒服。（《千金方》）癜风白驳：《圣惠》：用蛇皮烧灰，醋调涂。《外台》：用蛇蜕摩数百遍，令热，弃草中勿回顾。陷甲入肉，常有血痛苦：用蛇皮一具烧灰，雄黄一弹丸，同研末。先以温浆洗疮，针破贴之。（初虞世方）耳忽大痛，如有虫在内奔走，或血水流出，或干痛不可忍者：蛇退皮烧存性研，鹅翎吹之立愈。经验秘方也。（杨拱《医方摘要》）

蚺蛇（蚺音髯。《别录》下品）

【释名】南蛇（《纲目》），埋头蛇。

时珍曰：蛇属纤行，此蛇身大而行更纤徐。冉冉然也，故名蚺蛇。或云鳞中有毛如髯也。产于岭南，以不举首者为真，故世称为南蛇、埋头蛇。

【集解】颂曰：蚺蛇，陶弘景言出晋安，苏恭言出桂、广以南高、贺等州，今岭南诸郡皆有之。

弘景曰：大者二三围。在地行不举头者是真，举头者非真。其膏、胆能相乱。

韩保升曰：大者径尺，长丈许，若蛇而粗短。

恭曰：其形似鳢，头似鼍，尾圆无鳞，性难死。土人截其肉作脍，谓为珍味。

藏器曰：其脍着醋，能卷人箸，终不可脱，惟以芒草作箸乃可。段成式《酉阳杂俎》云：蚺蛇长十丈。尝吞鹿，鹿消尽，乃绕树，则腹中之骨穿鳞而出，养创时肪腴甚美。或以妇人衣投之，则蟠而不起。

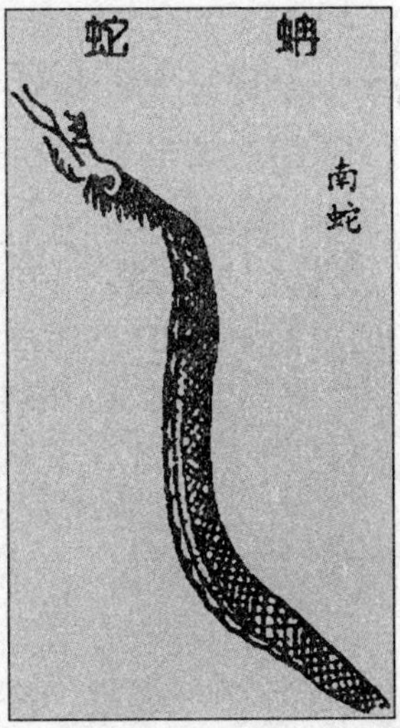

时珍曰：按刘恂《岭表录异》云：蚺蛇，大者五、六丈，围四五尺；小者不下三四丈，围亦称是。身有斑纹，如故锦缬。春夏于山林中伺鹿吞之，蛇遂羸瘦，待鹿消乃肥壮也。或言一年食一鹿也。又顾玠《海槎录》云：蚺蛇吞鹿及山马，从后脚入，毒气呵及，角自解脱。其胆以小者为佳。《王济手记》云：横州山中多蚺蛇，大者十余丈，食獐鹿，骨角随腐。土人采葛藤塞入穴中，蛇嗅之即靡。乃发穴取之，肉极腴美，皮可冒鼓，及饰刀剑乐器。范成大《虞衡志》云：寨兵捕蚺蛇，满头插花，蛇即注视不动，乃逼而断其首，待其腾掷力竭乃毙，舁归食之。又按《山海经》云：巴蛇食象，三年而出其骨。君子服之，无心腹之疾。郭璞注云：今蚺蛇即其类也。《南裔志·蚺蛇赞》曰：蚺惟大蛇，既洪且长。采色驳映，其文锦章。食灰吞鹿，腴成养创。宾飨嘉食，是豆是觞。

胆

段成式曰：其胆上旬近头，中旬近心，下旬近尾。

颂曰：《岭表录异》云：雷州有养蛇户，每岁五月五日即舁蛇入官，取胆曝干，以充土贡。每蛇以软草借于篮中，盘屈之。将取，则出于地上，用杈拐十数，翻转蛇腹，按定，约分寸，于腹间剖出肝胆。胆状若鸭子大，取讫，内肝于腹，以线缝合，舁归放之。或言蛇被取胆者，他日捕之，则远远露腹疮，以明无胆。又言取后能活三年，未知的否？

时珍曰：南人嗜蛇，至于发穴搜取，能容蚺之再活露腹乎？

弘景曰：真胆狭长通黑，皮膜极薄，舐之甜苦，摩以注水，即沉而不散。

恭曰：试法：剔取粟许着净水中，浮游水上回旋行走者为真；其径沉者，诸胆血也。勿多着，亦沉散也。陶未得法耳。

诜曰：人多以猪胆、虎胆伪之，虽水中走，但迟耳。

【气味】甘、苦，寒，有小毒。

【主治】目肿痛，心腹䘌痛，下部䘌疮（《别录》）。小儿八痫（李珣）。杀五疳。水化灌鼻中，除小儿脑热，疳疮䘌漏。灌下部，治小儿疳痢。同麝香，敷齿疳宣露（孟诜）。破血，止血痢，虫蛊下血（藏器）。明目，去翳膜，疗大风（时珍）。

【发明】时珍曰:蚺禀己土之气,其胆受甲乙风木,故其味苦中有甘。所主皆厥阴、太阴之病,能明目凉血,除疳杀虫。

慎微曰:顾含养嫂失明,须用蚺蛇胆,含求不得。有一童子以一合投含。含视之,蚺蛇胆也。童子化为青鸟而去。含用之,嫂目遂明。

【附方】旧二,新二。小儿急疳疮:水调蚺蛇胆,敷之。(《圣惠》)小儿疳痢:羸瘦多睡,坐则闭目,食不下。用蚺蛇胆豆许二枚,煮通草汁研化,随意饮之。并涂五心、下部。(杨氏《产乳》)齿䘌宣露,出脓血:用蚺蛇胆三钱,枯白矾一钱,杏仁四十七枚,研匀。以布揩龈,唰令血尽。日三掺之,愈乃止。(《圣惠》)痔疮肿痛:蚺蛇胆研,香油调涂,立效。(《医方摘要》)

肉

【气味】甘,温,有小毒。四月勿食。

【主治】飞尸游蛊。喉中有物,吞吐不出(藏器)。除疳疮,辟瘟疫瘴气(孟诜)。除手足风痛,杀三虫,去死肌,皮肤风毒疬风,疗癣恶疮(时珍)。

【发明】权曰:度岭南,食蚺蛇,瘴毒不侵。

时珍曰:按柳子厚《捕蛇者说》云:永州之野产异蛇,黑质白章,触草木尽死,以啮人无御之者。然得而腊之以为饵,可已大风挛腕瘘疬,去死肌,杀三虫。又张鷟《朝野金载》云:泉州卢元钦患疬风,惟鼻根未倒。五月五日,官取蚺蛇胆进贡。或言肉可治风,遂取食之。三五日顿可,百日平复。

【附方】新三。蚺蛇酒:治诸风瘫痪,筋挛骨痛,痹木瘙痒,杀虫辟瘴,及疬风疥癣恶疮。用蚺蛇肉一斤,羌活一两,绢袋盛之,用糯米二斗蒸熟,安曲于缸底,置蛇于曲上,乃下饭密盖,待熟取酒。以蛇焙研和药。其酒每随量温饮数杯。忌风及欲事。亦可袋盛浸酒饮。(《集简方》)急疳蚀烂:蚺蛇肉作脍食之。(《圣惠方》)狂犬啮人:蛇脯为末,水服五分,日三服。无蚺蛇,他蛇亦可。(《外台秘要》)

膏

弘景曰:真膏累累如梨豆子相着,他蛇膏皆大如梅、李子也。

【气味】甘,平,有小毒。

【主治】皮肤风毒,妇人产后腹痛余疾(《别录》)。多入药用,亦疗伯牛疾(弘景。癫也)。绵裹塞耳聋(时珍。出《外台》)。

牙(长六、七寸)

【主治】佩之,辟不祥,利远行(时珍。《异物志》)。

鳞蛇(《纲目》)

【集解】时珍曰:按《方舆胜览》云:鳞蛇出安南、云南·镇康州、临安、沅江、孟养诸处,巨蟒也。长丈余,有四足,有黄鳞、黑鳞二色,能食麋鹿。春冬居山,夏秋居水,能伤人。土人杀而食之,取胆治疾,以黄鳞者为上,甚贵重之。珍按此亦蚺蛇之类,但多足耳。陶氏注蚺蛇分真假,其亦此类欤?

胆

【气味】苦,寒,有小毒。

【主治】解药毒,治恶疮及牙疼(时珍。出《胜览》及《一统志》)。

白花蛇(宋《开宝》)

【释名】蕲蛇(《纲目》)、褰鼻蛇。

宗奭曰:诸蛇鼻向下,独此鼻向上,背有方胜花纹,以此得名。

肉

【气味】甘,咸,温,有毒。

时珍曰:得酒良。

【主治】中风湿痹不仁。筋脉拘急。口面喎斜,半身不遂。骨节疼痛,脚弱不能久立,暴风瘙痒。大风疥癞(《开宝》。颂曰:花蛇治风,速于诸蛇。黔人治疥癞遍体,诸药不效者。生取此蛇中剂,以砖烧红,沃醋令气蒸,置蛇于上,以盆覆一夜。如此三次,去骨取肉,苣以五味令烂,顿食之。瞑眩一昼夜乃醒,疮疕随皮便退,其疾便愈)。治肺风鼻塞,浮风瘾疹,身生白癜风,疬疡斑点(甄权)。通治诸风,破伤风,小儿风热,急慢惊风搐搦,瘰疬漏疾,杨梅疮,痘疮倒陷(时珍)。

【发明】敩曰:蛇性窜,能引药至于有风疾处,故能治风。

时珍曰:风善行数变,蛇亦善行数蜕,而花蛇又食石南,所以能透骨搜风,截惊定搐,为风痹惊搐、癫癣恶疮要药。取其内走脏腑,外彻皮肤,无处不到也。凡服蛇酒、药,切忌见风。

【附方】新十三。驱风膏:治风瘫疬风,遍身疥癣。用白花蛇肉四两(酒炙),天麻七钱半,薄荷、荆芥各二钱半,为末。好酒二升,蜜四两,石器熬成膏。每服一盏,温汤服,日三服。急于暖处出汗,十日效。(《医垒元戎》)世传百花蛇酒:治诸风无新久,手足缓弱,口眼喎斜,语言謇涩。或筋脉挛急,肌肉顽痹,皮肤燥痒,骨节疼痛,或生恶疮、疥癞等疾。用白花蛇一条,温水洗净,头尾各去三寸,酒浸,去骨刺,取净肉一两。入全蝎(炒)、当归、防风、羌活各一钱,独活、白芷、天麻、赤芍药、甘草、升麻各五钱,判碎,以绢袋盛贮。用糯米二斗蒸熟。如常造酒,以袋置缸中,待成,取酒同袋密封,煮熟,置阴地七日出毒。每温饮数杯,常令相续。此方乃蕲人板印,以侑蛇馈送者,不知所始也。(《濒湖集简方》)瑞竹白花蛇酒:治诸风疬癣。用白花蛇一条,酒润,去皮骨,取肉绢袋盛之。蒸糯米一斗,安曲于缸底,置蛇于曲上,以饭安蛇上,用物密盖。三七日取酒,以蛇晒干为末。每服三五分,

温酒下。仍以浊酒并糟作饼食之，尤佳。(《瑞竹堂经验方》)

头

【气味】有毒。

【主治】癞风毒癫(时珍)。

【附方】新一。紫癜风:除风散:以白花蛇头二枚(酒浸,炙),蝎梢一两(炒),防风一两,上为末。每服一钱,温酒下,日一服。(《圣济总录》)

目睛

【主治】小儿夜啼。以一只为末,竹沥调少许灌之(《普济》)。

乌蛇(宋《开宝》附)

【释名】乌梢蛇(《纲目》)、黑花蛇(《纲目》)。

【集解】志曰:乌蛇生商洛山。背有三棱,色黑如漆。性善,不噬物。江东有黑梢蛇,能缠物至死,亦此类也。

颂曰:蕲州、黄州山中有之。《乾宁记》云:此蛇不食生命,亦不害人,多在芦丛中吸南风及其花气。最难采捕,多于芦枝上得之。其身乌而光,头圆尾尖,眼有赤光。至枯死眼不陷如活者,称之重七钱至一两者为上,十两至一镒者为中,粗大者力弥减也。作伪者用他蛇熏黑,亦能乱真,但眼不光耳。

蛇乌

蕲州剑脊细梢

宗奭曰:乌蛇脊高,世称剑脊乌梢。尾细长,能穿小铜钱一百文者佳。有身长丈余者。其性畏鼠狼。蛇类中惟此入药最多。

敩曰:凡一切蛇,须辨雌雄、州土。蕲州乌蛇,头上有逆毛二寸一路,可长半分以来,头尾相对,使之入药如神。只重一两以下,彼处得此多留进供。蛇腹下有白带子一条,长一寸者,雄也,宜入药用。采得,去头及皮鳞、带子,到断,苦酒浸一宿,漉出,柳木炭火炙干,再以酥炙。于屋下已地上掘坑,埋一夜,再炙干用。或以酒煮干用亦可。

时珍曰:乌蛇有二种:一种剑脊细尾者为上。一种长大无剑脊而尾稍粗者,名风梢蛇,亦可治风,而力不及。

肉

【气味】甘,平,无毒。

《药性论》曰：有小毒。

【主治】诸风顽痹，皮肤不仁，风瘙瘾疹，疥癣（《开宝》）。热毒风，皮肌生癞，眉髭脱落，瘑疥等疮（甄权）。功与白花蛇同，而性善无毒（时珍）。

【附方】旧二，新五。大风：《朝野佥载》云：商州有人患大风。家人恶之，山中为起茅屋。有乌蛇堕酒罂中，病人不知，饮酒渐瘥。罂底见有蛇骨，始知其由。《治例》：治大风。用乌蛇三条蒸熟，取肉焙研末，蒸饼丸米粒大，以喂乌鸡。待尽杀鸡烹熟，取肉焙研末，酒服一钱。或蒸饼丸服。不过三五鸡即愈。《秘韫》：用大乌蛇一条，打死盛之。待烂，以水二碗浸七日，去皮骨，入糙米一升，浸一日晒干。用白鸡一只，饿一日，以米饲之。待毛羽脱去，杀鸡煮熟食，以酒下之。吃尽，以热汤一盆，浸洗大半日，其病自愈。紫白癜风：乌蛇肉（酒炙）六两，枳壳（麸炒）、羌活、牛膝、天麻各三两，熟地黄四两，白蒺藜（炒）、五加皮、防风、桂心各二两，判片。以绢袋盛，于无灰酒二斗中浸之，密封七日。每日三度，温服一小盏。忌鸡、鹅、鱼肉、发物。（《圣惠》）面疮黯疱：乌蛇肉二两，烧灰，腊猪脂调敷。（《圣惠》）婴儿撮口不能乳者：乌蛇（酒浸，去皮骨，炙）半两，麝香一分，为末。每用半分，荆芥煎汤调灌之。（《圣惠》）破伤中风：项强身直，定命散主之。用白花蛇、乌蛇（并取项后二寸，酒洗润取肉）、蜈蚣一条（全者，并酒炙）。上为末。每服三钱，温酒调服。（《普济方》）

膏

【主治】耳聋。绵裹豆许塞之，神效（时珍。出《普济方》）。

胆

【主治】大风疬疾，木舌胀塞（时珍）。

【附方】新二。大风龙胆膏：治大风疾神效。用冬瓜一个，截去五寸长，去瓤，掘地坑深三尺，令净，安瓜于内。以乌蛇胆一个，消梨一个，置于瓜上，以土隔盖之。至三七日，看一度，瓜未甚坏。候七七日，三物俱化为水，在瓜皮内，取出。每用一茶脚，以酒和服之，三两次立愈。小可风疾，每服一匙头。（王氏《博济方》）木舌塞胀，不治杀人：用蛇胆一枚，焙干为末，敷舌上，有涎吐去。（《圣济总录》）

皮

【主治】风毒气。眼生翳，唇紧唇疮（时珍）。

【附方】新一。小儿紧唇。脾热唇疮：并用乌蛇皮烧灰，酥和敷之。（《圣惠》）

卵

【主治】大风癞疾（时珍曰：《圣济总录》治癞风，用乌蛇卵和诸药为丸服，云与蛇肉同功）。

金蛇（宋《开宝》附。附银蛇）

【释名】金星地鳝（《图经》）、银蛇（亦名锡蛇）。

时珍曰：金、银、锡，以色与功命名也。金星地鳝，以形命名也。

【集解】颂曰：金蛇生宾州、澄州。大如中指，长尺许，常登木饮露，体作金色，照日有光。白者名银蛇，近皆少捕。信州上饶县灵山乡，出一种金星地鳝，酷似此蛇。冬月收捕，亦能解毒。

时珍曰：按刘恂《岭表录异》云：金蛇一名地鳝，白者名锡蛇，出黔州。出桂州者次之。大如拇指，长尺许，鳞甲上分金银，解毒之功，不下吉利也。据此，则地鳝即金蛇，非二种矣。

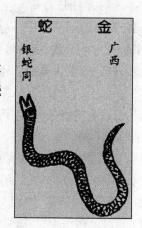

肉

【气味】咸，平，无毒。

【主治】解中金药毒，令人肉作鸡脚裂，夜含银，至晓变为金色者，是也。取蛇四寸炙黄，煮汁频饮，以瘥为度。银蛇解银药毒（《开宝》）。解众毒，止泄泻，除邪热（苏颂）。疗久痢（时珍）。

【发明】藏器曰：岭南多毒，足解毒之药，金蛇、白药是矣。

时珍曰：《圣济总录》治久痢不止，有金星地鳝散：用金星地鳝（醋炙）、铅丹、白矾（烧）各五钱，为末。每服二钱，米饮下，日二。

水蛇（《纲目》）

【释名】公蛎蛇。

【集解】时珍曰：水蛇所在有之，生水中。大如鳝，黄黑色，有缬纹，啮人不甚毒。陶弘景言公蛎蛇能化鳢者，即此也。水中又有一种泥蛇，黑色，穴居成群。啮人有毒，与水蛇不同。张文仲《备急方》言山中一种蛇，与公蛎相似，亦不啮人也。

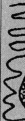

肉

【气味】甘，咸，寒，无毒。

【主治】消渴，烦热，毒痢（时珍）。

【附方】新一。《圣惠》水蛇丸：治消渴，四肢烦热，口干心躁。水蛇一条（活者，剥皮炙黄为末），蜗牛五十个（水浸五日取涎），入天花粉末煎稠，入麝香一分，粟饭和，丸绿豆大。每服十丸,姜汤下。

皮

【主治】烧灰油调,敷小儿骨疽脓血不止。又治手指天蛇毒疮(时珍)。

【附方】新二。小儿骨疮:《海上方》诗云:小儿骨痛不堪言,出血流脓实可怜。寻取水蛇皮一个,烧灰油抹敷疼边。天蛇毒:《刘松篁经验方》云:会水湾陈玉田妻,病天蛇毒疮。一老翁用水蛇一条,去头尾,取中截如手指长,剖去骨肉。勿令病者见,以蛇皮包手指,自然束紧,以纸外裹之。顿觉遍身皆凉,其病即愈。数日后解视,手指有一沟如小绳,蛇皮内宛然有一小蛇,头目俱全也。

蛇婆(《拾遗》)

【集解】藏器曰:蛇婆生东海水中。一如蛇,常自浮游。采取无时。

时珍曰:按此所言形状功用,似是水蛇;然无考证,姑各列条。

【气味】咸,平,无毒。

【主治】赤白毒痢,蛊毒下血,五野鸡病,恶疮。炙食,或烧末,米饮服二钱(藏器)。

黄颔蛇(《纲目》。附赤楝蛇)

【释名】黄喉蛇(俗名)、赤楝蛇(一名桑根蛇)。

时珍曰:颔,喉下也。以色名赤楝,桑根象形,陶氏作赤蜓。

【集解】时珍曰:按《肘后》、《千金》、《外台》诸方,多用自死蛇,及蛇吞蛙、鼠,并不云是某蛇。惟本草有蝮蛇腹中鼠。陶氏注云:术家所用赤蜓、黄颔,多在人家屋间,吞鼠子、雀雏。见腹中大者,破取干之。又蛇蜕注云:草间不甚见虺,蝮蜕,多是赤蜓、黄颔辈。据此,则古方所用自死蛇,及蛇吞蛙、鼠,当是二蛇,虽蛇蜕亦多用之。赤楝红黑,节节相间,俨如赤楝、桑根之状。黄颔黄黑相间,喉下色黄,大者近丈。皆不甚毒、丐儿多养为戏弄,死即食之。又有竹根蛇,《肘后》谓之青蜓蛇,不入药用,最毒。喜缘竹木,与竹同色。大者长四五尺,其尾三四寸有异点者,名熇尾蛇,毒尤猛烈。中之者,急灸三五壮。毒即不行,仍以药敷之。又有菜花蛇,亦长大,黄绿色,方家亦有用之者。

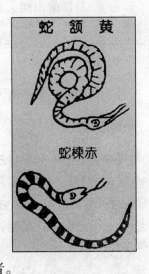

黄颔蛇

赤楝蛇

肉

【气味】甘,温,有小毒。

【主治】酿酒,或入丸散,主风癫顽癣恶疮。自死蛇渍汁,涂大疥。煮汁,浸臂腕作痛。烧灰,同猪脂,涂风癣漏疮,妇人妒乳,猘犬咬伤(时珍。出《肘后》、《梅师》、《千金》诸方)。

【附方】新三。猘犬啮伤:自死蛇一枚,烧焦为末,纳入疮孔中。(《千金方》)猫鬼野道,歌哭不自由:五月五日自死赤蛇,烧灰。井华水服方寸匕,日一服。(《千金方》)恶疮似癞及马疥大如钱者:自死蛇一条,水渍至烂。去骨取汁涂之,随手瘥。(《千金》)

蛇头

【主治】烧灰,主久疟及小肠痈,入丸散用(时珍)。

【附方】新二。发背肿毒:蛇头烧灰,醋和敷之,日三易。(《千金》)蛤蟆瘘疮:五月五日蛇头,及野猪脂同水衣封之,佳。(《千金方》)

骨

【主治】久疟劳疟,炙。入丸散用(时珍)。

【附方】新一。一切冷漏:自死蛇,取骨为末封之。大痛,以杏仁膏摩之,即止。(《千金方》)

涎

【气味】有大毒。

思邈曰:江南山间人有一种蛊毒,以蛇涎合药着饮食中,使人病瘕,积年乃死。但以雄黄、蜈蚣之药治之乃佳。

蛇吞鼠

【主治】鼠瘘、蚁瘘有细孔如针者。以腊月猪脂煎焦,去滓涂之(时珍。出《千金》)。

蛇吞蛙

【主治】噎膈,劳嗽,蛇瘘(时珍)。

【附方】新三。噎膈:用蛇含蛤蟆,泥包烧存性,研末。米饮服。久劳咳嗽吐臭痰者:寻水边蛇吞青蛙未咽者,连蛇打死,黄泥固济,煅研。空心酒服一二钱,至效。忌生冷五七日,永不发也。(《秘韫》方)蛙瘘不愈:蛇腹蛙,烧灰封之。(《千金》)

蝮蛇(《别录》下品)

【释名】反鼻蛇。

时珍曰:按王介甫《字说》云:蝮,触之则复。其害人也,人亦复之,故谓之蝮。

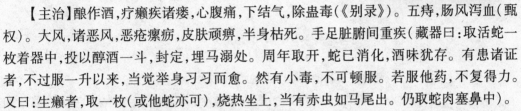

胆

【气味】苦,微寒,有毒。

【主治】蟹疮(《别录》)。杀下部虫(甄权)。疗诸漏,研敷之。若作痛,杵杏仁摩之(时珍。出《外台》)。

肉

【气味】甘,温,有毒。

【主治】酿作酒,疗癞疾诸瘘,心腹痛,下结气,除蛊毒(《别录》)。五痔,肠风泻血(甄权)。大风,诸恶风,恶疮瘰疬,皮肤顽痹,半身枯死。手足脏腑间重疾(藏器曰:取活蛇一枚着器中,投以醇酒一斗,封定,埋马溺处。周年取开,蛇已消化,酒味犹存。有患诸证者,不过服一升以来,当觉举身习习而愈。然有小毒,不可顿服。若服他药,不复得力。又曰:生癞者,取一枚(或他蛇亦可),烧热坐上,当有赤虫如马尾出。仍取蛇肉塞鼻中)。

【发明】时珍曰:癞疾感天地肃杀之气而成,恶疾也,蝮蛇禀天地阴阳毒烈之气而生,恶物也。以毒物而攻毒病,盖从其类也。

【附方】旧一。白癞:大蝮蛇一条,勿令伤,以酒一斗渍之,糠火温令稍热。取蛇一寸,和腊月猪脂捣敷。(《肘后方》)

脂

藏器曰:摩着物皆透也。

【主治】绵裹,塞耳聋。亦敷肿毒(时珍)。

皮

【主治】烧灰,疗疔肿、恶疮、骨疽(苏恭)。

蜕

【主治】身痒、疥癣、瘑疮(苏恭)。

骨

【主治】赤痢。烧灰,饮服三钱。杂蛇亦可(藏器)。

屎(器中养取之)

【主治】痔瘘(苏恭)。

腹中死鼠有小毒。

【主治】鼠瘘(《别录》)。《千金》云:烧末,酒服方寸匕,日二,不过三日大验。)

【附录】千岁蝮。

颂曰:东间一种千岁蝮,状如蝮而短,有四脚,能跳来啮人。人或中之,必死。其啮已,即跳上木作声。云"斫木、斫木"者,不可救也。若云"博叔、博叔"者,犹可急治之。用细辛、雄黄等分为末,纳疮中,日三、四易之。又以栝蒌根、桂末着管中,密塞勿令走气,佩之。中毒急敷之,缓即不救。

时珍曰:按《字林》云:蜽听,形如蜥蜴,出魏兴。居树上,见人则跳来啮之。啮已还树,垂头听,闻哭声乃去。即此也。其状头尾一般,大如捣衣杵,俗名合木蛇,长一、二尺。谈野翁方,名斫木蛇,又名望板归。救之,用嫩黄荆叶捣烂敷之。

蚖(《别录》)

【集解】《别录》曰:蚖类,一名蚖,短身土色而无纹。

时珍曰:蚖与蝮同类,即虺也。长尺余,蝮大而虺小,其毒则一。《食经)所谓"虺色如土,小如蝮蛇"者是也。详见蝮下。旧本作"蚖类,一名蚖",误矣。当作蚖,蝮类,一名虺。蚖,即虺字。蚖、虺字象相近,传写脱误尔。陶氏注蝮即蚖,亦误矣。蚖既是蝮,《别录》不应两出。今并改正。

【气味】缺。

【主治】疗痹内漏(《别录》)。治破伤中风。大风恶疾(时珍)。

【附方】新一。破伤风:牙关紧急,口噤不开,口面㖞斜,肢体弛缓。用土虺蛇一条(去头、尾、肠、皮、骨,醋炙),地龙五条(去泥,醋炙),天南星(八钱重)一枚(炮),上为末,醋煮面糊丸如绿豆大。每服三丸至五丸,生姜酒下,仍食稀葱白粥,取汗即瘥。昔宫使明光祖,向任统制官,被重伤,服此得效。(《普济方》)

蓝蛇(《拾遗》)

【集解】藏器曰:出苍梧诸县。状如蝮有约,从约断之,头毒尾良。岭南人呼为蓝药。

【主治】用头合毒药,毒人至死。以尾作脯,食之即解(藏器)。

两头蛇(《拾遗》)

【释名】枳首蛇(《尔雅》)、越王蛇。

时珍曰:枳,两也。郭璞云:会稽人言是越王弩弦所化,故名越王蛇。江东人名越王约发。《续博物志》云:马鳖食牛血所化。然亦自有种类,非尽化生也。

【集解】藏器曰:两头蛇大如指,一头无口目,两头俱能行。云见之不吉,故孙叔敖埋之,恐后人见之必死也。

时珍曰：按《尔雅》中央有枳首蛇，中国之异气也。刘恂《岭表录异》云：岭外极多。长尺余，大如小指，背有锦纹，腹下鳞红。人视为常，不以为异。罗愿《尔雅翼》云：宁国甚多，数十同穴，黑鳞白章。又一种夏月雨后出，如蚯蚓大，有鳞，其尾如首，亦名两头蛇。又张耒《杂志》云：黄州两头蛇，一名山蚓。云是老蚓所化，行不类蛇，宛转甚钝。此即罗氏所云者也。

肉

【气味】时珍曰：按（南越志》云：无毒。夷人饵之。

【主治】疟疾。山人收取干之。佩于项上（时珍）。

天蛇（《纲目》）

【集解】时珍曰：按沈存中《笔谈》云：天蛇生幽阴之地，遇雨后则出，越人深畏之。其大如箸而扁，长三、四尺，色黄赤。浇之以醋则消，或以石灰糁之亦死。又云：天蛇不知何物？人遭其螫，仍为露水所濡，则遍身溃烂。或云草间黄花蜘蛛者，非矣。广西一吏为虫所毒，举身溃烂。一医视云：天蛇所螫，不可为矣。仍以药敷其一有肿处，以钳拔出如蛇十余。而疾终不起。又钱塘一田夫忽病癞，通身溃烂，号呼欲绝。西溪寺僧视之，曰：此天蛇毒，非癞也。以秦皮煮汁一斗，令其恣饮。初日减半，三日顿愈。又水蛇治天蛇毒，见前。

苟印（《拾遗》）

【集解】藏器曰：苟印，一名苟斗，出潮州。如蛇有四足。

膏

【主治】滴耳中。治聋，令左右耳彻（藏器）。

蛇角（《纲目》）

【释名】骨咄犀（亦作骨笃）、碧犀。

时珍曰：按陶九成《辍耕录》云：骨咄犀，大蛇之角也。当作蛊毒，谓其解蛊毒如犀角也。《唐书》有古都国亦产此，则骨咄又似古都之讹也。

【集解】时珍曰：按《大明会典》云：蛇角出哈密卫。刘郁《西使记》云：骨笃犀即大蛇角，出西番。曹昭《格古论》云：骨笃犀，碧犀也。色如淡碧玉，稍有黄色，其文理似角。扣之声清越如玉，磨刮嗅之有香，烧之不臭。最贵重，能消肿解毒。洪迈《松漠纪闻》云：骨咄犀，犀不甚大。纹如象牙，带黄色。作刀靶者，以为无价之宝也。

【气味】有毒。

【主治】消肿毒，解诸毒蛊毒，以毒攻毒也(时珍)。

诸蛇(《纲目》)

【释名】时珍曰：蛇字古作它，俗作虵，有佘、移、佗三音。篆文象其宛转屈曲之形。其行委佗，故名。岭南人食之，或呼为訑，或呼为茅鳝。按《山海经》云：海外西南人以虫为蛇，号蛇为鱼。则自古已然矣。

【集解】时珍曰：蛇类琐语，不可类从者，萃族于下，以便考阅。蛇在禽为翼火，(天文象形，居南方)。在卦为巽风，(巳为蛇)。在神为玄武，(北方之神，玄龟、缥蛇相合也)。在物为毒虫(出《说文》)。有水、火、草、木、土五种(出《北户录》)。青、黄、赤、白、黑、金、翠、斑、花诸色(见各条)。毒虫也，而有无毒者(金蛇、水蛇无毒)。鳞虫也，而有生毛者(蝮蛇纹间有毛。《山海经》云：长蛇毛如彘毫也)。卵生也，而有胎产者(蝮蛇胎生)。腹行也，而有四足者。(鳞蛇、千岁蝮、苟印、蜥蜴皆有足)。又有冠者，(鸡冠蛇，头上有冠，最毒)、角者(三角蛇有角)、翼者(《西山经》云：太华山有蛇，六足四翼，名曰肥螈)、飞者(《山海经》云：柴桑多飞蛇。《荀子》云：螣蛇无足而飞)、兽首者(《大荒经》云：肃慎国有琴蛇，兽首蛇身)、人面者(《江湖纪闻》云：岭表有人面蛇，能呼人姓名，害人。惟畏蜈蚣)、两首者(枳首蛇)、两身者(《北山经》云：浑夕之山，有蛇曰肥遗，一首两身，见则大旱。《管子》曰：涸水之精，名曰蚴，状如蛇，一首两身，长八尺。呼其名可取鱼鳖)、歧尾者(《广志》云：出云南)、钩尾者(张文仲云：钩蛇，尾如钩，能钩人兽入水后而食之)。熇尾者；(葛洪云：熇尾蛇似青蝰，其尾三、四寸有异色，最毒)、舵形者(张文仲云：舵蛇，形似舵，长七八尺，中人必死。削船舵，煮汁浸之)、杵形者(即合木蛇)。又有青蝰(即竹根蛇)、白蝰、苍虺、文蝮、白颈、黑甲、赤目、黄口之类(张文仲云：恶蛇甚多，四、五月青蝰、苍虺、白颈、大蜴，六、七月竹狩，白蝰、文蝮、黑甲、赤目、黄口、反钩、三角之类，皆毒之猛烈者。又南方有呴蛇，人若伤之不死，终身伺其主。虽百众人中，亦来取之。惟百里外乃免耳)。蛇出以春，出则食物(蛇以春夏为昼，秋冬为夜)。其蛰以冬，蛰则含土。(至春吐出，即蛇黄石)。其舌双，(《物理论》云：舌者心苗，火旺于巳，巳为蛇，故蛇双舌)。其耳聋(《埤雅》云：蛇聋虎龟)。其听以目(《埤雅》)。其蟠向壬(《淮南子》)。其毒在涎(弄蛇洗净涎，则无毒也。蛇涎着人，生蛇漠疮。吐涎成丝，能害人目。段成式云：蛇怒时，毒在头尾)。其珠在口(陆佃云：龙珠在颔，蛇珠在口。怀珠之蛇，多喜投暗。见人张口，吐气如烬)。其行也纡，(《淮南子》云：蛇属纡行)。其食也吞(有牙无齿)。皮数解蜕(《变化论》云：龙易骨，蛇易皮)。性晓方药(出《稽圣赋》)。又《异苑》云：田父见蛇被伤，一蛇衔草敷之，遂去。其人采草治疮，名曰蛇衔)。蛇交蛇，则雄入雌腹；(交巳即退出也。段成式云：人见蛇交，三年死。李鹏飞云：人见蛇交，主有喜)；蛇交雉，则生蜃及蟂(详见蛟龙。鲁至刚云：蛇交雉生卵，遇雷入土，久则成蛟。不入土，但为雉耳。《述异记》云：江淮中有兽名能，乃蛇精所化也。冬则为雉，春复为蛇)。蛇以龟、鳖为雌(《埤雅》云：大腰纯雌,以蛇为雄。蛇求于龟鳖,则生龟鳖。蛇求于雉、则生蜃蛟。物异而感同也)。又与鳢、鳝通气(见本条)。入水,交石斑鱼(见本条)。入山,与孔雀匹(《禽经》云:鹊见蛇则噪而奔,孔见蛇则喜而跃)。竹化蛇,蛇化雉(《异苑》云:大元中,汝南人伐木,见一竹,中央已成蛇形,而枝叶如故。又桐庐民伐竹,见蛇化雉,头项已就,身犹蛇也。乃知竹化蛇,蛇化雉)。蚭怜蛇,蛇怜风(出《庄子》)。水蛇化鳝(名蛇鳝,有毒)。螣蛇化龙(神蛇能乘云雾,而飞游千里)。螣蛇听孕。(出《变化论》。又《抱朴子》云:螣蛇交),蟒蛇目圆(出《述异记》。大蛇曰蟒)。巴蛇吞象(《山海经》云:巴蛇食象,三年而出其骨)。蚺蛇吞鹿(详本条),玄蛇吞麈(大鹿也。出《山海经》)。活褥蛇,能捕鼠(《唐书》云:贞观中,波斯国献之。状同鼠,色正青,能捕鼠)。食蛇鼠,能捕蛇(《唐书》云:厨宾国有食蛇鼠,尖喙赤尾,能食蛇。被蛇螫者,以鼠嗅而尿之,立愈)。蛇吞鼠,而有啮蛇之鼠狼;(寇曰:尝见一乌蛇,长丈余。有鼠狼啮蛇头,曳之而去,亦相畏伏耳)。蛇吞蛙,而有制蛇之田父(《洽闻记》云:蛤蟆大者名田父,见蛇则衔其尾。良久蛇死,尾后数寸,皮不损而肉已尽矣)。蛇令豹止,而有食蛇之貘(《淮南子》云:蛇令豹止,物相制也。貘乃白豹,食蛇及铁)。龟蛇同气,而有呷蛇之龟(见摄龟)。玄龟食蟒,(王起云:以小制大,禽之制在气也),蝍蛆甘带(出《庄子》。蝍蛆,蜈蚣也。带,蛇也。陆佃云:蜈蚣见大蛇,能以气禁之,啖其脑、眼。蟾蜍食蝍蛆,蝍蛆食蛇,蛇食蟾蜍,物畏其天也。《墨客挥犀》云:蜈蚣逐蛇,蛇即张口,乃人其腹食之)。鸠步则蛇出,鹍鸣则蛇结(出《禽经》。鸠鸟能禹步禁咒,使大石自转,取蛇食之,蛇人口即糜。鹳亦然。鹍,伯劳也)。鹳、鹤、鹰、鹍、鸷,皆鸟之食蛇者也(蛇鹰、蛇鹍。余见本条);虎、猴、麂、麝、牛,皆兽之食蛇者也(玃猴食蛇。牛食蛇,则独肝有毒)。蛇所食之虫,则蛙、鼠、燕、雀、蝙蝠、鸟雏。所食之草,则芹、茄、石南、茱萸、蛇粟(瞳子也)。所憎之物,则蘘荷、菴䕡、蛇网草、鹅粪;所畏之药,则雄黄、羖黄、羖羊角、蜈蚣(《千金》云:入山佩武都雄黄、雌黄,或烧羖羊角烟,或筒盛蜈蚣,则蛇不敢近)。误触莴菜,则目不见物(出(续墨客挥犀》);炙以桑薪,则足可立出(藏器曰:蛇有足,见之不佳。以桑薪火炙之则见,不足怪也。陶弘景曰:五月五日烧地令热,以酒沃之,置蛇于上则足见)。蛇蟠人足,淋以热尿,或沃以热汤,则自解;蛇入人窍,灸以艾炷,或辣以椒末,则自出(以艾炷灸蚓尾,或割破蛇尾,塞以椒末,即出)。内解蛇毒之药,则雄黄、贝母、大蒜、薤白、苍耳;外治蛇蠚之药,则大青、鹤虱、苦苣、堇菜、射罔、姜黄、干姜、白矾,黑豆叶、黄荆叶、蛇含草、犬粪、鹅粪、蔡苴机粪。

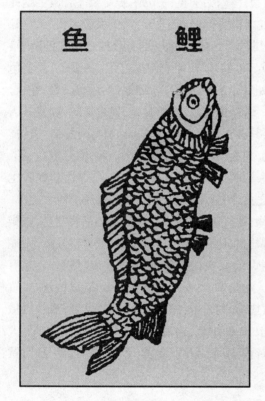

鱼鲤

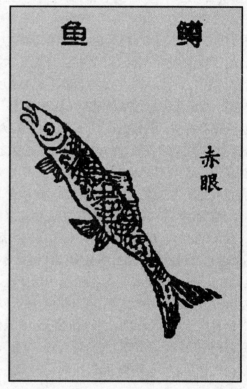

鱼鳟

赤眼

本草纲目鳞部第四十四卷

鲤鱼（《本经》上品）

【释名】时珍曰：鲤鳞有十字纹理，故名鲤。虽困死，鳞不反白。

颂曰：崔豹云：兖州人呼赤鲤为玄驹，白鲤为黄骥，黄鲤为黄雉。

【集解】《别录》曰：生九江池泽。取无时。

颂曰：处处有之。其脊中鳞一道，从头至尾，无大小，皆三十六鳞，每鳞有小黑点。诸鱼惟此最佳，故为食品上味。

弘景曰：鲤为诸鱼之长，形既可爱，又能神变，乃至飞越江湖，所以仙人琴高乘之也。山上水中有此，不可食。

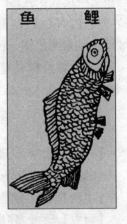

肉

【气味】甘，平，无毒。

《日华》曰：凉，有小毒。

宗奭曰：鲤，至阴之物，其鳞故三十六。阴极则阳复，故《素问》言鱼热中。王叔和言热则生风，食之多能发风热。《日华》言凉，非也。风家食之，贻祸无穷。

时珍曰：按丹溪朱氏言：诸鱼在水，无一息之停，皆能动风动火，不独鲤也。

诜曰：鲤脊上两筋及黑血有毒，溪涧中者毒在脑，俱不可食。凡炙鲤鱼不可使烟入目，损目光，三日内必验也。天行病后、下痢及宿症，俱不可食。服天门冬、朱砂人不可食。不可合犬肉及葵菜食。

【主治】煮食，治咳逆上气，黄疸，止渴。生者，治水肿脚满，下气（《别录》）。治怀妊身肿，及胎气不安（《日华》）。煮食，下水气，利小便（时珍）。作鲙，温补，去冷气，痃癖气块，横关伏梁，结在心腹（藏器）。治上气，咳嗽喘促（《心镜》）。烧末，能发汗，定气喘咳嗽，下乳汁，消肿。米饮调服，治大人小儿暴痢。用童便浸煨，止反胃及恶风入腹（时珍）。

【发明】时珍曰：鲤乃阴中之阳，其功长于利小便。故能消肿胀黄疸，脚气喘嗽，湿热之病。作鲙则性温，故能去痃结冷气之病。烧之则从火化，故能发散风寒，平肺通乳，解肠胃及肿毒之邪。按刘河间云：鲤之治水，鹜之利水，所谓因其气相感也。

【附方】旧五,新九。水肿:《范汪》:用大鲤鱼一头,醋三升,煮干食。一日一作。《外台》:用大鲤一尾,赤小豆一升,水二斗,煮食饮汁,一顿服尽,当下痢尽即瘥。妊娠水肿:方同上。水肿胀满:赤尾鲤鱼(一斤)破开,不见水及盐,以生矾五钱研末,入腹内,火纸包裹,外以黄土泥包,放灶内煨熟取出,去纸、泥,送粥。食头者上消,食身、尾者下消,一日用尽。屡试经验。(杨拱《医方摘要》)妊娠感寒:用鲤鱼一头烧末,酒服方寸匕,令汗出。(《子母秘录》)胎气不长:用鲤鱼肉同盐、枣煮汁,饮之。(《集验》)胎动不安及妇人数伤胎,下血不止:鲤鱼一斤(治净),阿胶(炒)一两,糯米二合,水二升,入葱、姜、橘皮、盐各少许,煮臛食。五七日效。(《圣惠方》)乳汁不通:用鲤鱼一头烧末。每服一钱,酒调下。(《产宝》)咳嗽气喘:用鲤鱼一头,去鳞,纸裹炮熟,去刺研末,同糯米煮粥,空心食。(《心镜》)恶风入腹:久肿恶风入腹,及女人新产,风入产户内。如马鞭,嘘吸短气咳嗽者。用鲤鱼长一尺五寸,以尿浸一宿,平旦以木篦从头贯至尾,文火炙熟,去皮,空心顿食。勿用盐、醋。(《外台》)反胃吐食:用鲤鱼一头,童便浸一夜,炮焦研末,同米煮粥食之。(《寿域》)一切肿毒已溃未溃者:用鲤鱼烧灰,醋和涂之,以愈为度。(《外台》)积年骨疽一捏一汁出者:熬饴糖勃疮上,仍破生鲤鱼搨之。顷时刮视,虫出。更洗敷药,虫尽则愈。(《肘后》)小儿木舌长大满口:鲤鱼肉切片贴之,以帛系定。(《圣惠》)

鲊

【气味】咸,平,无毒。

弘景曰:不可合豆藿食,乃成消渴。

【主治】杀虫(藏器)。

【附方】新一。聤耳有虫,脓血日夜不止:用鲤鱼鲊三斤,鲤鱼脑一枚,鲤鱼肠一具(洗切),乌麻子(炒研)一升,同捣,入器中,微火炙暖,布裹贴耳。两食顷,有白虫出,尽则愈。慎风寒。(《千金》)

胆

【气味】苦,寒,无毒。

甄权曰:蜀漆为使。

【主治】目热赤痛,青盲,明目。久服强悍,益志气(《本经》)。点眼,治赤肿翳痛。涂小儿热肿(甄权)。点雀目,燥痛即明。(《肘后》)。滴耳,治聋(藏器)。

【附方】旧一,新四。小儿咽肿喉痹者:用鲤鱼胆二七枚,和灶底土,以涂咽外,立效。(《千金方》)大人阴瘘:鲤鱼胆、雄鸡肝各一枚为末,雀卵和,丸小豆大。每吞一丸。(《千金方》)睛上生晕,不问久新:鲤鱼长一尺二寸者,取胆滴铜镜上,阴干。竹刀刮下,每点少许。(《总录》)赤眼肿痛:《圣济总录》:用鲤鱼胆十枚,腻粉一钱,和匀瓶收,日点。《十便良方》:用鲤胆五枚,黄连末半两,和匀,入蜂蜜少许,瓶盛,安饭上蒸熟。每用贴目眦,日五七度。亦治飞血赤脉。

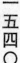

脂

【主治】食之,治小儿惊忤诸痫(大明)。

脑髓

【主治】诸痫(苏恭)。煮粥食,治暴聋(大明)。和胆等分. 频点目眦,治青盲(时珍)。
【附方】新二。耳卒聋:竹筒盛鲤鱼脑,于饭上蒸过,注入耳中。(《千金》)耳脓有虫:
鲤鱼脑和桂末捣匀,绵裹塞之。(《千金方》)

血

【主治】小儿火疮,丹肿疮毒,涂之立瘥(苏恭)。

肠

【主治】小儿肌疮(苏恭)。聤耳有虫,同酢捣烂,帛裹塞之。痔瘘有虫,切断炙熟,帛
裹坐之。俱以虫尽为度(时珍)。

子

弘景曰:合猪肝食,害人。

目

【主治】刺疮伤风、伤水作肿。烧灰敷之,汁出即愈(藏器)。

齿

【主治】石淋(《别录》)。
颂曰:《古今录验》:治石淋。用齿一升研末,以三岁醋和。分三服,一日服尽。(《外
台》):治卒淋,用酒服。
时珍曰:古方治石淋多用之,未详其义。

骨

【主治】女子赤白带下(《别录》)。阴疮,鱼鲠不出(苏恭)。

皮

【主治】瘾疹(苏恭)。烧灰水服,治鱼鲠六七日不出者。日二服(《录验》)。

鳞

【主治】产妇滞血腹痛,烧灰酒服。亦治血气(苏颂)。烧灰,治吐血,崩中漏下,带下

痔瘘,鱼鲠(时珍)。

【发明】时珍曰:古方多以皮、鳞烧灰,入崩漏、痔瘘药中,盖取其行滞血耳。治鱼鲠者,从其类也。

【附方】新三。痔漏疼痛:鲤鱼鳞二三片,绵裹如枣形,纳入坐之,其痛即止。(《儒门事亲》)诸鱼骨鲠:鲤脊三十六鳞,焙研,凉水服之。其刺自跳出,神妙。(笔峰《杂兴》)鼻衄不止:鲤鱼鳞炒成灰。每冷水服二钱。(《普济方》)

鲟鱼(音序。《纲目》)

【释名】鲢鱼。

时珍曰:酒之美者曰酤,鱼之美者曰鲟;陆佃云:鲟好群行相与也,故曰鲟;相连也,故曰鲢。《传》云鱼属连行是矣。

【集解】时珍曰:鲟鱼,处处有之。状如鳙,而头小形扁,细鳞肥腹。其色最白,故《西征赋》云:华鲂跃鳞,素鲟扬鬐。失水易死,盖弱鱼也。

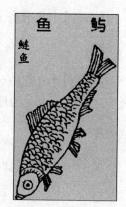

肉

【气味】甘,温,无毒。

【主治】温中益气。多食,令人热中发渴,又发疮疥(时珍)。

鳙鱼(音庸。《拾遗》)

【释名】鳛鱼(音秋。《山海经》)。

时珍曰:此负中之下品,盖色之庸常以供馔食者,故曰鳙、曰鳛。郑玄作鯗鱼。

【集解】藏器曰:陶注鲍鱼云:今以鳙鱼长尺许者,完作淡干鱼,都无臭气。其鱼目旁,有骨名乙,《礼记》云食鱼去乙是矣。然刘元绍言:海上鳙鱼,其臭如尸,海人食之,当别一种也。

时珍曰:处处江湖有之,状似鲢而色黑。其头最大,有至四五十斤者。味亚于鲢。鲢之美在腹,鳙之美在头。或以鲢、鳙为一物,误矣。首之大小,色之黑白,大不相侔。《山海经》云:"鳛鱼似鲤,大首,食之已疣",是也。

肉

【气味】甘,温,无毒。

藏器曰:只可供食,别无功用。

【主治】暖胃益人(汪颖)。食之已疣。多食,动风热,发疮疥(时珍)。

鳟鱼(《纲目》)

【释名】鮅鱼(必)、赤眼鱼。

时珍曰:《说文》云:鳟(鮅),赤目鱼也。孙炎云:鳟好独行。尊而必者,故字从尊,从必。

【集解】时珍曰:处处有之。状似鮸而小,赤脉贯瞳,身圆而长,鳞细于鮸,青质赤章。好食螺、蚌,善于遁网。

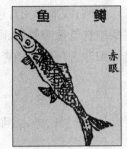

肉

【气味】甘,温,无毒。

【主治】暖胃和中。多食。动风热,发疥癣(时珍)。

鲩鱼(音患。《拾遗》)

【释名】鰀鱼(音缓)。草鱼。

时珍曰:鲩又音混,郭璞作鮌。其性舒缓,故曰鲩,曰鰀。俗名草鱼,因其食草也。江、闽畜鱼者,以草饲之焉。

【集解】藏器曰:鲩生江湖中,似鲤。

时珍曰:郭璞云:今鮌子,似鳟而大,是矣。其形长身圆,肉厚而松,状类青鱼。有青鲩、白鲩二色。白者味胜,商人多鲯之。

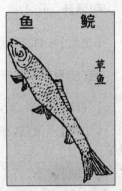

肉

【气味】甘,温,无毒。

时珍曰:李鹏飞云:能发诸疮。

【主治】暖胃和中(时珍)。

胆(腊月收取阴干)。

【气味】苦,寒,无毒。

【主治】喉痹飞尸,暖水和搅服(藏器)。一切骨鲠、竹木刺在喉中,以酒化二枚,温呷取吐(时珍)。

青鱼(宋《开宝》)

【释名】时珍曰：青亦作鲭，以色名也。大者名鲩鱼。

【集解】颂曰：青鱼生江湖间，南方多有。北地时或有之，取无时。似鲤、鲩而背正青色。南方多以作鲊，古人所谓五侯鲭鲊即此。其头中枕骨蒸令气通，曝干状如琥珀。荆楚人煮拍作酒器、梳、篦，甚佳。旧注言可代琥珀者，非也。

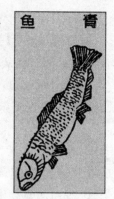

鱼青

肉

【气味】甘，平，无毒。

《日华》曰：微毒。服术人忌之。

【主治】脚气湿痹((开宝))。同韭白煮食，治脚气脚弱烦闷。益气力(张鼎)。

鲊

【气味】与服石人相反(《开宝》)。

弘景曰：不可合生胡荽、生葵菜、豆藿、麦酱同食。

头中枕

【主治】水磨服，主心腹卒气痛(《开宝》)。治血气心痛，平水气(《日华》)。作饮器，解蛊毒(时珍)。

眼睛汁

【主治】注目，能夜视(《开宝》)。

胆(腊月收取阴干。)

【气味】苦，寒，无毒。

【主治】点暗目，涂热疮(《开宝》)。消赤目肿痛，吐喉痹痰涎及鱼骨鲠，疗恶疮(时珍)。

【发明】时珍曰：东方青色，入通肝胆，开窍于目。用青鱼胆以治目疾，盖取此义。其治喉痹骨鲠，则取漏泄系乎酸苦之义也。

【附方】新八。乳蛾喉痹：青鱼胆含咽。一方：用汁灌鼻中，取吐。万氏：用胆矾盛青鱼胆中，阴干。每用少许，吹喉取吐。一方：用朴硝代胆矾。赤目障翳：青鱼胆频频点之。一方：加黄连、海螵蛸末等分。龚氏《易简》：用黄连切片，井水熬浓，去滓待成膏。入大青鱼胆汁和就,入片脑少许,瓶收密封。每日点之,甚妙。一切障翳:鱼胆丸:用青鱼胆、鲤鱼胆、青羊胆各七个、牛胆半两,熊胆二钱半,麝香少许,石决明一两。为末,糊丸梧子大。每空心茶下十丸。(《龙木论》)

竹鱼(《纲目》)

【集解】时珍曰:出桂林·湘、漓诸江中。状如青鱼,大而少骨刺。色如竹色,青翠可爱,鳞下间以朱点。味如鳜鱼肉,为广南珍品。

肉

【气味】甘,平,无毒。

【主治】和中益气,除湿气(时珍)。

鲻鱼(宋《开宝》)

【释名】子鱼。

时珍曰:鲻,色缁黑,故名。粤人讹为子鱼。

【集解】志曰:鲻鱼生江河浅水中。似鲤,身圆头扁,骨软,性喜食泥。

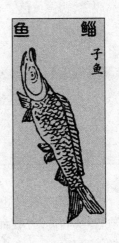

时珍曰:生东海。状如青鱼,长者尺余。其子满腹,有黄脂味美,獭喜食之。吴越人以为佳品,腌为鲞腊。

肉

【气味】甘,平,无毒。

【主治】开胃,通利五脏。久食,令人肥健。与百药无忌(《开宝》)。

白鱼(宋《开宝》)

【释名】鳔鱼(音乔,去声)。

时珍曰:白亦作鲌。白者,色也。鳔者,头尾向上也。

【集解】刘翰曰:生江湖中。色白头昂,大者长六七尺。

时珍曰:鲌形窄,腹扁,鳞细。头尾俱向上,肉中有细刺。武王白鱼入舟即此。

肉

【气味】甘,平,无毒。

诜曰:鲜者宜和豉作羹,虽不发病,多食亦泥人。经宿者勿食,令人腹冷。炙食,亦少动气。或腌,或糟藏,皆可食。

瑞曰:多食生痰。与枣同食,患腰痛。

【主治】开胃下食,去水气,令人肥健(《开宝》)。助脾气,调五脏,理十二经络,舒展不相及气(《食疗》)。治肝气不足,补肝明目,助血脉。炙疮不发者,作鲙食之,良。患疮疖人食之,发脓(《日华》)。

【发明】时珍曰:白鱼比他鱼似可食,亦能热中发疮。所谓补肝明目,调五脏,理十二经络者,恐亦溢美之词,未足多信。当以《开宝》注为正。

鲮鱼(《食疗》)

【释名】时珍曰:鲮性睃鱼,其目睃视,故谓之鲮。《异物志》以为石首鱼,非也。《食疗》作鯮,古无此字。

【集解】时珍曰:鲮生江湖中。体圆厚而长,似鳡鱼而腹稍起,扁额长喙,口在额下,细鳞腹白,背微黄色。亦能睃鱼。大者二三十斤。

肉

【气味】甘,平,无毒。

【主治】补五脏,益筋骨,和脾胃。多食宜人,作鲊尤宜,曝干香美,亦不发病(孟诜)。

鳡鱼(音感。《纲目》)

【释名】鳡鱼(音绀)。鳏鱼、黄颊鱼。

时珍曰:鳡,敢也。鳡,胉也。胉(音陷),食而无厌也。健而难取,吞啖同类,力敢而胉物者也。其性独行,故曰鳏。《诗》云"其鱼鲂、鳏"是矣。

【集解】时珍曰:鳡生江湖中。体似鲮而腹平,头似鲩而口大,颊似鲇而色黄,鳞似鳟而稍细。大者三四十斤,啖鱼最毒,池中有此,不能畜鱼。《东山经》云:"姑儿之水多鳡鱼",是也。《异苑》云:诸鱼欲产,鳡辄以头冲其腹,世谓之众鱼生母。然诸鱼生子,必雄鱼冲其腹。仍尿白以盖其子,不必尽是鳡鱼也。

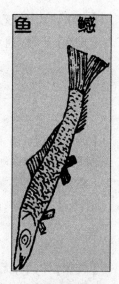

肉

【气味】甘,平,无毒。

【主治】食之已呕,暖中益胃(时珍)。

石首鱼(宋《开宝》)

【释名】石头鱼(《岭表录异》)、鲵鱼(音免。《拾遗》录)、江鱼(《浙志》)、黄花鱼(《临海志》),干者名鲞鱼(音想。亦作鲞)。

时珍曰:鲞能养人,人恒想之,故字从养。罗愿云:诸鱼薧干皆为鲞,其美不及石首,故独得专称。以白者为佳,故呼白鲞。若露风则变红色,失味也。

【集解】志曰:石首鱼,初出水能鸣,夜视有光,头中有石如棋子。一种野鸭,头中有石,云是此鱼所化。

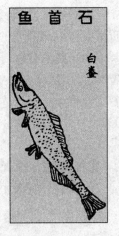

石首鱼

白鲞

时珍曰:生东南海中。其形如白鱼,扁身弱骨,细鳞黄色如金。首有白石二枚,莹洁如玉。至秋化为冠凫,即野鸭有冠者也。腹中白鳔可作胶。《临海异物志》云:小者名踏水,其次名春来。田九成《游览志》云:每岁四月,来自海洋,绵亘数里,其声如雷。海人以竹筒探水底,闻其声乃下网,截流取之。泼以淡水,皆圉圉无力。初水来者甚佳,二水、三水来者,鱼渐小而味渐减矣。

肉

【气味】甘,平,无毒。

【主治】合莼菜作羹,开胃益气(《开宝》)。

鲞

【主治】炙食,能消瓜成水,治暴下痢,及卒腹胀,食不消(《开宝》)。消宿食,主中恶。鲜者不及(张鼎)。

【发明】时珍曰:陆文量《菽园杂记》云:痢疾最忌油腻、生冷,惟白鲞宜食。此说与本草主下痢相合。盖鲞饮咸水而性不热,且无脂不腻。故无热中之患,而消食理肠胃也。

【附方】新一。蜈蚣咬伤:白鲞皮贴之。(《集成》)

头中石魟

【主治】下石淋,水磨服,亦烧灰饮服,日三(《开宝》)。研末或烧研水服。主淋沥,小便不通。煮汁服,解砒霜毒、野菌毒、蛊毒(时珍)。

【附方】新二。石淋诸淋:石首鱼头石十四个,当归等分,为末。水二升,煮一升,顿服立愈。(《外台秘要》方)聤耳出脓:石首鱼魟研末,或烧存性研,掺耳。(《集简方》)

【附录】墨头鱼

时珍曰:四川嘉州出之。状类鲔子,长者及尺。其头黑如墨,头上有白子二枚。又名

勒鱼(《纲目》)

【释名】时珍曰:鱼腹有硬刺勒人,故名。

【集解】时珍曰:勒鱼出东南海中,以四月至。渔人设网候之,听水中有声,则鱼至矣。有一次、二次、三次乃止。状如鲥鱼,小首细鳞。腹下有硬刺,如鲥腹之刺,头上有骨,合之如鹤喙形。干者谓之勒鲞,吴人嗜之。甜瓜生者,用勒鲞骨插蒂上,一夜便熟。石首鲞骨亦然。

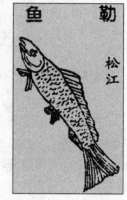

鱼勒

松江

肉

【气味】甘,平,无毒。

【主治】开胃暖中。作鲞尤良(时珍)。

鳃

【主治】疟疾。以一寸入七宝饮,酒、水各半煎,露一夜服(时珍。《摘玄方》)。

鲚鱼(音剂。《食疗》)

【释名】鮆鱼(音剂)、鱴鱼(音列)、鱴刀(音篾)、鮤鱼(音刀)、鳠鱼(《广韵》音遒,亦作鲄)、望鱼。

时珍曰:鱼形如剂物裂篾之刀,故有诸名。《魏武食制》谓之望鱼。

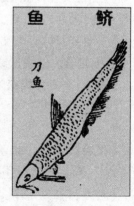

鱼鲚

刀鱼

【集解】时珍曰:鲚生江湖中,常以三月始出。状狭而长薄,如削木片,亦如长薄尖刀形。细鳞白色。吻上有二硬须,腮下有长鬣如麦芒。腹下有硬角刺,快利若刀。腹后近尾有短鬣,肉中多细刺。煎、炙或作鲊、鲊食皆美,烹煮不如。《淮南子》云:鮆鱼饮而不食,鲟鲔食而不饮。又《异物志》云:鳠鱼仲夏从海中溯流而上。长尺余,腹下如刀,肉中细骨如鸟毛。云是鳠鸟所化,故腹内尚有鸟肾二枚。其鸟白色,如鹭群飞。至仲夏,鸟藏鱼出,变化无疑。然今鲚鱼亦自生子,未必尽鸟化也。

肉

【气味】甘,温,无毒。

诜曰:发疥,不可多食。

源曰:助火,动痰,发疾。

鲊

【主治】贴痔瘘(时珍)。

【附方】新一。瘘有数孔:用耕垡土烧赤,以苦酒浸之,合壁土令热,以大鳖鲊展转染土贴之。每日一次。(《千金方》)

鲥鱼(《食疗》)

【释名】宁源曰:初夏时有,余月则无,故名。

【出产】时珍曰:按孙愐云:鲥出江东。今江中皆有,而江东独盛。故应天府以充御贡。每四月鲚鱼出后即出,云从海中溯上,人甚珍之。惟蜀人呼为瘟鱼,畏而不食。

【集解】时珍曰:鲥,形秀而扁,微似鲂而长,白色如银,肉中多细刺如毛,其子甚细腻。故何景明称其银鳞细骨,彭渊材恨其美而多刺也。大者不过三尺,腹下有三角硬鳞如甲,其肪亦在鳞甲中,自甚惜之。其性浮游,渔人以丝网沉水数寸取之,一丝挂鳞,即不复动。才出水即死,最易馁败。故袁达《禽虫述》云:鲥鱼挂网而不动,护其鳞也。不宜烹煮,惟以笋、苋、芹、荻之属,连鳞蒸食乃佳。亦可糟藏之。其鳞与他鱼不同,石灰水浸过,晒干层层起之,以作女人花钿甚良。

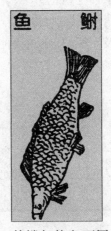

肉

【气味】甘,平,无毒。

诜曰:稍发疳痼。

【主治】补虚劳(孟诜)。蒸下油,以瓶盛埋土中,取涂汤火伤,甚效(宁源)。

嘉鱼(宋《 开宝》)

【释名】鮇鱼(音味)。拙鱼(《纲目》)、丙穴鱼。

藏器曰:左思《蜀都赋》云:嘉鱼出于丙穴。李善注云:鱼以丙日出穴。或云:穴向丙耳,鱼岂能择日出入耶? 按《抱朴子》云:燕避戊己,鹤知夜半。鱼岂不知丙日乎?

时珍曰:嘉,美也。杜甫诗云:"鱼知丙穴由来美",是矣。河阳呼为鮇鱼,言味美也。蜀人呼为拙鱼,言性钝也。丙穴之说不一。按《文选》注云:丙穴在汉中沔县北,有二所,常以三(八)月取之。丙,地名也。《水经》云:丙水出丙穴。穴口向丙,故名。嘉鱼常以三月出穴,十月入穴。黄鹤云:蜀中丙穴甚多,不独汉中也。嘉州、雅州、梁山、大邑、顺政诸县,皆有丙穴。嘉鱼常以春末出游,冬月入穴。

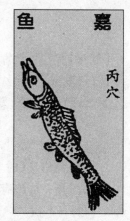

【集解】志曰:嘉鱼,乃乳穴中小鱼也。常食乳水,所以益人。

时珍曰:按任豫《益州记》云:嘉鱼,蜀郡处处有之。状似鲤,而鳞细如鳟,肉肥而美,大者五六斤。食乳泉,出丙穴。二三月随水出穴,八九月逆水入穴。《夔州志》云:嘉鱼,春社前出,秋社后归。首有黑点,长身细鳞,肉白如玉。味颇咸,食盐泉故也。范成大《虞衡志》云:嘉鱼,状如鲥而多脂,味极美,梧州人以为鲊饷远。刘恂《岭表录异》云:苍梧戎城县江水口出嘉鱼,似鳟而肥美,众鱼莫及。每炙食以芭蕉叶隔火,恐脂滴火灭也。又可为脡。

肉

【气味】甘,温,无毒。

诜曰:微有毒,而味多珍美。

【主治】食之,令人肥健悦泽(《开宝》)。煮食,治肾虚消渴,劳瘦虚损(藏器)。

【发明】志曰:此鱼食乳水,功用同乳。能久食之,力强于乳,有似英鸡。

诜曰:常于崖石下孔中,食乳石沫,故补益也。

鲳鱼(《拾遗》)

【释名】鮀鱼(《录异》)、鲳鳒鱼(《拾遗》)、昌鼠(藏器)。

时珍曰:昌,美也,以味名。或云:鱼游于水,群鱼随之,食其涎沫,有类于娼,故名。闽人讹为鮀鱼。广人连骨煮食,呼为狗瞌睡鱼。

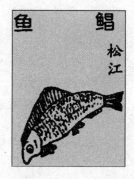

【集解】藏器曰:鲳鱼生南海。状如鲫,身正圆,无硬骨,作炙食至美。

时珍曰:闽、浙、广南海中,四五月出之。《岭表录异》云:鮀鱼形似鳊鱼,而腔上突起,连背而圆,身肉甚厚,白如凝脂,只有一脊骨。治之以葱、姜,焄之以粳米,其骨亦软而可食。

肉

【气味】甘,平,无毒。

【主治】令人肥健,益气力(藏器)。

腹中子

【气味】有毒。令人痢下(藏器)。

鲫鱼(《别录》下品)

【释名】鲋鱼(音附)。

时珍按陆佃《埤雅》云:鲫鱼旅行,以相即也,故谓之鲫。以相附也,故谓之鲋。

【集解】保升曰:鲫,所在池泽有之。形似小鲤,色黑而体促,肚大而脊隆。大者至三四斤。

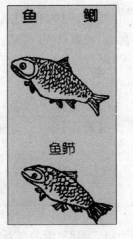

时珍曰:鲫喜偎泥,不食杂物,故能补胃。冬月肉厚子多,其味尤美。郦道元《水经注》云:蕲州·广济·青林湖有鲫鱼,大二尺,食之肥美,辟寒暑。东方朔《神异经》云:南方湖中多鲫鱼,长数尺,食之宜暑而辟风寒。《吕氏春秋》云:鱼之美者,有洞庭之鲋。观此,则鲫为佳品,自古尚矣。

肉

【气味】甘,温,无毒。

鼎曰:和蒜食,少热;同沙糖食,生疳虫;同芥菜食,成肿疾;同猪肝、鸡肉、雉肉、鹿肉、猴肉食,生痈疽;同麦门冬食,害人。

【主治】合五味煮食,主虚羸(藏器)。温中下气(大明)。止下痢肠痔(保升。夏月热痢有益,冬月不宜)。合莼作羹,主胃弱不下食,调中益五脏。合茭首作羹,主丹石发热(孟诜)。生捣,涂恶核肿毒不散及瘑疮。同小豆捣,涂丹毒。烧灰,和酱汁,涂诸疮十年不瘥者。以猪脂煎灰服,治肠痈(苏恭)。合小豆煮汁服,消水肿,炙油,涂妇人阴疮诸疮,杀虫止痛。酿白矾烧研饮服,治肠风血痢。酿硫黄煅研,酿五倍子煅研,酒服,并治下血。酿茗叶煨服,治消渴。酿胡蒜煨研饮服,治膈气。酿绿矾煅研饮服,治反胃。酿盐花烧研,掺齿疼。酿当归烧研,揩牙乌髭止血。酿砒烧研,治急疳疮。酿白盐煨研,搽骨疽。酿附子炙焦,同油涂头疮白秃(时珍)。

【发明】震亨曰:诸鱼属火,独鲫属土,有调胃实肠之功。若多食,亦能动火。

【附方】旧五,新三十一。鹘突羹:治脾胃虚冷不下食。以鲫鱼半斤切碎,用沸豉汁投之,入胡椒、荜萝、干姜、橘皮等末,空心食之。(《心镜》)卒病水肿:用鲫鱼三尾,去肠留鳞,以商陆、赤小豆等分,填满扎定,水三升,煮糜去鱼,食豆饮汁。二日一作,不过三次,小便利,愈。(《肘后方》)消渴饮水:用鲫鱼一枚,去肠留鳞,以茶叶填满,纸包煨熟食之。不过数枚即愈。(吴氏《心统》)肠风下血:《百一方》:用活鲫一大尾,去肠留鳞。入五倍子末填满,泥固煅存性,为末。酒服一钱(或饭丸),日三服。又用硫黄一两,如上法煅服,亦效。酒积下血:酒煮鲫鱼,常食最效。(《便民食疗方》)肠痔滴血:常以鲫鱼作羹食。(《外台》)肠风血痔:用活鲫鱼,翅侧穿孔,去肠留鳞,入白矾末二钱,以棕包纸裹煨存性,研末。每服二钱,米饮下,每日二服。(《直指方》)血痢噤口:方同上。反胃吐食:用大鲫鱼一尾,去肠留鳞,入绿矾末令满,泥固煅存性,研末。每米饮服一钱,日二。(《本事》)膈气吐食:用大鲫鱼去肠留鳞,切大蒜片填满,纸包十重,泥封,晒半干,炭火煨熟,取肉和平胃散末一两杵,丸梧子大,密收。每服三十丸,米饮下。(《经验》)

鲙

【主治】久痢赤白,肠澼痔疾,大人小儿丹毒风眩(藏器)。治脚风及上气(思邈)。温脾胃,去寒结气(时珍)。

鲊

【主治】病疮。批片贴之,或同桃叶捣敷,杀其虫(时珍)。

【附方】新一。赤痢不止:鲫鱼鲊二脔(切),秫米一把,薤白一虎口(切)。合煮粥,食之。(《圣惠方》)

头

【主治】小儿头疮口疮,重舌目翳(苏恭)。烧研饮服,疗咳嗽(藏器)。烧研饮服,治下痢。酒服,治脱肛及女人阴脱,仍以油调搽之。酱汁和,涂小儿面上黄水疮(时珍)。

子(忌猪肝)

【主治】调中,益肝气(张鼎)。

骨

【主治】䘌疮。烧灰敷,数次即愈(张鼎)。

胆

【主治】取汁,涂痔疮、阴蚀疮,杀虫止痛。点喉中,治骨鲠竹刺不出(时珍)。

【附方】旧一,新二。小儿脑疳:鼻痒,毛发作穗,黄瘦。用鲫鱼胆滴鼻中,三五日甚效。(《圣惠》)消渴饮水:用浮石、蛤蚧、蝉蜕等分,为末。以鲫鱼胆七枚,调服三钱,神效。(《本事》)滴耳治聋:鲫鱼胆一枚,乌驴脂少许,生麻油半两,和匀。纳入楼葱管中,七日取

滴耳中,日二次。(《圣惠方》)

脑

【主治】耳聋。以竹筒蒸过,滴之(《圣惠》)。

【附录】鲫鱼

诜曰:一种鲫鱼,与鲫颇同而味不同,功亦不及。云鲫是栉化;鲫是稷米所化,故腹尚有米色。宽大者是鲫,背高腹狭小者是也。

时珍曰:孟氏言鲫、鲫皆栉、稷化成者,殊为谬说。惟鼢鼠化鲫,鲫化鼢鼠,刘绩《霏雪录》中尝书之,时珍亦尝见之,此亦生生化化之理。鲫、鲫多子,不尽然尔。鲫鱼即《尔雅》所谓鰜鰥,郭璞所谓妾鱼、婢鱼,崔豹所谓青衣鱼,世俗所谓鳑鮍鲫也。似鲫而小,且薄黑而扬赤。其行以三为率,一前二后,若婢妾然,故名。

颂曰:黔中一种重唇石鲫鱼,味美,亦鲫之类也。

鲂鱼(音房。《食疗》)

【释名】鳊鱼(音编)。

时珍曰:鲂,方也。鳊,扁也。其状方,其身扁也。

【集解】时珍:鲂鱼处处有之,汉沔尤多。小头缩项,穹脊阔腹,扁身细鳞,其色青白。腹内有肪,味最腴美。其性宜活水。故《诗》云:岂其食鱼,必河之鲂。俚语云:伊洛鲤鲂,美如牛羊。又有一种火烧鳊,头尾俱似鲂,而脊骨更隆。上有赤鬣连尾,如蝙蝠之翼,黑质赤章,色如烟熏,故名。其大有至二三十斤者。

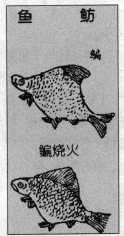

鱼鲂 鳊

火烧鳊

肉

【气味】甘,温,无毒。

【主治】调胃气,利五脏。和芥食之,能助肺气,去胃风,消谷。作鲙食之,助脾气,令人能食。作羹臛食,宜人,功与鲫同。患疳痢人勿食(孟诜)。

鲈鱼(宋《嘉祐》)

【释名】四鳃鱼。

时珍曰:黑色曰卢。此鱼白质黑章,故名。淞人名四鳃鱼。

【集解】时珍曰:鲈出吴中,淞江尤盛,四五月方出。长仅数寸,状微似鳜而色白,有黑点,巨口细鳞,有四鳃。杨诚斋诗颇尽其状,云:鲈出鲈乡芦叶前,垂虹亭下不论钱。买来玉尺如何短,铸出银梭直是圆。白质黑章三四点,细鳞巨口一双鲜。春风已有真风味,想

得秋风更迥然。《南郡记》云:吴人献淞江鲈鲙于隋炀帝。帝曰:余
蔗玉鲙,东南佳味也。

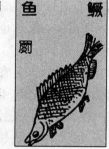

鱼鲈

松江

肉

【气味】甘,平,有小毒。

宗奭曰:虽有小毒,不甚发病。

禹锡曰:多食,发痃癖疮肿,不可同乳酪食。李鹏飞云:肝不可
食,剥人面皮。

诜曰:中鲈鱼毒者,芦根汁解之。

【主治】补五脏,益筋骨,和肠胃,治水气。多食宜人,作鲊尤良。曝干甚香美(嘉祐)。
益肝肾(宗奭)。安胎补中。作鲙尤佳(孟诜)。

鳜鱼(居卫切。《开宝》)

【释名】罽鱼(音蓟)、石桂鱼(《开宝》)、水豚。

时珍曰:鳜,蹶也,其体不能屈曲如僵蹶也。罽,鳜也,其纹斑如
织罽也。

大明曰:其味如豚,故名水豚,又名鳜豚。

志曰:昔有仙人刘凭,常食石桂鱼。桂、鳜同音,当即是此。

【集解】时珍曰:鳜生江湖中。扁形阔腹,大口细鳞。有黑斑,其
斑纹尤鲜明者为雄,稍晦者为雌,皆有鬐鬣刺人。厚皮紧肉,肉中无
细刺。有肚能嚼,亦啖小鱼。夏月居石穴,冬月偎泥㴲,鱼之沉下者
也。小者味佳,至三五斤者不美。李鹏飞《延寿书》云:鳜,鬐刺凡十二,以应十二月。误
鲠害人,惟橄榄核磨水可解,盖鱼畏橄榄故也。

鱼鳜

罽

肉

【气味】甘,平,无毒。

《日华》曰:微毒。

【主治】腹内恶血,去腹内小虫,益气力,令人肥健((开宝》)。补虚劳,益脾胃(孟
诜),治肠风泻血(《日华》)。

【发明】时珍曰:按张杲《医说》云:越州邵氏女年十八,病劳瘵累年,偶食鳜鱼羹遂愈。
观此,正与补劳、益胃、杀虫之说相符,则仙人刘凭、隐士张志和之嗜此鱼,非无谓也。

尾

【主治】小儿软疖,贴之良(时珍)。

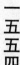

胆

【气味】苦,寒,无毒。

【主治】骨鲠,不拘久近(时珍)。

【附方】旧一。骨鲠竹木刺入咽喉:不拘大人小儿,日久或入脏腑,痛刺黄瘦甚者,服之皆出。腊月收鳜鱼胆,悬北檐下令干。每用一皂子许,煎酒温呷。得吐,则鲠随涎出。未吐再服,以吐为度。酒随量饮,无不出者。蠡、鲩、鲫胆皆可。(《胜金方》)

【附录】鳙鱼

时珍曰:按《山海经》云:合水多鳙鱼。状如鳜,居于逐,苍纹赤尾。食之不痈,可以治瘘。郭注云:鳙,音滕。逐乃水中穴道交通者。愚按鳙之形状、居止、功用,俱与鳜同,亦鳜之类也。日华子谓鳜为水豚者,岂此鳙欤?

鲨鱼(《纲目》)

【释名】鮀鱼(《尔雅》)、吹沙(郭璞)、沙沟鱼(俗名)、沙鳁(音问)。

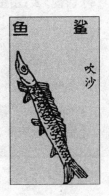

时珍曰:此非海中沙鱼,乃南方溪涧中小鱼也。居沙沟中,吹沙而游,唼沙而食。鮀者,肉多形圆,陀陀然也。

【集解】时珍曰:鲨鱼,大者长四五寸,其头尾一般大。头状似鳟,体圆似鳝,厚肉重唇。细鳞,黄白色,有黑斑点文。背有鬐刺甚硬。其尾不歧。小时即有子。味颇美。俗呼为呵浪鱼。

肉

【气味】甘,平,无毒。

【主治】暖中益气(时珍)。

杜父鱼(《拾遗》)

【释名】渡父鱼(《纲目》)、黄䱤鱼(音幺)、船碇鱼(《纲目》)、伏念鱼(《临海志》)。

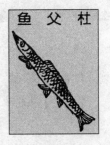

时珍曰:杜父当作渡父。溪涧小鱼,渡父所食也。见人则以喙插入泥中,如船碇也。

【集解】藏器曰:杜父鱼生溪涧中。长二三寸,状如吹沙而短。其尾歧,大头阔口,其色黄黑有斑。脊背上有鬐刺,螫人。

【气味】甘,温,无毒。

【主治】小儿差颓。用此鱼擘开,口咬之,七下即消(藏器:差颓,阴核大小也)。

石斑鱼(《纲目》)

【释名】石矾鱼(《延寿书》)、高鱼。

【集解】时珍曰:石斑生南方溪涧水石处。长数寸,白鳞黑斑。浮游水面,闻人声则划然深入。《临海水土记》云:长者尺余,其斑如虎文,而性淫,春月与蛇医交牝,故其子有毒。《南方异物志》云:高鱼似鳟,有雌无雄,二、三月与蜥蜴合于水上,其胎毒人。《酉阳杂俎》云:石斑与蛇交。南方有土蜂,土人杀此鱼标树上,引鸟食之,蜂窠皆尽也。

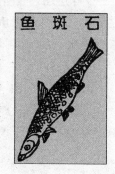

子及肠

【气味】有毒,令人吐泻。

《医说》云:用鱼尾草研汁,服少许解之。

石鮅鱼(《拾遗》)

【集解】藏器曰:生南方溪涧中。长一寸,背黑腹下赤。南人以作鲊,云甚美。

【气味】甘,平,有小毒。

【主治】疮疥癣(藏器)。

黄鲴鱼(音固。《纲目》)

【释名】黄骨鱼。

时珍曰:鱼肠肥曰鲴。此鱼肠腹多脂,渔人炼取黄油燃灯,甚腥也。南人讹为黄姑,北人讹为黄骨鱼。

【集解】时珍曰:生江湖中小鱼也。状似白鱼,而头尾不昂,扁身细鳞,白色。阔不逾寸,长不近尺。可作鲊菹,煎炙甚美。

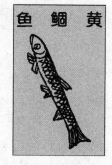

肉

【气味】甘,温,无毒。

【主治】白煮汁饮,止胃寒泄泻(时珍)。

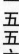

油

【主治】疮癣有虫,燃灯,昏人目(时珍)。

鲦鱼(《纲目》)

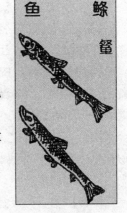

【释名】白鲦(音条)、鲨鱼(音餐)、䱁鱼(音囚)。

时珍曰:鲦,条也。鲨,粲也。䱁,囚也。条,其状也。粲,其色也。囚,其性也。

【集解】时珍曰:鲦,生江湖中小鱼也。长仅数寸,形狭而扁,状如柳叶,鳞细而整。洁白可爱,性好群游。

《荀子》曰:鲦,浮阳之鱼也。最宜鲊菹。

【气味】甘,温,无毒。

【主治】煮食,已忧暖胃,止冷泻(时珍)。

鲙残鱼(《食鉴》)

【释名】王余鱼(《纲目》)、银鱼。

时珍曰:按《博物志》云:吴王阖闾江行,食鱼鲙,弃其残余于水,化为此鱼,故名。或又作越王及僧宝志者,益出傅会,不足致辩。

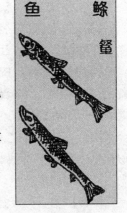

【集解】时珍曰:鲙残出苏、淞、浙江。大者长四五寸,身圆如箸,洁白如银,无鳞。若已鲙之鱼,但目有两黑点尔。彼人尤重小者,曝干以货四方。清明前有子,食之甚美。清明后子出而瘦,但可作鲊腊耳。

【气味】甘,平,无毒。

【主治】作羹食,宽中健胃(宁源)。

鱵鱼(音针。《纲目》)

【释名】姜公鱼(俗名)、铜吮鱼(音税。《临海志》)。

时珍曰:此鱼喙有一针,故有诸名。俗云姜太公钓针,亦傅会也。

【集解】时珍曰:生江湖中。大小形状,并同鲙残,但喙尖有一细黑骨如针为异耳。《东山经》云:识水北注于湖,中多箴鱼,状如鲦,其喙如针。即此。

【气味】甘,平,无毒。

【主治】食之无疫(时珍)。

鳞鱼(音聿。《纲目》)

【释名】春鱼(俗名)。作腊,名鹅毛脡。

时珍曰:《尔雅》云:鳞鲋,小鱼也。名义未详。春,以时名也。脡,以干腊名也。

【集解】时珍曰:按段公路《北户录》云:广之恩州出鹅毛脡,用盐藏之,其细如毛,其味绝美。郭义恭所谓武阳小鱼大如针,一斤千头,蜀人以为酱者也。又《一统志》云:广东阳江县出之,即鳞鱼儿也。然今兴国州诸处亦有之,彼人呼为春鱼。云春月自岩穴中随水流出,状似初化鱼苗。土人取收,曝干为脡,以充苞苴。食以姜、醋,味同虾米。或云即鳢鱼苗也。

【气味】甘,平,无毒。

【主治】和中益气,令人喜悦(时珍)。

金鱼(《纲目》)

【集解】时珍曰:金鱼有鲤、鲫、鳅、鳖数种,鳅、鳖尤难得,独金鲫耐久,前古罕知。惟《北户录》云:出邛婆塞江,脑中有金,盖亦讹传。《述异记》载:晋桓冲游庐山,见湖中有赤鳞鱼。即此也。自宋始有畜者,今则处处人家养玩矣。春末生子于草上,好自吞啖,亦易化生。初出黑色,久乃变红。又或变白者,名银鱼。亦有红、白、黑、斑相间无常者。其肉味短而韧。《物类相感志》云:金鱼食橄榄渣、肥皂水即死。得白杨皮不生虱。又有丹鱼,不审即此类否?今附于下。

肉

【气味】甘、咸,平,无毒。

【主治】久痢(时珍)。

【附方】新一。久痢噤口,病势欲死:用金丝鲤鱼一尾,重一二斤者,如常治净,用盐、酱、葱,必入胡椒末三四钱,煮熟,置病人前嗅之,欲吃随意。连汤食一饱,病即除根,屡治有效。(杨拱《医方摘要》)

【附录】丹鱼

按《抱朴子》云:丹水出京兆上洛县西北冢岭山,入于均水。中出丹鱼。先夏至十日,夜伺之。鱼浮水侧,必有赤光上照,赫然若火。割血涂足,可以履冰。

鳢鱼(《本经》上品)

【释名】蠡鱼(《本经》)、黑鳢(《图经》)、玄鳢(《埤雅》)、乌鳢(《纲目》),鲖鱼(音同。《本经》)、文鱼。

时珍曰:鳢首有七星,夜朝北斗,有自然之礼,故谓之鳢。又与蛇通气,色黑,北方之鱼也,故有玄、黑诸名。俗呼火柴头鱼,即此也。其小者名鲖鱼。苏颂《图经》引《毛诗》诸注,谓鳢即鲩鱼者,误矣。今直削去,不烦辩正。

【集解】《别录》曰:生九江池泽。取无时。

弘景曰:处处有之。言是公蛎蛇所化,然亦有相生者。性至难死,犹有蛇性也。

时珍曰:形长体圆,头尾相等,细鳞玄色,有斑点花纹,颇类蝮蛇,有舌有齿有肚,背腹有鬣连尾,尾无歧。形状可憎,气息腥恶,食品所卑。南人有珍之者,北人尤绝之。道家指为水厌,斋箓所忌。

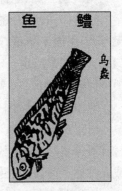

鱼鳢

乌鲛

肉

【气味】甘,寒,无毒。有疮者不可食,令人瘢白(《别录》)。

源曰:有小毒,无益,不宜食之。

宗奭曰:能发痼疾。疗病亦取其一端耳。

【主治】疗五痔,治湿痹,面目浮肿,下大水(《本经》。弘景曰:合小豆白煮,疗肿满甚效)。下大小便,壅塞气。作鲙,与脚气、风气人食,良。(孟诜)。主妊娠有水气(苏颂)。

【附方】旧三,新二。十种水气垂死:鳢鱼(一斤重者)煮汁,和冬瓜、葱白作羹食。(《心镜》)下一切气:诜曰:用大鳢一头开肚,入胡椒末半两,大蒜三两颗,缝合,同小豆一升煮熟,下萝卜三五颗,葱一握,俱切碎,煮熟,空腹食之至饱,并饮汁。至夜,泄恶气无限也。三五日更一作。肠痔下血:鳢鱼作鲙,以蒜齑食之。忌冷、毒物。(《外台》)一切风疮顽癣疥癞:年久不愈者,不过二三服必愈。用黑火柴头鱼一个(即乌鳢也),去肠肚,以苍耳叶填满。外以苍耳安锅底,置鱼于上,少少着水,慢火煨熟,去皮骨淡食。勿入盐酱,功效甚大。(《医林集要》)浴儿免痘:除夕黄昏时,用大乌鱼一尾,小者二三尾,煮汤浴儿,遍身七窍俱到。不可嫌腥,以清水洗去也。若不信,但留一手或一足不洗,遇出痘时,则未洗处偏多也。此乃异人所传,不可轻易。(杨拱《医方摘要》)

肠及肝

【主治】冷败疮中生虫(别录)。肠以五味炙香,贴痔瘘及蛀骭疮,引虫尽为度(《日华》)。

胆

【气味】甘,平。

《日华》曰:诸鱼胆苦,惟此胆甘可食为异也。腊月收取,阴干。

【主治】喉痹将死者,点入少许即瘥,病深者水调灌之(《灵苑方》)。

鳗鲡鱼(《别录》中品)

【释名】白鳝(《纲目》)、蛇鱼(《纲目》),干者名风鳗。

时珍曰:鳗鲡旧注音漫黎。按许慎《说文》,鲡与鳢同。赵辟公《杂录》亦云:此鱼有雄无雌,以影漫于鳢鱼,则其子皆附于鳢鬐而生,故谓之鳗鲡。与许说合,当以鳢音为正。曰蛇,曰鳝,象形也。

【集解】颂曰:所在有之。似鳝而腹大,青黄色。云是蛟蜃之属,善攻江岸,人酷畏之。

诜曰:歙州溪潭中出一种背有五色纹者,头似蝮蛇。入药最胜。江河中难得五色者。

时珍曰:鳗鲡,其状如蛇,背有肉鬣连尾,无鳞有舌,腹白。大者长数尺,脂膏最多。背有黄脉者,名金丝鳗鲡。此鱼善穿深穴,非若蛟蜃之攻岸也。或云鲇亦产鳗,或云鳗与蛇通。

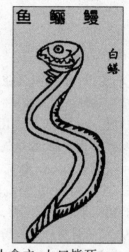

【正误】弘景曰:鳗鲡能缘树食藤花。

恭曰:鲵鱼能上树。鳗无足,安能上树耶?谬说也。

肉

【气味】甘,平,有毒。

思邈曰:大温。

士良曰:寒。

宗奭曰:动风。

吴瑞曰:腹下有黑斑者,毒甚。与银杏同食,患软风。

机曰:小者可食。重四、五斤及水行昂头者,不可食。尝见舟人食之,七口皆死。

时珍曰:按《夷坚续志》云:四目者杀人。背有白点无鳃者,不可食。妊娠食之,令胎有疾。

【主治】五痔疮瘘,杀诸虫(《别录》)。诜曰:痔瘘熏之虫即死。杀诸虫,烧炙为末,空腹食,三、五度即瘥)。治恶疮,女人阴疮虫痒,治传尸疰气劳损,暖腰膝,起阳(《日华》)。疗湿脚气,腰肾间湿风痹,常如水洗。以五味煮食,甚补益。患诸疮瘘疬疡风人,宜长食之(孟诜)。治小儿疳劳,及虫心痛(时珍)。妇人带下,疗一切风瘙如虫行,又压诸草石药毒,不能为害(张鼎)。

【发明】颂曰:鱼虽有毒,以五味煮羹,能补虚损,及久病劳瘵。

时珍曰：鳗鲡所主诸病，其功专在杀虫去风耳。与蛇同类，故主治近之。《稽神录》云：有人病瘵，相传染死者数人。取病者置棺中，弃于江以绝害。流至金山，渔人引起开视，乃一女子，犹活。取置渔舍，每以鳗鲡食之，遂愈。因为渔人之妻。张鼎云：烧烟熏蚊，令化为水。熏毡及屋舍竹木，断蛀虫。置骨于衣箱，断诸蠹。观此，则《别录》所谓能杀诸虫之说，益可证矣。

【附方】旧三。诸虫心痛，多吐清水：鳗鲡淡煮，饱食三、五度，即瘥。（《外台》）骨蒸劳瘦：用鳗鲡二斤治净，酒二盏煮熟，入盐、醋食之。（《圣惠》）肠风下虫：同上。

膏

【主治】诸瘘疮（陶弘景）。耳中虫痛（苏恭）。曝干微炙取油，涂白驳风，即时色转，五、七度便瘥（宗奭。《集验方》云：白驳生头面上，浸淫渐长似癣者。刮令燥痛，炙热脂搽之，不过三度即瘥）。

骨及头

【主治】炙研入药，治痔痢肠风崩带。烧灰敷恶疮。烧熏痔瘘，杀诸虫（时珍）。

【附方】旧一。一切恶疮：用蛇鱼骨炙为末，入诸色膏药中贴之，外以纸护之。（《经验》）

血

【主治】疮疹入眼生翳，以少许点之（时珍）。

海鳗鲡（《日华》）

【释名】慈鳗（《日华》）、猫、狗鱼（（日华》）。
【集解】《日华》曰：生东海中。类鳗鲡而大，功用相同。
【气味】同鳗鲡。
【主治】治皮肤恶疮疥、疳䘌、痔瘘（《日华》）。时珍曰：按李九华云：狗鱼暖而不补。即此。）

鳝（善）鱼（《别录》上品）

【释名】黄𩷒（音旦）。
宗奭曰：鳝腹黄𩷒，故世称黄鳝。
时珍曰：《异苑》作黄，云黄疸之名，取乎此也。藏器言：当作鳣鱼，误矣。鳣字平声，黄鱼也。

【集解】韩保升曰:鳝鱼生水岸泥窟中。似鳗鲡而细长,亦似蛇而无鳞,有青、黄二色。

时珍曰:黄质黑章,体多涎沫,大者长二三尺,夏出冬蛰。一种蛇变者名蛇鳝,有毒害人。南人鬻鳝肆中,以缸贮水,畜数百头。夜以灯照之,其蛇化者,必项下有白点。通身浮水上,即弃之。或以蒜瓣投于缸中,则群鳝跳掷不已,亦物性相制也。

藏器曰:作臛,当重煮之,不可用桑柴,亦蛇类也。

弘景曰:鳝是茗苈根所化,又云死人发所化。今其腹中自有子,不必尽是变化也。

鱼 鳝

肉

【气味】甘,大温,无毒。

思邈曰:黑者有毒。

弘景曰:性热能补。时行病后食之,多复。

宗奭曰:动风气。多食,令人霍乱。曾见一郎官食此,吐利几死也。

时珍曰:按《延寿书》云:多食,发诸疮,亦损人寿。大者,有毒杀人。不可合犬肉、犬血食之。

【主治】补中益血,疗沈唇(《别录》)。补虚损,妇人产后恶露淋沥,血气不调,羸瘦,止血,除腹中冷气肠鸣,及湿痹气(藏器)。善补气,妇人产后宜食(震亨)。补五脏,逐十二风邪。患湿风、恶气人,作臛空腹饱食,暖卧取汗出如胶,从腰脚中出,候汗干,暖五枝汤浴之,避风。三五日一作,甚妙(孟诜)。专贴一切冷漏、痔瘘、臁疮引虫(时珍)。

【附方】新二。臁疮蛀烂:用黄鳝鱼数条打死,香油抹腹,蟠疮上系定,顷则痛不可忍,然后取下看,腹有针眼皆虫也。未尽更作,后以人胫骨灰,油调搽之。(《奇效》)肉痔出血:鳝鱼煮食,其性凉也。(《便民食疗》)

血(尾上取之)

【主治】涂癣及瘘(藏器)。疗口眼㖞斜,同麝香少许。左㖞涂右,右㖞涂左,正即洗去。治耳痛,滴数点入耳。治鼻衄,滴数点入鼻。治疹后生翳,点少许入目。治赤疵,同蒜汁、墨汁频涂之。又涂赤游风(时珍)。

【发明】时珍曰:鳝善穿穴,无足而窜,与蛇同性,故能走经脉疗十二风邪,及口㖞、耳目诸窍之病。风中血脉,则口眼㖞斜,用血主之,从其类也。

头(五月五日收)

【气味】甘,平,无毒。

【主治】烧服,止痢,主消渴,去冷气,除痞症,食不消(《别录》)。同蛇头、地龙头烧灰

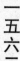

酒服,治小肠痛有效(《集成》)。百虫入耳,烧研,绵裹塞之,立出(时珍)。

皮

【主治】妇人乳核硬疼,烧灰空心温酒服(《圣惠》)。

鳅鱼(音酋。《纲目》)

【释名】泥鳅(俗名)、鰌鱼(《尔雅》)。

时珍曰:按陆佃云:鳅性酋健,好动善扰,故名。小者名鰍鱼。孙炎云:鰌者,寻习其泥也。

【集解】时珍曰:海鳅生海中,极大。江鳅生江中,长七八寸。泥鳅生湖池,最小,长三四寸,沉于泥中。状微似鳝而小,锐首圆身,青黑色,无鳞。以涎自染,滑疾难握。与他鱼牝牡,故《庄子》云"鳅与鱼游"。生沙中者微有文采。闽、广人劙去脊骨,作臛食甚美。《相感志》云:灯心煮鳅甚妙。

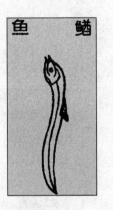

鱼鰌

【气味】甘,平,无毒。

弘景曰:不可合白犬血食。一云凉。

【主治】暖中益气,醒酒,解消渴(时珍)。同米粉煮羹食,调中收痔(吴球)。

【附方】新五。消渴饮水:用泥鳅鱼(十头阴干,去头尾,烧灰)、干荷叶等分。为末。每服二钱,新汲水调下,日三。名沃焦散。(《普济方》)喉中物哽:用生鳅鱼,线牢缚其头,以尾先人喉中,牵拽出之。(《普济方》)揩牙乌髭:泥鳅鱼一枚、槐蕊、狼把草各一两,雄燕子一个,酸石榴皮半两,捣成团。入瓦罐内,盐泥固济,先文后武,烧炭十斤,取研,日用。一月以来,白者皆黑。(《普济》)阳事不起:泥鳅煮食之。(《集简方》)牛狗羸瘦:取鳅鱼一二枚,从口鼻送入,立肥也。(陈藏器)

鳣鱼(音邅。《拾遗》)

【校正】时珍曰:《食疗》黄鱼系重出,今并为一。

【释名】黄鱼(《食疗》)、蜡鱼(《御览》)、玉版鱼。

时珍曰:鳣肥而不善游,有邅如之象。曰黄曰蜡,言其脂色也。玉版,言其肉色也。《异物志》名含光,言其脂肉夜有光也。《饮膳正要》云:辽人名阿八儿忽鱼。

【集解】藏器曰:鳣长二三丈,纯灰色,体有三行甲。逆上龙门,能化为龙也。

时珍曰:鳣出江淮、黄河、辽海深水处,无鳞大鱼也。其状似鲟,其色灰白,其背有骨甲三行,其鼻长有须,其口近颔下,其尾歧。其出也,以三月逆水而生。其居也,在矶石湍流之间。其食也,张口接物听其自入,食而不饮,蟹鱼多误人之。昔人所谓"鳣鲔岫居",

世俗所谓"鲟鳇鱼吃自来食",是矣。其行也,在水底,去地数寸。渔人以小钩近千沉而取之,一钩着身,动而护痛,诸钩皆着。船游数日,待其困急,方敢掣取。其小者近百斤。其大者长二三丈,至一二千斤。其气甚腥。其脂与肉层层相间,肉色白,脂色黄如蜡。其脊骨及鼻,并鬐与鳃,皆脆软可食。其肚及子盐藏亦佳,其鳔亦可作胶.其肉骨煮炙及作鲊皆美。《翰墨大全》云:江淮人以鲟鳇鱼作鲊名片酱,亦名玉版鲊也。

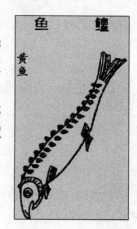

鱼 鳇

黄鱼

肉

【气味】甘,平,有小毒。

诜曰:发气动风,发疮疥。和荞麦食,令人失音。

宁源曰:味极肥美,楚人尤重之。多食,生热痰。作鲊奇绝,亦不益人。

时珍曰:服荆芥药,不可食。

【主治】利五脏,肥美人。多食,难克化(时珍)。

肝

【气味】无毒。

【主治】恶疮疥癣。勿以盐炙食(藏器)。

鲟鱼(《拾遗》)

【释名】鱏鱼(寻、淫二音)、鲔鱼(音洧)、王鲔(《尔雅》)、碧鱼。

时珍曰:此鱼延长,故从寻从覃,皆延长之义。《月令》云:季春,天子荐鲔于寝庙。故有王鲔之称。郭璞云:大者名王鲔,小者名叔鲔,更小者名鮥子(音洛)。李奇《汉书注》云:周洛曰鲔,蜀曰鳣(音亘㦿)。《毛诗义疏》云:辽东、登、莱人名尉鱼,言乐浪尉仲明溺海死,化为此鱼。盖尉亦鲔字之讹耳。《饮膳正要》云:今辽人名乞里麻鱼。

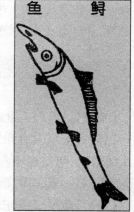

鱼 鲟

【集解】藏器曰:鲟生江中。背如龙,长一二丈。

时珍曰:出江淮、黄河、辽海深水处,亦鳣属也。岫居,长者丈余。至春始出而浮阳,见日则目眩。其状如鳣,而背上无甲。其色青碧,腹下色白。其鼻长与身等,口在颔下,食而不饮。颊下有青斑纹,如梅花状。尾歧如丙。肉色纯白,味亚于鳣,鬐骨不脆。罗愿云:鲟状如鬵鼎,上大下小,大头哆口,似铁兜鍪。其鳔亦可作胶,如鳔鰊也。亦能化龙。

肉

【气味】甘,平,无毒。

诜曰:有毒。味虽美而发诸药毒,动风气,发一切疮疥。久食,令人心痛腰痛。服丹石人忌之。勿与干笋同食,发瘫痪风。小儿食之,成咳嗽及癥瘕。作鲊虽珍,亦不益人。

【主治】补虚益气,令人肥健(藏器)。煮汁饮,治血淋(孟诜)。

鼻肉

作脯名鹿头,亦名鹿肉,言美也。

【主治】补虚下气(藏器)。

子(状如小豆)

【主治】食之肥美,杀腹内小虫(藏器)。

牛鱼(《拾遗》)

【集解】藏器曰:生东海。其头似牛。

时珍曰:按《一统志》云:牛鱼出女直混同江。大者长丈余,重三百斤。无鳞骨,其肉脂相间,食之味长。又《异物志》云:南海有牛鱼,一名引鱼,重三四百斤,状如鳢,无鳞骨,背有斑纹,腹下青色。知海潮,肉味颇长。观二说,则此亦鱏属也。鱏、引声亦相近。

肉:无毒。

【主治】六畜疫疾。作干脯为末,以水和灌鼻,即出黄涕。亦可置病牛处,令气相熏(藏器)。

鮠鱼(音桅。《拾遗》)

【释名】鮰鱼(音回)、鱯鱼(化、获二音)、鲲鱼(化上声)、鱳鱼(癞)。

时珍曰:北人呼鱯,南人呼鮠,并与鲴音相近。迩来通称鮰鱼,而鱯、鮠之名不彰矣。鲲,又鱯音之转也。秦人谓其发癞,呼为鮠鱼。余见鲇鱼。

【集解】时珍曰:鮠,生江淮间无鳞鱼,亦鲟属也。头尾身鬐俱似鲟状,惟鼻短尔。口亦在颔下,骨不柔脆,腹似鲇鱼,背有肉鬐。郭璞云"鱯鱼似鲇而大,白色"者,是矣。

【正误】藏器曰:鮠生海中,大如石首。不腥,作鲙如雪。隋朝吴都进鮠鱼鲙,取快日曝干瓶盛。临食以布裹水浸用,与初鲙无

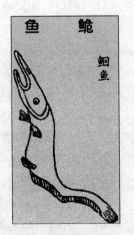

鱼 鮠

鮰鱼

异。

时珍曰：藏器所说，出《杜宝拾遗录》。其说云：隋大业六年，吴郡献海鮸干鲊。其法：五、六月取大鮸四五尺者，鳞细而紫，无细骨，不腥。取肉切晒极干，以新瓶盛之，泥封固。用时以布裹水浸，少顷去水，则皎白如新也。珍按此乃海鮸，即石首之大者，有鳞不腥。若江河鮠鱼，则无鳞极腥矣。陈氏盖因鳃、鮸二字相类，不加考究，遂致谬误耳。今正之。

肉

【气味】甘，平，无毒。

颂曰：能动痼疾。不可合野猪、野鸡肉食，令人生癞。

【主治】开胃，下膀胱水（藏器）。

鮧鱼（音夷。《别录》上品）

【释名】鳀鱼（音题）、鳠鱼（音偃）、鲇鱼。

时珍曰：鱼额平夷低偃，其涎粘滑。鮧，夷也。鳠，偃也。鲇，粘也。古曰鳠，今曰鲇；北人曰鳠，南人曰鲇。

【集解】弘景曰：鳀，即鲇也。又有鳠，似鳀而大。鮠，似鳀而色黄。人鱼，似鲇而有四足。

保升曰：口腹俱大者，名鳠；背青口小者，名鲇；口小背黄腹白者，名鮠。

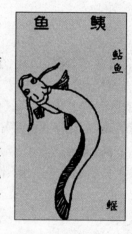

鮧鱼

鲇鱼

鳠

时珍曰：二说俱欠详核。鲇乃无鳞之鱼，大首偃额，大口大腹，鮠身鳠尾，有齿有胃有须。生流水者，色青白。生止水者，色青黄。大者亦至三四十斤，俱是大口大腹，并无口小者。鳠即今之鮰鱼，似鲇而口在颔下，尾有歧，南人方音转为鮠也。今厘正之。凡食鲇、鮠，先割翅下悬之，则涎自流尽，不粘滑也。

肉

【气味】甘，温，无毒。

诜曰：无鳞，有毒，勿多食。

颂曰：寒而有毒，非佳品也。赤目、赤须、无腮者，并杀人。不可合牛肝食，令人患风多噎。不可合野猪肉食，令人吐泻。

弘景曰：不可合鹿肉食，令人筋甲缩。

时珍曰：反荆芥。

【主治】百病（《别录》）。作臛，补人（弘景）。疗水肿，利小便（苏恭）。治口眼喝斜，活鲇切尾尖，朝吻贴之即正。又五痔下血肛痛，同葱煮食之（时珍）。

【附方】新一。身面白驳:鮎鱼(半斤)一夹,去肠,以粳饭、盐、椒如常作鲊,以荷叶作三包系之。更以荷叶重包,令臭烂。先以布拭赤,乃炙鲊包,乘热熨,令汗出。以绵衣包之,勿令见风,以瘥为度。(《总录》)

涎

【主治】三消渴疾,和黄连末为丸,乌梅汤每服五七丸,日三服,效(苏颂)。

目

【主治】刺伤中水作痛,烧灰涂之(思邈)。

肝

【主治】骨鲠(时珍)。

【附方】新一。骨鲠在喉:栗子肉上皮半两(研末),乳香、鮎鱼肝各一分,同捣,丸梧子大。以绵裹一丸,水润,外留绵线吞下,钓出。(《总录》)

鯑鱼(音啼。《纲目》)

【校正】时珍曰:旧注见鮧鱼,今分出。

【释名】人鱼(《弘景》)、孩儿鱼。

时珍曰:鯑声如孩儿,故有诸名。作鳀、鮧者,并非。

【集解】弘景曰:人鱼,荆州、临沮、青溪多有之。似鳗而有四足,声如小儿。其膏然之不消耗,秦始皇骊山冢中所用人鱼膏是也。

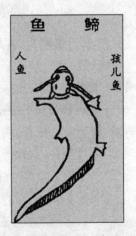

宗奭曰:鯑鱼形微似獭,四足,腹重坠如囊,身微紫色,无鳞,与鮎、鮠相类。尝剖视之,中有小蟹、小鱼、小石数枚也。

时珍曰:孩儿鱼有二种:生江湖中,形色皆如鮎、鮠,腹下翅形似足,其腮颊轧轧,音如儿啼,即鯑鱼也。一种生溪涧中,形声皆同。但能上树,乃鲵鱼也。《北山经》云:决水多人鱼。状如鯑,四足,音如婴儿。食之无痴疾。又云:休水北注于洛,中多鯑鱼。状如盩蜼而长距,足白而对,食之无益疾,可以御兵。按此二说,前与陶合,后与寇合,盖一物也。今渔人网得,以为不利,即惊异而弃之,盖不知其可食如此也。徐铉《稽神录》云:谢仲玉者,曾见妇人出没水中,腰以下皆鱼。乃人鱼也。又《徂异记》云:查奉道使高丽,见海沙中一妇人,肘后有红鬣。问之。曰:人鱼也。此二者,乃名同物异,非鯑、鲵也。

【气味】甘,有毒。

【主治】食之,疗瘕疾(弘景)。无蛊疾(时珍)。

鮱鱼（音倪。《拾遗》）

【释名】人鱼（《山海经》）、魶鱼（音纳）、鳎鱼（音塔）。大者名鰕（音霞）。

时珍曰：鮱，声如小儿，故名。即鳀鱼之能上树者。俗云鲇鱼上竿，乃此也。与海中鲸，同名异物。蜀人名魶，秦人名鳎。《尔雅》云：大者曰鰕。《异物志》云：有鱼之体，以足行如虾，故名鰕。陈藏器以此为鳢鱼，欠考矣。又云一名王鲔，误矣，王鲔乃鲟鱼也。

【集解】藏器曰：鮱生山溪中。似鲇有四足，长尾，能上树。大旱则含水上山，以草叶覆身，张口，鸟来饮水，因吸食之。声如小儿啼。

时珍曰：按郭璞云：鮱鱼似鲇，四脚，前脚似猴，后脚似狗，声如儿啼，大者长八、九尺。《山海经》云：决水有人鱼，状如鳀，食之无痴疾。《蜀志》云：雅州西山溪谷出魶鱼。似鲇有足，能缘木，声如婴儿，可食。《酉阳杂俎》云：峡中人食鮱鱼，缚树上，鞭至白汁出如构汁，方可治食。不尔，有毒也。

【气味】甘，有毒。

【主治】食之无痴疾（《山海经》）。

黄颡鱼（《食疗》）

【释名】黄鲿鱼（古名）、黄颊鱼（《诗疏》），鉠鉯（央轧）、黄鲅。

时珍曰：颡、颊以形，鲿以味，鉠鉯以声也。今人析而呼为黄鉠、黄鲅。陆玑作黄扬，讹矣。

【集解】时珍曰：黄颡，无鳞鱼也。身尾俱似小鲇，腹下黄，背上青黄，腮下有二横骨，两须，有胃。群游作声如轧轧。性最难死。陆玑云：鱼身燕头，颊骨正黄。鱼之有力能飞跃者。陆佃云：其胆春夏近下，秋冬近上。亦一异也。

鱼颡黄

黄鲅

【气味】甘，平，微毒。

诜曰：无鳞之鱼不益人，发疮疥。

时珍曰：反荆芥，害人。

【主治】肉，至能醒酒（弘景）。祛风（吴瑞）。煮食，消水肿，利小便。烧灰，治瘰疬久溃不收敛，及诸恶疮（时珍）。

【附方】新三。水气浮肿：用黄颡三尾，绿豆一合，大蒜三瓣，水煮烂，去鱼食豆，以汁调商陆末一钱服。其水化为清气而消。诗云：一头黄颡八须鱼，绿豆同煎一合余。白煮作羹成顿服，管教水肿自消除。（《集要》）瘰疬溃坏：用黄鲅鱼破开，入蓖麻子二十粒，扎定，安厕坑中，冬三日，春秋一日，夏半日，取出洗净，黄泥固济，煅存性研，香油调敷。臁疮浸淫：方同上。（并《普济》）

涎(翅下取之)

【主治】消渴(吴瑞)。

【附方】新一。生津丸:治消渴饮水无度。以黄颡鱼涎和青蛤粉、滑石末等分,丸梧子大。每陈粟米汤下三十丸。

颊骨

【主治】喉痹肿痛,烧研,茶服三钱(时珍。并出《普济》)。

河豚(宋《开宝》)

【校正】并入《食疗》鯸鮧、《拾遗》鯢鱼。

【释名】鯸鮧(一作鯸鮐)、鯸鮧(《日华》)、鯢鱼(一作鮭)、嗔鱼(《拾遗》)、吹肚鱼(俗)、气包鱼。

时珍曰:豚,言其味美也。侯夷,状其形丑也。鯢,谓其体圆也。吹肚、气包,象其嗔胀也。《北山经》名鯢鱼(音沛)。

【集解】志曰:河豚,江、淮、河皆有之。

豚 河

藏器曰:腹白,背有赤道如印,目能开阖。触物即嗔怒,腹胀如气球浮起,故人以物撩而取之。

时珍曰:今吴越最多。状如蝌蚪,大者尺余,背色青黑。有黄缕纹,无鳞无腮无胆,腹下白而不光。率以三头相从为一部。彼人春月甚珍贵之,尤重其腹腴,呼为西施乳。严有翼《艺苑雌黄》云:河豚,水族之奇味,世传其杀人。余守丹阳·宣城,见土人户户食之。但用菘菜蒌蒿、荻芽三物煮之,亦未见死者。南人言鱼之无鳞无腮,无胆有声,目能眨者,皆有毒。河豚备此数者,故人畏之。然有二种,其色炎黑有纹点者,名斑鱼,毒最甚。或云三月后则为斑鱼,不可食也。又案《雷公炮炙论》云:鮭鱼插树,立便干枯。狗胆涂之,复当荣盛。《御览》云:河豚鱼虽小,而獭及大鱼不敢唼之。则不惟毒人,又能毒物也。王充《论衡》云:万物含太阳火气而生者,皆有毒。在鱼则鮭与鲦。故鮭肝死人,鯢螫人。

【气味】甘,温,无毒。

宗奭曰:河豚有大毒,而云无毒何也? 味虽珍美,修治失法。食之杀人,厚生者宜远之。

藏器曰:海中者大毒,江中者次之。煮之不可近铛,当以物悬之。

时珍曰:煮忌煤炲落中。与荆芥、菊花、桔梗、甘草、附子、乌头相反。宜荻笋、蒌蒿、秃菜。畏橄榄、甘蔗、芦根、粪汁。案陶九成《辍耕录》:凡食河豚,一日内不可服汤药,恐犯荆芥,二物大相反。亦恶乌头、附子之属。余在江阴,亲见一儒者,因此丧命。河豚子必不可食,曾以水浸之,一夜大如芡实也。世传中其毒者,以至宝丹或橄榄及龙脑浸水皆可解。复得一方,惟以槐花微炒,与干胭脂等分同捣粉,水调灌之,大妙。又案《物类相感志》言:凡煮河豚,用荆芥同煮五七沸,换水则无毒。二说似相反,得非河豚之毒人于荆芥耶?宁从陶说,庶不致悔也。

【主治】补虚,去湿气,理腰脚,去痔疾,杀虫(《开宝》)。伏砒砂(《上宿本草》)。

肝及子

【气味】有大毒。

《藏器》曰:入口烂舌,入腹烂肠,无药可解。惟橄榄木、鱼茗木、芦根、乌蕨草根煮汁可解。

时珍曰:吴人言其血有毒,脂令舌麻,子令腹胀,眼令目花,有"油麻子胀眼睛花"之语。而江阴人盐其子,糟其白,埋过治食,此俚言所谓"舍命吃河豚"者耶?

【主治】疥癣虫疮。用子同蜈蚣烧研,香油调,搽之(时珍)。

海豚鱼(《拾遗》)

【释名】海豨(《文选》),生江中者名江豚(《拾遗》)、江猪(《纲目》)、水猪(《异物志》)、暨鱼(音志)、馋鱼(音谗)、鯆鮄(音敷沛)。

时珍曰:海豚、江豚,皆因形命名。《郭璞》赋"海豨、江豚"是也。《魏武食制》谓之鯆鮄。《南方异物志》谓之水猪。又名馋鱼,谓其多涎也。

【集解】藏器曰:海豚生海中,候风潮出没。形如豚,鼻在脑上作声,喷水直上,百数为群。其子如蟹鱼子,数万随母而行。人取子系水中,其母自来就而取之。江豚生江中,状如海豚而小,出没水上,舟人候之占风。其中有油脂,点灯照樗蒲即明,照读书工作即暗,俗言懒妇所化也。

时珍曰:其状大如数百斤猪,形色青黑如鲇鱼,有两乳,有雌雄,类人。数枚同行,一浮一没,谓之拜风。其骨硬,其肉肥,不中食。其膏最多,和石灰舱船良。

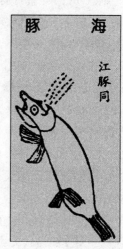

海 豚

江豚同

肉

【气味】咸,腥,味如水牛肉,无毒。

【主治】飞尸、蛊毒、瘴疟,作脯食之(藏器)。

肪

【主治】摩恶疮、疥癣、痔瘘，犬马病疥，杀虫（藏器）。

比目鱼（《食疗》）

【释名】鲽（音蝶）、鞋底鱼。

时珍曰：比，并也。鱼各一目，相并而行也。《尔雅》所谓"东方有比目鱼，不比不行，其名曰鲽"，是也。段氏《北户录》谓之鳒（音兼），《吴都赋》谓之魪（音介），《上林赋》谓之魼（音墟）。鲽，犹屟也；鳒，兼也；魪，相介也；魼，相胠也。俗名鞋底鱼，《临海志》名婢屣鱼，《临海水土记》名奴屩鱼，《南越志》名版鱼，《南方异物志》名箬叶鱼，皆因形也。

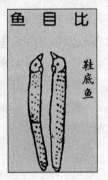

鱼目比

鞋底鱼

【集解】时珍曰：案郭璞云：今所在水中有之。状如牛脾及女人鞋底，细鳞紫黑色，两片相合乃得行。其合处半边平而无鳞，口近腹下。刘渊林以为王余鱼，盖不然。

【气味】甘，平，无毒。

【主治】补虚益气力。多食动气（孟诜）。

鮹鱼（音梢。《拾遗》）

【集解】藏器曰：出江湖。形似马鞭，尾有两歧，如鞭鞘，故名。

【气味】甘，平，无毒。

【主治】五痔下血，瘀血在腹（藏器）。

鲛鱼（《别录》下品）

【释名】沙鱼（《拾遗》）、鳍鱼（鹊、错二音）、鳆鱼（音剥）、溜鱼。

时珍曰：鲛皮有沙，其纹交错鹊驳，故有诸名。古曰鲛，今曰沙，其实一也。或曰：本名鲛，讹为鲛。段成式曰：其力健强，称为河伯健儿。

藏器曰：鲛与石决明，同名而异类也。

【集解】恭曰：鲛出南海。形似鳖，无脚有尾。

保升曰：圆广尺余，尾亦长尺许，背皮粗错。

颂曰：有二种，皆不类鳖，南人通谓之沙鱼。大而长喙如锯者曰胡沙，性善而肉美。小而皮粗者曰白沙，肉强而有小毒。彼人皆盐作修脯。其皮刮治去沙，剪作鲙，为食品美味,食之益人。其皮可饰刀靶。

宗奭曰:鲛鱼、沙鱼形稍异,而皮一等。

时珍曰:古曰鲛,今曰沙,是一类而有数种也,东南近海诸郡皆有之。形并似鱼,青目赤颊,背上有鬣,腹下有翅,味并肥美,南人珍之。大者尾长数尺,能伤人。皮皆有沙,如真珠斑。其背有珠纹如鹿而坚强者,曰鹿沙,亦曰白沙,云能变鹿也。背有斑纹如虎而坚强者,曰虎沙,亦曰胡沙,云虎鱼所化也。鼻前有骨如斧斤,能击物坏舟者,曰锯沙,又曰挺额鱼,亦曰鰭鲨,谓鼻骨如鏕(斧)也(音蕃)。沈怀远《南越志》云:环雷鱼,鰽鱼也。长丈许。腹内有两洞,腹贮水养子。一腹容二子。子朝从口中出,暮还入腹。鳞皮有珠,可饰刀剑,治骨角。

藏器曰:其鱼状貌非一,皆皮上有沙,堪揩木,如木贼也。小者子随母行,惊即从口入母腹中。

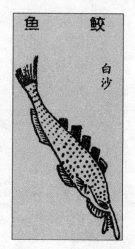

鱼 鲛

白沙

肉

【气味】甘,平,无毒。

【主治】作鲙,补五脏,功亚于鲫,亦可作鲊、鲊(诜)。甚益人(颂)。

皮

【气味】甘、咸,平,无毒。

【主治】心气鬼疰,蛊毒吐血(《别录》)。蛊气蛊疰(恭)。烧灰水服,主食鱼中毒(藏器)。烧研水服,解鲛鳐鱼毒。治食鱼鲙成积不消(时珍)。

【附方】旧一,新一。治疰鲛鱼皮散:颂曰:胡洽治五尸鬼疰,百毒恶气。鲛鱼皮(炙)、朱砂、雄黄、金牙、蜀椒、细辛、鬼臼、干姜、莽草、天雄、麝香、鸡舌香、桂心各一两,贝母半两,蜈蚣、蜥蜴各(炙)二枚,为末。每服半钱,温酒服,日二。亦可佩之。时珍曰:《千金》鲛鱼皮散:治鬼疰。用鲛鱼皮(炙)、龙骨、鹿角、犀角、麝香、蜈蚣、雄黄、朱砂、干姜、蜀椒、襄荷根、丁香等各一分,贝子十枚。为末。酒服方寸匕,加至二匕,日三服。亦可佩。

胆(腊月收之)

【主治】喉痹,和白矾灰为丸,绵裹纳喉中,吐去恶涎即愈(诜)。

乌贼鱼(《本经》中品)

【释名】乌鲗(《素问》)、墨鱼(《纲目》)、缆鱼(《日华》),干者名鲞(《日华》),骨名海螵蛸。

颂曰：陶隐居言此鹡乌所化。今其口脚具存，犹颇相似。腹中有墨可用，故名乌鲗。能吸波噀墨，令水溷黑，自卫以防人害。又《南越志》云：其性嗜乌，每自浮水上，飞乌见之，以为死而啄之，乃卷取入水而食之，因名乌贼，言为乌之贼害也。

时珍曰：案罗愿《尔雅翼》云：九月寒乌入水，化为此鱼。有文墨可为法则，故名乌鲗。鲗者，则也。骨名海螵蛸，象形也。

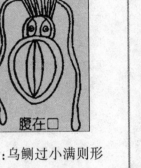

大明曰：鱼有两须，遇风波即以须下碇，或粘石如缆，故名缆鱼。

瑞曰：盐干者名明鲞，淡干者名脯鲞。

【集解】《别录》曰：乌贼鱼生东海池泽。取无时。

颂曰：近海州郡皆有之。形若革囊，口在腹下，八足聚生于口旁。其背上只有一骨，厚三四分，状如小舟，形轻虚而白。又有两须如带，甚长。腹中血及胆正如墨，可以书字。但逾年则迹灭，惟存空纸尔。世言乌贼怀墨而知礼，故俗谓是海若白事小吏也。

时珍曰：乌鲗无鳞有须，黑皮白肉，大者如蒲扇。炸熟以姜、醋食之，脆美。背骨名海螵蛸，形似樗蒲子而长，两头尖，色白，脆如通草，重重有纹，以指甲可刮为末，人亦镂之为钿饰。又《相感志》云：乌鲗过小满则形小也。

藏器曰：海人云：昔秦王东游，弃算袋于海，化为此鱼。故形犹似之，墨尚在腹也。

禹锡曰：陶弘景及《蜀本图经》皆言是鹡乌所化。鹡乃水鸟，似鸦短项，腹翅紫白，背上绿色。唐·苏恭乃言无鹡乌，误矣。

肉

【气味】酸，平，无毒。

瑞曰：味珍美。动风气。

【主治】益气强志（《别录》）。益人。通月经（大明）。

骨（一名海螵蛸）

【修治】弘景曰：炙黄用。

敩曰：凡使勿用沙鱼骨，其形真似。但以上文顺者是真，横者是假。以血卤作水浸，并煮一伏时漉出。掘一坑烧红，入鱼骨在内，经宿取出入药，其效加倍也。

【气味】咸，微温，无毒。

普曰：冷。

权曰：有小毒。

之才曰：恶白蔹、白芨、附子。能淡盐，伏砑，缩银。

【主治】女子赤白漏下，经汁血闭，阴蚀肿痛，寒热癥瘕，无子（《本经》）。惊气入腹，腹痛环脐,丈夫阴中寒肿,令人有子,又止疮多脓汁不燥(《别录》)。疗血崩,杀虫(《日华》)。炙研饮服,治妇人血瘕,大人小儿下痢,杀小虫(藏器。又曰:投骨于井,水虫皆死)。治眼中热泪,及一切浮翳,研末和蜜点之。久服益精(孟诜。恭曰:亦治牛马障翳)。主女子血枯病,伤肝唾血下血,治疟消瘿。研末,敷小儿疳疮,痘疮臭烂,丈夫阴疮,汤火伤,跌伤出血。烧存性,酒服,治妇人小户嫁痛。同鸡子黄,涂小儿重舌鹅口。同蒲黄末,敷舌肿,血出如泉。同槐花末吹鼻,止衄血。同银朱吹鼻,治喉痹。同白矾末吹鼻,治蝎螫疼痛。同麝香吹耳,治聤耳有脓及耳聋(时珍)。

【发明】时珍曰:乌鲗骨,厥阴血分药也,其味咸而走血也。故血枯血瘕,经闭崩带,下痢疳疾,厥阴本病也。寒热疟疾,聋、瘿,少腹痛,阴痛,厥阴经病也。目翳流泪,厥阴窍病也。厥阴属肝,肝主血,故诸血病皆治之。按《素问》云:有病胸胁支满者,妨于食,病至,则先闻腥臊臭,出清液,先唾血,四肢清,目眩,时时前后血,病名曰血枯。得之年少时,有所大脱血。或醉入房,中气竭肝伤,故月事衰少不来。治之以四乌鲗骨。一藘茹为末,丸以雀卵,大如小豆。每服五丸,饮以鲍鱼汁,所以利肠中及伤肝也。观此,则其入厥阴血分无疑矣。

【正误】鼎曰:久服,绝嗣无子。

时珍曰:按《本经》云:主症瘕,无子。《别录》云:令人有子。孟诜亦云久服益精,而张鼎此说独相背戾,亦误矣。若云血病无多食咸,乌鲗亦主血闭,故有此说。然经闭有"有余"、"不足"二证。有余者血滞,不足者肝伤。乌鲗所主者,肝伤血闭不足之病,正与《素问》相合,岂有令人绝嗣之理?当以《本经》《别录》为正。恐人承误,故辨正之。

【附方】旧三。新二十一。女子血枯:见上。赤白目翳:《圣惠》:治伤寒热毒攻眼,生赤白翳。用乌鲗鱼骨一两,去皮为末,入龙脑少许点之,日三。治诸目翳:用乌鲗骨、五灵脂等分,为细末,熟猪肝切片,蘸食,日二。赤翳攀睛:照水丹:治眼翳(惟厚者尤效)及赤翳攀睛贯瞳人。用海螵蛸一钱,辰砂半钱,乳细水飞澄取,以黄蜡少许,化和成剂收之。临卧时,火上旋丸黍米大,揉入眦中。睡至天明,温水洗下。未退,更用一次,即效。(《海上方》)雀目夜眼:乌贼骨半斤为末,化黄蜡三两和,捏作钱大饼子。每服一饼,以猪肝二两,竹刀批开,掺药扎定,米泔水半碗,煮熟食之,以汁送下。(《杨氏家藏》)血风赤眼:女人多之。用乌贼鱼骨二钱,铜青一钱,为末。每用一钱,热汤泡洗。(《杨氏家藏》)疳眼流泪:乌贼鱼骨、牡蛎等分。为末,糊丸皂子大。每用一丸,同猪子肝一具,米泔煮熟食。(《经验》)底耳出脓:海螵蛸半钱,麝香一字,为末。以绵杖缴净,吹入耳中。(《澹寮方》)鼻疮疳䘌:乌贼鱼骨、白芨各一钱,轻粉二字,为末,搽之。(钱乙《小儿方》)小儿脐疮出血及脓:海螵蛸、胭脂为末,油调搽之。(《圣惠方》)头上生疮:海螵蛸、白胶香各二钱,轻粉五分,为末。先以油润净乃搽末,二三次即愈。(《卫生易简方》)疬疡白驳:先以布拭赤,用乌贼骨磨三年酢,涂之。(《外台秘要》)疔疮恶肿:先刺出血,以海螵蛸末掺之,其疔即出。(《普济方》)蝎螫痛楚:乌贼骨一钱,白矾二分,为末嗜鼻。在左壁者嗜左鼻;在右壁者嗜右鼻。(《卫生宝鉴》)灸疮不瘥:乌贼骨、白矾等分为末。日日涂之。(《千金》)小儿痰齁多年:海螵蛸末,米饮服一钱。(叶氏《摘玄方》)小便血淋:海螵蛸末一钱,生地黄汁调服。又方：海螵蛸、生地黄、赤茯苓等分。为末。每服一钱，柏叶、车前汤下。(《经验方》)大肠下血：不拘大人小儿，脏毒肠风及内痔，下血日久，多食易饥。先用海螵蛸炙黄，去皮研末。每服一钱，木贼汤下。三日后，服猪脏黄连丸。(《直指方》)猝然吐血：乌贼骨末，米饮服二钱。(《圣惠》)骨鲠在喉：象牙屑、乌贼鱼骨、陈橘红(焙)等分为末，寒食面和饧，丸芡子大。每用一丸，含化咽汁。(《圣济总录》)舌肿出血如泉：乌贼骨、蒲黄各等分，炒为细末。每用涂之。(《简便单方》)跌破出血：乌贼鱼骨末，敷之。(《直指方》)阴囊湿痒：乌贼骨、蒲黄，扑之。(《医宗三法》)

血

【主治】耳聋(甄权)。

腹中墨

【主治】血刺心痛，醋磨服之(藏器。炒、研，醋服亦可)。

【附录】柔鱼

颂曰：一种柔鱼，与乌贼相似，但无骨尔。越人重之。

章鱼(《纲目》)

【释名】章举(韩文)、𩶆鱼(音佶。《临海志》)。

【集解】颂曰：章鱼、石距二物，似乌贼而差大，味更珍好。食品所重，不入药用。

时珍曰：章鱼生南海。形如乌贼而大，八足，身上有肉。闽、粤人多采鲜者，姜、醋食之，味如水母。韩退之所谓"章举马甲柱，斗以怪自呈"者也。石距亦其类，身小而足长，入盐烧食极美。

【气味】甘、咸，寒，无毒。

时珍曰：按李九华云：章鱼冷而不泄。

【主治】养血益气(时珍)。

海鹞鱼(《拾遗》)

【释名】邵阳鱼(《食鉴》作少阳)、荷鱼(广韵作魺)、鲼鱼(音忿)、鯆魮鱼(音铺毗)、蕃踏鱼(番沓)、石蛎。

时珍曰：海鹞，象形。少阳、荷，并言形色也。余义莫详。

【集解】藏器曰：生东海。形似鹞，有肉翅，能飞上石头。齿如石版。尾有大毒，逢物以尾拨而食之。其尾刺人，甚者至死。候人尿处钉之，令人阴肿痛，拔去乃愈。海人被刺毒者，以鱼

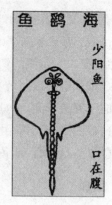

魚鵾海

少阳鱼

口在腹

篦竹及海獭皮解之。又有鼠尾鱼、地青鱼，并生南海，总有肉翅，刺在尾中。食肉去刺。

时珍曰：海中颇多，江湖亦时有之。状如盘及荷叶，大者围七八尺。无足无鳞，背青腹白。口在腹下，目在额上。尾长有节，螫人甚毒。皮色肉味，俱同鲇鱼。肉内皆骨，节节联比，脆软可食，吴人腊之。《魏武食制》云：蕃踏鱼，大者如箕，尾长数尺。是矣。《岭表录异》云：鸡子鱼，嘴形如鹞，肉翅无鳞，色类鲇鱼，尾尖而长，有风涛即乘风飞于海上。此亦海鹞之类也。

肉

【气味】甘、咸，平，无毒。

时珍曰：有小毒。

【主治】不益人（弘景）。男子白浊膏淋，玉茎涩痛（宁源）。

齿：无毒。

【主治】瘴疟，烧黑研末，酒服二钱匕（藏器）。

尾：有毒。

【主治】齿痛（陶弘景）。

文鳐鱼(《拾遗》)

【释名】飞鱼。

【集解】藏器曰：生海南。大者长尺许，有翅与尾齐。群飞海上。海人候之，当有大风。《吴都赋》云"文鳐夜飞而触纶"，是矣。

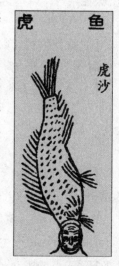

虎　鱼

虎沙

时珍曰：按《西山经》云：观水西注于流沙，多文鳐鱼。状如鲤，鸟翼鱼身，苍文白首赤喙。常以夜飞，从西海游于东海。其音如鸾鸡。其味酸甘，食之已狂。见则大穰。《林邑记》云：飞鱼身圆，大者丈余，翅如胡蝉。出入群飞，游翔翳荟，沉则泳于海底。又《一统志》云：陕西鄠县涝水出飞鱼，状如鲋，食之已痔疾也。

肉

【气味】甘，酸，无毒。

【主治】妇人难产，烧黑研末，酒服一钱，临月带之，令人易产（藏器）。已狂已痔（时珍）。

鱼虎(《拾遗》)

【释名】土奴鱼(《临海记》)。

【集解】藏器曰:生南海。头如虎,背皮如猬有刺,着人如蛇咬。亦有变为虎者。

时玲曰:按《倦游录》云:海中泡鱼大如斗,身有刺如猬,能化为豪猪。此即鱼虎也。《述异记》云:老则变为鲛鱼。

【气味】有毒。

鱼师(《纲目》)

【集解】时珍曰:陈藏器诸鱼注云:鱼师大者有毒杀人。今无识者。但《唐韵》云:鰤,老鱼也。《山海经》云:历虢之水,有师鱼,食之杀人。其即此欤?

海蛇(《拾遗》)

【释名】水母(《拾遗》)、樗蒲鱼(《拾遗》)、石镜。

时珍曰:蛇,作、宅二音。南人讹为海折,或作蜡、鮓者,并非。刘恂云:闽人曰蛇,广人曰水母。《异苑》名石镜也。

【集解】藏器曰:蛇生东海。状如血䱊,大者如床,小者如斗。无眼目腹胃,以虾为目,虾动蛇沉,故曰水母目虾。亦犹蛩蛩之与蛇驉也。炸出以姜、醋进之,海人以为常味。

时珍曰:水母形浑然凝结,其色红紫,无口眼腹。下有物如悬絮,群虾附之,咂其涎沫,浮泛如飞。为潮所拥,则虾去而蛇不得归。人因割取之,浸以石灰、矾水,去其血汁,其色遂白。其最厚者,谓之蛇头,味更胜。生、熟皆可食。茄柴灰和盐水淹之良。

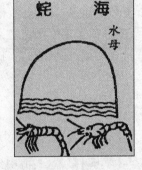

【气味】咸,温,无毒。

【主治】妇人劳损,积血带下,小儿风疾丹毒,汤火伤(藏器)。疗河鱼之疾(时珍。出《异苑》)。

虾(《别录》下品)

【释名】时珍曰:鰕,音霞(俗作虾),入汤则红色如霞也。

【集解】时珍曰:江湖出者大而色白,溪池出者小而色青。皆磔须钺鼻,背有断节,尾有硬鳞,多足而好跃,其肠属脑,其子在腹外。凡有数种:米虾、糠虾,以精粗名也,青虾、白虾，以色名也。梅虾，以梅雨时有也。泥虾、海虾，以出产名也。岭南有天虾，其虫大如蚁，秋社后，群堕水中化为虾，人以作鲊食。凡虾之大者，蒸曝去壳，谓之虾米，食以姜、醋，馔品所珍。

【气味】甘，温，有小毒。

诜曰：生水田及沟渠者有毒，鲊内者尤有毒。

藏器曰：以热饭盛密器中作鲊食，毒人至死。

弘景曰：无须及腹下通黑，并煮之色白者，并不可食。小儿及鸡、狗食之，脚屈弱。

鼎曰：动风，发疮疥冷积。

源曰：动风热，有病人勿食。

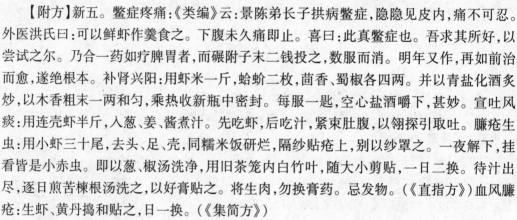

【主治】五野鸡病，小儿赤白游肿，捣碎敷之（孟诜）。作羹，试鳖癥，托痘疮，下乳汁。法制，壮阳道；煮汁，吐风痰；捣膏，敷虫疽（时珍）。

【附方】新五。鳖症疼痛：《类编》云：景陈弟长子拱病鳖症，隐隐见皮内，痛不可忍。外医洪氏曰：可以鲜虾作羹食之。下腹未久痛即止。喜曰：此真鳖症也。吾求其所好，以尝试之尔。乃合一药以疗脾胃者，而碾附子末二钱投之，数服而消。明年又作，再如前治而愈，遂绝根本。补肾兴阳：用虾米一斤，蛤蚧二枚，茴香、蜀椒各四两。并以青盐化酒炙炒，以木香粗末一两和匀，乘热收新瓶中密封。每服一匙，空心盐酒嚼下，甚妙。宣吐风痰：用连壳虾半斤，入葱、姜、酱煮汁。先吃虾，后吃汁，紧束肚腹，以翎探引取吐。臁疮生虫：用小虾三十尾，去头、足、壳，同糯米饭研烂，隔纱贴疮上，别以纱罩之。一夜解下，挂看皆是小赤虫。即以葱、椒汤洗净，用旧茶笼内白竹叶，随大小剪贴，一日二换。待汁出尽，逐日煎苦楝根汤洗之，以好膏贴之。将生肉，勿换膏药。忌发物。（《直指方》）血风臁疮：生虾、黄丹捣和贴之，日一换。（《集简方》）

海虾（《拾遗》）

【释名】红虾（藏器）、鰝（浩。《尔雅》）。

【集解】藏器曰：海中红虾长一尺，须可为簪。崔豹《古今注》云：辽海间有飞虫如蜻蛉，名绀蟠。七月群飞暗天。夷人食之，云虾所化也。

时珍曰：按段公路《北户录》云：海中大红虾长二尺余，头可作杯，须可作簪、杖。其肉可为鲙，甚美。又刘恂《岭表录异》云；海虾皮壳嫩红色，就中脑壳与前双足有钳者，其色如朱，最大者长七八尺至一丈也。闽中有五色虾，亦长尺余。彼人两两干之，谓之对虾，以充上馔。

【气味】甘，平，有小毒。

时珍曰：同猪肉食，令人多唾。

鲊

【主治】飞尸蛔虫，口中疳䘌，龋齿头疮，去疥癣风瘙身痒，治山蚊子入人肉，初食疮发则愈（藏器）。

海马（《拾遗》）

【释名】水马。

弘景曰：是鱼虾类也。状如马形，故名。

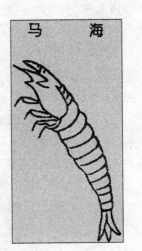

【集解】藏器曰：海马出南海。形如马，长五六寸，虾类也。《南州异物志》云：大小如守宫，其色黄褐。妇人难产割裂而出者，手持此虫，即如羊之易产也。

宗奭曰：其首如马，其身如虾，其背伛偻，有竹节纹，长二三寸。

颂曰：《异鱼图》云：渔人布网罟，此鱼多挂网上，收取曝干，以雌雄为对。

时珍曰：按《圣济总录》云：海马，雌者黄色，雄者青色。又徐表《南方异物志》云：海中有鱼，状如马头，其喙垂下，或黄或黑。海人捕得，不以啖食，曝干熇之，以备产患。即此也。又《抱朴子》云：水马合赤斑蜘蛛，同冯夷水仙丸服之，可居水中。今水仙丸无所考矣。

【气味】甘，温、平，无毒。

【主治】妇人难产，带之于身，甚验。临时烧末饮服，并手握之，即易产（藏器）。主难产及血气痛（苏颂）。暖水脏，壮阳道，消瘕块，治疗疮肿毒（时珍）。

【发明】时珍曰：海马雌雄成对，其性温暖，有交感之义，故难产及阳虚房中方术多用之，如蛤蚧、郎君子之功也。虾亦壮阳，性应同之。

【附方】新二。海马汤：治远年虚实积聚症块。用海马雌雄各一枚，木香一两，大黄（炒）、白牵牛（炒）各二两，巴豆四十九粒，青皮二两（童子小便浸软，包巴豆扎定，入小便内再浸七日，取出麸炒黄色，去豆不用），取皮同众药为末。每服二钱，水一盏，煎三五沸，临卧温服。（《圣济录》）海马拔毒散：治疗疮发背恶疮有奇效。用海马（炙黄）一对，穿山甲（黄土炒）、朱砂、水银各一钱，雄黄三钱，龙脑、麝香各少许为末，入水银研不见星。每以少许点之，一日一点，毒自出也。（《秘传外科》）

鲍鱼（《别录》上品）

【释名】薨鱼（《礼记》。音考）、萧折鱼（《魏武食制》）、干鱼。

时珍曰:鲍,即今之干鱼也。鱼之可包者,故字从包。《礼记》谓之薧,《魏武食制》谓之萧折,皆以萧蒿承曝而成故也。其淡压为腊者,曰淡鱼,曰鲷鱼(音搜)。以物穿风干者,曰法鱼,曰魩鱼(音怯)。其以盐渍成者,曰腌鱼,曰咸鱼,曰鲰鱼(音叶),曰鳀鱼(音蹇)。今俗通呼曰干鱼。旧注混淆不明,令并削正于下。

【集解】《别录》曰:鲍鱼辛臭,勿令中咸。

弘景曰:俗人以盐鲰成,名鲍鱼,鲰字似鲍也。今鲍乃鲷鱼淡干者,都无臭气。不知入药者,正何种鱼也?方家亦少用之。

恭曰:李当之言:以绳穿贯而胸中湿者良。盖以鱼去肠绳穿,淡曝使干,则味辛不咸。鱼肥则中湿而弥臭似尸气,无盐故也。若鳀鱼则沔州、复州作之,以盐鲰成,味咸不辛,臭亦与鲍不同,湿亦非独胸中,以有盐故也。二者,杂鱼皆可为之。

颂曰:今汉、沔所作淡干鱼,味辛而臭者是也。或言海中自有一种鲍鱼,形似小鲷,气最臭,秦始皇车中乱臭者是此。然无的据。

时珍曰:《别录》既云勿令中咸,即是淡鱼无疑矣。诸注反自多事。按《周礼注》云:鲍鱼,以鱼置糗室中用糗干之而成。糗室,土室也。张耒《明道志》云:汉阳、武昌多鱼,土人剖之,不用盐,曝干作淡鱼,载至江西卖之。饶、信人饮食祭享,无此则非盛礼。虽臭腐可恶,而更以为奇。据此则鲍即淡鱼,益可证矣。但古今治法不同耳。又苏氏所谓海中一种鲍鱼,岂顾野王所载海中鲢鱼似鲍者耶?不然,即今之白鲞也。鲞亦干鱼之总称也。又今淮人以鲫作淡法鱼颇佳。入药亦当以石首鲫鱼者为胜。若汉、沔所造者,鱼性不一,恐非所宜。其咸鱼近时亦有用者,因附之。

【正误】保升曰:鲛鱼口小背黄者,名鲍鱼。

时珍曰:按鲦鱼注所引,是鲍鱼,非鲍鱼也,盖鲍、鲍字误耳。

肉

【气味】辛,臭,温,无毒。

时珍曰:李九华云:妊妇食之,令子多疾。

【主治】坠堕骸(与腿同)。蹶(厥)踠折,瘀血、血痹在四肢不散者,女子崩中血不止(《别录》)。煮汁,治女子血枯病伤肝,利肠中。同麻仁、葱、豉煮羹,通乳汁(时珍)。

【附方】旧一。妊娠感寒腹痛:干鱼一枚烧灰,酒服方寸匕,取汗瘥。(《子母秘录》)

头

【主治】煮汁,治眯目。烧灰,疗疔肿瘟气(时珍)。

【附方】新三。杂物眯目:鲍鱼头二枚,地肤子半合,水煮烂。取汁注目中,即出。(《圣惠》)鱼脐疔疮:似新火针疮,四边赤,中央黑。可针刺之,若不大痛,即杀人也。用腊月鱼头灰、发灰等分,以鸡溏屎和,涂之。(《千金方》)预辟瘟疫:鲍鱼头烧灰方寸匕,合小豆七枚末,米饮服之,令瘟疫气不相染也。(《肘后方》)

鳁鱼

【气味】咸,温,无毒。

【主治】小儿头疮出脓水。以麻油煎熟,取油频涂(时珍)。

穿鲩绳

【主治】眯目去刺,煮汁洗之,大良(苏恭)。

鲢鮧(《拾遗》)

【释名】鳔(匹少切)。作胶名鳔胶。

藏器曰:鲢鮧(音逐题),乃鱼白也。

时珍曰:鲢鮧音逐夷。其音题者,鲇鱼也。按贾思勰《齐民要术》云:汉武逐夷至海上,见渔人造鱼肠于坑中,取而食之。遂命此名,言因逐夷而得是矣。沈括《笔谈》云:鲢鮧,乌贼鱼肠也。孙愐《唐韵》云:盐藏鱼肠也。《南史》云:齐明帝嗜鲢鮧,以蜜渍之,一食数升。观此则鳔与肠皆得称鲢鮧矣。今人以鳔煮冻作膏,切片以姜、醋食之,呼为鱼膏者是也。故宋齐丘《化书》云:鲢鮧,与足垢无殊。鳔即诸鱼之白胖,其中空如泡,故曰鳔。可治为胶,亦名缥胶。诸鳔皆可为胶,而海渔多以石首鳔作之,名江鳔,谓江鱼之鳔也。粘物甚固。此乃工匠日用之物,而记籍多略之。

鳔

【气味】甘,平,无毒。

【主治】竹木入肉,经久不出者。取白敷疮上四边,肉烂即出(藏器)。止折伤血出不止(时珍)。烧灰,敷阴疮、瘘疮、月蚀疮(李珣)。

【附方】新一。折伤出血但不透膜者:以海味中咸白鳔,大片色白有红丝者,成片铺在伤处,以帛缚之,即止。(《普济方》)

鳔胶

【气味】甘,咸,平,无毒。

【主治】烧存性,治妇人产难,产后风搐,破伤风痉,止呕血,散瘀血,消肿毒。伏硇砂(时珍)。

【附方】新十一。产难:鱼胶五寸,烧存性为末。温酒服。(《皆效方》)产后搐搦强直者:不可便作风中,乃风入子脏,与破伤风同。用鳔胶一两,以螺粉炒焦,去粉为末。分三服,煎蝉蜕汤下。(《产宝》)产后血晕:鳔胶烧存性,酒和童子小便调服三、五钱良。(《事林广记》)经血逆行:鱼胶切炒,新绵烧灰。每服二钱,米饮调下,即愈。(《多能鄙事》)破伤风搐口噤强直者:危氏香胶散:用鱼胶(烧存性)一两,麝香少许,为末。每服二钱,苏木煎酒调下。仍煮一钱封疮口。《保命集》:治破伤风,有表证未解者。用江鳔半两(炒焦),蜈蚣一对(炙研),为末。以防风、羌活、独活、川芎等分煎汤,调服一钱。呕血不止:鳔胶长八寸,广二寸,炙黄,刮二钱,以甘蔗节三十五个,取汁调下。(《经验》)便毒肿痛已大而软者:《直指方》:用鱼鳔胶,热汤或醋煮软,乘热研烂贴之。戴氏:治露痕(即羊核)。用石首胶一两,烧存性,研末酒服。外以石菖蒲生研盦之,效。八般头风:鱼鳔烧存性为末。临卧以葱酒服二钱。赤白崩中:鱼鳔胶三尺,焙黄研末,同鸡子煎饼,好酒食之。

鱼鲙(音桧。《拾遗》)

【释名】鱼生。

时珍曰:剞切而成,故谓之鲙。凡诸鱼之鲜活者,薄切洗净血腥,沃以蒜齑、姜醋、五味食之。

【气味】甘,温,无毒。

藏器曰:近夜勿食,不消成积。勿饮冷水,生虫。时行病后食之,胃弱。勿同乳酪食,令人霍乱。不可同瓜食。

时珍曰:按《食治》云:凡杀物命,既亏仁爱,且肉未停冷,动性犹存,旋烹不熟,食犹害人。况鱼鲙肉生,损人尤甚,为癥瘕,为痼疾,为奇病,不可不知。昔有食鱼生而生病者,用药下出,已变虫形,鲙缕尚存。有食鳖肉而成积者,用药下出,已成动物而能行,皆可验也。

【主治】温补,去冷气湿痹,除膀胱水,腹内伏梁气块,冷痃结癖疝气,喉中气结,心下酸水,开胃口,利大小肠,补腰脚,起阳道(藏器)。宜脚气风气人,治上气喘咳(思邈)。鲫鲙:主久痢肠澼痔疾,大人小儿丹毒风眩(孟诜)。

【发明】汪颖曰:鱼鲙辛辣,有劫病之功。予在苍梧见一妇人病吞酸,诸药不效。偶食鱼鲙,其疾遂愈。盖此意也。

鱼鲊(《拾遗》)

【释名】时珍曰:按刘熙《释名》云:鲊,滓也。以盐糁酝酿而成也。诸鱼皆可为之。大者,曰鲊。小者,曰鲝。一云:南人曰鲝。北人曰鲊。

【气味】甘、咸,平,无毒。

藏器曰:凡鲊皆发疮疥。鲊内有发,害人。

瑞曰:鲊不熟者,损人脾胃,反致疾也。

时珍曰:诸鲊皆不可合生胡荽、葵、菜、豆、藿、麦、酱、蜂蜜食,令人消渴及霍乱。凡诸无鳞鱼鲊,食之尤不益人。

【主治】癣疮,和柳叶捣碎炙热敷之。取酸臭者,连糁和屋上尘,敷虫疮及马病疮(藏器)。治聤耳痔瘘,诸疮有虫,疗白驳、代指病,主下痢脓血(时珍)。

【附方】新二。白驳风:以荷叶裹鲊令臭,拭热,频频擦之,取效及止。(《千金方》)代指痛:先刺去脓血,炙鲊皮裹之。(《千金方》)

鱼脂(《拾遗》)

【释名】鱼油。

时珍曰:脂,旨也。其味甘旨也。

【气味】甘,温,有小毒。

时珍曰:鱼脂点灯,盲人目。

【主治】症疾,用和石灰泥船鱼脂(腥臭者)二斤,安铜器内,燃火炷令暖。隔纸熨症上,昼夜勿息火。又涂牛狗疥,立愈(藏器。时珍曰:南番用鱼油和石灰艌船。亦用江豚油)。

鱼魩(枕。《纲目》)

【释名】时珍曰:诸鱼脑骨曰魩,曰丁。鱼尾曰魦(音抹),曰丙。鱼肠曰鲴,曰乙。鱼骨曰鲠,曰刺。鱼脬,曰鳔,曰白。鱼翅,曰鳍,曰鬣。鱼子,曰鰊,曰鮧。

【主治】能消毒(藏器)。解蛊毒。作器盛饮食,遇蛊辄裂破也(时珍。《延寿书》)。

鱼鳞(《纲目》)

【释名】时珍曰:鳞者,粼也。鱼产于水,故鳞似粼。鸟产于林,故羽似叶。兽产于山,故毛似草。鱼行上水,鸟飞上风,恐乱鳞、羽也。

【主治】食鱼中毒,烦乱或成癥积,烧灰水服二钱(时珍)。诸鱼鳞烧灰,主鱼骨鲠(《别录》)。

鱼子(《纲目》)

【释名】鰊(音米),鮧(音蚁)。

【集解】孟诜曰:凡鱼生子,皆粘在草上及土中。冬月寒水过后,亦不腐坏。到五月三伏日,雨中,便化为鱼。

时珍曰:凡鱼皆冬月孕子,至春末夏初则于湍水草际生子。有牡鱼随之,洒白盖其子。数日即化出,谓之鱼苗,最易长大。孟氏之说,盖出谬传也。

【气味】缺。

【主治】目中障翳(时珍)。

【发明】时珍曰:鱼子古方未见用。惟《圣济总录》治目决明散中用之,亦不言是何鱼之子。大抵当取青鱼、鲤、鲫之属尔。

【附方】新一。决明散:治一切远年障翳,眦生胬肉,赤肿疼痛。用鱼子(活水中生下者)半两(以硫黄水温温洗净),石决明、草决明、青葙子、谷精草、枸杞子、黄连、炙甘草、枳实(麸炒)、牡蛎粉、蛇蜕(烧灰)、白芷、龙骨、黄柏各一两,白附子(炮)、白蒺藜(炒)、蝉蜕、黄芩(炒)、羌活各半两,虎睛一只(切作七片,文武火炙干,每一料用一片),上通为末。每服三钱,五更时茶服,午、夜再服。赤白翳膜,七日减去。胬肉赤肿痛不可忍者,三五日见效。忌猪、鱼、酒、面、辛辣、色欲。凡遇恼怒酒色风热即疼者,是活眼,尚可医治;如不疼,是死眼,不必医也。(《总录》)

诸鱼有毒(《拾遗》)

鱼目有睫,杀人。目得开合,杀人。逆腮,杀人。脑中白连珠,杀人。无鳃,杀人。二目不同,杀人。连鳞者,杀人。白鬐,杀人。腹中丹字,杀人。鱼师大者有毒,食之杀人。

本草纲目介部第四十五卷

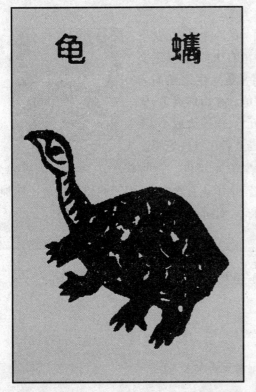

龟　蠵

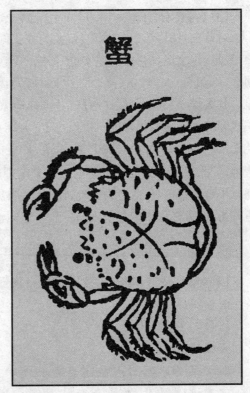

蟹

本草纲目介部第四十五卷

水龟（《本经》上品）

【释名】玄衣督邮。

时珍曰：按许慎《说文》云：龟头与蛇头同。故字上从它，其下象甲、足、尾之形。它即古蛇字也。又《尔雅》龟有十种，郭璞随文傅会，殊欠分明。盖山、泽、水、火四种，乃因常龟所生之地而名也。其大至一尺以上者，在水曰宝龟，亦曰蔡龟。在山曰灵龟，皆国之守宝而未能变化者也。年至百千，则具五色，而或大或小，变化无常。在水，曰神龟。在山，曰筮龟，皆龟之圣者也。火龟则生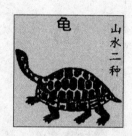炎地，如火鼠也。摄龟则呷蛇龟也。文龟则蠵蟕、玳瑁也。后世不分山、泽、水、火之异，通以小者为神龟，年久者为灵龟，误矣。《本经》龟甲止言水中者，而诸注始用神龟。然神龟难得，今人惟取水中常龟入药。故今总标水龟，而诸龟可该矣。

龟甲

【释名】神屋（《本经》）、败龟版（《日华》）、败将（《日华》），漏天机（《图经》）。

时珍曰：并隐名也。

【气味】甘，平，有毒。

甄权曰：无毒。

时珍曰：按《经》云：中湿者有毒，则不中湿者无毒矣。

之才曰：恶沙参、蜚蠊，畏狗胆、瘦银。

【主治】甲：治漏下赤白，破癥瘕痎疟。五痔阴蚀，湿痹、四肢重弱，小儿囟不合。久服，轻身不饥（《本经》）。惊恚气，心腹痛，不可久立，骨中寒热，伤寒劳复，或饥体寒热欲死，以作汤，良。久服，益气资智，使人能食。烧灰，治小儿头疮难燥，女子阴疮（《别录》）。溺：主久嗽，断疟（弘景）。壳：炙末酒服，主风脚弱（萧炳）。版：治血麻痹（《日华》）。烧灰，治脱肛（甄权）。下甲：补阴，主阴血不足，去瘀血，止血痢，续筋骨，治劳倦，四肢无力（震亨）。治腰脚酸痛，补心肾，益大肠，止久痢久泄，主难产，消痈肿。烧灰，敷臁疮（时珍）。

【发明】震亨曰：败龟版属金、水，大有补阴之功，而本草不言，惜哉！盖龟乃阴中至阴之物，禀北方之气而生，故能补阴、治血、治劳也。

时珍曰：龟、鹿皆灵而有寿。龟首常藏向腹，能通任脉。故取其甲以补心、补肾、补血，皆以养阴也。鹿鼻常反向尾，能通督脉，故取其角以补命、补精、补气，皆以养阳也。乃物理之玄微，神工之能事。观龟甲所主诸病，皆属阴虚血弱，自可心解矣。又见鳖甲。

【附方】旧二，新十二。补阴丸：丹溪方：用龟下甲（酒炙）、熟地黄（九蒸九晒）各六两，黄柏（盐水浸炒）、知母（酒炒）各四两，石器为末，以猪脊髓和，丸梧子大。每服百丸，空心温酒下。一方：去地黄，加五味子（炒）一两。疟疾不止：龟版烧存性，研末。酒服方寸匕。（《海上名方》）抑结不散：用龟下甲（酒炙）五两，侧柏叶（炒）一两半，香附（童便浸，炒）三两，为末，酒糊丸梧子大。每空心温酒服一百丸。胎产下痢：用龟甲一枚，醋炙为末。米饮服一钱，日二。（《经验方》）难产催生：《秘录》：用龟甲烧末，酒服方寸匕。《摘玄》：治产三五日不下，垂死，及矮小女子交骨不开者。用干龟壳一个（酥炙），妇人头发一握（烧灰），川芎、当归各一两。每服秤七钱，水煎服。如人行五里许，再一服。生胎、死胎俱下。肿毒初起：败龟版一枚，烧研，酒服四钱。（《小山》）妇人乳毒：同上方。小儿头疮：龟甲烧灰敷之。（《圣惠方》）月蚀耳疮：同上。口吻生疮：同上。臁疮朽臭：生龟一枚取壳，醋炙黄，更煅存性，出火气，入轻粉、麝香。葱汤洗净，搽敷之。（《急救方》）人咬伤疮：龟版骨、鳖肚骨各一片，烧研，油调搽之。（叶氏《摘玄》）猪咬成疮：龟版烧研，香油调搽之。（叶氏《摘玄》）

肉

【气味】甘、酸，温，无毒。

弘景曰：作羹臛大补，而多神灵，不可轻杀。书家所载甚多，此不具说。

思邈曰：六甲日、十二月俱不可食，损人神气。不可合猪肉、菰米、瓜、苋食，害人。

【主治】酿酒，治大风缓急，四肢拘挛。或久瘫缓不收，皆瘥（苏颂）。煮食，除湿痹风痹，身肿踒折（孟诜）。治筋骨疼痛及一二十年寒嗽，止泻血、血痢（时珍）。

【发明】时珍曰：按《周处风土记》云：江南五月五日煮肥龟，入盐、豉、蒜、蓼食之，名曰菹龟。取阴内阳外之义也。

【附方】旧一，新六。热气湿痹，腹内激热：用龟肉同五味煮食之。微泄为效。（《普济方》）筋骨疼痛：用乌龟一个，分作四脚。每用一脚，入天花粉、枸杞子各一钱二分，雄黄五分，麝香五分，槐花三钱，水一碗煎服。（《纂要奇方》）十年咳嗽或二十年医不效者：生龟三枚，治如食法，去肠，以水五升，煮取三升浸曲，酿秫米四升如常法熟，饮之令尽，永不发。又方：用生龟一枚着坎中，令人溺之，浸至三日，烧研。以醇酒一升，和屑如干饭，顿服。须臾大吐，嗽囊出则愈。小儿减半。（《肘后方》）痢及泻血：乌龟肉，以沙糖水拌。椒和，炙煮食之。多度即愈。（《普济方》）劳瘵失血：田龟煮取肉，和葱、椒、酱、油煮食。补阴降火，治虚劳失血咯血，咳嗽寒，累用经验。（吴球《便民食疗》）年久痔漏：田龟二三个，

煮取肉，入茴香、葱、酱，常常食，累验。此疾大忌糟、醋等热物。（《便民食疗》）

血

【气味】咸，寒，无毒。

【主治】涂脱肛（甄权）。治打扑伤损，和酒饮之，仍捣生龟肉涂之（时珍）。

胆汁

【气味】苦，寒，无毒。

【主治】痘后目肿，经月不开，取点之，良（时珍）。

溺

【采取】颂曰：按孙光宪《北梦琐言》云：龟性妒而与蛇交。惟取龟置瓦盆中，以鉴照之。龟见其影，则淫发失尿。急以物收取之。又法：以纸炷火上燃热，以点其尻，亦致失尿，但差缓耳。

时珍曰：今人惟以猪鬃或松叶刺其鼻，即尿出。似更简捷也。

【主治】滴耳，治聋（藏器）。点舌下，治大人中风舌暗，小儿惊风不语。摩胸、背，治龟胸、龟背（时珍）。

【发明】时珍曰：龟尿走窍透骨，故能治暗、聋及龟背，染髭发也。按《峒嵝神书》言：龟尿磨瓷器，能令软。磨墨书石，能入数分。即此可推矣。

【附方】旧一，新二。小儿龟背：以龟尿摩其胸背，久久即瘥。（孙真人）中风不语：乌龟尿点少许于舌下，神妙。（《寿域》）须发早白：以龟尿调水蛭细末，日日捻之，自黑。末忌粗。（谈野翁方）

秦龟（《别录》上品）

【释名】山龟。

宗奭曰：龟则四方皆有。但秦地山中多老龟，极大而寿，故取为用，以地别名。

甲

【修治】李珣曰：经卜者更妙。以酥或酒炙黄用。

【气味】苦，温，无毒。

【主治】除湿痹气。身重，四肢关节不可动摇（《别录》）。顽风冷痹，关节气壅，妇人赤白带下，破积癥（李珣）。补心（宗奭）。治鼠瘘（时珍）。

【发明】宗奭曰：大龟灵于物，故方家用以补心，然甚有验。

时珍曰：见龟甲。

【附方】新一。鼠瘘:刘涓子用山龟壳(炙)、狸骨(炙)、甘草(炙)、雄黄、桂心、干姜等分为末,饮服方寸匕,日三。仍以艾灸疮上,用蜜和少许,入疮中,良。

头

【主治】阴干炙研服,令人长远入山不迷(孟诜。弘景曰:前臁骨佩之亦然耳)。

蠵龟(《纲目》)

【释名】蠵蠵(音兹夷)、灵蠵(《汉书》)、灵龟(郭璞注)、電𪓟(音拘璧,一作蚼蟒)、赑屃(音备戏。《杂俎》作系臂者非)。皮名龟筒。

时珍曰:蠵蠵,鸣声如兹夷,故名。電𪓟者,南人呼龟皮之音也。赑屃者,有力貌,今碑趺象之。或云大者为蠵蠵、赑屃,小者为電𪓟。甚通。

肉

【气味】甘,平,无毒。

【主治】去风热,利肠胃(时珍)。

血

【气味】咸,平,微毒。

【主治】疗俚人毒箭伤(弘景)。中刀箭闷绝者,刺饮便安(《日华》。藏器曰:南人用燋铜及蛇汁毒,亦多养此用)。

龟筒

【释名】𪓟皮。

【气味】甘、咸,平,无毒。

【主治】血疾,及中刀箭毒,煎汁饮(大明)。解药毒、蛊毒(时珍)。

【附录】𪓟䗪(音迷麻)、鼂(音朝)。

时珍曰:按《临海水土记》云:電𪓟,状似電𪓟,而甲薄,形大如龟,味极美,一枚有膏三斛。又有鼂,亦如電𪓟,腹如羊胃可啖。并生海边沙中。

玳瑁(宋《开宝》)

【释名】玳瑁(音代眛,又音毒目)。

时珍曰:其功解毒,毒物之所娼嫉者,故名。

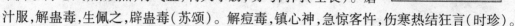

甲

【气味】甘，寒，无毒。

宗奭曰：入药用生者，性味全也。既经汤火，即不堪用，与生、熟犀义同。

【主治】解岭南百药毒（藏器）。破症结，消痈毒，止惊痫（《日华》）。疗心风，解烦热，行气血，利大小肠，功与肉同（士良）。磨汁服，解蛊毒，生佩之，辟蛊毒（苏颂）。解痘毒，镇心神，急惊客忤，伤寒热结狂言（时珍）。

【发明】时珍曰：玳瑁解毒清热之功，同于犀角。古方不用，至宋时至宝丹始用之也。又见鳖甲。

【附方】旧一，新三。解蛊毒：生玳瑁磨浓汁，水服一盏即消。（杨氏《产乳》）预解痘毒：遇行时服此，未发内消，已发稀少。用生玳瑁、生犀角各磨汁一合，和匀。温服半合，日三服，最良。（《灵苑方》）痘疮黑陷：乃心热血凝也。用生玳瑁、生犀角同磨汁一合，入猪心血少许，紫草汤五匙，和匀，温服。（闻人规《痘疹论》）迎风目泪：乃心肾虚热也。用生玳瑁、羚羊角各一两，石燕子一双，为末。每服一钱，薄荷汤下，日一服。（《鸿飞集》）

肉

【气味】甘，平，无毒。

【主治】诸风毒，逐邪热。去胸膈风痰，行气血，镇心神，利大小肠，通妇人经脉（士良）。

血

【主治】解诸药毒，刺血饮之（《开宝》）。

【附录】撒八儿

时珍曰：按刘郁《西使记》云：出西海中。乃玳瑁遗精，蛟鱼吞食吐出，年深结成者，其价如金。伪作者，乃犀牛粪也。窃谓此物贵重如此，必有功用。亦不知果是玳瑁遗精否？亦无所询证。姑附于此，以俟博识。

绿毛龟（《蒙筌》）

【释名】绿衣使者（《纲目》）。

【集解】时珍曰：绿毛龟出南阳之内乡及唐县，今惟蕲州以充方物。养鬻者取自溪涧，畜水缸中，饲以鱼虾，冬则除水。久久生毛，长四五寸。毛中有金线，脊骨有三棱，底甲如象牙色，其大如五铢钱者，为真。他龟久养亦生毛，但大而无金线，底色黄黑为异尔。《南齐书》载永明中有献青毛神龟者，即此也。又《录异记》云：唐玄宗时，方士献径寸小龟，金色可爱。云置碗中,能辟蛇虺之毒。此亦龟之异也。

【修治】时珍曰:此龟古方无用者。近世滋补方往往用之,大抵与龟甲同功。刘氏先天丸用之,其法用龟九枚,以活鲤二尾安釜中,入水,覆以米筛,安龟在筛上蒸熟,取肉晒干。其甲仍以酥炙黄,入药用。又有连甲、肉、头、颈俱用者。

【气味】甘,酸,平,无毒。

【主治】通任脉,助阳道,补阴血,益精气,治痿弱(时珍)。缚置额端,能禁邪疟。收藏书笥,可辟蠹虫(嘉谟)。

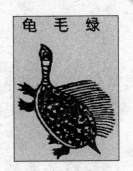

龟毛绿

疟龟(《拾遗》)

【集解】藏器曰:生高山石下。身偏头大。

【气味】无毒。

【主治】老疟发作无时,名痎疟,俚人呼为妖疟。用此烧灰,顿服二钱,当微利。用头弥佳。或发时煮汤坐于中,或悬于病人卧处(藏器)。

鹗龟(《拾遗》)

【集解】藏器曰:生南海。状如龟,长二三尺,两目在侧如鹗。亦呼水龟,非前水龟也。

【气味】无毒。

【主治】妇人难产,临月佩之,临时烧末酒服(藏器)。

【附录】旋龟

时珍曰:按《山海经》云:杻阳之山,怪水出焉。中多旋龟,鸟首虺尾,声如破木,佩之已聋。亦此类也。

摄龟(《蜀本草》)

【释名】呷蛇龟(《日华》作夹蛇)、陵龟(郭璞)、鸯龟(陶弘景)、蟕龟(《抱朴子》)。

恭曰:鸯龟腹折,见蛇则呷而食之,故楚人呼呷蛇龟。江东呼陵龟,居丘陵也。

时珍曰:既以呷蛇得名,则摄亦蛇音之转,而蟕亦鸯音之转也。

【集解】弘景曰:鸯,小龟也,处处有之。狭小而长尾。用卜吉凶,正与龟相反。

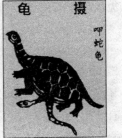

龟摄

呷蛇龟

保升曰:摄龟腹小,中心横折,能自开阖,好食蛇也。

肉

【气味】甘、寒,有毒。

诜曰:此物啖蛇,肉不可食,壳亦不堪用。

【主治】生研,涂扑损筋脉伤(士良)。生捣,罯蛇伤,以其食蛇也(陶弘景)。

尾

【主治】佩之辟蛇。蛇咬,则刮末敷之,便愈(《抱朴子》)。

甲

【主治】人咬疮溃烂,烧灰敷之(时珍。出《摘玄》)。

贲龟(音奔。《纲目》)

【释名】三足龟(《尔雅》)。

【集解】时珍曰:按《山海经》云:狂水西南注伊水,中多三足龟。食之无大疾,可以已肿。《唐书》云:江州献六眼龟。《大明会典》云:暹逻国献六足龟。《宋史》云:赵霆献两头龟。此又前人所未知者也。

肉

【气味】

【主治】食之,辟时疾,消肿(《山海经》)。

鳖(《本经》中品)

【释名】团鱼(俗名)、神守。

时珍曰:鳖行蹩躄,故谓之鳖。《淮南子》曰:鳖无耳而守神。神守之名以此。陆佃云:鱼满三千六百,则蛟龙引之而飞,纳鳖守之则免。故鳖名神守。)河伯从事(《古今注》)。

【集解】时珍曰:鳖,甲虫也。水居陆生,穿脊连胁,与龟同类。四缘有肉裙,故曰龟,甲里肉。鳖,肉里甲。无耳,以目为听。纯雌无雄,以蛇及鼋为匹。故《万毕术》云:烧鼋脂可以致鳖也。夏日孚乳,其抱以影。《埤雅》云:卵生思抱。其状随日影而转。在水中,上必

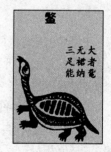

有浮沫,名鳖津。人以此取之。今有呼鳖者,作声抚掌,望津而取,百十不失。《管子》云:涸水之精名曰蚳。以名呼之,可取鱼鳖。正此类也。《类从》云:鼍一鸣而鳖伏。性相制

也。又畏蚊。生鳖遇蚊叮则死,死鳖得蚊煮则烂,而熏蚊者复用鳖甲。物相报复如此,异哉!《淮南子》曰:膏之杀鳖,类之不可推也。

鳖甲

【修治】《别录》曰:鳖甲生丹阳池泽。采无时。

颂曰:今处处有之,以岳州·沅江所出甲有九肋者为胜。入药以醋炙黄用。

弘景曰:采得,生取甲,剔去肉者,为好。凡有连厌及干岩者便真。若肋骨出者是煮熟,不可用。

敩曰:凡使,要绿色、九肋、多裙、重七两者为上。用六一泥固瓶子底,待干,安甲于中,以物支起。若治症块定心药,用头醋入瓶内,大火煎,尽三升,乃去裙、肋骨,炙于入用。若治劳去热药,不用醋,用童子小便煎,尽一斗二升,乃去裙留骨,石臼捣粉,以鸡膍皮裹之,取东流水三斗盆盛,阁于盆上,一宿取用,力有万倍也。

时珍曰:按《卫生宝鉴》云:凡鳖甲,以煅灶灰一斗,酒五升,浸一夜,煮令烂如胶漆用,更佳。桑柴灰尤妙。

【气味】咸,平,无毒。

之才曰:恶矾石、理石。

【主治】心腹癥瘕,坚积寒热,去痞疾息肉,阴蚀痔核恶肉(《本经》)。疗温疟,血瘕腰痛,小儿胁下坚(《别录》)。宿食,症块痃癖,冷瘕劳瘦,除骨热,骨节间劳热,结实壅塞,下气,妇人漏下五色,下瘀血(甄权)。去血气,破癥结恶血,堕胎,消疮肿肠痈,并扑损瘀血(《日华》)。补阴补气(震亨)。除老疟疟母,阴毒腹痛,劳复食复,斑痘烦喘,小儿惊痫。妇人经脉不通,难产,产后阴脱,丈夫阴疮石淋,敛溃痈(时珍)。

【发明】宗奭曰:《经》中不言治劳,惟《药性论》言治劳瘦骨热,故虚劳多用之。然甚有据,但不可过剂耳。

时珍曰:鳖甲乃厥阴肝经血分之药,肝主血也。试常思之,龟鳖之属,功各有所主。鳖色青入肝,故所主者,疟劳寒热,痃瘕惊痫,经水痈肿阴疮,皆厥阴血分之病也。玳瑁色赤入心,故所主者,心风惊热,伤寒狂乱,痘毒肿毒,皆少阴血分之病也。秦龟色黄入脾,故所主者,顽风湿痹,身重蛊毒,皆太阴血分之病也。水龟色黑入肾,故所主者,阴虚精弱,腰脚酸痿,阴疟泄痢,皆少阴血分之病也。介虫阴类,故并主阴经血分之病,从其类也。

【附方】旧十二,新七。老疟劳疟:用鳖甲醋炙研末,酒服方寸匕。隔夜一服,清早一服,临时一服,无不断者。入雄黄少许,更佳。(《肘后》)奔豚气痛,上冲心腹:鳖甲(醋炙)三两,京三棱(煨)二两,捣二味为末。桃仁(去皮尖)四两,汤浸研汁三升,煎二升,入末不住手搅,煎良久,下醋一升,煎如饧,以瓶收之。每空心温酒服半匙。(《圣济录》)血瘕癥癖:甄权曰:用鳖甲、琥珀、大黄等分作散,酒服二钱,少时恶血即下。若妇人小肠中血下尽,即休服也。痃癖癥积:甄权曰:用鳖甲醋炙黄研末,牛乳一合,每调一匙,朝朝服之。妇人漏下：甄权曰：鳖甲醋炙研末，清酒服方寸匕，日二。又用干姜、鳖甲、诃黎勒皮等分为末，糊丸。空心下三十丸，日再。妇人难产：鳖甲烧存性，研末。酒服方寸匕，立出。（《梅师》）劳复食复：笃病初起，受劳伤食，致复欲死者。鳖甲烧研，水服方寸匕。（《肘后方》）小儿痫疾：用鳖甲炙研，乳服一钱，日二。亦可蜜丸服。（《子母录》）卒得腰痛不可俯仰：用鳖甲炙研末，酒服方寸匕，日二。（《肘后方》）沙石淋痛：用九肋鳖甲醋炙研末，酒服方寸匕，日三服。石出瘥。（《肘后方》）阴虚梦泄：九肋鳖甲烧研。每用一字，以酒半盏，童尿半盏，葱白七寸同煎。去葱，日晡时服之，出臭汗为度。（《医垒元戎》）吐血不止：鳖甲、蛤粉各一两（同炒色黄），熟地黄一两半（晒干）。为末。每服二钱，食后茶下。（《圣济录》）癍痘烦喘，小便不利者：用鳖甲二两，灯心一把，水一升半，煎六合，分二服。凡患此小便有血者，中坏也。黑厌无脓者，十死不治。（庞安时《伤寒论》）痈疽不敛：不拘发背一切疮。用鳖甲烧存性，研掺甚妙。（李楼《怪症奇方》）肠痈内痛：鳖甲烧存性研，水服一钱，日三。（《传信方》）阴头生疮，人不能治者：鳖甲一枚烧研，鸡子白和敷。（《千金翼》）溃唇紧裂：用鳖甲及头，烧研敷之。（《类要》）人咬指烂，久欲脱者：鳖甲烧灰敷之。（叶氏《摘玄方》）

肉

【气味】甘，平，无毒。

颂曰：久食，性冷损人。

藏器曰：《礼记》食鳖去丑，谓颈下有软骨如龟形者也。食之令人患水病。凡鳖之三足者，赤足者，独目者，头足不缩者，其目四陷者，腹下有王字、卜字文者，腹有蛇文者（是蛇化也），在山上者（名旱鳖）。并有毒杀人，不可食。

弘景曰：不可合鸡子食，苋菜食。昔有人到鳖，以赤苋同包置湿地，经旬皆成生鳖。又有裹鳖甲屑，经五月皆成鳖者。

思邈曰：不可合猪、兔、鸭肉食，损人。不可合芥子食，生恶疮。妊妇食之，令子短项。

时珍曰：案《三元参赞书》言：鳖性冷，发水病。有冷劳气、症瘕人不宜食之。《生生编》言：鳖性热。戴原礼言：鳖之阳聚于上甲，久食令人生发背。似与性冷之说相反。盖鳖性本不热，食之者和以椒、姜热物太多，失其本性耳。鳖性畏葱及桑灰。凡食鳖者，宜取沙河小鳖斩头去血，以桑灰汤煮熟，去骨甲换水再煮。入葱、酱作羹膳食乃良。其胆味辣，破入汤中，可代椒而辟腥气。李九华云：鳖肉主聚，鳖甲主散。食鳖，到甲少许入之，庶几稍平。又言：薄荷煮鳖能害人。此皆人之所不知者也。

【主治】伤中益气，补不足（《别录》）。热气湿痹，腹中激热，五味煮食，当微泄（藏器）。妇人漏下五色，羸瘦，宜常食之（孟诜）。妇人带下，血瘕腰痛（《日华》）。去血热，补虚。久食，性冷（苏颂）。补阴（震亨）。作臛食，治久痢，长髭须。作丸服，治虚劳痃癖脚气（时珍）。

【附方】新三。痃癖气块：用大鳖一枚，以蚕砂一斗，桑柴灰一斗，淋汁五度，同煮如泥,去骨再煮成膏,捣丸梧子大。每服十丸,日三。(《圣惠方》)寒湿脚气,疼不可忍:用团鱼二个,水二斗,煮一斗,去鱼取汁,加苍耳、苍术、寻风藤各半斤,煎至七升,去渣。以盆盛熏蒸,待温浸洗,神效。(《乾坤生意》)骨蒸咳嗽潮热:团鱼丸:用团鱼一个,柴胡、前胡、贝母、知母、杏仁各五钱,同煮,待熟去骨、甲、裙,再煮。食肉饮汁,将药焙研为末,仍以骨、甲、裙煮汁和,丸梧子大。每空心黄芪汤下三十丸,日二服。服尽,仍治参、芪药调之。(《奇效方》)

脂

【主治】除日拔白发,取脂涂孔中,即不生。欲再生者,白犬乳汁涂之(藏器)。

头(阴干)

【主治】烧灰,疗小儿诸疾,妇人产后阴脱下坠,尸疰心腹痛(恭)。敷历年脱肛不愈(《日华》)。

【附方】旧一,新二。小儿尸疰劳瘦,或时寒热:用鳖头一枚烧灰,新汲水服半钱,日一服。(《圣惠方》)产后阴脱:《千金》:用鳖头五枚烧研,井华水服方寸匕,日三。《录验》加葛根二两,酒服。大肠脱肛,久积虚冷:以鳖头炙研,米饮服方寸匕,日二服。仍以末涂肠头上。(《千金》)

头血

【主治】涂脱肛(出甄权)。风中血脉,口眼㖞僻,小儿疳劳潮热(时珍)。

【发明】时珍曰:按《千金方》云:目眴唇动口㖞,皆风入血脉,急以小续命汤服之。外用鳖血或鸡冠血,调伏龙肝散涂之,干则再上,甚妙。盖鳖血之性,急缩走血,故治口㖞、脱肛之病。

【附方】新二。中风口㖞:鳖血调乌头末涂之。待正,则即揭去。(《肘后方》)小儿疳劳:治潮热往来,五心烦躁,盗汗咳嗽,用鳖血丸主之。以黄连、胡黄连各称二两(以鳖血一盏,吴茱萸一两,同入内浸过一夜,炒干,去茱、血研末)。入柴胡、川芎、芜荑各一两,入参半两,使君子仁二十一个,为末,煮粟米粉糊和,为丸如黍米大。每用熟水,量大小,日服三。(《全幼心鉴》)

卵

【主治】盐藏煨食,止小儿下痢(《时珍》)。

爪

【主治】五月五日收藏衣领中,令人不忘(《肘后》)。

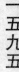

纳鳖（宋《图经》）

【集解】颂曰：鳖之无裙，而头足不缩者，名曰纳。亦作魶。

肉

【气味】有毒。

颂曰：食之令人昏塞。以黄芪、吴蓝煎汤服之，立解。

甲

【气味】有小毒。

【主治】传尸劳，及女子经闭（苏颂）。

能（奴来切）鳖（《纲目》）

【释名】三足鳖。

【集解】时珍曰：《尔雅》云：鳖三足为能。郭璞云：今吴兴阳羡县君山池中出之。或以"鲧化黄熊"即此者，非也。

肉

【气味】大寒，有毒。

颂曰：食之杀人。

时珍曰：按姚福《庚己编》云：太仓民家得三足鳖，命妇烹，食毕人卧，少顷形化为血水，只存发耳。邻人疑其妇谋害，讼之官。时知县黄廷宣鞫问不决，乃别取三足鳖，令妇如前烹治，取死囚食之，入狱亦化如前人。遂辨其狱。窃谓能之有毒，不应如此。然理外之事，亦未可以臆断也。而《山海经》云：从水多三足鳖，食之无蛊疫。近亦有人误食而无恙者，何哉？盖有毒害人，亦未必至于骨肉顿化也。

【主治】折伤，止痛化血，生捣涂之。道家辟诸厌秽死气，或画像止之（苏颂）。

朱鳖（《拾遗》）

【集解】藏器曰：生南海。大如钱，腹赤如血。云在水中着水马脚，皆令仆倒也。

时珍曰：按《淮南子》云：朱鳖浮波，必有大雨。

【主治】丈夫佩之，刀剑不能伤。妇女佩之，有媚色（藏器）。

珠鳖(《纲目》)

【集解】时珍曰:按《山海经》云:葛山澧水有珠鳖。状如肺而有目,六足有珠。《一统志》云:生高州海中。状如肺,四目六足而吐珠。《吕氏春秋》云:澧水鱼之美者,名曰珠鳖,六足有珠。《淮南子》云:蛤、蟹、珠鳖,与月盛衰。《埤雅》云:鳖珠在足,蚌珠在腹。皆指此也。

【气味】甘,酸,无毒。

【主治】食之,辟疫疠(时珍)。

鼋(《拾遗》)

【释名】时珍曰:按《说文》云:鼋,大鳖也。甲虫惟鼋最大,故字从元。元者,大也。

【集解】颂曰:鼋生南方,江湖中。大者围一二丈。南人捕食之,肉有五色而白者多。其卵圆大如鸡、鸭子,一产一二百枚。人亦掘取以盐淹食,煮之白不凝。

藏器曰:性至难死,剔其肉尽,口犹咬物。可张鸟鸢。

弘景曰:此物老者,能变为魅,非急弗食之。

时珍曰:鼋如鳖而大,背有胆乳膃腽,青黄色,大头黄颈,肠属于首。以鳖为雌,卵生思化,故曰鼋鸣鳖应。淮南万毕术云:烧鼋脂以致鳖。皆气类相感也。张鼎云:其脂摩铁则明。或云:此物在水食鱼,与人共体,具十二生肖肉,裂而悬之,一夜便觉垂长也。

甲

【气味】甘,平,无毒。

【主治】炙黄酒浸,治瘰疬,杀虫逐风,恶疮痔瘘,风顽疥瘙,功同鳖甲(藏器)。五脏邪气,杀百虫毒、百药毒、续筋骨(《日华》)。妇人血热(苏颂)。

肉

【气味】甘,平,微毒。

【主治】湿气、邪气,诸虫(藏器)。食之补益(陶弘景)。

脂

【主治】摩风及恶疮(孟诜)。

胆

【气味】苦,寒,有毒。

【主治】喉痹,以生姜、薄荷汁化少许服,取吐(时珍)。

蟹(《本经》中品)

【释名】螃蟹(《蟹谱》)、郭索(扬雄《方言》)、横行介士(《蟹谱》)、无肠公子(《抱朴子》),雄曰蜋螘,雌曰博带(《广雅》)。

宗奭曰:此物每至夏末秋初,如蝉蜕解。名蟹之意,必取此义。

时珍曰:按傅肱《蟹谱》云:蟹,水虫也,故字从虫。亦鱼属也,故古文从鱼。以其横行,则曰螃蟹。以其行声,则曰郭索。以其外骨,则曰介士。以其内空,则曰无肠。

蟹

【气味】咸,寒,有小毒。

弘景曰:未被霜,甚有毒,云食水莨所致。人中之,不疗多死也。独螯独目,两目相向,六足四足,腹下有毛,腹中有骨,头背有星点,足斑目赤者,并不可食,有毒害人。冬瓜汁、紫苏汁、蒜汁、豉汁、芦根汁,皆可解之。

杨归厚曰:娠妇食之,令子横生。

宗奭曰:此物极动风,风疾人不可食,屡见其事。

时珍曰:不可同柿及荆芥食,发霍乱动风,木香汁可解。详柿下。

【主治】胸中邪气,热结痛,㖞僻面肿。能败漆。烧之致鼠(《本经》。弘景曰:仙方用之,化漆为水,服之长生。以黑犬血灌之,三日烧之,诸鼠毕至。颂曰:其黄能化漆为水,故涂漆疮用之。其螯烧烟,可集鼠于庭也)。解结散血,愈漆疮,养筋益气(《别录》)。散诸热,治胃气,理经脉,消食。以醋食之,利肢节,去五脏中烦闷气,益人(孟诜)。产后肚痛血不下者,以酒食之。筋骨折伤者,生捣炒罯之(《日华》)。能续断绝筋骨。去壳同黄捣烂,微炒,纳入疮中,筋即连也(藏器)。小儿解颅不合,以螯同白芨末捣涂,以合为度(宗奭)。杀莨菪毒,解鳝鱼毒、漆毒,治疟及黄疸。捣膏涂疥疮、癣疮。捣汁,滴耳聋(时珍)。

蝤蛑

【气味】咸,寒,无毒。

【主治】解热气,治小儿痞气,煮食(《日华》)。

蟛蜞

【气味】咸,冷,有毒。

【主治】取膏,涂湿癣、疳疮(藏器)。

石蟹

【主治】捣敷久疽疮,无不瘥者(藏器)。

【发明】慎微曰:蟹非蛇鳝之穴无所寄。故食鳝中毒者,食蟹即解,性相畏也。沈括《笔谈》云:关中无蟹,土人怪其形状,收干者悬门上辟疟。不但人不识,鬼亦不识也。

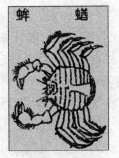

时珍曰:诸蟹性皆冷,亦无甚毒,为蝑最良。鲜蟹和以姜、醋,侑以醇酒,咀黄持螯,略赏风味,何毒之有?饕嗜者乃顿食十许枚,兼以荤膻杂进,饮食自倍,肠胃乃伤,腹痛吐利,亦所必致,而归咎于蟹,蟹亦何咎哉?洪迈《夷坚志》云:襄阳一盗,被生漆涂两目,发配不能睹物。有村叟令寻石蟹,捣碎滤汁点之,则漆随汁出而疮愈也。用之果明如初。漆之畏蟹,莫究其义。

【附方】新三。湿热黄疸:蟹烧存性研末,酒糊丸如梧桐子大。每服五十丸,白汤下,日服二次。(《集简方》)骨节离脱:生蟹捣烂,以热酒倾入,连饮数碗,其渣涂之。半日内,骨内谷谷有声即好。干蟹烧灰,酒服亦好。(唐瑶《经验方》)中鳝鱼毒:食蟹即解。(董炳验方)

蟹爪

【主治】破胞堕胎(《别录》)。破宿血,止产后血闭,酒及醋汤煎服良(《日华》)。能安胎(鼎。颂曰:《胡洽方》,治孕妇僵仆,胎上抢心,有蟹爪汤)。堕生胎,下死胎,辟邪魅(时珍)。

【附方】新二。《千金》神造汤:治子死腹中,并双胎一死一生,服之令死者出,生者安,神验方也。用蟹爪一升,甘草二尺,东流水一斗,以苇薪煮至二升,滤去滓,入真阿胶三两令烊,顿服或分二服。若人困不能服者,灌人即活。下胎蟹爪散:治妊妇有病欲去胎。用蟹爪二合,桂心、瞿麦各一两,牛膝二两,为末。空心温酒服一钱。(《千金》)

壳

【主治】烧存性,蜜调,涂冻疮及蜂虿伤。酒服,治妇人儿枕痛及血崩腹痛,消积(时珍)。

【附方】新三。崩中腹痛:毛蟹壳烧存性,米饮服一钱。(《证治要诀》)蜂虿螫伤:蟹壳烧存性,研末,蜜调涂之。(同上)熏辟壁虱:蟹壳烧烟熏之。(《摘玄》)

盐蟹汁

【主治】喉风肿痛,满含细咽即消(时珍)。

鲨鱼(音后。宋《嘉祐》)

【释名】时珍曰:按罗愿《尔雅翼》云:鲨者,候也。鲨善候风,故谓之鲨。

【集解】藏器曰:鲎生南海。大小皆牝牡相随。牝无目,得牡始行。牡去则牝死。

时珍曰:鲎状如惠文冠及熨斗之形,广尺余。其甲莹滑青黑色。鳌背骨眼,眼在背上,口在腹下,头如蜣螂。十二足,似蟹,在腹两旁,尺长五六寸。尾长一二尺,有三棱如棕茎。背上有骨如角,高七八寸,如石珊瑚状。每过海,相负于背,乘风而游,俗呼鲎帆,亦曰鲎簰。其血碧色。腹有子如黍米,可为醯酱。尾有珠如粟。其行也雌常负雄,失其雌则雄即不动。渔人取之,必得其双。雄小雌大,置之水中,雄浮雌沉,故闽人婚礼用之。其藏伏沙上,亦自飞跃。皮壳甚坚,可为冠,亦屈为杓,入香中能发香气。尾可为小如意。脂烧之可集鼠。其性畏蚊,螫之即死。又畏隙光,射之亦死,而日中曝之,往往无恙也。南人以其肉作鲊酱。小者名鬼鲎,食之害人。

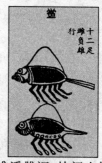

肉

【气味】辛、咸,平,微毒。

藏器曰:无毒。

诜曰:多食发嗽及疮癣。

【主治】治痔杀虫(孟诜)。

尾

【主治】烧焦,治肠风泻血,崩中带下,及产后痢(《日华》)。

【发明】藏器曰:骨及尾烧灰,米饮服,大主产后痢。但须先服生地黄、蜜煎等讫,然后服此,无不断。

胆

【主治】大风癞疾,杀虫(时珍)。

【附方】新一。鲎胆散:治大风癞疾。用鲎鱼胆、生白矾、生绿矾、赋粉、水银、麝香各半两,研不见星。每服一钱,井华水下。取下五色涎为妙。(《圣济总录》)

壳

【主治】积年呷嗽(时珍)。

【附方】新一。积年咳嗽,呀呷作声:用鲎鱼壳半两,贝母(煨)一两,桔梗一分,牙皂一分(去皮酥炙),为末,炼蜜丸弹子大。每含一丸,咽汁。服三丸,即吐出恶涎而瘥。(《圣惠》)

本草纲目介部第四十六卷

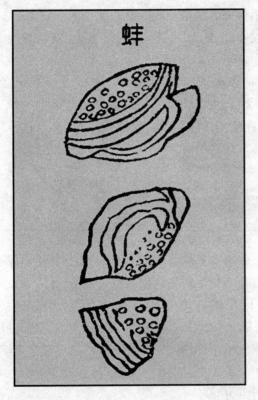

蚌

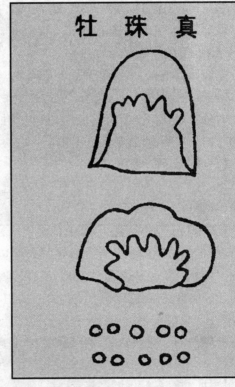

牡珠真

本草纲目介部第四十六卷

牡蛎（《本经》上品）

【释名】牡蛤（《别录》）、蛎蛤（《本经》）、古贲（《异物志》）、蠔。

弘景曰：道家方以左顾是雄，故名牡蛎，右顾则牝蛎也。或以尖头为左顾，未详孰是。

藏器曰：天生万物皆有牡牝。惟蛎是咸水结成，块然不动，阴阳之道，何从而生？《经》言牡者，应是雄耳。

宗奭曰：《本经》不言左顾，止从陶说。而段成式亦云：牡蛎言牡，非谓雄也。且如牡丹，岂有牝丹乎？此物无目，更何顾盼？

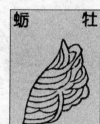

时珍曰：蛤蚌之属，皆有胎生、卵生。独此化生，纯雄无雌，故得牡名。曰蛎曰蠔，言其粗大也。

【气味】咸，平，微寒，无毒。

之才曰：贝母为之使。得甘草、牛膝、远志、蛇床子良。恶麻黄、辛夷、吴茱萸。伏硇砂。

【主治】伤寒寒热，温疟洒洒，惊恚怒气，除拘缓鼠瘘，女子带下赤白。久服，强骨节，杀邪鬼，延年（《本经》）。除留热在关节营卫，虚热去来不定，烦满心痛气结，止汗止渴，除老血，疗泄精，涩大小肠，止大小便，治喉痹咳嗽，心胁下痞热（《别录》）。粉身，止大人、小儿盗汗。同麻黄根、蛇床子、干姜为粉，去阴汗（藏器）。治女子崩中，止痛，除风热温疟，鬼交精出（甄权）。男子虚劳，补肾安神，去烦热，小儿惊痫（李珣）。去胁下坚满，瘰疬，一切疮肿（好古）。化痰软坚，清热除湿，止心脾气痛，痢下赤白浊，消疝瘕积块。瘿疾结核（时珍）。

【发明】权曰：病虚而多热者，宜同地黄、小草用之。

好古曰：牡蛎入足少阴，为软坚之剂。以柴胡引之，能去胁下硬。以茶引之，能消项上结核。以大黄引之，能消股间肿。以地黄为使，能益精收涩，止小便，本肾经血分之药也。

成无己曰：牡蛎之咸，以消胸膈之满，以泄水气，使痞者消，硬者软也。

元素曰：壮水之主，以制阳光，则渴饮不思。故蛤蛎之类，能止渴也。

【附方】旧七，新十四。心脾气痛，气实有痰者：牡蛎煅粉，酒服二钱。（《丹溪心法》）

疟疾寒热：牡蛎粉、杜仲等分为末，蜜丸梧子大。每服五十丸，温水下。（《普济方》）气虚盗汗：上方为末。每酒服方寸匕。（《千金方》）虚劳盗汗：牡蛎粉、麻黄根、黄芪等分。为末。每服二钱，水一盏，煎七分，温服，日一。（《本事方》）产后盗汗：牡蛎粉、麦麸（炒黄）等分。每服一钱，用猪肉汁调下。（《经验》）消渴饮水：腊日或端午日，用黄泥固济牡蛎，煅赤研末。每服一钱，用活鲫鱼煎汤调下。只二三服愈。（《经验方》）百合变渴：伤寒传成百合病，如寒无寒，如热无热，欲卧不卧，欲行不行，欲食不食，口苦，小便赤色，得药则吐利，变成渴疾，久不瘥者。用牡蛎（熬）二两，栝蒌根二两，为细末。每服方寸匕，用米饮调下，日三服取效。（张仲景《金匮玉函方》）病后常衄，小劳即作：牡蛎十分，石膏五分，为末。酒服方寸匕（亦可蜜丸），日三服。（《肘后方》）小便淋闷，服血药不效者：用牡蛎粉、黄柏（炒）等分为末。每服一钱，小茴香汤下，取效。（《医学集成》）小便数多：牡蛎五两。烧灰，小便三升，煎二升，分三服。神效。（《乾坤生意》）梦遗便溏：牡蛎粉，醋糊丸梧子大。每服三十丸，米饮下，日二服。（丹溪方）水病囊肿：牡蛎（煅）粉二两，干姜（炮）一两。研末，冷水调糊扫上。须臾囊热如火，干则再上。小便利即愈。一方，用葱汁、白面同调。小儿不用干姜。（初虞世《古今录验方》）月水不止：牡蛎煅研，米醋搜成团，再煅研末。以米醋调艾叶末熬膏，丸梧子大。每醋艾汤下四五十丸。（《普济方》）金疮出血：牡蛎粉敷之。（《肘后》）破伤湿气，口噤强直：用牡蛎粉，酒服二钱，仍外敷之，取效。（《三因方》）发背初起：古贲粉灰，以鸡子白和，涂四围，频上取效。（《千金方》）痈肿未成，用此拔毒：水调牡蛎粉末涂之。干更上。（姚僧垣《集验方》论）男女瘰疬：《经验》：用牡蛎（煅，研）末四两，玄参末三两，面糊丸梧子大。每服三十丸，酒下，日三服。服尽除根。初虞世云：瘰疬不拘已破未破。用牡蛎四两，甘草一两，为末。每食后，用腊茶汤调服一钱。其效如神。甲疽溃痛：胬肉裹趾甲，脓血不瘥者。用牡蛎头厚处，生研为末。每服二钱，红花煎酒调下，日三服。仍用敷之，取效。（《胜金方》）面色黧黑：牡蛎粉研末，蜜丸梧子大。每服三十丸，白汤下，日一服。并炙其肉食之。（《普济方》）

肉

【气味】甘，温，无毒。

【主治】煮食，治虚损，调中，解丹毒，妇人血气。以姜、醋生食，治丹毒，酒后烦热，止渴（藏器）。炙食甚美，令人细肌肤，美颜色（苏颂）。

蚌（宋《嘉祐》）

【释名】时珍曰：蚌与蛤同类而异形。长者通曰蚌，圆者通曰蛤。故蚌从丰，蛤从合，皆象形也。后世混称蛤蚌者，非也。

【集解】弘景曰：雉入大水为蜃。蜃即蚌也。

藏器曰:生江汉渠渎间,老蚌含珠,壳堪为粉。非大蛤也。

时珍曰:蚌类甚繁,今处处江湖中有之,惟洞庭、汉沔独多。大者长七寸,状如牡蛎辈;小者长三四寸,状如石决明辈。其肉可食,其壳可为粉。湖沔人皆印成锭市之,谓之蚌粉,亦曰蛤粉。古人谓之蜃灰,以饰墙壁,阐墓圹,如今用石灰也。

肉

【气味】甘、咸,冷,无毒。

宗奭曰:性微冷。多食,发风动冷气。

震亨曰:马刀、蚌、蛤、蛳、蚬,大同小异。寇氏止言冷,而不言湿。湿生热,热久则气上升而生痰生风,何冷之有?

【主治】止渴除热,解酒毒,去眼赤(孟诜)。明目除湿,主妇人劳损下血(藏器)。除烦,解热毒,血崩带下,痔瘘,压丹石药毒。以黄连末纳入取汁,点赤眼、眼暗(《日华》)。

蚌粉

【气味】咸,寒,无毒

《日华》曰:能制石亭脂。

《镜源》曰:能制硫黄。

【主治】诸疳,止痢并呕逆。醋调,涂痈肿(《日华》)。烂壳粉:治反胃,心胸痰饮,用米饮服(藏器)。解热燥湿。化痰消积,止白浊带下痢疾,除湿肿水嗽,明目,搽阴疮湿疮痱痒(时珍)。

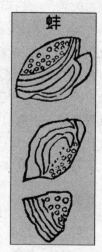

【发明】时珍曰:蚌粉与海蛤粉同功,皆水产也。治病之要,只在清热行湿而已。《日华》言其治疳。近有一儿病疳,专食此粉,不复他食,亦一异也。

【附方】新六。反胃吐食:用真正蚌粉,每服称过二钱,捣生姜汁一盏,再入米醋同调送下。(《急救良方》)痰饮咳嗽:用真蚌粉新瓦炒红,入青黛少许,用淡齑水滴麻油数点,调服二钱。《类编》云:徽宗时,李防御为入内医官时,有宠妃病痰嗽,终夕不寐,面浮如盘。徽宗呼李治之,诏令供状,三日不效当诛。李忧惶技穷,与妻泣别。忽闻外叫卖:咳嗽药一文一帖,吃了即得睡。李市十帖视之,其色浅碧。恐药性犷悍,并三服自试之,无他。乃取三帖为一,入内授妃服之。是夕嗽止,比晓面消。内侍走报,天颜大喜,赐金帛值万缗。李恐索方,乃寻访前卖药人,饮以酒,厚价求之,则此方也。云自少时从军,见主帅有此方,剽得以度余生耳。痈疽赤肿:用米醋和蚌蛤灰涂之,待其干,即易之。(《千金》)雀目夜盲:遇夜不能视物。用建昌军螺儿蚌粉三钱,为末,水飞过,雄猪肝一叶,披开纳粉扎定,以第二米泔煮七分熟,仍别以蚌粉蘸食,以汁送下。一日一作。与夜明砂同功。(《直指方》)脚指湿烂：用蚌蛤粉干搽之。(《寿域》)积聚痰涎：结于胸膈之间，心腹疼痛，日夜不止，或干呕哕食者，炒粉丸主之。用蚌粉一两，以巴豆七粒同炒赤，去豆不用，醋和粉丸梧子大。每服二十丸，姜酒下。丈夫脐腹痛，茴香汤下。女人血气痛，童便和酒下。(孙氏《仁存方》)

马刀(《本经》下品)

【校正】并入《拾遗》齐蛤。

【释名】马蛤(《别录》)、齐蛤(《吴普》)、蜌(《尔雅》。音陛)，麹(品、脾、排三音。出《周礼》)，蟶蟆(音亭麹)、单姥(音善母)、烧岸(烧音掔)。

时珍曰：俗称大为马，其形象刀，故名。曰蛤、曰麹，皆蚌字之音转也，古今方言不同也。《说文》云：圆者曰蛎，长者曰麹。江汉人呼为单姥，汴人呼为烧岸。《吴普本草》言马刀即齐蛤，而唐、宋本草失收，陈藏器重出齐蛤，今并为一。

【集解】《别录》曰：马刀生江湖池泽及东海。取无时。

弘景曰：李当之言：生江汉，长六七寸，食其肉似蚌。今人多不识，大抵似今蟶蟆而未见方用。

韩保升曰：生江湖中细长小蚌也。长三四寸，阔五六分。

颂曰：今处处有之，多在沙泥中。头小锐。人亦谓之蚌。

藏器曰：齐蛤生海中。状如蛤，两头尖小。海人食之，别无功用。

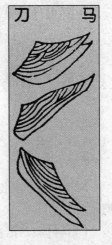

时珍曰：马刀似蚌而小，形狭而长。其类甚多，长短大小，厚薄斜正，虽有不同，而性味功用，大抵则一。

壳(炼粉用)

【气味】辛，微寒，有毒。得水，烂人肠。又云：得水良。

恭曰：得火良。

时珍曰：按吴普云：神农、岐伯、桐君：咸，有毒。扁鹊：小寒，大毒。

藏器曰：远志、蜡，皆畏齐蛤。

【主治】妇人漏下赤白，寒热，破石淋。杀禽兽，贼鼠(《本经》)。能除五脏间热，肌中鼠瘘，止烦满，补中.去厥痹，利机关(《别录》)。消水瘿、气瘿、痰饮(时珍)。

肉

同蚌。

蝛蚍(音咸进。宋嘉祐)

【释名】生蚍生(嘉祐)蝛蛤(水土记)。

【集解】藏器曰:蝛蚍生东海。似蛤而扁,有毛。

颂曰:似蛤而长,身扁。

宗奭曰:顺安军界河中亦有之。与马刀相似。肉颇冷,人以作鲊食,不堪致远。

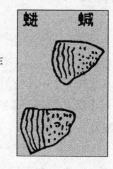

壳

【主治】烧木服,治痔病。(藏器)。

肉

宗奭曰:多食发风。

蚬(宋《嘉祐》)

【释名】扁螺。

时珍曰:蚬,晛也。壳内光耀,如初出日采也。《隋书》云:刘臻父显嗜蚬,呼蚬为扁螺。

【集解】藏器曰:处处有之。小如蚌,黑色。能候风雨,以壳飞。

时珍曰:溪湖中多有之。其类亦多,大小厚薄不一。渔家多食之耳。

肉

【气味】甘、咸,冷,无毒。

藏器曰:微毒。多食发嗽,及冷气消肾。

【主治】治时气,开胃,压丹石药毒及疔疮,下湿气,通乳,糟煮食良。生浸取汁,洗疔疮(苏恭)。去暴热,明目,利小便。下热气脚气湿毒,解酒毒目黄。浸汁服,治消渴(《日华》)。生蚬浸水,洗痘痈,无瘢痕(时珍)。

烂壳

【气味】咸,温,无毒。

【主治】止痢(弘景),治阴疮(苏恭)。疗失精反胃(《日华》)。烧灰饮服,治反胃吐食,除心胸痰水(藏器)。化痰止呕,治吞酸心痛及暴嗽。烧灰,涂一切湿疮,与蚌粉同功

（时珍）。

【附方】旧一，新二。卒嗽不止：用白蚬壳捣为细末。以熟米饮调，每服一钱，日三服，甚效。（出《圣惠方》）痰喘咳嗽：用白蚬壳（多年陈者）烧过存性，为极细末。以米饮调服一钱，日三服。（《急救方》）反胃吐食：用黄蚬壳并田螺壳（并取久在泥中者）各炒成白灰。每田螺壳灰二两，黄蚬壳灰一两，入白梅肉四个，同搜拌令匀作团。再入砂盒子内，盖定泥固。煅存性，研细末。每服二钱，用人参、缩砂汤调下。不然，用陈米饮调服亦可。凡觉心腹胀痛，将发反胃，即以此药治之。（《是斋百一选方》）

真珠（宋《开宝》）

【释名】珍珠（《开宝》）、蚌珠（《南方志》）、蠙珠（《禹贡》）。

【气味】咸、甘，寒，无毒。

【主治】镇心。点目，去肤翳障膜。涂面，令人润泽好颜色。涂手足，去皮肤逆胪。绵裹塞耳，主聋（《开宝》）。磨翳坠痰（甄权）。除面䵟，止泄。合知母，疗烦热消渴。合左缠根，治小儿麸豆疮入眼（李珣）。除小儿惊热（宗奭）。安魂魄，止遗精白浊，解痘疔毒，主难产，下死胎胞衣（时珍）。

【发明】时珍曰：真珠入厥阴肝经，故能安魂定魄，明目治聋。

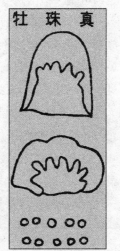

【附方】旧五，新六。安魂定魄：真珠末豆大一粒，蜜一蚬壳，和服，日三。尤宜小儿。（《肘后》）卒忤不言：真珠末，用鸡冠血和，丸小豆大。以三四粒纳口中。（《肘后》）灰尘迷目：用大珠拭之则明也。（《格古论》）妇人难产：真珠末一两，酒服，立出。（《千金》）胞衣不下：真珠一两研末，苦酒服。（《千金》）子死腹中：真珠末二两，酒服，立出。（《外台》）癍痘不发：珠子七枚为末，新汲水调服。（《儒门事亲》）痘疮疔毒：方见谷部豌豆下。肝虚目暗，茫茫不见：真珠末一两，白蜜二合，鲤鱼胆二枚，和合，铜器煎至一半，新绵滤过瓶盛。频点取瘥。（《圣惠方》）青盲不见：方同上。小儿中风，手足拘急：真珠末（水飞）一两，石膏末一钱。每服一钱，水七分，煎四分，温服，日三。（《圣惠方》）目生顽翳：真珠一两，地榆二两，水二大碗煮干，取真珠以醋浸五日，热水淘去醋气，研细末用。每点少许，以愈为度。

石决明（《别录》上品）

【释名】九孔螺（《日华》），壳名千里光。

时珍曰：决明、千里光，以功名也。九孔螺，以形名也。

【集解】弘景曰：俗云是紫贝。人皆水渍，熨眼颇明。又云是鳆鱼甲。附石生，大者如手，明耀五色，内亦含珠。

恭曰：此是鳆鱼甲也。附石生，状如蛤，惟一片无对，七孔者良。今俗用紫贝，全非。

颂曰：今岭南州郡及莱州海边皆有之，采无时，旧注或以为紫贝，或以为鳆鱼甲。按紫贝即今砑螺，殊非此类。鳆鱼乃王莽所嗜者，一边着石，光明可爱，自是一种，与决明相近也。决明壳大如手，小者如三两指大，可以浸水洗眼，七孔、九孔者良，十孔者不佳。海人亦啖其肉。

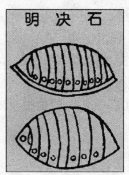

明决石

宗奭曰：登、莱海边甚多。人采肉供馔，及干充苞苴。肉与壳两可用。

时珍曰：石决明形长如小蚌而扁，外皮甚粗，细孔杂杂，内则光耀，背侧一行有孔如穿成者。生于石崖之上，海人泅水，乘其不意，即易得之。否则紧粘难脱也。陶氏以为紫贝，雷氏以为真珠母，杨倞注《荀子》以为龟脚，皆非矣。惟鳆鱼是一种二类，故功用相同。吴越人以糟决明、酒蛤蜊为美品者，即此。

【修治】珣曰：凡用以面裹煨熟，磨去粗皮，烂捣，再乳细如面，方堪入药。

敩曰：每五两用盐半分，同东流水入瓷器内煮一伏时，捣末研粉。再用五花皮、地榆、阿胶各十两，以东流水淘三度，日干，再研一万下，入药。服至十两，永不得食山桃，令人丧目。

时珍曰：今方家只以盐同东流水煮一伏时，研末水飞用。

壳

【气味】咸，平，无毒。

保升曰：寒。

宗奭曰：肉与壳功同。

【主治】目障翳痛，青盲。久服，益精轻身（《别录》）。明目磨障（《日华》）。肝肺风热，青盲内障，骨蒸劳极（李珣）。水飞，点外障翳（寇宗奭）。通五淋（时珍）。

【附方】旧一，新五。羞明怕日：用千里光、黄菊花、甘草各一钱，水煎。冷服。（《明目集验方》）痘后目翳：用石决明（火煅，研）、谷精草各等分，共为细末。以猪肝蘸食。（《鸿飞集》）小便五淋：用石决明去粗皮，研为末，飞过。熟水服二钱，每日二服。如淋中有软硬物，即加朽木末五分。（《胜金方》）肝虚目翳：凡气虚、血虚、肝虚，眼白俱赤，夜如鸡啄，生浮翳者。用海蚌壳（烧过成灰）、木贼（焙）各等分为末。每服三钱，用姜、枣同水煎，和渣通口服。每日服二次。（《经验方》）青盲雀目：用石决明一两（烧过存性），外用苍术三两（去皮）。为末。每服三钱，以猪肝批开，入药末在内扎定，砂罐煮熟，以气熏目。待冷，食肝饮汁。(《龙木论》)解白酒酸:用石决明(不拘多少)数个,以火炼过,研为细末。将酒荡热,以决明末搅入酒内,盖住。一时取饮之,其味即不酸。

海蛤(《本经》上品)

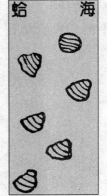

【释名】时珍曰:海蛤者,海中诸蛤烂壳之总称,不专指一蛤也。旧本云一名魁蛤,则又指是一物矣。系是误书,今削之。

【集解】《别录》曰:海蛤生东海。

保升曰:今登、莱、沧州海沙湍处皆有,四五月淘沙取之。南海亦有之。

恭曰:海蛤,细如巨胜子,光净莹滑者好。其粗如半杏仁者为狗耳蛤,不堪入药。

时珍曰:按沈存中《笔谈》云:海蛤即海边沙泥中得之。大者如棋子,小者如油麻粒,黄白色,或黄赤相杂。盖非一类,乃诸蛤之壳,为海水礧砺,日久光莹,都非旧质。蛤类至多,不能分别其为何蛤,故通谓之海蛤也。余见下条。

【气味】苦、咸,平,无毒。

吴普曰:神农:苦。

岐伯:甘。

扁鹊:咸。

权曰:有小毒。

之才曰:蜀漆为之使。畏狗胆、甘遂、芫花。

【主治】咳逆上气,喘息烦满,胸痛寒热(《本经》)。疗阴痿(《别录》)。主十二水满急痛,利膀胱大小肠(《唐注》)。治水气浮肿,下小便,治嗽逆上气,项下瘤瘿(甄权)。疗呕逆,胸胁胀急,腰痛五痔,妇人崩中带下(《日华》)。止消渴,润五脏,治服丹石人有疮(萧炳)。清热利湿,化痰饮,消积聚,除血痢,妇人血结胸,伤寒反汗搐搦,中风瘫痪(时珍)。

【附方】旧二,新六。水癯肿满:藏器曰:用海蛤、杏仁、汉防己、枣肉各二两,葶苈六两,为末研,丸梧子大。一服十丸,服至利下水为妙。水肿发热小便不通者:海蛤汤主之。海蛤、木通、猪苓、泽泻、滑石、黄葵子、桑白皮各一钱,灯心三分,水煎服,日二。(《圣惠方》)石水肢瘦,其腹独大者:海蛤丸主之。海蛤(煅粉)、防己各七钱半,葶苈、赤茯苓、桑白皮各一两,陈橘皮、郁李仁各半两,为末,蜜丸如梧子大。每米饮下五十丸,日二次。(《圣济总录》)气肿湿肿:用海蛤、海带、海藻、海螵蛸、海昆布、凫茨、荔枝壳等分,流水煎服,日二次。(何氏)血痢内热:海蛤末,蜜水调服二钱,日二。(《传信》)伤寒血结,胸膈痛不可近：仲景无方，宜海蛤散主之，并刺期门穴。用海蛤、滑石、甘草各一两，芒硝半两，为末。每服二钱，鸡子清调服。更服桂枝红花汤，发其汗则愈。盖膻中血聚则小肠壅，小肠壅则血不行。服此则小肠通，血流行而胸膈利矣。（朱肱《活人书》）伤寒搐搦：寇宗奭曰：伤寒出汗不彻，手脚搐者。用海蛤、川乌头各一两，穿山甲二两，为末，酒丸如弹子大，捏扁，置所患足心下。别擘葱白盖药，以帛缠定。于暖室中热水浸脚至膝上，水冷又添，候遍身汗出为度。凡一二日一作，以知为度。中风瘫痪：方同上。又具鲮鲤甲下。衄血不止：蛤粉一两（罗七遍），槐花半两（炒焦），研匀。每服一钱，新汲水调下。（《杨氏家藏方》）

文蛤（《本经》上品）

【释名】花蛤。

时珍曰：皆以形名也。

【集解】《别录》曰：文蛤生东海。表有文。取无时。

弘景曰：小大皆有紫斑。

保升曰：今出莱州海中。三月中旬采。背上有斑纹。

恭曰：大者圆三寸，小者圆五六分。

时珍曰：按沈存中《笔谈》云：文蛤即今吴人所食花蛤也。其形一头小，一头大，壳有花斑的便是。

【修治】同海蛤。

【气味】咸，平，无毒。

【主治】恶疮，蚀五痔（《本经》）。咳逆胸痹，腰痛胁急，鼠瘘大孔出血，女人崩中漏下。（《别录》）。能止烦渴，利小便，化痰软坚，治口鼻中蚀疳。（时珍）。

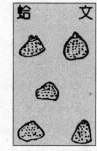

【发明】时珍曰：按成无己云：文蛤之咸走肾，可以胜水气。

【附方】旧一，新一。伤寒文蛤散：张仲景云：病在阳，当以汗解，反以冷水噀之，或灌之，更益烦热，意欲饮水，反不渴者，此散主之。文蛤五两为末，每服方寸匕，沸汤下，甚效。疳蚀口鼻，数日欲尽：文蛤烧灰，以腊猪脂和，涂之。（《千金翼》）

蛤蜊（梨。宋《嘉祐》）

【释名】时珍曰：蛤类之利于人者，故名。

【集解】机曰：蛤蜊，生东南海中，白壳紫唇，大二三寸者。闽、浙人以其肉充海错，亦作为酱醢。其壳火煅作粉，名曰蛤蜊粉也。

肉

【气味】咸,冷,无毒。

藏器曰:此物性虽冷,乃与丹石相反,服丹石人食之,令腹结痛。

【主治】润五脏,止消渴,开胃,治老癖为寒热,妇人血块,宜煮食之(禹锡)。煮食醒酒(弘景)。

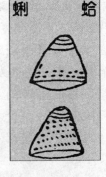

【发明】时珍曰:按高武《痘疹正宗》云:俗言蛤蜊海错能发疹,多致伤损脾胃,生痰作呕作泻,此皆嘻笑作罪也。又言痘毒入目者,以蛤蜊汁点之可代空青。夫空青得铜之精气而生,性寒可治赤目。若痘毒是脏腑毒气上冲,非空青可治。蛤蜊虽寒,而湿中有火,亦不可不知矣。

蛤蜊粉

【释名】海蛤粉。

时珍曰:海蛤粉者,海中诸蛤之粉,以别江湖之蛤粉、蚌粉也。今人指称,但曰海粉、蛤粉,寇氏所谓"众蛤之灰"是矣。近世独取蛤蜊粉入药,然货者亦多众蛤也。大抵海中蚌、蛤、蚶、蛎,性味咸寒,不甚相远,功能软散,小异大同。非若江湖蚌蛤,无咸水浸渍,但能清热利湿而已。今药肆有一种状如线粉者,谓之海粉,得水则易烂,盖后人因名售物也。然出海中沙石间,故功亦能化痰软坚。

【修治】震亨曰:蛤粉,用蛤蜊烧煅成粉,不入煎剂。

时珍曰:按吴球云:凡用蛤粉,取紫口蛤蜊壳,炭火煅成,以熟栝蒌连子同捣,和成团,风干用,最妙。

【正误】机曰:丹溪有言:蛤粉即是海石,寇氏以海石注蛤粉,则二物可通用矣。海石即海蛤,蛤粉即蛤蜊壳烧成也。

时珍曰:海石乃海中浮石也,详见石部。汪氏诬引朱、寇之说为证,陈嘉谟《本草》又引为据。今考二公本书,并无前说,今正其误。

【气味】咸,寒,无毒。

【主治】热痰湿痰,老痰顽痰,疝气白浊带下。同香附末、姜汁调服,主心痛(震亨)。清热利湿,化痰饮,定喘嗽,止呕逆. 消浮肿,利小便。止遗精白浊,心脾疼痛,化积块,解结气,消瘿核,散肿毒,治妇人血病。油调,涂汤火伤(时珍)。

【发明】震亨曰:蛤粉能降能消,能软能燥。

时珍曰:寒制火而咸润下,故能降焉。寒散热而咸走血,故能消焉。坚者软之以咸,取其属水而性润也。湿者燥之以渗,取其经火化而利小便也。

好古曰:蛤粉乃肾经血分之药,故主湿嗽肾滑之疾。

【附方】新四。气虚水肿:昔滁州酒库攒司陈通,患水肿垂死,诸医不治。一妪令以大蒜十个捣如泥,入蛤粉,丸梧子大。每食前,白汤下二十丸。服尽,小便下数桶而愈。(《普济方》)心气疼痛:真蛤粉沙过白,佐以香附末等分,白汤淬服。(《圣惠方》)白浊遗精:洁古云:阳盛阴虚,故精泄也,真珠粉丸主之。用蛤粉(煅)一斤,黄柏(新瓦炒过)一斤,为细末,白水丸如梧子大。每服一百丸,空心用温酒下,日二次。蛤粉味咸而且能补肾阴,黄柏苦而降心火也。雀目夜盲:真蛤粉炒黄为末,以油蜡化和,丸皂子大,内于猪腰子中,麻扎定,蒸食之。一日一服。(《儒门事亲》)

蛏(丑真切。宋《嘉祐》)

【释名】蛏

【集解】藏器曰:蛏生海泥中。长二三寸,大如指,两头开。

时珍曰:蛏乃海中小蚌也。其形长短大小不一,与江湖中马刀、蜌、蚬相似,其类甚多。闽、粤人以田种之,候潮泥壅沃,谓之蛏田。呼其肉为蛏肠。

肉

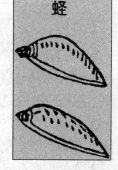
蛏

【气味】甘,温,无毒。

诜曰:天行病后不可食。

【主治】补虚,主冷痢,煮食之。去胸中邪热烦闷,饭后食之,与服丹石人相宜。治妇人产后虚损(嘉祐)。

担罗(《拾遗》)

【集解】藏器曰:蛤类也。生新罗国,彼人食之。

【气味】甘,平,无毒。

【主治】热气消食。杂昆布作羹,主结气(藏器)。

车螯(宋《嘉祐》)

【释名】蜃(音肾)。

时珍曰:车螯俗讹为昌娥。蜃与蛟蜃之蜃,同名异物。《周礼》:鳖人掌互物,春献鳖蜃,秋献龟鱼。则蜃似为大蛤之通称,亦不专指车螯也。

【集解】藏器曰:车螯生海中,是大蛤,即蜃也。能吐气为楼台。春夏依约岛溆,常有此气。

颂曰:南海、北海皆有之,采无时。其肉,食之似蛤蜊,而坚硬不及。近世痈疽多用其壳,北中者不堪用。背紫色者,海人亦名紫贝,非矣。

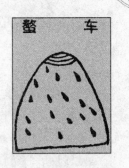

时珍曰:其壳色紫,璀粲如玉,斑点如花。海人以火炙之则壳开,取肉食之。钟岏云:车螯、蚶、蛎,眉目内缺,犷壳外缄。无香无臭,瓦砾何殊?宜充庖厨,永为口食。罗愿云:雀入淮为蛤,雉入海为蜃。比雀所化为大,故称大蛤也。肉可以食,壳可饰器物,灰可圌塞墙壁。又可为粉饰面,俗呼蛤粉,亦或生珠,其为用多矣。又《临海水土记》云:似车螯而角移不正者曰移角。似车螯而壳薄者曰姑劳。似车螯而小者曰羊蹄,出罗江。昔人皆谓雉化者,乃蛟蜃之蜃,而陈氏、罗氏以为蛤蜃之蜃,似误。详鳞部蛟龙下。

肉

【气味】甘、咸,冷,无毒。

诜曰:不可多食。

【主治】解酒毒消渴,并痈肿(藏器)。

壳

【气味】同肉。

【主治】疮疖肿毒。烧赤,醋淬二度为末,同甘草等分酒服。并以醋调敷之(《日华》)。消积块,解酒毒,治痈疽发背焮痛(时珍)。

【发明】时珍曰:车螯味咸,气寒而降,阴中之阴也。入血分,故宋人用治痈疽,取恶物下,云有奇功。亦须审其气血虚实老少如何可也。今外科鲜知用者。

【附方】新二。车螯转毒散:治发背痈疽,不问浅深大小,利去病根,则免传变。用车螯(即昌娥,紫背光厚者,以盐泥固济,煅赤出火毒)一两,生甘草(末)一钱半,轻粉五分,为末。每服四钱,用栝蒌一个,酒一碗,煎一盏,调服。五更转下恶物为度,未下再服。甚者不过二服。(《外科精要》)六味车螯散:治症同上。用车螯四个(黄泥固济,煅赤出毒,研末)。灯心三十茎,栝蒌一个(取仁炒香),甘草节(炒)二钱,通作一服。将三味入酒二碗,煎半碗,去滓,入蜂蜜一匙,调车螯末二钱,腻粉少许,空心温服。下恶涎毒为度。(《本事》)

魁蛤(《别录》上品)

【校正】时珍曰:宋《嘉祐》别出蚶条,今据郭璞说合并为一。

【释名】魁陆(《别录》)、蚶(一作魽)、瓦屋子(《岭表录》)、瓦垄子

时珍曰:魁者羹斗之名,蛤形肖之故也。蚶味甘,故从甘。案《岭表录异》云:南人名

空慈子。尚书卢钧以其壳似瓦屋之垄,改为瓦屋、瓦垄也。广人重其肉,炙以荐酒,呼为天脔。广人谓之蜜丁。《名医别录》云:一名活东,误矣。活东,蝌蚪也。见《尔雅》。

伏老颂曰:《说文》云:老伏翼化为魁蛤,故名伏老。

【集解】《别录》曰:魁蛤生东海。正圆,两头空,表有文。采无时。

弘景曰:形似纺轩小狭长,外有纵横纹理,云是老蝠所化,方用至少。

保升曰:今出莱州。形圆长,似大腹槟榔,两头有孔。

藏器曰:蚶生海中。壳如瓦屋。

时珍曰:按郭璞《尔雅注》云:魁陆即今之蚶也。状如小蛤而圆厚。《临海异物志》云:蚶之大者径四寸。背上沟纹似瓦屋之垄,肉味极佳。今浙东以近海田种之,谓之蚶田。

肉

【气味】甘,平,无毒。

鼎曰:寒。

炳曰:温。凡食讫,以饭压之。否则令人口干。

时珍曰:按刘恂曰:炙食益人。过多即壅气。

【主治】痿痹,泄痢便脓血(《别录》)。润五脏,止消渴,利关节。服丹石人宜食之。免生疮肿热毒(鼎)。心腹冷气,腰脊冷风。利五脏,健胃,令人能食(藏器)。温中消食起阳(萧炳)。益血色(《日华》)。

壳

【修治】《日华》曰:凡用,取陈久者炭火煅赤,米醋淬三度,出火毒,研粉。

【气味】甘、咸,平,无毒。

【主治】烧过,醋淬,醋丸服,治一切血气、冷气、癥癖(《日华》)。消血块,化痰积(震亨)。连肉烧存性研,敷小儿走马牙疳有效(时珍)。

【发明】时珍曰:咸走血而软坚,故瓦垄子能消血块,散痰积。

车 渠(《海药》)

【校正】自玉石部移入此。

【释名】海扇。

时珍:按《韵会》云:车渠,海中大贝也。背上垄纹如车轮之渠,故名。车沟曰渠。刘绩《霏雪录》云：海扇，海中甲物也。其形如扇，背纹如瓦屋。三月三日潮尽乃出。《梵书》谓之牟婆洛揭拉婆。

【集解】李珣曰：车渠，云是玉石之类。生西国，形如蚌蛤，有纹理。西域七宝，此其一也。

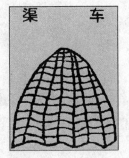

渠 车

时珍曰：车渠，大蛤也。大者长二三尺，阔尺许，厚二三寸。壳外沟垄如蚶壳而深大，皆纵纹如瓦沟，无横纹也。壳内白皙如玉。亦不甚贵，番人以饰器物，谬言为玉石之类。或云玉中亦有车渠，而此蛤似之故也。沈存中《笔谈》云：车渠大者如箕，背有渠垄如蚶壳，以作器，致如白玉。杨慎《丹铅录》云：车渠作杯，注酒满过一分不溢。试之果然。

壳

【气味】甘、咸，大寒，无毒。

【主治】安神镇宅，解诸毒药及虫螫。同玳瑁等分，磨人乳服之，极验（珣）。

【发明】时珍曰：车渠，盖瓦垄之大者，故其功用亦相仿佛。

贝子（《本经》下品）

【释名】贝齿（《别录》），白贝（《日华》）、海𧴪（俗作𧴪，音巴）。

时珍曰：贝字象形。其中二点，象其齿刻。其下二点，象其垂尾。古者借贝而宝龟，用为交易，以二为朋。今独云南用之，呼为海𧴪。以一为庄，四庄为手，四手为苗，五苗为索。

颂曰：贝腹下洁白，有刻如鱼齿，故曰贝齿。

【气味】咸，平，有毒。

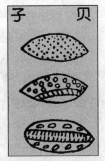
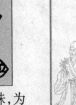

子 贝

【主治】目翳，五癃，利水道，鬼疰蛊毒，腹痛下血（《本经》）。温疰寒热，解肌，散结热（《别录》）。烧研，点目去翳（弘景），伤寒狂热（甄权）。下水气浮肿，小儿疳蚀吐乳（李珣）。治鼻渊出脓血，下痢，男子阴疮，解漏脯、面臛诸毒，射罔毒，药箭毒（时珍）。

【附方】旧三，新六。目花翳痛：贝子一两，烧研如面，入龙脑少许点之。若有息肉，加真珠末等分。（《千金》）鼻渊脓血：贝子烧研。每生酒服二钱，日三服。二便关格：不通闷胀，二三日则杀人。以贝齿三枚，甘遂二铢，为末，浆水和服，须臾即通也。（《肘后方》）小便不通：白海𧴪一对，生一个，烧一个，为末。温酒服。（田氏方）下疳阴疮：白海𧴪三个，煅红研末，搽之。（《简便单方》）食物中毒：孙真人：贝子一枚，含之自吐。《圣惠方》：治漏脯毒，面臛毒，及射罔在诸肉中有毒。并用贝

子烧研,水调半钱服。中射罔毒:方同上。药箭镞毒:贝齿烧研,水服三钱,日三服。(《千金方》)

紫贝(《别录》下品)

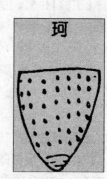

贝紫

【释名】文贝(《纲目》)、砑螺。

时珍曰:《南州异物志》云:文贝甚大,质白纹紫,天姿自然。不假外饰而光彩焕烂。故名。

颂曰:画家用以砑物。故名曰砑螺也。

【集解】恭曰:紫贝出东、南海中。形似贝子而大二三寸,背有紫斑而骨白。南夷采以为货市。

宗奭曰:紫贝背上深紫有黑点。

颂曰:贝类极多,古人以为宝货,而紫贝尤贵。后世以多见贱,而药中亦希使之。

时珍曰:按陆玑《诗疏》云:紫贝,质白如玉,紫点为纹,皆行列相当。大者径一尺七八寸。交趾、九真以为杯盘。

【修治】同贝子。

【气味】咸,平,无毒。

【主治】明目,去热毒(《唐本》)。小儿癍疹目翳(时珍)。

【附方】新一。癍疹入目:紫贝一个(即砑螺也),生研细末,用羊肝切片,掺上扎定,米泔煮熟,瓶盛露一夜,空心嚼食之。(《婴童百问》)

珂(《别录》下品)

珂

【释名】马轲螺(《纲目》)、玼(恤)。

时珍曰:珂,马勒饰也。此贝似之,故名。

徐表作马轲。《通典》云:老雕入海为玼。即珂也。

【集解】《别录》曰:珂生南海。采无时。白如蚌。

恭曰:珂,贝类也。大如鳆,皮黄黑而骨白,堪以为饰。

时珍曰:按徐表《异物志》云:马轲螺,大者围九寸,细者围十八寸,长三四寸。

【修治】敩曰:珂,要冬采得色白腻者,并有白旋水文。勿令见火,即无用也。凡用以铜刀刮末研细,重罗再研千下,不入妇人药也。

【气味】咸,平,无毒。

【主治】目翳,断血生肌(《唐本》)。消翳膜,及筋弩肉,刮点之(李珣)。去面黑(时珍)。

【附方】新二。目生浮翳：马珂三分，白龙脑半钱，枯过白矾一分，研匀点之。（《圣惠方》）面黑令白：马珂、白附子、珊瑚、鹰矢白等分，为末。每夜人乳调敷，且以温浆水洗之。（同上）

石蜐(音劫。《纲目》)

【释名】紫蚨(音劫，与蜐同)、紫蠘(音枵)、龟脚(俗名)。

【集解】时珍曰：石蜐生东南海中石上，蚌蛤之属。形如龟脚，亦有爪状，壳如蟹螯，其色紫，可食。《真腊记》云：有长八九寸者。江淹《石蜐赋》云：亦有足翼，得春雨则生花。故郭璞赋云：石蜐应节而扬葩。《荀子》云东海有紫䖴去、鱼、盐，是矣。或指为紫贝及石决明者，皆非矣。

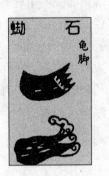
石蜐
龟脚

【气味】甘、咸，平，无毒。

【主治】利小便(时珍)。

淡菜(宋《嘉祐》)

【释名】壳菜(浙人所呼)，海蜌(音陛)。东海夫人。

时珍曰：淡以味，壳以形，夫人以似名也。

【集解】藏器曰：东海夫人，生东南海中。似珠母，一头尖，中衔少毛。味甘美，南人好食之。

诜曰：常时烧食即苦，不宜人。与少米先煮熟，后除去毛。再入萝卜，或紫苏，或冬瓜同煮，即更妙。

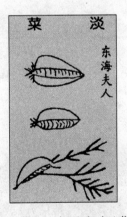
淡菜
东海夫人

《日华》曰：虽形状不典，而甚益人。

时珍曰：按阮氏云：淡菜生海藻上，故治瘿与海藻同功。

【气味】甘，温，无毒。

《日华》曰：不宜多食。多食令人头闷目暗，得微利即止。

藏器曰：多食发丹石，令人肠结。久食脱人发。

【主治】虚劳伤惫，精血衰少，及吐血。久痢肠鸣，腰痛疝瘕，妇人带下，产后瘦瘠(藏器)。产后血结，腹内冷痛，治癥瘕，润毛发，治崩中带下，烧食一顿令饱(孟诜)。煮熟食之，能补五脏，益阳事，理腰脚气，能消宿食，除腹中冷气痃癖。亦可烧汁沸出食之(《日华》)。消瘿气(时珍)。

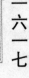

海螺(《拾遗》)

【校正】时珍曰:《唐本》甲香,今并为一。

【释名】流螺(《图经》)、假猪螺(《交州记》),厣名甲香。

时珍曰:蠃与螺同,亦作蠡。蠃从虫,蠃省文,盖虫之蠃形者也。厣音掩,闭藏之貌。

【集解】颂曰:海螺即流螺,厣曰甲香,生南海。今岭外、闽中近海州郡及明州皆有之,或只以台州小者为佳。其螺大如小拳,青黄色,长四五寸。诸螺之中,此肉味最厚,南人食之。《南州异物志》云:甲香大者如瓯,面前一边直搀长数寸,围壳岨峿有刺。其厣,杂众香烧之益芳,独烧则臭。今医家稀用,惟合香者用之。又有小甲香,状若螺子,取其蒂修合成也。海中螺类绝有大者。珠螺莹洁如珠,鹦鹉螺形如鹦鹉头,并可作杯。梭尾螺形如梭,今释子所吹者。皆不入药。

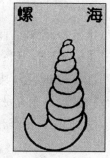

时珍曰:螺,蚌属也。大者如斗,出日南涨海中。香螺厣可杂甲香,老钿螺光彩可饰镜背者,红螺色微红,青螺色如翡翠,蓼螺味辛如蓼,紫贝螺即紫贝也。鹦鹉螺质白而紫,头如鸟形,其肉常离壳出食,出则寄居虫入居,螺还则虫出也。肉为鱼所食,则壳浮出,人因取之作杯。

肉

【气味】甘,冷,无毒。

【主治】目痛累年,或三四十年。生螺,取汁洗之。或入黄连末在内,取汁点之(藏器)。合菜煮食,治心痛(孙思邈)。

甲香

【修治】敩曰:凡使,用生茅香、皂角同煮半日,石臼捣筛用之。

《经验方》曰:凡使,用黄泥同水煮一日,温水浴过。再以米泔或灰汁煮一日,再浴过。以蜜、酒煮一日,浴过爆干用。

颂曰:《传信方》载其法,云:每甲香一斤,以泔斗半,微火煮一复时,换泔再煮。凡三换漉出,众手刮去香上涎物。以白蜜三合,水一斗,微火煮干。又以蜜三合,水一斗,再煮。都三复时,以香烂止。乃以炭火烧地令热,洒酒令润,铺香于上,以新瓦盖上一复时。待冷硬,石臼木杵捣烂。入沉香末三两,麝一分,和捣印成,以瓶贮之,埋过经久方烧。凡烧此香,须用大火炉,多着热灰、刚炭猛烧令尽,去之。炉旁着火暖水,即香不散。此法出于刘兖奉礼也。

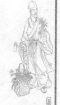

宗奭曰：甲香善能管香烟，与沉、檀、龙、麝香用之，尤佳。

【气味】咸，平，无毒。

【主治】心腹满痛，气急，止痢下淋（《唐本》）。和气清神，主肠风痔瘘（李珣）。瘘疮疥癣，头疮馋疮甲疽，蛇、蝎、蜂螫（藏器）。

甲煎（《拾遗》）

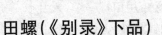

【集解】藏器曰：甲煎，以诸药及美果、花烧灰和蜡成口脂。所主与甲香略同，三年者良。

时珍曰：甲煎，以甲香同沉麝诸药花物治成，可作口脂及焚係也。唐·李义山诗所谓"沉香甲煎为廷燎"者，即此。

【气味】辛，温，无毒。

【主治】甲疽，小儿头疮吻疮，口旁馋疮，耳后月蚀疮，虫蜂蛇蝎所螫之疮，并敷之（藏器）。

田螺（《别录》下品）

【集解】弘景曰：田螺生水田中，及湖渎岸侧。形圆，大如梨、橘，小者如桃、李，人煮食之。

保升曰：状类蜗牛而尖长，青黄色，春夏采之。

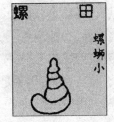
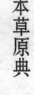

时珍曰：螺，蚌属也。其壳旋文。其肉视月盈亏，故王充云：月毁于天，螺消于渊。《说卦》云：离为螺，为蚌，为龟，为鳖，为蟹。皆以其外刚而内柔也。

肉

【气味】甘，大寒，无毒。

【主治】目热赤痛，止渴（《别录》）。煮汁，疗热醒酒。用真珠、黄连末内入，良久，取汁注目中，止目痛（弘景）。煮食，利大小便，去腹中结热，目下黄，脚气冲上，小腹急硬，小便赤涩，手足浮肿。生浸取汁饮之，止消渴。捣肉，敷热疮（藏器）。压丹石毒（孟诜）。利湿热，治黄疸。捣烂贴脐，引热下行，止噤口痢，下水气淋闭。取水，搽痔疮狐臭。烧研，治瘰疬癣疮（时珍）。

【附方】旧三，新二十一。消渴饮水日夜不止，小便数者：《心镜》：用田螺五升，水一斗，浸一夜，渴即饮之。每日一换水及螺。或煮食饮汁亦妙。《圣惠》：用糯米二升，煮稀粥一斗，冷定。入田中活螺三升在内，待螺食粥尽，吐沫出。乃收任性饮之，立效。肝热目赤:《药性论》:用大田螺七枚洗净,新汲水养去泥秽,换水一升浸洗取起。于净器中,着少盐花于甲内,承取自然汁点目。逐个用了,放去之。烂弦风眼:方法同上,但以铜绿代盐花。饮酒口糜:螺、蚌煮汁饮。(《圣惠》)酒醉不醒:用水中螺、蚌、葱、豉煮食饮汁,即解。(《肘后》)小便不通,腹胀如鼓:用田螺一枚,盐半匕,生捣,敷脐下一寸三分,即通。熊彦诚曾得此疾,异人授此方果愈。(《类编》)噤口痢疾:用大田螺二枚捣烂,入麝香三分作饼,烘热贴脐间。半日,热气下行,即思食矣。甚效。(丹溪)肠风下血因酒毒者:大田螺五个,烧至壳白肉干,研末,作一服,热酒下。(《是斋百一选方》)大肠脱肛:脱下三五寸者。用大田螺二三枚,将井水养三四日,去泥。用鸡爪黄连研细末,入螺内,待化成水。以浓茶洗净肛门,将鸡翎蘸扫之。以软帛托上,自然不再复发也。(《德生堂经验方》)反胃呕噎:田螺洗净水养,待吐出泥,澄取晒半干,丸梧子大。每服三十丸,藿香汤下。烂壳研服亦可。(《经验方》)水气浮肿:用大田螺、大蒜、车前子等分,捣膏摊贴脐上,水从便旋而下。象山县民病此,得是方而愈。(仇远《稗史》)酒疸诸疸:用田螺将水养数日,去泥,取出生捣烂,入好酒内,用布帛滤过,将汁饮之,日三服,自效。(《寿域》)脚气攻注:用生大田螺捣烂,敷两股上,便觉冷趋至足而安。又可敷丹田,利小便。董守约曾用有效。(《稗史》)痔漏疼痛:《乾坤生意》:用田螺一个,入片脑一分在内,取水搽之。仍先以冬瓜汤洗净。孙氏:用田螺一枚,用针刺破,入白矾末同埋一夜,取螺内水扫疮上,又善能止痛也,甚妙。《袖珍》:用马齿苋汤洗净,捣活螺蛳敷上,其病即愈。腋气狐臭:《乾坤生意》:用田螺一个,水养,俟厣开,挑巴豆仁一个在内,取置杯内,夏一夜,冬七夜,自然成水。常取搽之,久久绝根。又方:大田螺一个,入麝香三分在内,埋露地七七日,取出。看患洗拭,以墨涂上,再洗。看有墨处是患窍,以螺汁点之,三五次即瘥。瘰疬溃破:用田螺连肉烧存性,香油调搽。(《集要方》)疔疮恶肿:用田螺入冰片,化水点疮上。(《普济》)风虫癣疮:用螺蛳十个,槿树皮末一两,同入碗内蒸熟,捣烂,入矾红三钱,以盐水调搽。(孙氏)绕指毒疮:生手足指上。以活田螺一枚,生用捣碎缚之,即瘥。(《多能鄙事》)妒精阴疮:大田螺二个,和壳烧存性,入轻粉同研,敷之,效。(《医林集要》)

壳

【气味】甘,平,无毒。

【主治】烧研,主尸疰心腹痛,失精。水渍饮汁,止泻(《别录》)。烂者烧研水服,止反胃,去卒心痛(藏器)。烂壳研细末服之,止下血。小儿惊风有痰,疮疡脓水(时珍)。

【附方】新三。心脾痛不止者:水甲散主之。用田螺壳(溪间者亦可),以松柴片层层叠上,烧过火,吹去松灰,取壳研末。以乌沉汤、宽中散之类,调服二钱,不传之妙。(《集要》)小儿头疮:田螺壳烧存性,清油调,掺之。(《圣惠》)小儿急惊:远年白田螺壳烧灰,入麝香少许,水调灌之。(《普济》)

蜗螺(《别录》)

【释名】螺蛳。时珍曰:师,众多也。其形似蜗牛,其类众多,故有二名。烂壳名鬼眼睛。

【集解】《别录》曰:蜗螺生江夏溪水中。小于田螺,上有棱。

时珍曰:处处湖溪有之,江夏、汉沔尤多。大如指头,而壳厚于田螺,惟食泥水。春月,人采置锅中蒸之,其肉自出,酒烹糟煮食之。清明后其中有虫,不堪用矣。

藏器曰:此物难死,误泥入壁中,数年犹活也。

肉

【气味】甘,寒,无毒。

【主治】烛馆,明目下水(《别录》)。止渴(藏器)。醒酒解热,利大小便,消黄疸水肿,治反胃痢疾,脱肛痔漏(时珍。又曰:烛馆二字疑讹误)。

【附方】新六。黄疸酒疸:小螺蛳养去泥土,日日煮食饮汁,有效。(《永类》)黄疸吐血:病后身面俱黄,吐血成盆,诸药不效。用螺十个,水漂去泥,捣烂露一夜,五更取清服。二三次,血止即愈。一人病此,用之经验。(《小山怪症方》)五淋白浊:螺蛳一碗,连壳炒热,入白酒三碗,煮至一碗,挑肉食之。以此酒下,数次即效。(《扶寿精方》)小儿脱肛:螺蛳二三升,铺在桶内坐之,少顷即愈。(《简便》)痘疹目翳:水煮螺蛳,常食佳。(《济急仙方》)白游风肿:螺蛳肉,入盐少许,捣泥贴之,神效。(叶氏《摘玄方》)

烂壳

时珍曰:泥中及墙壁上年久者良。火煅过用。

【气味】同。

【主治】痰饮积及胃脘痛(震亨)。反胃膈气,痰嗽鼻渊,脱肛痔疾,疮疖下疳,汤火伤(时珍)。

【发明】时珍曰:螺乃蚌蛤之属,其壳大抵与蚌粉、蛤粉、蚶、蚬之类同功。合而观之,自可神悟。

【附方】新十。卒得咳嗽:屋上白螺(或白蚬)壳,捣为末。酒服方寸匕。(《肘后方》)湿痰心痛:白螺蛳壳洗净,烧存性,研末。酒服方寸匕,立止。(《正传》)膈气疼痛:白玉散:用壁上陈白螺蛳烧研。每服一钱,酒下,甚效。(孙氏)小儿软疖:用鬼眼睛(即墙上白螺蛳壳)烧灰,入倒挂尘等分,油调涂之。(《寿域》)阴头生疮:用溪港年久螺蛳烧灰,敷之。(《奇效》)汤火伤疮:用多年干白螺蛳壳煅研,油调敷。(《澹寮》)杨梅疮烂:古墙上螺蛳壳、辰砂等分,片脑少许,为末,搽之。小儿哮疾:向南墙上年久螺蛳为末,日晡时以水调成,日落时举手合掌皈依,吞之即效。叶氏《摘玄方》)瘰疬已破:土墙上白螺蛳壳为末,日日敷之。(谈野翁方)痘疮不收:墙上白螺蛳壳,洗净煅研,掺之。(《医方摘要》)

蓼螺(《拾遗》)

【集解】藏器曰:蓼螺生永嘉海中。味辛辣如蓼。

时珍曰:按《韵会》云:蓼螺,紫色有斑文。今宁波出泥螺,状如蚕豆,可代充海错。

肉

【气味】辛,平,无毒。

【主治】飞尸游蛊。生食之。浸以姜、醋,弥佳(藏器)。

寄居虫(《拾遗》)

【释名】寄生虫。

【集解】藏器曰:陶注蜗牛云:海边大有,似蜗牛,火炙壳便走出,食之益人。按寄居在螺壳间,非螺也。候螺蛤开,即自出食。螺蛤欲合,已还壳中。海族多被其寄。又南海一种似蜘蛛,入螺壳中,负壳而走。触之即缩如螺,火炙乃出。一名蜉。无别功用。

时珍曰:按孙愐云:寄居在龟壳中者名曰蝐。则寄居亦非一种也。

【气味】缺。

【主治】益颜色,美心志(弘景)。

海月(《拾遗》)

【释名】玉珧(音姚)、江珧、马颊、马甲。

藏器曰:海月,蛤类也。似半月,故名。水沫所化,煮时犹变为水。

时珍曰:马甲、玉珧皆以形色名。万震赞云"厥甲美如珧玉",是矣。

【集解】时珍曰:刘恂《岭表录异》云:海月大如镜,白色正圆,常死海旁。其柱如搔头尖,其甲美如玉。段成式《杂俎》云:玉珧形似蚌,长二三寸,广五寸,上大下小。壳中柱炙食,味如牛头胘项。王氏《宛委录》云:奉化县四月南风起,江珧一上,可得数百。如蚌稍大,肉腥韧不堪。惟四肉柱长寸许,白如珂雪,以鸡汁瀹食肥美。过火则味尽也。

【气味】甘,辛,平,无毒。

【主治】消渴下气,调中利五脏,止小便。消腹中宿物,令人易饥能食。生姜、酱同食之（藏器）。

【附录】海镜

时珍曰：一名镜鱼，一名琐蛣，一名膏药盘，生南海。两片相合成形，壳圆如镜，中甚莹滑，映日光如云母。内有少肉如蚌胎。腹有寄居虫，大如豆，状如蟹。海镜饥则出食，入则镜亦饱矣。郭璞赋云"琐蛣腹蟹，水母目虾"，即此。

海燕（《纲目》）

【集解】时珍曰：海燕出东海。大一寸，状扁面圆，背上青黑，腹下白脆，似海螵蛸，有纹如蕈菌。口在腹下，食细沙。口旁有五路正勾，即其足也。《临海水土记》云：阳遂足，生海中。背青黑，腹白，有五足，长短大小皆等，不知头尾所在。生时体软，死即干脆。即此物也。《临海异物志》载："燕鱼长五寸，阴雨则飞起丈余"，此或同名者也。

【气味】咸，温，无毒。

【主治】阴雨发损痛，煮汁服，取汗即解。亦入滋阴药（时珍）。

郎君子（《海药》）

【集解】珣曰：郎君子生南海。有雌雄，状似杏仁，青碧色。欲验真假，口内含热放醋中，雌雄相逐，逡巡便合，即下卵如粟状者，真也。亦难得之物。

时珍曰：顾玠《海槎录》云：相思子状如螺，中实如石，大如豆。藏箧笥积岁不坏。若置醋中，即盘旋不已。按此即郎君子也。

【气味】缺。

【主治】妇人难产，手把之便生，极验。

本草纲目禽部第四十七卷

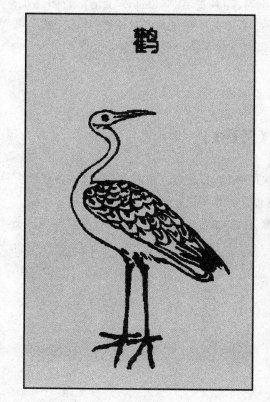

鹳

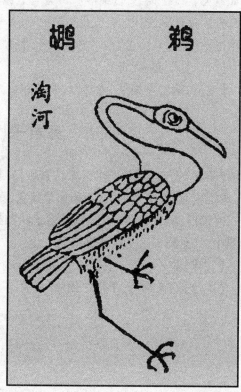

鹈鹕

淘河

本草纲目禽部第四十七卷

鹤（宋《嘉祐》）

【释名】仙禽（《纲目》）、胎禽。

时珍曰：鹤字，篆文象翘首短尾之形。一云白色雕雕，故名。八公《相鹤经》云：鹤乃羽族之宗，仙人之骥，千六百年乃胎产。则胎、仙之称以此。世谓鹤不卵生者，误矣。

【集解】禹锡曰：鹤有玄有黄，有白有苍。入药用白者，他色次之。

时珍曰：鹤大于鹄，长三尺，高三尺余，喙长四寸。丹顶赤目，赤颊青脚、修颈凋尾，粗膝纤指。白羽黑翎，亦有灰色、苍色者。尝以夜半鸣，声唳云霄。雄鸣上风，雌鸣下风，声交而孕。亦唼蛇虺，闻降真香烟则降，其粪能化石，皆物类相感也。按《相鹤经》云：鹤，阳鸟也，而游于阴。行必依洲渚，止不集林木。二年落子毛，易黑点。三年产伏。又七年羽翮具又七年飞薄云汉，又七年舞应节，又七年鸣中律，又七年大毛落，氄毛生，或白如雪，或黑如漆；百六十年雌雄相视而孕；千六百年形始定，饮而不食，乃胎化也。又按俞琰云：龟鹤能运任脉，故多寿。无死气于中也。鹤骨为笛，甚清越。

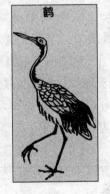

鹤

白鹤血

【气味】咸，平，无毒。

【主治】益气力，补虚乏，去风益肺（《嘉祐》）。

【发明】禹锡曰：按《穆天子传》云：天子至巨蒐氏，巨蒐之人献白鹤之血饮之。云益人气力也。

脑

【主治】和天雄、葱实服之。令人目明，夜能书字（《抱朴》）。

卵

【气味】甘、咸，平，无毒。

【主治】预解痘毒,多者令少,少者令不出。每用一枚煮,与小儿食之(时珍。出《活幼全书》)。

骨

【主治】酥炙,入滋补药(时珍)。

肫中砂石子

【主治】磨水服,解蛊毒邪(《嘉祐》)。

鹳(《别录》下品)

【释名】皂君(《诗疏》)、负釜(同)、黑尻(同)。

时珍曰:鹳字,篆文象形。其背、尾色黑,故陆玑《诗疏》有皂君诸名。

【集解】弘景曰:鹳有两种:似鹄而巢树者为白鹳,黑色曲颈者为乌鹳。今宜用白者。

宗奭曰:鹳身如鹤,但头无丹,项无乌带。兼不善唳,止以喙相击而鸣。多在楼殿吻上作窠。尝日夕观之,并无作池养鱼之说。

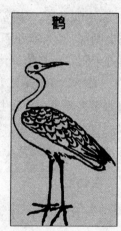

时珍曰:鹳似鹤而顶不丹,长颈赤喙,色灰白,翅尾俱黑。多巢于高木。其飞也,奋于层霄,旋绕如阵,仰天号鸣,必主有雨。其抱卵以影,或云以声眕之。《禽经》云:鹳生三子,一为鹤。巽极成震,极阴变阳也。震为鹤,巽为鹳也。

【正误】藏器曰:人探巢取鹳子,六十里旱,能群飞激散雨也。其巢中以泥为池,含水满中,养鱼、蛇以哺子。鹳之伏卵恐冷,取磐石围之,以助暖气。

时珍曰:寥郭之大,阴阳升降,油然作云,沛然下雨。区区微鸟,岂能以私忿使天壤赤旱耶?况鹳乃水鸟,可以候雨乎?作池、取石之说,俱出自陆玑《诗疏》、张华《博物志》,可谓愚矣!

骨

【气味】甘,大寒,无毒。

藏器曰:有小毒。入沐汤浴头,令发尽脱,更不生也。又杀树木。

【主治】鬼蛊诸疰毒,五尸心腹痛(《别录》)。

甄权曰:亦可单炙黄研,空心暖酒服方寸匕。

时珍曰:《千金》治尸疰,有鹳骨丸。

脚骨及嘴

【主治】喉痹飞尸，蛇虺咬，及小儿闪癖，大腹痞满，并煮汁服之，亦烧灰饮服（藏器）。

卵

【主治】预解痘毒，水煮一枚，与小儿啖之。令不出痘，或出亦稀（时珍。出《活幼全书》）。

屎

【主治】小儿天钓惊风，发歇不定。炒研半钱，入牛黄、麝香各半钱，炒蝎五枚，为末。每服半钱，新汲水服（时珍）。

鸰鸡（《食物》）

【释名】鸰鹁（《尔雅》）、麋鹁（《尔雅》）、鹁鹿（《尔雅翼》）、麦鸡。

时珍曰：按罗愿云：鸰麋，其色苍，如麋也。鹁鹿，其声也。关西呼曰鹁鹿，山东呼曰鸰鹁（讹为错落），南人呼为鸰鸡，江人呼为麦鸡。

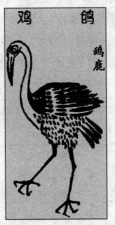

【集解】颖曰：鸰鸡状如鹤大，而顶无丹，两颊红。

时珍曰：鸰，水鸟也，食于田泽洲渚之间。大如鹤，青苍色，亦有灰色者。长颈高脚，群飞，可以候霜。或以为即古之鹔鷞，其皮可为裘，与凤同名者也。

肉

【气味】甘，温，无毒。

【主治】杀虫，解蛊毒（汪颖）。

【发明】时珍曰：鸰，古人多食之。故宋玉《小招》云：鹁酸臇凫煎鸿鸰。景差《大招》云：炙鸹蒸凫煔鹑陈。今惟俚人捕食，不复充馔品矣。

【附录】鹔鷞

时珍曰：按罗愿《尔雅翼》云：鹔鷞水鸟，雁属也。似雁而长颈，绿色，皮可为裘，霜时乃来就暖。故《禽经》云：鷞飞则霜，鹏飞则雨。鹏即商羊也。又西方之凤，亦名鹔鷞。

阳乌（《拾遗》）

【释名】阳鸦（《拾遗》）。

【集解】藏器曰：阳乌出建州。似鹳而殊小，身黑，颈长而白。

嘴

【主治】烧灰酒服，治恶虫咬成疮（藏器）。

秃鹙（《食物》）

【释名】扶老（《古今注》）、鸧鸹（俗作鹚鸹）。

时珍曰：凡鸟至秋毛脱秃。此鸟头秃如秋毨，又如老人头童及扶杖之状，故得诸名。说文作秃鹙。

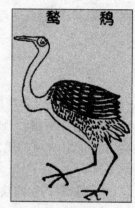

【集解】时珍曰：秃鹙，水鸟之大者也。出南方有大湖泊处。其状如鹤而大，青苍色，张翼广五六尺，举头高六七尺，长颈赤目，头项皆无毛。其顶皮方二寸许，红色如鹤顶。其喙深黄色而扁直，长尺余。其嗉下亦有胡袋，如鹈鹕状。其足爪如鸡，黑色。性极贪恶，能与人斗，好啖鱼、蛇及鸟雏。《诗》云"有鹙在梁"，即此。自元入我朝，常赋犹有鸧鸹之供献。按《饮膳正要》云：鸧鸹有三种：有白者，黑者，花者。名为胡鸧鸹。其肉色亦不同也。又案景焕《闲谈》云：海鸟鹦鹉，即今之秃鹙。其说与环氏吴纪所谓"鸟之大者秃鹙，小者鹡鸰"，相合。今潦年鹙或飞来近市，人或怪骇，此又同鲁人怪鹦鹉之意，皆由不常见耳。

肉

【气味】咸，微寒，无毒。

《正要》曰：甘，温。

【主治】中虫、鱼毒（汪颖）。补中益气，甚益人，炙食尤美。作脯馐食，强气力，令人走及奔马（时珍。出《饮膳正要》，及《古今注》、《禽经》）。

髓

【气味】甘，温，无毒。

【主治】补精髓（《正要》）。

喙

【主治】鱼骨哽（汪颖）。

毛

【主治】解水虫毒(时珍。出《埤雅》)。

鸀鳿(音蒙童。《纲目》)

【释名】越王鸟(《纲目》)、鹤顶(同),鸀雕(同)。

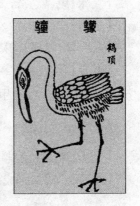

鹤顶

【集解】时珍曰:案刘欣期《交州志》云:鸀鳿即越王鸟,水鸟也。出九真、交趾。大如孔雀,喙长尺余,黄白黑色,光莹如漆,南人以为饮器。罗山《疏》云:越王鸟状如乌鸢,而足长口勾,末如冠,可受二升许,以为酒器,极坚致。不践地,不饮江湖,不啄百草,不食虫鱼,惟啖木叶。粪似薰陆香,山人得之以为香,可入药用。杨慎《丹铅录》云:鸀鳿,即今鹤顶也。

粪

【主治】水和,涂杂疮(竺法真登《罗山疏》)。

鹈鹕(宋《嘉祐》)

【释名】犁鹕、鹲鸒(音户泽)、逃河(一作淘)、淘鹅。

禹锡曰:昔有人窃肉入河,化为此鸟,今犹有肉,因名逃河。

时珍曰:此俚言也。案《山海经》云:沙水多犁鹕,其名自呼。后人转为鹈鹕耳。又吴谚云:夏至前来,谓之犁鹕,言主水也。夏至后来,谓之犁涂,言主旱也。陆玑云:遇小泽即以胡盛水,斥涸取鱼食,故曰鹲鸒,曰淘河。俗名淘鹅,因形也。又讹而为驼鹤。

【集解】禹锡曰:鹈鹕,大如苍鹅。颐下有皮袋,容二升物,展缩由之,袋中盛水以养鱼。云身是水沫,惟胸前有两块肉,列如拳。《诗》云:惟鹈在梁,不濡其咮。咮,喙也,言爱其嘴也。

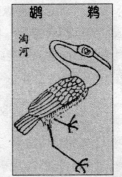

时珍曰:鹈鹕处处有之,水鸟也。似鹗而甚大,灰色如苍鹅。喙长尺余,直而且广,口中正赤,颔下胡大如数升囊。好群飞,沉水食鱼,亦能竭小水取鱼。俚人食其肉,取其脂入药。用翅骨、胻骨作筒,吹喉、鼻药甚妙。其盛水养鱼、身是水沫之说,盖妄谈也。又案晁以道云:鹈之属有曰漫画者,以嘴画水求鱼,无一息之停。有曰信天缘者,终日凝立,不易其处,俟鱼过乃取之。所谓信天缘者,即俗名青翰者也,又名青庄。此可喻人之贪廉。

脂油

时珍曰：剥取其脂，熬化掠取，就以其嗉盛之，则不渗漏。他物即透走也。

【气味】咸，温，滑，无毒。

【主治】涂痈肿，治风痹，透经络，通耳聋（时珍）。

【发明】时珍曰：淘鹅油性走，能引诸药透入病所拔毒，故能治聋、痹、肿毒诸病。

【附方】新一。耳聋：用淘鹅油半匙，磁石一小豆，麝香少许，和匀，以绵裹成挺子，塞耳中，口含生铁少许。用三五次即有效。（《青囊》）

嘴

【气味】咸，平，无毒。

【主治】赤白久痢成疳，烧存性研末。水服一方寸匕（《嘉祐》）。

舌

【主治】疔疮（时珍）。

毛皮

【主治】反胃吐食，烧存性，每酒服二钱（时珍。出《普济》）。

鹅（《别录》上品）

【释名】家雁（《纲目》）、舒雁。

时珍曰：鹅鸣自呼。江东谓之舒雁，似雁而舒迟也。

【集解】时珍曰：江淮以南多畜之。有苍、白二色，及大而垂胡者。并绿眼黄喙红掌，善斗，其夜鸣应更。师旷《禽经》云："脚近臎者能步"，鹅、鹜是也。又云：鹅伏卵则逆月，谓向月取气助卵也。性能唼蛇及蚓，制射工。故养之能辟虫虺，或言鹅性不食生虫者，不然。

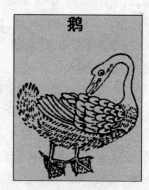

鹅

白鹅膏（腊月炼收）

【气味】甘，微寒，无毒。

【主治】灌耳，治卒聋（《别录》）。润皮肤，可合面脂（《日华》）。涂面急，令人悦白。唇沈，手足皲裂，消痈肿，解礜石毒（时珍）。

肉

【气味】甘,平,无毒。

《日华》曰:白鹅:辛,凉,无毒。苍鹅:冷,有毒,发疮肿。

诜曰:鹅肉性冷,多食令人易霍乱,发痼疾。

李鹏飞曰:嫩鹅毒,老鹅良。

【主治】利五脏(《别录》)。解五脏热,服丹石人宜之(孟诜)。煮汁,止消渴(藏器)。

【发明】藏器曰:苍鹅食虫,主射工毒为良。白鹅不食虫,止渴为胜。时珍曰:鹅气味俱厚,发风发疮,莫此为甚,火熏者尤毒。曾目击其害,而本草谓其性凉利五脏,韩悆《医通》谓其疏风,岂其然哉? 又葛洪《肘后方》云:人家养白鹅、白鸭,可辟、食射工。则谓白鹅不食虫、不发病之说,亦非矣! 但比苍鹅薄乎云耳。若夫止渴,凡发胃气者皆能生津,岂独止渴者便曰性凉乎? 参苓白术散乃治渴要药,何尝寒凉耶?

臎(一名尾罂,尾肉也)

时珍曰:内则"舒雁臎不可食",为气臊可厌耳,而俗夫嗜之。

【主治】涂手足皴裂。纳耳中,治聋及聤耳(《日华》)。

血

【气味】咸,平,微毒。

【主治】中射工毒者,饮之,并涂其身(陶弘景)。解药毒(时珍曰:祈祷家多用之)。

胆

【气味】苦,寒,无毒。

【主治】解热毒及痔疮初起。频涂抹之,自消(时珍)。

【附方】新一。痔疮有核:白鹅胆二三枚,取汁,入熊胆二分,片脑半分,研匀,瓷器密封,勿令泄气。用则手指涂之,立效。(刘氏《保寿堂方》)

卵

【气味】甘,温,无毒。

【主治】补中益气。多食发痼疾(孟诜)。

涎

【主治】咽喉谷贼(时珍)。

【发明】时珍曰:按洪迈《夷坚志》云:小儿误吞稻芒,着咽喉中不能出者,名曰谷贼。惟以鹅涎灌之即愈。盖鹅涎化谷相制耳。

毛

【主治】射工水毒（《别录》）。小儿惊痫。又烧灰酒服，治噎疾（苏恭）。

【发明】弘景曰：东川多溪毒，养鹅以辟之。毛羽亦佳，并饮其血。鹅未必食射工，盖以威相制耳。

时珍曰：《禽经》云：鹅飞则蜮沉。蜮即射工也。又《岭南异物志》云：邕州蛮人选鹅腹毳毛为衣，被絮，柔暖而性冷。婴儿尤宜之，能辟惊痫。柳子厚诗云：鹅毛御腊缝山罽，即此。盖毛与肉性不同也。

【附方】新二。通气散：治误吞铜钱及钩绳。鹅毛一钱（烧灰），磁石皂子大（煅），象牙一钱（烧存性），为末。每服半钱，新汲水下。（《医方妙选》）噎食病：白鹅尾毛烧灰，米汤每服一钱。

掌上黄皮

【主治】烧研，搽脚趾缝湿烂。焙研。油调，涂冻疮良（时珍。出谈野翁诸方）

屎

【主治】绞汁服，治小儿鹅口疮（时珍。出《秘录》）。苍鹅屎：敷虫、蛇咬毒（《日华》）。

【附方】新一。鹅口疮：自内生出可治，自外生入不可治。用食草白鹅下清粪滤汁，入沙糖少许搽之。或用雄鹅粪眠倒者烧灰，入麝香少许搽之，并效。（《永类钤方》）

雁（《本经》上品）

【释名】鸿。

时珍曰：按《禽经》云：鳹以水言，自北而南。鸧以山言，自南而北。张华注云：鳹鸧并音雁。冬则适南，集于水干，故字从干；春则向北，集于山岸，故字从斥。小者曰雁，大者曰鸿。鸿，大也。多集江渚，故从江。梵书谓之僧娑。

【集解】《别录》曰：雁生江南池泽，取无时。

弘景曰：《诗疏》云：大曰鸿，小曰雁。今雁类亦有大小，皆同一形。又有野鹅大于雁，似人家苍鹅，谓之驾鹅。雁在江湖，夏当产伏，故皆往北，恐雁门北人不食之也。虽采无时，以冬月为好。

恭曰：雁为阳鸟，与燕往来相反，冬南翔，夏北徂，孳育于北也，岂因北人不食之乎？

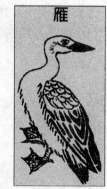

宗奭曰：雁热则即北，寒则即南，以就和气。所以为礼币者，一取其信，二取其和也。

时珍曰：雁状似鹅，亦有苍、白二色。今人以白而小者为雁，大者为鸿，苍者为野鹅，亦曰䳋鹅，《尔雅》谓之鵱鷜也。雁有四德：寒则自北而南，止于衡阳，热则自南而北，归于雁门，其信也；飞则有序而前鸣后和，其礼也；失偶不再配，其节也；夜则群宿而一奴巡警，昼则衔芦以避矰缴，其智也。而捕者豢之为媒，以诱其类，是则一愚矣。南来时瘠瘦不可食，北向时乃肥，故宜取之。又汉、唐书，并载有五色雁云。

雁肪

【正误】一名鹜肪。

弘景曰：鹜是野鸭，《本经》雁肪亦名鹜肪，是雁鹜相类而误耳。

【气味】甘，平，无毒。

【主治】风挛拘急偏枯，血气不通利。久服益气不饥，轻身耐老（《本经》。《心镜》云：上证，用肪四两炼净。每日空心暖酒一杯服一匙。长毛发须眉（《别录》。诜曰：合生发膏用之）。杀诸石药毒（吴普）。治耳聋。和豆黄作丸，补劳瘦，肥白人（《日华》）。涂痈肿耳疳，又治结热胸痞呕吐（时珍曰：《外台》治此证有雁肪汤）。

【附方】新一。生发：雁肪日日涂之。（《千金方》）

肉

【气味】甘，平，无毒。

思邈曰：七月勿食雁，伤人神。《礼》云"食雁去肾"，不利人也。

【主治】风麻痹。久食助气，壮筋骨（《日华》）。利脏腑，解丹石毒（时珍）。

【发明】弘景曰：雁肪人不多食，其肉亦应好。

宗奭曰：人不食雁，谓其知阴阳之升降，分少长之行序也。道家谓之天厌，亦一说耳。食之则治诸风。

骨

【主治】烧灰和米泔沐头，长发（孟诜）。

毛

【主治】喉下白毛，疗小儿痫有效（苏恭）。自落翎毛，小儿佩之，剧惊痫（《日华》）。

【发明】时珍曰：案《酉阳杂俎》云：临邑人，春夏罗取鸿雁毛以御暑。又《淮南万毕术》云：鸿毛作囊，可以渡江。此亦中流一壶之意，水行者不可不知。

屎白

【主治】灸疮肿痛，和人精涂之（《梅师》）。

鹄(《食物》)

【释名】天鹅。

时珍曰:案师旷《禽经》云:"鹄鸣哠哠",故谓之鹄。吴僧赞宁云:凡物大者,皆以天名。天者,大也。则天鹅名义,盖亦同此。罗氏谓鹄即鹤,亦不然。

【集解】时珍曰:鹄大于雁,羽毛白泽,其翔极高而善步,所谓鹄不浴而白,一举千里,是也。亦有黄鹄、丹鹄,湖、海、江、汉之间皆有之,出辽东者尤甚,而畏海青鹘。其皮毛可为服饰,谓之天鹅绒。案《饮膳正要》云:天鹅有四等:大金头鹅,似雁而长项,入食为上,美于雁。小金头鹅,形差小;花鹅,色花;一种不能鸣鹅,飞则翔响,其肉微腥。并不及大金头鹅,各有所产之地。

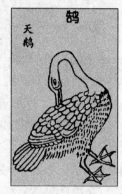

鹄 天鹅

肉

【气味】甘,平,无毒。

颖曰:冷。

忽氏曰:热。

【主治】腌炙食之,益人气力,利脏腑(时珍)。

油(冬月取肪炼收)。

【气味】缺。

【主治】涂痈肿,治小儿疳耳(时珍)。

【附方】新一。疳耳出脓:用天鹅油调草乌末,入龙脑少许,和敷立效。无则以雁油代之。(《通玄论》)

绒毛

【主治】刀杖金疮,贴之立愈(汪颖)。

鸨(音保。《纲目》)

【释名】独豹。

时珍曰:案罗愿云:鸨有豹文,故名独豹,而讹为鸨也。陆佃云:鸨性群居,如雁有行列,故字从阜(音保),相次也。《诗》云"鸨行",是矣。

【集解】时珍曰:鸨,水鸟也。似雁而斑纹,无后趾。性不木止,其飞也肃肃,其食也齝。肥腯多脂,肉粗味美。闽语曰:鸨无舌,兔无脾。或云:纯雌无雄,与他鸟合。或云:

鸨见鹭鸟,激粪射之,其毛自脱也。

肉

【气味】甘,平,无毒。

时珍曰:《礼记》:不食鹄奥。奥者,脆胵也,深奥之处也。

【主治】补益虚人,去风痹气(《正要》)。

肪

【主治】长毛发,泽肌肤,涂痈肿(时珍)。

鹜(音木。《别录》上品)

【释名】鸭(《说文》)、舒凫(《尔雅》)、

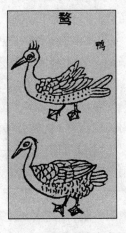

家凫(《纲目》)、鹜鸣(音末匹)。

时珍曰:鹜通作木。鹜性质木,而无他心,故庶人以为贽。《曲礼》云:庶人执匹。匹,双鹜也。匹夫卑末,故《广雅》谓鸭为鹜鸣。《禽经》云:"鸭鸣呷呷",其名自呼。凫能高飞,而鸭舒缓不能飞,故曰舒凫。

【正误】弘景曰:鹜即鸭。有家鸭、野鸭。

藏器曰:《尸子》云:野鸭为凫,家鸭为鹜。不能飞翔,如庶人守耕稼而已。

保升曰:《尔雅》云:野凫,鹜。而本草鹜肪,乃家鸭也。

宗奭曰:据数说,则凫、鹜皆鸭也。王勃《滕王阁序》云"落霞与孤鹜齐飞",则鹜为野鸭明矣。勃乃名儒,必有所据。

时珍曰:四家惟藏器为是。陶以凫、鹜混称,寇以鹜为野鸭,韩引《尔雅》错舒凫为野凫,并误矣,今正之。盖鹜有舒凫之名,而凫有野鹜之称,故王勃可以通用,而其义自明。案《周礼》"庶人执鹜",岂野鸭乎?《国风》弋凫与雁,岂家鸭乎?屈原《离骚》云:宁与骐骥抗轭乎?将与鸡鹜争食乎?宁昂昂若千里驹乎?将泛泛若水中之凫乎?此以凫、鹜对言,则家也、野也,益自明矣。

【集解】时珍曰:案《格物论》云:鸭,雄者绿头文翅,雌者黄斑色。但有纯黑、纯白者。又有白而乌骨者,药食更佳。鸭皆雄喑雌鸣。重阳后乃肥腯味美。清明后生卵,则内陷不满。伏卵闻砻磨之声,则鹎而不成。无雌抱伏,则以牛屎妪而出之,此皆物理之不可晓者也。

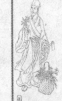

鹜肪（白鸭者良，炼过用）

【气味】甘，大寒，无毒。

思邈曰：甘，平。

【主治】气虚寒热，水肿（《别录》）。

【附方】新一。瘰疬汁出不止：用鸭脂调半夏末敷之。（《永类方》）

肉

【气味】甘，冷，微毒。

弘景曰：黄雌鸭为补最胜。

诜曰：白鸭肉最良。黑鸭肉有毒，滑中，发冷利、脚气，不可食。目白者，杀人。

瑞曰：肠风下血人不可食。

时珍曰：嫩者毒，老者良。尾臎不可食，见《礼记》。昔有人食鸭肉成症，用秫米治之而愈。见秫米下。

【主治】补虚除客热。利脏腑，利水道，疗小儿惊痫（《别录》）。解丹毒，止热痢（《日华》）。头生疮肿。和葱、豉煮汁饮之，去卒然烦热（孟诜。并用白鸭）。

【发明】刘完素曰：鹜之利水，因其气相感而为使也。

时珍曰：鸭，水禽也。治水利小便，宜用青头雄鸭，取水木生发之象。治虚劳热毒，宜用乌骨白鸭，取金水寒肃之象也。

【附方】旧三，新一。白凤膏：葛可久云：治久虚发热，咳嗽吐痰，咳血，火乘金位者。用黑嘴白鸭一只，取血入温酒量饮，使直入肺经以酒补之。将鸭干捋去毛，胁下开窍去肠拭净，入大枣肉二升，参苓平胃散末一升，缚定。用沙瓮一个，置鸭在内，以炭火慢煨。将陈酒一瓶，作三次入之。酒干为度，取起，食鸭及枣。频作取愈。（《十药神书》）大腹水病，小便短少：《百一方》：用青头雄鸭煮汁饮，厚盖取汗。《心镜》：治十种水病垂死。用青头鸭一只，如常治切，和米并五味煮作粥食。又方：用白鸭一只治净，以馈饭半升，同姜、椒入鸭腹中缝定，蒸熟食之。

头（雄鸭者良）

【主治】煮服，治水肿，通利小便（恭曰：古方有鸭头丸）。

【附方】新一。鸭头丸：治阳水暴肿，面赤，烦躁喘急，小便涩。其效如神，此裴河东方也。用甜葶苈（炒）二两（熬膏），汉防己末二两，以绿头鸭血同头全捣三千杵，丸梧子大。每木通汤下七十丸，日三服。一加猪苓一两。（《外台秘要》）

脑

【主治】冻疮，取涂之良（时珍）。

血（白鸭者良）

【气味】咸，冷，无毒。

【主治】解诸毒（《别录》）。热饮，解野葛毒。已死者，入咽即活（孟诜）。热血，解中生金、生银、丹石、砒霜诸毒，射工毒。又治中恶及溺水死者，灌之即活。蚯蚓咬疮，涂之即愈（时珍）。

【附方】新三。卒中恶死或先病痛，或卧而忽绝：并取雄鸭，向死人口断其头，沥血入口。外以竹筒吹其下部，极则易人，气通即活也。（《肘后》）解百蛊毒：白鸭血热饮之。（《广记》）小儿白痢似鱼冻者：白鸭杀取血，滚酒泡服，即止也。（《摘玄方》）

舌

【主治】痔疮杀虫，取相制也（时珍）。

涎

【主治】小儿痉风，头及四肢皆往后，以鸭涎滴之。又治蚯蚓吹小儿阴肿，取雄鸭抹之即消（时珍。出《海上》）。

胆

【气味】苦、辛，寒，无毒。

【主治】涂痔核，良。又点赤目初起，亦效（时珍）。

肫衣（即腤胜内皮也）

【主治】诸骨哽，炙研，水服一钱即愈，取其消导也（时珍）。

卵

【气味】甘、咸，微寒，无毒。

诜曰：多食发冷气，令人气短背闷。小儿多食，脚软。盐藏食之，即宜人。

士良曰：生疮毒者食之，令恶肉突出。

弘景曰：不可合鳖肉、李子食，害人。合椹食，令人生子不顺。

【主治】心腹胸膈热（《日华》）。

【发明】时珍曰：今人盐藏鸭子，其法多端。俗传小儿泄痢，炙咸卵食之，亦间有愈者。盖鸭肉能治痢，而炒盐亦治血痢故耳。

白鸭通（即鸭屎也。与马通同义）

【气味】冷，无毒。

【主治】杀石药毒,解结缚,散畜热(《别录》)。主热毒,毒痢。又和鸡子白,涂热疮肿毒,即消。涂蚯蚓咬,亦效(孟诜)。绞汁服,解金、银、铜、铁毒(时珍)。

【附方】旧一,新二。石药过剂:白鸭屎为末,水服二钱,效。(《百一方》)乳石发动烦热:用白鸭通一合,汤一盏渍之,澄清冷饮。(《圣惠方》)热疮肿痛不可忍:用家鸭粪同鸡子清调敷,即消。(《圣惠》)

凫(《食疗》)

【释名】野鸭(《诗疏》)、野鹜(同上)、鸬(音施)、沉凫。

时珍曰:凫从几(音殊),短羽高飞貌,凫义取此。《尔雅》云:鹝,沉凫也。凫性好没故也。俗作晨凫,云凫常以晨飞,亦通。

【集解】时珍曰:凫,东南江海湖泊中皆有之。数百为群,晨夜蔽天,而飞声如风雨,所至稻梁一空。陆玑《诗疏》云:状似鸭而小,杂青白色,背上有纹,短喙长尾,卑脚红掌,水鸟之谨愿者,肥而耐寒。或云食用绿头者为上,尾尖者次之。海中一种冠凫,头上有冠,乃石首鱼所化也。并宜冬月取之。

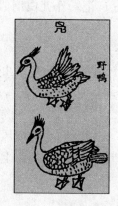

凫 野鸭

肉

【气味】甘,凉,无毒。

诜曰:九月以后,立春以前,即中食,大益病人,全胜家者,虽寒不动气。

《日华》曰:不可合胡桃、木耳、豆豉同食。

【主治】补中益气。平胃消食,除十二种虫。身上有诸小热疮,年久不愈者,但多食之,即瘥(孟诜)。治热毒风及恶疮疖,杀腹脏一切虫,治水肿(《日华》)。

血

【主治】解挑生蛊毒,热饮探吐(时珍。出《摘玄》)。

鹥鶋(音甓梯。《拾遗》)

【释名】鸁(《尔雅》)、水㧣(音札。《正要》)、鸊鷉(《日用》)、刁鸭(《蜀本注》)、油鸭(俗)。

时珍曰:鹥鶋、须鸁,并未详。㧣、刁、零丁,皆状其小也。油,言其肥也。

【集解】藏器曰:鹥鶋,水鸟也。大如鸠,鸭脚连尾,不能陆行,常在水中。人至即沉,或击之便起。其膏涂刀剑不锈。《续英华诗》云:马衔苜蓿叶,剑莹鹥鶋膏,是也。

韩保升曰:野鸭有与家鸭相似者,有全别者。其甚小者名刁鸭,味最佳。

时珍曰：鸏鹕，南方湖溪多有之。似野鸭而小，苍白文，多脂味美。冬月取之，其类甚多。扬雄《方言》所谓"野凫，甚小而好没水中者，南楚之外谓之鸏鹕，大者谓之鹘鹕"，是也。

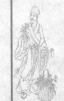

肉

【气味】甘，平，无毒。

【主治】补中益气。五味炙食，甚美（时珍。出《正要》）。

膏

【主治】滴耳，治聋（藏器）。

鸳鸯（宋《嘉祐》）

【释名】黄鸭（《纲目》）、匹鸟。

时珍曰：鸳鸯终日并游，有宛在水中央之意也。或曰：雄鸣曰鸳，雌鸣曰鸯。崔豹《古今注》云：鸳鸯雄雌不相离，人获其一，则一相思而死，故谓之匹鸟。《涅槃经》谓之婆罗迦邻提。

【集解】时珍曰：鸳鸯，凫类也，南方湖溪中有之。栖于土穴中，大如小鸭。其质杏黄色，有文采，红头翠鬣，黑翅黑尾，红掌，头有白长毛垂之至尾。交颈而卧，其交不再。

肉

【气味】咸，平，有小毒。

孙曰：苦，微温，无毒。

瑞曰：酸，无毒。

禹锡曰：多食，令人患大风。

【主治】诸瘘疥癣，以酒浸。炙令热，敷贴疮上，冷即易（《嘉祐》）。清酒炙食，治瘘疮。作羹臛食之，令人肥丽。夫妇不和者，私与食之，即相爱怜（孟诜）。炙食，治梦寐思慕者（孙思邈）。

【附方】旧一，新一。五痔瘘疮：鸳鸯一只，治如常法。炙熟细切，以五味、醋食之。作羹亦妙。（《食医心镜》）血痔不止：鸳鸯一只，治净切片，以五味、椒、盐腌炙，空心食之。（《奉亲养老》方）

鸂鶒(音溪敕。宋《嘉祐》)

【释名】溪鸭(《异物志》)、紫鸳鸯。

时珍曰:按《杜台卿淮赋》云:鸂鶒寻邪而逐害。此鸟专食短狐,乃溪中敕逐害物者。其游于溪也,左雄右雌,群伍不乱,似有式度者,故《说文》又作溪鶒。其形大于鸳鸯,而色多紫,亦好并游,故谓之紫鸳鸯也。

【集解】禹锡曰:鸂鶒,南方有短狐处多有之。性食短狐也,所居处无复毒气,人家宜畜之。形小如鸭,毛有五采,首有缨,尾有毛如船柁形。

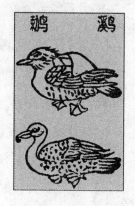

肉

【气味】甘,平,无毒。冬月用之。

【主治】食之,去惊邪及短狐毒(《嘉祐》)。

鸡鹈(音交睛。《拾遗》)

【释名】交瞳(《说文》)、茭鸡(俗)、鸦(音坚。出《尔雅》)。

时珍曰:按《禽经》云:白鸽相眱而孕,鸡鹈睛交而孕。又曰:旋目其名鸦,方目其名鸠,交目其名鸦。观其眸子,而命名之义备矣。《说文》谓之交瞳,瞳亦目瞳子也。俗呼茭鸡,云多居茭菇中,而脚高似鸡。其说亦通。

【集解】藏器曰:鸡鹈,水鸟也,出南方池泽。似鸭绿衣。人家养之,驯扰不去。可厌火灾。《异物志》云:鸡鹈巢于高树颠,生子穴中,衔其母翼,飞下饮食。

时珍曰:鸡鹈大如凫、鹜,而高似鸡,长喙好啄,其顶有红毛如冠,翠翿碧斑,丹嘴青胫。养之可玩。

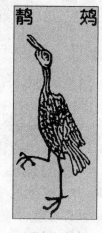

肉

【气味】甘、咸,平,无毒。

【主治】炙食,解诸鱼、虾毒(时珍)。

【附录】旋目

水鸟也,生荆郢间。大如鹭而短尾,红白色,深目,目旁毛皆长而旋。《上林赋》云"交睛旋目"，是矣。

方目

一名鸠(音纺)，一名泽虞，俗名护田鸟。西人谓之蛤蟆护，水鸟也。常在田泽中，形似鸥、鹭，苍黑色，头有白肉冠，赤足。见人辄鸣唤不去。渔人呼为乌鸡，闽人讹为姑鸡。

鹭(《食物》)

【释名】鹭鸶(《禽经》)、丝禽(陆龟蒙)、雪客(李昉所命)、春锄(《尔雅》)、白鸟。

时珍曰：《禽经》云：鹳飞则霜，鹭飞则露。其名以此。步于浅水，好自低昂，如春如锄之状，故曰春锄。陆玑《诗疏》云：青齐之间谓之春锄，辽东、吴扬皆云白鹭。

【集解】时珍曰：鹭，水鸟也。林栖水食，群飞成序。洁白如雪，颈细而长，脚青善翘，高尺余，解指短尾，喙长三寸。顶有长毛十数茎，毵毵然如丝，欲取鱼则弭之。郭景纯云：其毛可为睫䍠。《变化论》云：鹭以目盼而受胎。

颖曰：似鹭而头无丝、脚黄色者，俗名白鹤子。又有红鹤，相类色红，《禽经》所谓"朱鹭"是也。

肉

【气味】咸，平，无毒。

【主治】虚瘦，益脾补气，炙熟食之(汪颖)。

头

【主治】破伤风，肢强口紧，连尾烧研，以腊猪脂调敷疮口(《救急方》)。

鸥(《食物》)

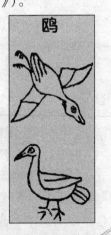

【释名】鹥(音医)、水鸮。

时珍曰：鸥者浮水上，轻漾如沤也。鹥者，鸣声也。鸮者，形似也。在海者名海鸥，在江者名江鸥，江夏人讹为江鹅也。海中一种随潮往来，谓之信凫。

【集解】时珍曰：鸥生南方江海湖溪间。形色如白鸽及小白鸡，长喙长脚，群飞耀日，三月生卵。罗氏谓青黑色，误矣。

肉

【气味】缺。

鸀鳿(音烛玉。《拾遗》)

【释名】鸑鷟。

时珍曰:鸀鳿名义未详。案许慎《说文》云:鸑鷟,凤属也。又江中有鸑鷟,似凫而大,赤目。据此则鸀鳿,乃鸑鷟声转。盖此鸟有纹彩如凤毛,故得同名耳。

【集解】藏器曰:鸀鳿,山溪有水毒处即有之,因为食毒虫所致也。其状如鸭而大,长项,赤目斑嘴,毛紫绀色,如鸀鸆色也。

时珍曰:案《三辅黄图》及《事类合璧》,并以今人所呼白鹤子者为鸀鳿,谓其鸟洁白如玉也。与陈氏似鸭紫绀之说不同。白鹤子状白如鹭,长喙高脚,但头无丝耳。姿标如鹤,故得鹤名。林栖水食,近水处极多。人捕食之,味不甚佳。

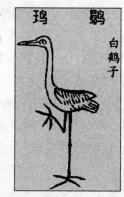

鸀鳿
白鹤子

毛及屎

【主治】烧灰水服,治溪毒、砂虱、水弩、射工、蜮、短狐、虾须等病。亦可将鸟近病人。即能嗒人身,讫,以物承之,当有沙出,其沙即含沙射人之箭也。又可笼鸟近人。令鸟气相吸(藏器)。

【发明】藏器曰:以上数病大略相似,俱是山水间虫含沙射影所致。亦有无水处患者。或如疟,或如天行寒热,或有疮无疮。但夜卧时以手摩身体,有辣痛处,熟视当有赤点如针头,急捻之。以芋叶入内,刮出细沙,以蒜封之则愈,否则寒热渐深也。惟虾须疮最毒,十活一二,桂岭独多。但早觉时,以芋及甘蔗叶,屈角入肉,勾出其根如虾须状则愈。迟则根入至骨,有如疔肿,最恶,好着人隐处。

时珍曰:水弩、短狐、射工、蜮,一物也。陈氏分为四,非矣。溪毒,有气无形。砂虱,沙中细虫也。

鸬鹚(《别录》下品)

【释名】鷧(音意。《尔雅》)、水老鸦(《衍义》)。

时珍曰:案《韵书》,卢与兹并黑也。此鸟色深黑,故名。鷧者,其声自呼也。

【集解】时珍曰:鸬鹚,处处水乡有之。似鷧而小,色黑。亦如鸦,而长喙微曲,善没水取鱼。日集洲渚,夜巢林木,久则粪毒多令木枯也。南方渔舟往往縻畜数十,令其捕鱼。杜甫诗:家家养乌鬼,顿顿食黄鱼。或谓即此。又一种似鸬鹚,而蛇头长项,冬月羽毛落

尽,栖息溪岸,见人不能行,即没入水者,此即《尔雅》所谓鹕头、鱼
䴔者,不入药用。鹕音拗。

藏器曰:一种头细身长项上白者,名鱼䴔。不入药用。

【正误】弘景曰:此鸟不卵生,口吐其雏,亦一异也。

藏器曰:此鸟胎生,从口出,如兔吐儿,故产妇执之易生。

宗奭曰:人言孕妇忌食鸬鹚,为其口吐雏。尝官于澧州,公廨
后有一大木,上有三四十窠。日夕视之,既能交合,又有碧色卵壳
布地。则陶、陈之说,误听人言也。

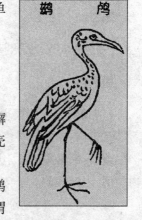

时珍曰:一种鸦鸟(或作鹢)似鸬鹚而色白,人误以为白鸬鹚
是也。雌雄相视,雄鸣上风,雌鸣下风而孕,口吐其子。庄周所谓
白鹢相视,眸子不运而风化者也。昔人误以吐雏为鸬鹚,盖鸦、鹢音相近耳。鹢善高飞,能
风能水,故舟首画之。又有似鹢而短项,背上绿色,腹背紫白色者,名青鹢。一名乌鳈。陶
氏谓乌贼鱼乃此鸟所化。或云即鸭,非也。

肉

【气味】酸、咸,冷,微毒。

【主治】大腹鼓胀,利水道(时珍)。

【发明】时珍曰:鸬鹚,《别录》不见功用。惟雷氏《炮炙论》序云:体寒腹大,全赖鸬
鹚。注云:治腹大如鼓体寒者,以鸬鹚烧存性为末,米饮服之立愈。窃谓诸腹鼓大,皆属
于热,卫气并循于血脉则体寒。此乃水鸟,其气寒冷而利水。寒能胜热,利水能去湿故
也。又《外台》云:凡鱼骨哽者,但密念鸬鹚不已即下。此乃厌伏之意耳。

头

【气味】微寒。

【主治】哽及噎,烧研,酒服(《别录》)。

骨

【主治】烧灰水服,下鱼骨哽(弘景)。

【附方】新一。雀卵面斑:鸬鹚骨烧研,入白芷末,猪脂和,夜涂旦洗。(《摘玄方》)

喙

【主治】噎病,发即衔之。便安(《范汪》)。

嗉

【主治】鱼哽,吞之最效(时珍)。

翅羽

【主治】烧灰,水服半钱,治鱼哽噎即愈(时珍。出《太平御览》)。

蜀水花

《别录》曰:鸬鹚屎也。

弘景曰:溪谷间甚多,当自取之,择用白处。市卖者不可信。

颂曰:屎多在山石上,色紫如花,就石刮取。《别录》谓屎即蜀水花,而唐面膏方中,二物并用,未知其的。

时珍曰:当以《别录》为正。唐方盖传写之讹误也。

【气味】冷,微毒。

【主治】去面上黑䵟䵢痣(《别录》)。疗面瘢疵,及汤火疮痕。和脂油,敷疔疮(大明)。南人治小儿疳蛔,干研为末,炙猪肉蘸食,云有奇效(苏颂)。杀虫(时珍)。

【附方】旧二,新一。鼻面酒齄:鸬鹚屎一合研末,以腊月猪脂和之。每夜涂旦洗。(《千金》)鱼骨哽咽:鸬鹚屎研,水服方寸匕,并以水和涂喉外。(《范汪方》)断酒:鸬鹚屎烧研,水服方寸匕,日一服。(《外台》)

鱼狗(《拾遗》)

【释名】鴗(《尔雅》)、天狗(同),水狗(同)、鱼虎(《禽经》)、鱼师(同)、翠碧鸟(《尔雅翼》)。

时珍曰:狗、虎、师,皆兽之噬物者。此鸟害鱼,故得此类命名。

【集解】藏器曰:此即翠鸟也。穴土为窠。大者名翠鸟,小者名鱼狗。青色似翠,其尾可为饰。亦有斑白者,俱能水上取鱼。

时珍曰:鱼狗,处处水涯有之。大如燕,喙尖而长,足红而短,背毛翠色带碧,翅毛黑色扬青,可饰女人首物,亦翡翠之类。

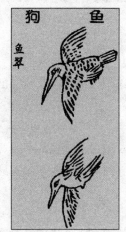

肉

【气味】咸,平,无毒。

【主治】鱼哽,及鱼骨入肉不出,痛甚者,烧研饮服。或煮汁饮,亦佳(藏器)。

【发明】时珍曰:今人治鱼骨哽,取得去肠,用阴阳瓦泥固煅存性,入药用。盖亦取其相制之意。

【附录】翡翠

时珍曰:《尔雅》谓之鹬,出交广南越诸地。饮啄水侧,穴居生子,亦巢于木,似鱼狗稍大。或云:前身翡,后身翠,如鹅翠、雁翠之义。或云:雄为翡,其色多赤。雌为翠,其色多青。彼人亦以肉作腊食之。方书不见用,功应与鱼狗相同。

蚊母鸟(《拾遗》)

【释名】吐蚊鸟、鹏(《尔雅》。音田)。

【集解】藏器曰:此鸟大如鸡,黑色。生南方池泽茄蒋中,江东亦多。其声如人呕吐,每吐出蚊一二升。夫蚊乃恶水中虫,羽化所生。而江东有蚊母鸟,塞北有蚊母草,岭南有虻母木,此三物异类而同功也。

时珍曰:郭璞云:蚊母似乌鹥而大,黄白杂纹,鸣如鸽声。《岭南异物志》言:吐蚊鸟,大如青鹢,大嘴食鱼。岂各地之产差异耶?

翅羽

【主治】作扇辟蚊(藏器)。

本草纲目禽部第四十八卷

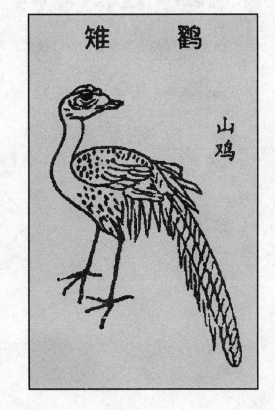

鹖雉

山鸡

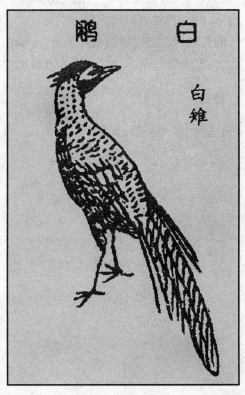

白鹇

白雉

本草纲目禽部第四十八卷

鸡(《本经》上品)

【释名】烛夜。

时珍曰:按徐铉云:鸡者稽也,能稽时也。《广志》云:大者,曰蜀;小者,曰荆。其雏曰鷇。《梵书》曰:曰鸠七咤。

诸鸡肉

【气味】食忌

诜曰:鸡有五色者,玄鸡白首者,六指者,四距者,鸡死足不伸者,并不可食,害人。

时珍曰:《延寿书》云:阉鸡能啼者有毒。四月勿食抱鸡肉,令人作痈成漏,男女虚乏。

弘景曰:小儿五岁以下食鸡生蛔虫。鸡肉不可合葫蒜、芥、李食,不可合犬肝、犬肾食,并令人泄痢。同兔食成痢,同鱼汁食成心瘕,同鲤鱼食成痈疖,同獭肉食成遁尸,同生葱食成虫痔,同糯米食生蛔虫。

【发明】宗奭曰:巽为风为鸡。鸡鸣于五更者,日将至巽位,感动其气而然也。今有风病人食之,无不发作。巽为鸡,信可验矣。

震亨曰:鸡属土而有金、木、火,又属巽,能助肝火。寇言动风者,习俗所移也。鸡性补,能助湿中之火。病邪得之,为有助也。若鱼肉之类皆然。且西北多寒,中风者诚有之。东南气温多湿,有风病者非风也,皆湿生痰,痰生热,热生风耳。

时珍曰:《礼记》云:天产作阳,地产作阴.鸡卵生而地产,羽不能飞,虽为阳精,实属风木,是阳中之阴也。故能生热动风,风火相扇,乃成中风。朱驳寇说为非,亦非矣。

颂曰:鸡肉虽有小毒,而补虚羸是要,故食治方多用之。

丹雄鸡肉

【气味】甘,微温,无毒。

扁鹊曰:辛。

【主治】女人崩中漏下,赤白沃。通神,杀恶毒,辟不祥。补虚温中止血。(本经)能愈久伤乏疮不瘥者。(《别录》)补肺(孙思邈)。

【发明】普曰:丹雄鸡一名载丹。

宗奭曰:即赤鸡也。

时珍曰:鸡虽属木,分而配之,则丹雄鸡得离火阳明之象,白雄鸡得庚金太白之象,故辟邪恶者宜之;乌雄鸡属木,乌雌鸡属水,故胎产宜之;黄雌鸡属土,故脾胃宜之;而乌骨者,又得水木之精气,故虚热者宜之,各从其类也。吴球云:三年翯鸡,常食治虚损,养血补气。

【附方】新二。辟禳瘟疫:冬至日取赤雄鸡作腊,至立春日煮食至尽,勿分他人。(《肘后方》)百虫入耳:鸡肉炙香,塞耳中引出。(《总录》)

白雄鸡肉

【气味】酸,微温,无毒。

藏器曰:甘,寒。

【主治】下气,疗狂邪。安五脏,伤中消渴(《别录》)。调中除邪,利小便,去丹毒(《日华》)。

【发明】藏器曰:白雄鸡养三年,能为鬼神所使。

时珍曰:按陶弘景《真诰》石:学道山中,宜养白鸡、白犬,可以辟邪。今术家祈禳皆用白鸡,其原本此。是乃异端一说耳,鸡亦何神何妖哉?

【附方】旧三,新四。癫邪狂妄:自贤自圣,行走不休。白雄鸡一只煮,以五味和作羹粥食。(《心镜》)惊愤邪僻:治因惊忧怖迫,或激愤惆怅,致志气错越,心行违僻者。白雄鸡一头(治如食法),真珠四两,薤白四两,水三升,煮二升,尽食之,饮汁令尽。(《肘后》)卒然心痛:白鸡一头,治如食法,水三升,煮二升,去鸡,煎取六合,入苦酒六合,真珠一钱,复煎取六合,纳麝香二豆许,顿服之。(《肘后》)赤白痢下:白雄鸡一只,如常作腊及馄饨,空心食。(《心镜》)猝得咳嗽:白鸡一只。苦酒一斗,煮取三升,分三服,并淡食鸡。(《肘后》)水气浮肿:小豆一升,白雄鸡一只,治如食法,以水三斗煮熟食之,饮汁令尽。(《肘后方》)肉坏怪病:凡口鼻出腥臭水,以碗盛之,状如铁色虾鱼走跃,捉之即化为水,此肉坏也。但多食鸡馔即愈。(夏子益《奇疾方》)

乌雄鸡肉

【气味】甘,微温,无毒。

【主治】补中止痛(《别录》)。止肚痛,心腹恶气,除风湿麻痹,补虚羸,安胎,治折伤并痈疽。生捣,涂竹木刺入肉(《日华》)。

【发明】时珍曰:按李鹏飞云:黄鸡宜老人。乌鸡宜产妇,暖血。马益卿云:妊妇宜食牡鸡肉,取阳精之全于天产者。此亦胎教宜见虎豹之意耳。又唐崔行功《纂要》云:妇人产死,多是富贵家,旁人扰攘,致妇惊悸气乱故耳。惟宜屏除一切人,令其独产,更烂煮牡鸡取汁,作粳米粥与食,自然无恙,乃和气之效也。盖牡鸡汁性滑而濡。不食其肉,恐难消也。今俗产家,每产后即食鸡唉卵,气壮者幸而无恙,气弱者因而成疾,皆由不解此意也。

【附方】旧四,新六。补益虚弱:诜曰:虚弱人用乌雄鸡一只治净,五味煮极烂,空腹饱食之。食生即反损人。或五味淹炙食,亦良。反胃吐食:用乌雄鸡一只,治如食法,入胡荽子半斤在腹内,烹食二只愈。老人中风,烦热语涩:每用乌雄鸡一只(切),葱白一握,煮臛,下麻子汁、五味,空心食之。(《养老书》)脚气烦懑:用乌雄鸡一只,治如食法,入米作羹食。(《养老书》)寒疝绞痛:用乌雄鸡一头(治如食法),生地黄七斤,同剉,着甑中蒸之,以器盛取汁。清旦温服,至晚令尽,当下诸寒癖,讫,以白粥食之。久疝不过三服。(《肘后》)猝得咳嗽:乌雄鸡一只,治如食法,酒渍半日饮之。(《肘后》)肾虚耳聋:乌雄鸡一只治净,以无灰酒三升煮熟,乘热食三五只,效。狐尿刺疮棘人,肿痛欲死。破乌鸡拓之,良。(《肘后方》)猫眼睛疮:身面上疮,似猫儿眼,有光采,无脓血,但痛痒不常,饮食减少,名曰寒疮。多吃鸡、鱼、葱、韭自愈。(夏子益《奇疾方》)打伤颠扑及牛马触动,胸腹破陷,四肢摧折:以乌鸡一只,连毛杵一千二百下,苦酒一升和匀。以新布拓病处,将膏涂布上。觉寒振欲吐,徐徐取下,须臾再上。一鸡少,则再作,以愈为度。(《肘后方》)

黑雌鸡肉

【气味】甘、酸,温、平,无毒。

【主治】作羹食,治风寒湿痹,五缓六急,安胎。(《别录》)。安心定志,除邪辟恶气,治血邪,破心中宿血,治痈疽,排脓补新血。及产后虚羸,益色助气。(《日华》)治反胃及腹痛,踒折骨痛,乳痈。又新产妇以一只治净,和五味炒香,投二升酒中,封一宿取饮,令人肥白。又和乌油麻二升熬香末之,入酒中极效。(孟诜)。

【发明】时珍曰:乌色属水,牝象属阴,故乌雌所治皆血分之病,各从其类也。

【附方】新三。中风舌强不语,目睛不转,烦热:乌雌鸡一只治净,以酒五升,煮取二升去滓,分作三次,连服之。食葱姜粥,暖卧,取小汗。(《饮膳正要》)死胎不下:乌鸡一只去毛,以水三升,煮二升去鸡。用帛蘸汁摩脐下,自出。(《妇人良方》)虚损积劳:治男女因积虚或大病后,虚损沉困,酸疼盗汗,少气喘惙,或小腹拘急,心悸胃弱,多卧少起,渐至瘦削。若年深,五脏气竭,则难治也。用乌雌鸡一头,治如食法,以生地黄一斤(切),饴糖一升,纳腹内缚定,铜器贮,于瓶中蒸五升米熟,取出,食肉饮汁,勿用盐。一月一作,神效。(姚僧垣方)

黄雌鸡肉

【气味】甘、酸、咸,平,无毒。

《日华》曰:性温。患骨热人勿食。

【主治】伤中消渴,小便数而不禁,肠澼泄痢,补益五脏,续绝伤,疗五劳,益气力(《别录》)。治劳劣,添髓补精,助阳气,暖小肠,止泄精,补水气(《日华》)。补丈夫阳气,治冷气瘦着床者,渐渐食之,良。以光粉、诸石末和饭饲鸡,煮食甚补益。(孟诜)治产后虚羸,煮汁煎药服,佳(时珍)。

【发明】时珍曰:黄者土色,雌者坤象,味甘归脾,气温益胃,故所治皆脾胃之病也。丹溪朱氏谓鸡属土者,当指此鸡而发,他鸡不得侔此。

【附方】旧四,新五。水癖水肿:诜曰:腹中水癖水肿。以黄雌鸡一只,如常治净,和赤小豆一升同煮,候豆烂,即出食之。其汁饮,日二夜一,每服四合。时行黄疾,时行发黄:用金色脚黄雌鸡治如食法,煮熟食之,并饮汁令尽,不过再作。亦可少下盐豉。(《肘后方》)消渴饮水小便数:以黄雌鸡煮汁冷饮,并作羹食肉。(《心镜》)下痢噤口:黄肥雌鸡一只,如常为臛,作湿馄饨,空心食之。(《心镜》)脾虚滑痢:用黄雌鸡一只炙,以盐、醋涂,煮熟干燥,空心食之。(《心镜》)脾胃弱乏人痿黄瘦:黄雌鸡肉五两,白面七两,切肉作馄饨,下五味煮熟,空心食之。日一作,益颜色,补脏腑。(《寿亲》)产后虚羸:黄雌鸡一只,去毛及肠肚,背上开破,入生百合三枚,白粳米半升,缝合,入五味汁中煮熟,开腹取百合并饭,和汁作羹食之,并食肉。(《圣济》)病后虚汗:伤寒后虚弱,日夜汗出不止,口干心躁。用黄雌鸡一只(去肠胃,治净),麻黄根一两,水七大盏,煮汁三大盏,去滓及鸡,入肉苁蓉(酒浸一宿,刮净)一两,牡蛎(煅)粉二两,煎取一盏半,分为三服一日服尽。(《圣惠》)老人噎食不通:黄雌鸡肉四两(切),茯苓末二两,白面六两,作馄饨,入豉汁煮食,三五服效。(《养老书》)

乌骨鸡

【气味】甘,平,无毒。

【主治】补虚劳羸弱,治消渴,中恶鬼击心腹痛,益产妇,治女人崩中带下,一切虚损诸病,大人小儿下痢噤口,并煮食饮汁,亦可捣和丸药(时珍)。

【发明】时珍曰:乌骨鸡,有白毛乌骨者、黑毛乌骨者,斑毛乌骨者,有骨肉俱乌者;肉白骨乌者。但观鸡舌黑者,则肉骨俱乌,入药更良。鸡属木,而骨反乌者,巽变坎也,受水木之精气,故肝肾血分之病宜用之。男用雌,女用雄。妇人方科有乌鸡丸,治妇人百病,煮鸡至烂和药,或并骨研用之。按《太平御览》云:夏侯弘行江陵,逢一大鬼引小鬼数百行。弘潜捉末后一小鬼问之。曰:此广州大杀也,持弓戟往荆、扬二州杀人。若中心腹者死,余处犹可救。弘曰:治之有方乎? 曰:但杀白乌骨鸡薄心即瘥。时荆、扬病心腹者甚众，弘用此治之，十愈八九。中恶用乌鸡，自弘始也。此说虽涉迂怪，然其方则神妙，谓非神传不可也。鬼击猝死，用其血涂心下，亦效。

【附方】新三。赤白带下：白果、莲肉、江米各五钱，胡椒一钱，为末。乌骨鸡一只，如常治净，装末入腹煮熟，空心食之。遗精白浊下元虚惫者：用前方食之良。脾虚滑泄：乌骨母鸡一只治净，用豆蔻一两，草果二枚，烧存性，掺入鸡腹内，扎定煮熟，空心食之。

反毛鸡

【主治】反胃。以一只煮烂，去骨，入人参、当归、食盐各半两，再同煮烂，食之至尽（时珍。出《乾坤生意》）。

【发明】时珍曰：反毛鸡，即翻翅鸡也。毛翮皆反生向前。治反胃者，述类之义耳。

泰和老鸡

【气味】甘、辛，热，无毒。

【主治】内托小儿痘疮（时珍）。

【发明】时珍曰：江西泰和、吉水诸县，俗传老鸡能发痘疮，家家畜之，近则五六年，远则一二十年。待痘疮发时，以五味煮烂，与儿食之，甚则加胡椒及桂、附之属。此亦陈文中治痘用木香、异功散之意，取其能助湿热发脓也。风土有宜不宜，不可以为法。

鸡头（丹、白雄鸡者良）

【主治】杀鬼，东门上者尤良（《本经》）。治蛊，禳恶，辟瘟（时珍）。

【发明】时珍曰：古者正旦，磔雄鸡，祭门户，以辟邪鬼。盖鸡乃阳精，雄者阳之体，头者阳之会，东门者阳之方，以纯阳胜纯阴之义也。《千金》转女成男方中用之，亦取此义也。按应劭《风俗通》云：俗以鸡祀祭门户。鸡乃东方之牲，东方既作，万物触户而出也。《山海经》祠鬼神皆用雄鸡，而今治贼风有鸡头散，治蛊用东门鸡头，治鬼痱用雄鸡血，皆以御死辟恶也。又崔实《月令》云：十二月，东门磔白鸡头，可以合药。《周礼·鸡人》：凡祭祀禳衅，供其鸡牲。注云：禳郊及疆，却灾变也。作宫室器物，取血涂衅隙。《淮南子》曰：鸡头已瘦，此类之推也。

【附方】新一。猝魇死昏：东门上鸡头为末，酒服之。（《千金方》）

鸡冠血（三年雄鸡者良）。

【气味】咸，平，无毒。

【主治】乌鸡者，主乳难（《别录》）。治目泪不止，日点三次，良（孟诜）。亦点暴赤目（时珍）。丹鸡者，治白癜风（《日华》）。并疗经络间风热。涂颊，治口喝不正；涂面，治中恶；卒饮之，治缢死欲绝，及小儿猝惊客忤。涂诸疮癣，蜈蚣、蜘蛛毒，马啮疮，百虫入耳

（时珍）。

【发明】时珍曰：鸡冠血，用三年老雄者，取其阳气充溢也。风中血脉则口僻㖞，冠血咸而走血透肌，鸡之精华所聚，本乎天者亲上也。丹者阳中之阳，能辟邪，故治中恶、惊忤诸病。乌者阳形阴色，阳中之阴，故治产乳、目泪诸病。其治蜈蚣、蜘蛛诸毒者，鸡食百虫，制之以所畏也。高武《痘疹正宗》云：鸡冠血和酒服，发痘最佳。鸡属巽属风、顶血至清至高，故也。

【附方】旧九，新十。益助阳气：诜曰：丹雄鸡冠血，和天雄、太阳粉各四分，桂心二分，丸服之。鬼击猝死：乌鸡冠血，沥口中令咽；仍破此鸡拓心下，冷乃弃之道边，妙。（《肘后》）猝死寝死：治猝死，或寝卧奄忽而绝，皆是中恶。用雄鸡冠血涂面上，干则再上，仍吹入鼻中，并以灰营死人一周。（《肘后》）猝然忤死不能言：用鸡冠血，和真珠，丸小豆大。纳三、四丸入口中，效。（《肘后方》）猝缢垂死心下犹温者：勿断绳。刺鸡冠血滴口中，以安心神。或云：男用雌，女用雄。（《肘后》）小儿猝惊：似有痛处，不知疾状。用雄鸡冠血少许，滴口中，妙。（《谭氏小儿》）小儿解颅：丹雄鸡冠上血滴之，以赤芍药末粉之，甚良。（《普济》）阴毒猝痛：用雄鸡冠血，入热酒中饮之，暖卧取汗。（《伤寒蕴要》）女人阴血：女人交接违理，血出。用雄鸡冠血涂之。（《集验》）烂弦风眼：鸡冠血点之，日三五度。（《圣惠》）对口毒疮：热鸡血频涂之，取散。（《皆效方》）发背痈疽：用雄鸡冠血滴疽上，血尽再换，不过五六鸡，痛止毒散，数日自愈。（《保寿堂方》）浸淫疮毒：不早治，周身杀人。以鸡冠血涂之，日四五度。（《肘后》）燥癣作痒：雄鸡冠血，频频涂之。（《范汪方》）马咬成疮肿痛：用鸡冠血涂之。驳马用雌鸡，牝马用雄鸡。（《肘后方》）蜈蚣咬疮：鸡冠血涂之。（钱相公《箧中方》）蜘蛛咬疮：同上。中蜈蚣毒：舌胀出口是也。雄鸡冠血浸舌，并咽之。（《青囊杂纂》）诸虫入耳：鸡冠血滴入即出。（《胜金》）

鸡血（乌鸡、白鸡者良）

【气味】咸，平，无毒。

【主治】蹉折骨痛及痿痹，中恶腹痛，乳难（《别录》）。治剥驴马被伤，及马咬人，以热血浸之。白癜风，疬疡风。以雄鸡翅下血涂之（藏器）。热血服之，主小儿下血及惊风，解丹毒蛊毒，鬼排阴毒，安神定志。（时珍曰：《肘后》治惊邪恍惚大方中亦用之）。

【附方】新十。阴毒：鸡血冲热酒饮。鬼痱猝死：用乌雄鸡血涂心下，即苏。（《风俗通》）解百蛊毒：白鸡血，热饮之。（《广记》）惊风不醒：白乌骨雄鸡血，抹唇上即醒。（《集成》）缢死未绝：鸡血涂喉下。（《千金》）黄疸困笃：用半斤大雄鸡，背上破开，不去毛，带热血合患人胸前，冷则换之。日换数鸡，拔去积毒即愈。此鸡有毒，人不可食，犬亦不食也。（唐瑶《经验方》）筋骨折伤：急取雄鸡一只刺血，量患人酒量，或一碗，或半碗，和饮，痛立止，神验。（《青囊》）杂物眯目不出：以鸡肝血滴少许，即出。（《圣惠》）蚰蜒入耳：生油调鸡心血，滴入即出。（《总录》）金疮肠出：以干人屎末抹入，桑皮线缝合，热鸡血涂之。

（《生生编》）

肪（乌雄鸡者良）

【气味】甘,寒,无毒。

【主治】耳聋（《别录》）。头秃发落（时珍）。

【附方】新一。年久耳聋:用炼成鸡肪五两,桂心十八铢,野葛六铢,同以文火煎三沸,去滓。每用枣许,以苇筒炙熔,倾入耳中。如此十日,耵聍自出,长寸许也。（《千金翼》）

脑（白雄鸡者良）

【主治】小儿惊痫。烧灰酒服,治难产（苏恭）。

心（乌雄鸡者良）

【主治】五邪（《别录》）。

肝（雄鸡者良）

【气味】甘、苦,温,无毒。

时珍曰:微毒。《内则》云:食鸡去肝,为不利人也。

【主治】起阴（《别录》）。补肾。治心腹痛,安漏胎下血,以一具切,和酒五合服之（孟诜）。疗风虚目暗。治女人阴蚀疮,切片纳入,引虫出尽,良（时珍）。

【附方】新三。阴痿不起:用雄鸡肝三具,菟丝子一升,为末,雀卵和,丸小豆大。每服一百丸,酒下,日二。（《千金》）肝虚目暗:老人肝虚目暗。乌雄鸡肝一具（切）,以豉和米作羹成粥食之。（《养老书》）睡中遗尿:雄鸡肝、桂心等分,捣丸小豆大。每服一丸,米饮下,日三服。遗精,加白龙骨。

胆（乌雄鸡者良）

【气味】苦,微寒,无毒。

【主治】目不明,肌疮（《别录》）。月蚀疮,绕耳根,日三涂之（孟诜）。灯心蘸点胎赤眼,甚良。水化搽痔疮,亦效（时珍）。

【附方】新四。沙石淋沥:用雄鸡胆（干者）半两,鸡屎白（炒）一两,研匀。温酒服一钱,以利为度。（《十便良方》）耳痛疚目:黑雌鸡胆汁涂之,日三。（《圣惠》）眼热流泪:五倍子、蔓荆子煎汤洗,后用雄鸡胆点之。（《摘玄方》）尘沙眯目:鸡胆汁点之。（《医说》）

肾（雄鸡者良）

【主治】䶃鼻作臭,用一对与脖前肉等分,入豉七粒,新瓦焙研,以鸡子清和作饼,安鼻前,引虫出。忌阴人、鸡、犬见（《十便良方》）。

嗉

【主治】小便不禁，及气噎食不消（时珍）。

【附方】新三。气噎不通：鸡嗉两枚连食，以湿纸包，黄泥固，煅存性为末，入木香、沉香、丁香末各一钱，枣肉和，丸梧桐子大。每汁下三丸。小便不禁：雄鸡喉咙，及膍胵，并屎白，等分为末。麦粥清服之。（《卫生易简方》）发背肿毒：鸡嗉及肫内黄皮，焙研。湿则干掺，干则油调搽之。（《医林正宗》）

膍胵里黄皮（一名鸡内金）

膍胵（音脾鸱），鸡肫也。近人讳之，呼肫内黄皮为鸡内金。男用雌，女用雄。

【气味】甘，平，无毒。

【主治】泄痢。（《本经》）小便频遗，除热止烦（《别录》）。止泄精并尿血，崩中带下，肠风泻血（《日华》）。治小儿食疟，疗大人淋漓反胃，消酒积，主喉闭乳蛾，一切口疮，牙疳诸疮（时珍）。

【附方】旧三，新十七。小便遗失：用鸡膍胵一具，并肠烧存性，酒服。男用雌，女用雄。（《集验》）小便淋沥痛不可忍：鸡肫内黄皮五钱，阴干烧存性，作一服，白汤下，立愈。（《医林集要》）膈消饮水：鸡内金（洗，晒干）、栝蒌根（炒）各五两，为末，糊丸梧桐子大。每服三十丸，温水下，日三。（《总录》）反胃吐食：鸡膍胵一具，烧存性，酒调服。男用雌，女用雄。（《千金》）消导酒积：鸡膍胵、干葛为末，等分，面糊丸梧桐子大。每服五十丸，酒下。（《袖珍方》）噤口痢疾：鸡内金焙研，乳汁服之。小儿疟疾：用鸡膍胵黄皮烧存性，乳服。男用雌，女用雄。（《千金》）喉闭乳蛾：鸡肫黄皮勿洗，阴干烧末，用竹管吹之即破，愈。（《青囊》方）一切口疮：鸡内金烧灰敷之，立效。（《活幼新书》）鹅口白疮：烧鸡肫黄皮为末，乳服半钱。（《子母秘录》）走马牙疳：《经验》：用鸡肫黄皮（不落水者）五枚，枯矾五钱，研搽立愈。《心鉴》：用鸡肫黄皮，灯上烧存性，入枯矾、黄柏末等分，麝香少许。先以米泔洗漱后，贴之。阴头疳蚀：鸡内金（不落水）拭净，新瓦焙脆，出火毒，为细末。先以米泔水洗疮，乃搽之。亦治口疳。（《经验方》）谷道生疮久不愈：用鸡膍胵烧存性为末，干贴之，如神。（《总录》）脚胫生疮：雄鸡肫内皮，洗净贴之。一日一易，十日愈。（《小山奇方》）疮口不合：鸡膍胵皮，日贴之。发背初起：用鸡肫黄皮（不落水者）阴干，临时温水润开贴之，随干随润，不过三五个，即消。（杨氏《经验方》）发背已溃：用鸡肫黄皮，同绵絮焙末搽之，即愈。金腮疮蚀：初生如米豆，久则穿蚀。用鸡内金（焙）、郁金等分，为末。盐浆漱了贴之。忌米食。（《总录》）小儿疣目：鸡肫黄皮擦之，自落。（《集要》方）鸡骨哽咽：活鸡一只打死，取出鸡内金洗净，灯草裹，于火上烧存性。竹筒吹入咽内，即消，不可见肉。（《摄生方》）

肠（男用雌，女用雄）

【主治】遗溺，小便数不禁。烧存性，每服三指，酒下（《别录》）。止遗精、白浊、消渴（时珍）。

【附方】旧一，新一。小便频遗：《心镜》：用雄鸡肠一具作臛，和酒服。《普济》：用雄鸡肠，水煎汁服，日三次。

肋骨（乌骨鸡者良）

【主治】小儿羸瘦，食不生肌（《别录》）。

【附方】新二。小儿囟陷：因脏腑壅热，气血不荣。用乌鸡骨一两（酥炙黄），生干地黄（焙）二两，为末。每服半钱，粥饮调下。（《圣惠方》）疮中朽骨：久疽久漏，中有朽骨。以乌骨鸡胫骨，实以砒石，盐泥固济，煅红出毒，以骨研末，饭丸粟米大。每以白纸捻送一粒入窍中，外以拔毒膏药封之，其骨自出。（《医学正传》）

距（白雄鸡者良）

【主治】产难，烧研酒服（苏恭）。下骨鲠，以鸡足一双，烧灰水服（时珍。出《外台》）。

翮 翎（白雄鸡者良）

【主治】下血闭。左翅毛，能起阴（《别录》）。治妇人小便不禁，消阴癫，疗骨哽，蚀痈疽。止小儿夜啼，安席下，勿令母知（时珍）。

【发明】时珍曰：翅翮形锐而飞扬，乃其致力之处。故能破血消肿，溃痈下鲠。按葛洪云：凡古井及五月井中有毒，不可辄入，即杀人。宜先以鸡毛试之，毛直下者无毒，回旋者有毒也。又《感应志》云：五酉日，以白鸡左翅烧灰扬之，风立至；以黑犬皮毛烧灰扬之，风立止也。巽为风，鸡属巽，于此可见。

【附方】旧二，新七。阴肿如斗：取鸡翅毛（一孔生两茎者）烧灰饮服。左肿取左翅，右肿取右翅，双肿并取。（《古今录验》）阴猝肿痛：鸡翮六枚烧存性，蛇床子末等分，随左右敷之。（《肘后方》）妇人遗尿：雄鸡翎烧灰，酒服方寸匕，日三。（《普济方》）咽喉骨鲠：白雄鸡左右翮大毛各一枚，烧灰水服。（《外台》）肠内生痈：雄鸡顶上毛并屎烧末，空心酒服。（《千金》）决痈代针：白鸡翅下两边第一毛，各一茎烧灰水服，即破。（《经验后方》）解蜀椒毒：鸡毛烧烟吸之，并水调一钱服之。（《千金方》）马汗入疮：鸡毛烧灰，酒服方寸匕。（《集验方》）蝼蛄尿疮：乌鸡翅毛烧灰，油调敷之，虫畏鸡故也。（《琐碎录》）

尾毛

【主治】刺入肉中，以二七枚烧作灰，和男子乳汁封之，当出（孟诜）。解蜀椒毒，烧烟吸之,并以水调灰服。又治小儿痘疮后生痈,烧灰和水敷之(时珍)。

【附方】新一。小便不禁:雄鸡尾烧研,酒服方寸匕。(《外台秘要》)

屎白

雄鸡屎乃有白,腊月收之,白鸡乌骨者更良。《素问》作鸡矢。

【气味】微寒,无毒。

【主治】消渴,伤寒寒热(《本经》)。破石淋及转筋,利小便,止遗尿,灭瘢痕(《别录》)。治中风失音痰迷。炒服,治小儿客忤蛊毒。治白虎风,贴风痛(《日华》)。治贼风、风痹,破血,和黑豆炒,浸酒服之。炒服之,亦治虫咬毒(藏器)。下气,通利大小便,治心腹鼓胀,消癥痕,疗破伤中风,小儿惊啼。以水淋汁服,解金银毒。以醋和,涂蜈蚣、蚯蚓咬毒(时珍)。

【发明】颂曰:按《素问》云:心腹满,旦食不能暮食,名为鼓胀。治之以鸡屎醴,一剂知,二剂已。王冰注云:本草鸡屎利小便,并不治鼓胀。今方法当用汤渍服之耳。

时珍曰:鼓胀生于湿热,亦有积滞成者。鸡屎能下气消积,通利大小便,故治鼓胀有殊功,此岐伯神方也。醴者,一宿初来之酒醅也。又按《范汪方》云:宋青龙中,司徒吏颜奋女苦风疾,一髀偏痛。一人令穿地作坑,取鸡屎、荆叶然之,安胫入坑中熏之,有长虫出,遂愈也。

【附方】旧十四,新三十一。鸡屎醴:《普济方》云:治鼓胀,旦食不能暮食。由脾虚不能制水,水反胜土,水谷不运,气不宣流,故令中满。其脉沉实而滑。宜鸡屎醴主之。何大英云诸腹胀大,皆属于热。精气不得渗入膀胱,别走于腑,溢于皮里膜外,故成胀满,小便短涩。鸡屎性寒利小便,诚万金不传之宝也。用腊月干鸡屎白半斤,袋盛,以酒醅一斗,渍七日。温服三杯,日三。或为末服二钱亦可。《宣明》:用鸡屎(干者)、桃仁、大黄各等分为末,每服一钱,水一盏,生姜三片,煎汤调下,食后,临卧服。《正传》:用鸡屎炒研,沸汤淋汁,调木香、槟榔末二钱服。一方:用鸡矢、川芎䓖等分为末,酒糊丸服。牵牛酒:治一切肚腹、四肢肿胀,不拘鼓胀、气胀、湿胀、水胀等。有峨嵋一僧,用此治人得效,其人牵牛来谢,故名。用干鸡矢一升炒黄,以好酒三碗,煮一碗,滤汁饮之。少顷,腹中气大转动,利下,即自脚下皮皱消也。未尽,隔日再作。仍以田螺二枚,滚酒瀹食,后用白粥调理。(《积善堂经验方》)小儿腹胀黄瘦:用干鸡矢一两,丁香一钱,为末,蒸饼丸小豆大。每米汤下十丸,日三服。(《活幼全书》)心腹鳖症及宿症,并卒得症:以饭饲白雄鸡取粪,同小便于瓦器中熬黄为末。每服方寸匕,温酒服之,日四五服,以消为度。或以膏熬饭饲之,弥佳。(《集验方》)食米成瘕:好食生米,缺之则口中出清水。以鸡矢同白米各半合,炒为末,以水一钟调服。良久,吐出如米形,即瘥。昔慎道恭病此,饥瘦如劳,蜀僧道广处此方而愈。(《医说》)反胃吐食:以乌骨鸡一只,与水饮四五日,勿与食。将五蒲蛇二条,竹刀切与食。待鸡下粪,取阴干为末,水丸粟米大。每服一分,桃仁汤下。五七服即愈。

（《证治发明》）中诸菜毒发狂,吐下欲死:用鸡矢烧末,水服方寸匕。（葛氏方）石淋疼痛:鸡矢白,日中半干,炒香为末。以酸浆饮服方寸匕,日二,当下石出。（《古今录验》）

鸡子（即鸡卵也）

黄雌者为上,乌雌者次之。

【气味】甘,平,无毒。

思邈曰:微寒。畏醇醋。

鼎曰:不宜多食,令人腹中有声,动风气。和葱、蒜食之,气短;同韭子食,成风痛;共鳖肉食,损人;共獭肉食,成遁尸注,药不能治;同兔肉食,成泄痢。

归厚曰:妊妇以鸡子、鲤鱼同食,令儿生疮;同糯米食,令儿生虫。

时珍曰:小儿患痘疹,忌食鸡子,及闻煎食之气,令生翳膜。

【主治】除热火灼烂疮、痫痉。可作虎魄神物（《本经》）。弘景曰:用欲毈子（黄白混杂者）煮作之,极相似,惟不拾芥尔。又煮白,合银口含,须臾色如金也）。镇心,安五脏,止惊安胎,治妊娠天行热疾狂走,男子阴囊湿痒,及开喉声失音。醋煮食之,治赤白久痢,及产后虚痢。光粉同炒干,止疳痢,及妇人阴疮。和豆淋酒服,治贼风麻痹。醋浸令坏,敷疵𪒟。作酒,止产后血晕,暖水脏,缩小便,止耳鸣。和蜡炒,治耳鸣、聋,及疳痢（《日华》）。益气。以浊水煮一枚,连水服之,主产后痢。和蜡煎,止小儿痢（藏器）。大人及小儿发热,以白蜜一合,和三颗搅服,立瘥（孟诜。《太平御览》云:正旦吞乌鸡子一枚,可以练形。《峋嵝神书》云:八月晦日夜半,面北吞乌鸡子一枚,有事可隐形）。

【发明】时珍曰:卵白象天,其气清,其性微寒;卵黄象地,其气浑,其性温;卵则兼黄白而用之,其性平。精不足者补之以气,故卵白能清气,治伏热、目赤、咽痛诸疾;形不足者补之以味,故卵黄能补血,治下痢、胎产诸疾;卵则兼理气血,故治上列诸疾也。

【附方】旧九,新二十二。天行不解已汗者:用新生鸡子五枚,倾盏中,入水（一鸡子）搅浑,别以水一升煮沸,投入鸡子微搅,才似熟则泻置碗中,纳少酱清,似变腥气,带热啜之,覆令汗出愈。（许仁则方）天行呕逆,食入即吐:鸡子一枚,水煮三五沸,冷水浸少顷,吞之。（《外台》）伤寒发狂,烦躁热极:吞生鸡子一枚,效。（《食鉴》）三十六黄救急方:用鸡子一颗,连壳烧灰,研酢一合温之,顿服,鼻中虫出为效。身体极黄者,不过三枚,神效。（《外台秘要》）白虎风病:藏器曰:取鸡子揩病处,咒愿,送粪堆头上,不过三次瘥。白虎是粪神,爱吃鸡子也。身面肿满:鸡子黄白相和,涂肿处。干再上。（《肘后方》）年深哮喘:鸡子略敲损,浸尿缸中三、四日,煮食,能去风痰。（《集成》）心气作痛:鸡子一枚打破,醋二合调匀,暖过顿服。（《肘后》）小儿疳痢肚胀:用鸡子一个开孔,入巴豆一粒（去皮）,轻粉一钱,用纸五十重裹,于饭甑上蒸三度,放冷去壳研,入麝香少许,糊和丸米粒大。食后温汤下二丸至三丸。（《经验方》）预解痘毒:保和方:用鸡卵一枚,活地龙一条入卵内,饭上蒸熟,去地龙,与儿食。每岁立春日食一枚,终身不出痘也。李氏:用鸡卵一枚,童便浸七日,水煮食之,永不出痘。李捷:用头生鸡子三五枚,浸厕坑内五七日,取出煮熟与食,数日再食一枚,永不出痘。(徐都司得于浙人之方)痘疮赤瘢:鸡子一个(酒醋浸七日),白僵蚕二七枚捣末,和匀,揩赤涂之,甚效。(《圣惠》)雀卵面疱:鸡卵醋浸令坏,取出敷之。(《普济》)妊娠时疾令胎不伤:以鸡子七枚,纳井中令冷,取出打破吞之。(《子母秘录》)病欲去胎:鸡子一枚,入盐三指撮,服。(张文仲方)胎动下血:藏器曰:鸡子二枚打破,以白粉和如稀粥,顿食之。子死腹中:用三家鸡卵各一枚,三家盐各一撮,三家水各一升,同煮。令妇东向饮之,立出。(《千金方》)产后血多不止:乌鸡子三枚,醋半升,酒二升,和搅,煮取二升,分四服。(《拾遗》)产后心痛:鸡子煮酒,食即安。(《备急方》)产后口干舌缩:用鸡子一枚打破,水一盏搅服。(《经验后方》)妇人白带:用酒及艾叶煮鸡卵,日日食之。(《袖珍方》)头风白屑:新下乌鸡子三枚,沸汤五升搅,作三度沐之,甚良。(《集验》)腋下狐臭:鸡子两枚,煮熟去壳,热夹,待冷,弃之三叉路口,勿回顾。如此三次效。(《肘后方》)乳石发渴:水浸鸡子,取清生服,甚良。(《普济》)解野葛毒已死者:以物开口后,灌鸡子三枚,须臾吐出野葛,乃苏。(《肘后方》)胡蔓草毒:即断肠草。一叶入口,百窍流血。惟急取凤凰胎(即鸡卵抱未成雏者,已成者不用)研烂,和麻油灌之。吐出毒物乃生,少迟即死。(《岭南卫生方》)痈疽发背:初作,及经十日以上,肿赤焮热,日夜疼痛,百药不效者。用鳆鸡子一枚,新狗屎如鸡子大,搅匀,微火熬令稀稠得所,捻作饼子,于肿头上贴之,以帛包抹。时时看视,觉饼热即易,勿令转动及歇气,经一宿定。如日多者,三日贴之,一日一易,至瘥乃止。此方秽恶,不可施之贵人。一切诸方皆不能及,但可备择而已。(《千金方》)蛛蝎蛇伤:鸡子一个,轻敲小孔合之,立瘥。(《兵部手集》)蠷螋尿疮:同上法。身体发热不拘大人、小儿:用鸡卵三枚,白蜜一合和服,立瘥。(《普济方》)

卵白

【气味】甘,微寒,无毒。

【主治】目热赤痛,除心下伏热,止烦满咳逆,小儿下泄,妇人产难,胞衣不出,并生吞之。醋浸一宿,疗黄疸,破大烦热(《别录》)。产后血闭不下,取白一枚,入醋一半搅服(藏器)。和赤小豆末,涂一切热毒、丹肿、腮痛神效。冬月以新生者酒渍之,密封七日取出,每夜涂面,去皯黯皵疱,令人悦色(时珍)。

【发明】宗奭曰:产后血晕,身痉直,口、目向上牵急,不知人。取鸡子一枚,去壳分清,以荆芥末二钱调服即安,甚敏捷。乌鸡子尤善。

【附方】旧四,新六。时行发黄:醋酒浸鸡子一宿,吞其白数枚。(《肘后方》)下痢赤白:生鸡子一个,取白摊连纸上日干,折作四重,包肥乌梅十个,安熨斗中,以白炭烧存性,取出碗覆,冷定研末,入水银粉少许和匀。大人分二服,小儿三服,空心井华水调下。如觉微利,不须再服。(《类证》)蛔虫攻心,口吐清水:以鸡子一枚去黄,纳好漆入鸡子壳中和合。仰头吞之,虫即出也。(《古今录验》)五种遁尸:其状腹胀,气急冲心,或礚礚踊起,或牵腰脊。以鸡卵白一枚，顿吞之良。(《千金》)咽塞鼻疮及干呕头痛，食不下：用鸡子一枚，开一窍，去黄留白，着米酢，塘火顿沸，取下更顿，如此三次。乘热饮之，不过一二度即愈。(《广济方》)面生疱疮：鸡子，以三岁苦酒浸之三宿，待软，取白涂之。(《肘后》)汤火烧灼：鸡子清和酒调洗，勤洗即易生肌。忌发物。或生敷之亦可。(《经验秘方》)头发垢腻：鸡子白涂之，少顷洗去，光泽不燥。(《濒湖》)面黑令白：鸡子三枚，酒浸，密封四七日。每夜以白敷面，如雪白也。(《普济》)涂面驻颜：鸡子一枚，开孔去黄留白，入金华胭脂及硇砂少许，纸封。与鸡抱之，俟别卵抱出，干以涂面。洗之不落，半年尚红也。(《普济》)

卵黄

【气味】甘，温，无毒。

【主治】醋煮，治产后虚及痢，小儿发热。煎食，除烦热。炼过，治呕逆。和常山末为丸，竹叶汤服，治久疟(《药性》)。炒取油，和粉，敷头疮(《日华》)。猝干呕者，生吞数枚，良。小便不通者，亦生吞之，数次效。补阴血，解热毒，治下痢，甚验(时珍)。

【发明】时珍曰：鸡子黄，气味俱厚，阴中之阴，故能补形。昔人谓其与阿胶同功，正此意也。其治呕逆诸疮，则取其除热引虫而已。

颂曰：鸡子入药最多，而发煎方特奇。刘禹锡《传信方》云：乱发鸡子膏，治孩子热疮。用鸡子五枚，去白取黄，乱发如鸡子大，相和，于铁铫中炭火熬之。初甚干，少顷即发焦，乃有液出。旋取置碗中，以液尽为度。取涂疮上，即以苦参末粉之。顷在武陵生子，蓐内便有热疮，涂诸药无益，而日益剧，蔓延半身，昼夜号啼，不乳不睡。因阅本草发髲条云：合鸡子黄煎之，消为水，疗小儿惊热、下痢。注云：俗中妪母为小儿作鸡子煎，用发杂熬之，良久得汁，与小儿服，去痰热，主百病。又鸡子条云：疗火疮。因是用之，果如神效也。

【附方】旧三，新十一。赤白下痢：鸡卵一枚，取黄去白，入胡粉满壳，烧存性。以酒服一钱匕。(葛氏方)妊娠下痢绞痛：用乌鸡子一枚，开孔去白留黄，入黄丹一钱在内，厚纸裹定，泥固煨干为末。每服三钱，米饮下。一服愈者是男，两服愈者是女。(《三因方》)子死腹中：鸡子黄一枚，姜汁一合，和匀顿服，当下。(《普济》)小肠疝气：鸡子黄搅，温水服之。三服效。小儿痫疾：鸡子黄和乳汁搅服。不过三两枚，自定。(《普济》)小儿头疮：煮熟鸡子黄，炒令油出，以麻油、腻粉搽之。(《事林广记》)鼠瘘已溃：鸡卵一枚，米下蒸半日，取黄熬令黑。先拭疮令干，以药纳孔中，三度即愈。(《千金方》)脚上臭疮：熟鸡子黄一个，黄蜡一钱，煎油涂之。汤火伤定：熟鸡子十个，取黄炒取油，入腻粉十文搅匀，用鸡翎扫上，三五日永除瘢痕。(《集验方》)杖疮已破：鸡子黄熬油搽之，甚效。(唐瑶《经验方》)天泡水疮：方同上。消灭瘢痕：鸡子五七枚煮熟，取黄炒黑，拭涂，日三，久久自灭。(《圣惠方》)妊娠胎漏：血下不止，血尽则子死。用鸡子黄十四枚，以好酒二升，煮如饧服之。未瘥再作，以瘥为度。(《普济方》)耳疳出汁：鸡子黄炒油涂之，甚妙。(谈野翁方)

抱出卵壳

时珍曰：俗名混沌池、凤凰蜕。用抱出者，取其蜕脱之义也。李石《续博物志》云：踏鸡子壳，令人生白癜风。

【主治】研末，磨障翳（《日华》）。伤寒劳复，熬令黄黑为末，热汤和一合服，取汗出即愈（苏颂。出《深师方》）。烧灰油调，涂癣及小儿头身诸疮。酒服二钱，治反胃（时珍）。

【附方】旧二，新七。小便不通：鸡子壳、海蛤、滑石，等分为末。每服半钱，米饮下，日三。（《普济方》）小儿烦满欲死：鸡子壳烧末，酒服方寸匕。（《子母秘录》）癍痘入目：鸡子壳烧研，入片脑少许，点之。（《鸿飞集》）头疮白秃：鸡子壳七个，炒研油和，敷之。（《秘录》）头上软疖：用抱出鸡卵壳，烧存性研末，入轻粉少许，清油调敷。（危氏方）耳疳出脓：用抱出鸡卵壳，炒黄为末，油调灌之，疼即止。（《杏林摘要》）玉茎下疳：鸡卵壳炒研，油调敷之。（同上）外肾痈疮：抱出鸡卵壳、黄连、轻粉等分，为细末。用炼过香油调涂。（《医林正宗》）痘疮恶证：癍痘倒陷，毒气壅遏于里，则为便血、昏睡不醒，其证甚恶。用抱出鸡子壳（去膜），新瓦焙研。每服半钱，热汤调下。婴儿以酒调，抹唇、舌上，并涂风池、胸、背，神效。

卵壳中白皮

【主治】久咳气结，得麻黄，紫菀服，立效（《别录》）。

【发明】时珍曰：按《仙传外科》云：有人偶含刀在口，割舌，已垂未断。一人用鸡子白皮袋之，掺止血药于舌根。血止，以蜡化蜜调冲和膏，敷鸡子皮上。三日接住，乃去皮，只用蜜蜡勤敷，七日全安。若无速效，以金枪药参治之。此用鸡子白皮无他，但取其柔软而薄，护舌而透药也。

【附方】新二。咳嗽日久：鸡子白皮（炒）十四枚，麻黄三两（焙），为末。每服方寸匕，食后饮下，日二。（《必效方》）风眼肿痛：鸡子白皮、枸杞白皮，等分为末。吹鼻中，一日三次。（《圣济总录》）

鸡白蠹肥脂（《本经》）

弘景曰：不知是何物？恐别一种耳。

藏器曰：今鸡亦有白台，如卵而硬，有白无黄，云是牡鸡所生，名父公台。台字似橐字，疑传误也。

机曰：此《本经》文，列于黑雌鸡条下，似指雌鸡之肥脂，如蠹虫之肥白，因其似而名之也。

时珍曰：蠹音妒，而藏器以为橐何耶？今牡鸡生子，亦时或有之，然不当有肥脂字，当以机说为近。否则，必雌鸡之生肠也。《本经》有其名，不具其功，盖脱简之文。

窠中草

【主治】头疮白秃，和白头翁草烧灰，猪脂调敷（《日华》）。天丝入眼，烧灰淋清汁洗之，良（时珍。出不自秘方）。

【附方】新一。产后遗尿：鸡窠草烧末，酒服一钱匕。（《普济方》）

燖鸡汤

【主治】消渴，饮水无度，用燖雄鸡水，滤澄服之。不过二鸡之水愈，神效（《杨氏经验方》）。

【附方】新一。鸡眼作痛：剥去皮，以燖鸡汤洗之。（《简便方》）

雉（《别录》中品）

【释名】野鸡。

宗奭曰：雉飞若矢，一往而堕，故字从矢。今人取其尾置舟车上，欲其快速也。汉吕太后名雉，高祖改雉为野鸡。其实鸡类也。

时珍曰：黄氏《韵会》云：雉，理也。雉有纹理也。故《尚书》谓之华虫，《曲礼》谓之疏趾。雉类甚多，亦各以形色为辨耳。《禽经》云：雉，介鸟也。素质五采备曰翚雉，青质五采备曰鹞雉，朱黄曰鷩雉，白曰鹎雉（音罩），玄曰海雉。（尔雅）云：鹞雉，青质五采。鸐雉，黄色自呼。翟雉，山雉也，长尾。鷸雉，长尾，走且鸣。秩秩，海雉也。《梵书》谓雉曰迦频阇罗。

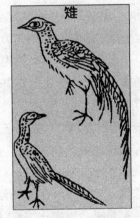

雉

【集解】时珍曰：雉，南北皆有之。形大知鸡，而斑色绣翼。雄者纹采而尾长，雌者纹暗而尾短。其性好斗，其鸣曰鷕（鷕音杳），其交不再，其卵褐色。将卵时，雌避其雄而潜伏之，否则雄食其卵也。《月令》季冬雉始雊，谓阳动则雉鸣而勾其颈也。孟冬，雉入大水为蜃。蜃，大蛤也。陆佃《埤雅》云：蛇交雉则生蜃。蜃，蛟类也。《类书》云：蛇与雉交而生子，曰蟂，蟂，水虫也。陆玑《续水经》云：蛇雉遗卵于地，千年而为蛟龙之属，似蛇四足，能害人。鲁至刚《俊灵机要》云：正月蛇与雉交生卵，遇雷入土数丈为蛇形，经二三百年成蛟飞腾。若卵不入土，仍为雉耳。又任昉《述异记》云：江淮中有兽名能（音耐），乃蛇精所化也。冬则为雉，春复为蛇。晋时武库有雉。张华曰：必蛇化也。视之果得蛇蜕。此皆异类同情，造化之变易，不可臆测者也。

肉

【气味】酸,微寒,无毒。

恭曰:温。

《日华》曰:平,微毒。秋冬益,春夏毒。有痼人不可食。

颂曰:《周礼·庖人》供六禽,雉是其一,亦食品之贵。然有小毒,不可常食,损多益少。

诜曰:久食令人瘦。九月至十二月稍有补,他月则发五痔、诸疮疥。不与胡桃同食,发头风眩晕及心痛。与菌蕈、木耳同食,发五痔,立下血。同荞麦面食,生肥虫。卵,同葱食,生寸白虫。自死爪甲不伸者,杀人。

【正误】思邈曰:黄帝书云:丙午日勿食鸡、雉肉,丈夫烧死目盲,女人血死妄见。野鸡肉同家鸡子食,成遁尸,尸鬼缠身。

弘景曰:雉非辰属,正是离禽。丙午不可食,明王于火也。

时珍曰:雉属离火,鸡属巽木。故鸡煮则冠变,雉煮则冠红,明其属火也。春夏不可食者,为其食虫蚁,及与蛇交,变化有毒也。能发痔及疮疥,令人瘦病者,为其能生虫,与鸡肉同也。有鄙人者,假黄帝为书,谓丙午日不可食,及成遁尸之说,乃不经谬谈;而陶氏和之,孙氏取之,皆误矣。今正其误。

【主治】补中,益气力,止泄痢,除蚁瘘(《别录》)。

【发明】时珍曰:雉肉,诸家言其发痔、下痢人不可食,而《别录》用治痢、瘘何邪?盖雉在禽上应胃土,故能补中;而又食虫蚁,故能治蚁瘘,取其制伏耳。若久食及食非其时,则生虫有毒,故不宜也。

【附方】旧三,新一。脾虚下痢,日夜不止:野鸡一只,如食法,入橘皮、葱、椒、五味,和作馄饨熟煮,空心食之。(《食医心镜》)产后下痢:用野鸡一只,作馄饨食之。(同上)消渴饮水小便数:用野鸡一只,五味煮取(三升以来)汁饮之。肉亦可食,甚效。(同上)心腹胀满:野鸡一只(不拘雄雌),茴香(炒)、马芹子(炒)、川椒(炒)、陈皮、生姜等分,用醋以一夜蒸饼和雉肉作馅料,外以面皮包作馄饨,煮熟食。仍早服嘉禾散,辰服此,午服导气枳壳丸。(《朱氏集验方》)

脑

【主治】涂冻疮(时珍)。

嘴

【主治】蚁瘘(孙思邈)。

尾

【主治】烧灰和麻油,敷天火丹毒(时珍)。

屎

【主治】久疟(时珍)。

【附方】新一。久疟不止:雄野鸡屎、熊胆、五灵脂、恒山,等分为末,醋糊丸黑豆大。正发时,冷水下一丸。(《圣惠》)

鹮雉(音狄。《食疗》)

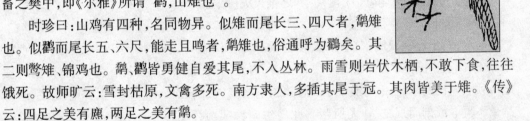

雉鹮 山鸡

【释名】鹮(《禽经》)、山鸡(同上)、山雉。

时珍曰:翟,美羽貌。雉居原野,鹮居山林,故得山名。大者为鹮。

【集解】颂曰:伊洛、江淮间一种雉,小而尾长者,为山鸡,人多畜之樊中,即《尔雅》所谓"鹮,山雉也"。

时珍曰:山鸡有四种,名同物异。似雉而尾长三、四尺者,鹮雉也。似鹮而尾长五、六尺,能走且鸣者,鹮雉也,俗通呼为鹮矣。其二则鷩雉、锦鸡也。鹮、鹮皆勇健自爱其尾,不入丛林。雨雪则岩伏木栖,不敢下食,往往饿死。故师旷云:雪封枯原,文禽多死。南方隶人,多插其尾于冠。其肉皆美于雉。《传》云:四足之美有麛,两足之美有鹮。

肉

【气味】甘,平,有小毒。

诜曰:发五痔,久食瘦人。和荞麦面食,生肥虫。同豉食,害人。卵同葱食,生寸白虫。余并同雉。

【主治】五脏气喘不得息者,作羹臛食(孟诜)。炙食,补中益气(时珍)。

鷩雉(敝、鳖二音。《拾遗》)

【释名】山鸡(《禽经》)、锦鸡(同上)、金鸡(《纲目》)、采鸡(《周书》)、鷩鹮(音峻仪)。

时珍曰:鷩性憋急耿介,故名。鷩鹮,仪容俊秀也。周有鷩冕,汉有鷩鹮冠,皆取其文明俊秀之义。鷩与鹮同名山鸡,鹮大而鷩小;鷩与鹮同名锦鸡,鹮纹在绶而鷩纹在身,以此为异,大抵皆雉属也。按《禽经》云:首有采毛曰山鸡,腹有采色曰锦鸡,项有采囊曰避株。

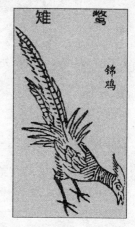

是山鸡、锦鸡又稍有分别,而俗通呼为一矣。盖是一类,不甚相远也。

【集解】藏器曰:鷩似雉五色。《山海经》云"小华之山多赤鷩,养之禳火灾",是也。

时珍曰:山鸡出南越诸山中,湖南、湖北亦有之。状如小鸡,其冠亦小,背有黄赤纹,绿项红腹红嘴。利距善斗,以家鸡斗之,即可获。此乃《尔雅》所谓"鷩,山鸡者也"。《逸周书》谓之采鸡。锦鸡则小于鷩,而背纹扬赤,膺前五色炫耀如孔雀羽。此乃《尔雅》所谓"鶾,天鸡"者也。《逸周书》谓之文鶾(音汗)。二种大抵同类,而锦鸡纹尤灿烂如锦。或云锦鸡乃其雄者,亦通。刘敬叔《异苑》云:山鸡爱其羽毛,照水即舞,目眩多死,照镜亦然。与鸊鹈爱尾饿死。皆以纹累其身者也。

肉

【气味】甘,温,微毒。

【主治】食之令人聪慧(汪颖)。养之禳火灾(藏器)。

【附录】吐绶鸡

时珍曰:出巴峡及闽广山中,人多畜玩。大者如家鸡,小者如鸪鸪。头颊似雉,羽色多黑,杂以黄白圆点,如真珠斑。项有嗉囊,内藏肉绶,常时不见,每春夏晴明,则向日摆之。顶上先出两翠角,二寸许,乃徐舒其颔下之绶,长阔近尺,红碧相间,采色焕烂,逾时悉敛不见。或剖而视之,一无所睹。此鸟生亦反哺。行则避草木,故《禽经》谓之避株。《食物本草》谓之吐锦鸡,《古今注》谓之锦囊,蔡氏《诗话》谓之真珠鸡,《倦游录》谓之孝鸟。《诗经》谓之鷊(音厄),"邛有旨鷊"是矣。

鶡鸡(曷、渴二音。《拾遗》)

【释名】时珍曰:其羽色黑黄而褐,故曰鶡。青黑色者名曰鵅(音介),性耿介也。青凤亦名鶡,取象于此也。

【集解】藏器曰:鶡鸡出上党。魏武帝赋云:鶡鸡猛气,其斗期于必死。今人以鶡为冠。象此也。

时珍曰:鶡状类雉而大,黄黑色,首有毛角如冠。性爱其党,有被侵者,直往赴斗,虽死犹不置。故古者虎贲戴鶡冠。《禽经》云:鶡,毅鸟也,毅不知死,是矣。性复粗暴,每有所攫,应手摧碎。上党即今潞州。

肉

【气味】甘,平,无毒。

【主治】炙食,令人勇健(藏器)。炙食,令人肥润(汪颖)。

白鹇(《图经》)

【校正】原附雉条,今分出。

【释名】白鷳(音寒)、闲客。

时珍曰:按张华云:行止闲暇,故曰鹇。李昉命为闲客,薛氏以为雉类,汪氏以为白雉。按《尔雅》白雉名鷳,南人呼闲字如寒,则鹇即鷳音之转也。当作白鷳,如锦鸡谓之文鷳也。鷳者,羽美之貌。又《西京杂记》云:南粤王献白鹇、黑鹇各一。盖雉亦有黑色者,名鸬雉,彼通呼为鷳矣。

【集解】颂曰:白鹇出江南,雉类也。白色,而背有细黑纹,可畜,彼人亦食之。

颖曰:即白雉也。

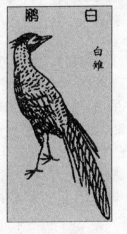

时珍曰:鹇似山鸡而色白,有黑纹如涟漪,尾长三四尺,体备冠距,红颊赤嘴丹爪,其性耿介。李太白言其卵可以鸡伏。亦有黑鹇。

肉

【气味】甘,平,无毒。

【主治】补中解毒(汪颖)。

鹧鸪(《唐本草》)

【释名】越雉。

时珍曰:按《禽经》云:随阳,越雉也。飞必南翥。晋安曰:怀南,江左曰逐影。张华注云:鹧鸪其名自呼,飞必南向。虽东西回翔,开翅之始,必先南翥。其志怀南,不徂北也。

【集解】孔志约曰:鹧鸪生江南。行似母鸡,鸣云"钩辀格磔"者是。有鸟相似,不作此鸣者,则非矣。

颂曰:今江西、闽广、蜀夔州郡皆有之。形似母鸡,头如鹑,臆前有白圆点如真珠,背毛有紫赤浪纹。

时珍曰:鹧鸪性畏霜露,早晚稀出,夜栖以木叶蔽身。多对啼,今俗谓其鸣曰"行不得哥也"。其性好洁,猎人因以糊竿粘之,或用媒诱取。南人专以炙食充庖,云肉白而脆,味胜鸡、雉。

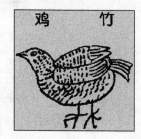
鸹鹧

肉

【气味】甘,温,无毒。

《日华》曰:微毒。

诜曰:不可与竹笋同食,令人小腹胀。自死者不可食。或言此鸟,天地之神每月取一只飨至尊,所以自死者不可食。

【主治】岭南野葛、菌子毒,生金毒,及温瘴久,欲死不可瘥者,合毛熬酒渍服之。或生捣取汁服,最良(《唐本》)。酒服,主蛊气欲死(《日华》)。能补五脏,益心力聪明(孟诜)。

【发明】时珍曰:按《南唐书》云:丞相冯延巳,苦脑痛不已。太医吴廷绍曰:公多食山鸡、鹧鸪,其毒发也。投以甘豆汤而愈。此物多食乌头、半夏苗,故以此解其毒尔。又《类说》云:杨立之通判广州,归楚州。因多食鹧鸪,遂病咽喉间生痈,溃而脓血不止,寝食俱废。医者束手。适杨吉老赴郡,邀诊之,曰:但先啖生姜片一斤,乃可投药。初食觉甘香,至半斤觉稍宽,尽一斤始觉辛辣,粥食入口,了无滞碍。此鸟好啖半夏,久而毒发耳,故以姜制之也。观此二说,则鹧鸪多食,亦有微毒矣;而其功用又能解毒解蛊,功过不相掩也。凡鸟兽自死者,皆有毒,不可食,为其受厉气也,何独鹧鸪即神取飨帝乎? 鄙哉其言也!

脂膏

【主治】涂手皲瘃,令不龟裂(苏颂)。

竹鸡(《拾遗》)

【释名】山菌子(藏器)、鸡头鹘(《苏东坡集》)、泥滑滑。

颖曰:山菌子即竹鸡也。

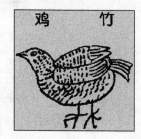
鸡竹

时珍曰:菌子,言味美如菌也。蜀人呼为鸡头鹘,南人呼为泥滑滑,因其声也。

【集解】藏器曰:山菌子生江东山林间。状如小鸡,无尾。

时珍曰:竹鸡今江南、川、广处处有之,多居竹林。形比鹧鸪差小,褐色多斑,赤纹。其性好啼,见其俦必斗。捕者以媒诱其斗,因而网之。谚云:家有竹鸡啼,白蚁化为泥。盖好食蚁也。亦辟壁虱。

肉

【气味】甘,平,无毒。

时珍曰:按《唐小说》云:崔魏公暴亡。太医梁新诊之,曰:中食毒也。仆曰:好食竹鸡。新曰:竹鸡多食半夏苗,盖其毒也。命捣生姜汁折齿灌之遂苏。则吴廷绍、杨吉老之治鹧毒,盖祖乎此。

【主治】野鸡病,杀虫,煮炙食之(藏器)。

【附录】杉鸡

时珍曰:按《临海异物志》云:闽越有杉鸡,常居杉树下。头上有长黄毛,冠颊正青色,如垂绥。亦可食,如竹鸡。

英鸡(《拾遗》)

【集解】藏器曰:英鸡出泽州有石英处,常食碎石英。状如雉,而短尾,体热无毛,腹下毛赤,飞翔不远,肠中常有石英。人食之,取英之功也。今人以石英末饲鸡,取卵食,终不及此。

肉

【气味】甘,温,无毒。

【主治】益阳道,补虚损,令人肥健悦泽,能食,不患冷,常有实气而不发也(藏器)。

秧鸡(《食物》)

【集解】时珍曰:秧鸡大如小鸡,白颊,长嘴短尾,背有白斑。多居田泽畔,夏至后夜鸣达旦,秋后即止。一种鸧(音邓)鸡,亦秧鸡之类也。大如鸡而长脚红冠。雄者大而色褐,雌者稍小而色斑。秋月即无,其声甚大,人并食之。

肉

【气味】甘,温,无毒。

【主治】蚁瘘(汪颖)。

鹑(《嘉祐》)

【释名】时珍曰:鹑性淳,窜伏浅草,无常居而有常匹,随地而安,庄子所谓"圣人鹑居"是矣。其行遇小草即旋避之,亦可谓淳矣。其子曰鸡。

宗奭曰：其卵初生谓之罗鹑，至秋初谓之早秋，中秋已后谓之白唐，一物四名也。

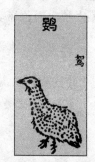

【集解】禹锡曰：鹑，蛤蟆所化也。

慎微曰：杨亿《谈苑》云：至道二年夏秋间，汴人鬻鹑者，车载积市，皆蛙所化，犹有未全变者，《列子》所谓"蛙变为鹑"也。

宗奭曰：鹑有雌雄，常于田野屡得其卵，何得言化也？

时珍曰：鹑大如鸡雏，头细而无尾，毛有斑点，甚肥。雄者足高，雌者足卑。其性畏寒，其在田野，夜则群飞，昼则草伏。人能以声呼取之，畜令斗抟。《万毕术》云：蛤蟆得瓜化为鹑。《交州记》云：南海有黄鱼，九月变为鹑。以盐炙食甚肥美。盖鹑始化成，终以卵生，故四时常有之。鴽则始由鼠化，终复为鼠，故夏有冬无。

肉

【气味】甘，平，无毒。

禹锡曰：四月以前未堪食。不可合猪肝食，令人生黑子；合菌子食，令人发痔。

【主治】补五脏，益中续气，实筋骨，耐寒暑，消结热。和小豆、生姜煮食，止泄痢。酥煎食，令人下焦肥（《嘉祐》）。小儿患疳，及下痢五色，旦旦食之，有效（寇宗奭）。

【发明】时珍曰：按董炳《集验方》云：魏秀才妻，病腹大如鼓，四肢骨立，不能贴席，惟衣被悬卧，谷食不下者数日矣。忽思鹑食，如法进之，遂运剧。少顷雨汗，莫能言，但有更衣状。扶而圊，小便突出白液，凝如鹅脂。如此数次，下尽遂起。此盖中焦湿热积久所致也。详本草鹑解热结，疗小儿疳，亦理固然也。董氏所说如此。时珍谨按鹑乃蛙化，气性相同。蛙与蛤蟆皆解热治疳，利水消肿；则鹑之消鼓胀，盖亦同功云。

鴽(《拾遗》)

【释名】鵪(一作鹌)。鸋(音宁)、鴽(音如)、鳸。

时珍曰：鴽不木处，可谓安宁自如矣。庄子所谓腾跃不过数仞，下翔蓬蒿之间者也。张华注《禽经》谓之篱鴽，即此。鹌则鴽音之转也。青州谓之鴾母，亦曰鴾雀。又鳸有九种，此其一也。

【集解】藏器曰：鴽是小鸟，鹑类也。一名鴾。郑玄注《礼记》雉、兔、鹑、鴽，以鴽为鴾。人多食之。

时珍曰：鴽，候鸟也。常晨鸣如鸡，趋民收麦，行者以为候。《易通卦验》云立春、雨水鴽鹌鸣是矣。鹌与鹑两物也，形状相似，俱黑色，但无斑者为鹌也。今人总以鹌鹑名之。按《夏小正》云：三月田鼠化为鴽，八月鴽化为田鼠。注云：鹌也。《尔雅》云：鹌子，鸱，鴽子，鹌。注云：鹌，鹑属也。鴽，鹌也。《礼记》云：鹑羹，鸳酿之以蓼。注云:鸳小,不可为羹,以酒蓼酿之,蒸煮食也。据数说,则鹑与鹌为两物明矣。因其俱在田野,而形状仿佛,故不知别之。则夫鹑也,始由蛤蟆、海鱼所化,终即自卵生,故有斑而四时常有焉;鹌也。始由鼠化,终复为鼠,故无斑,而夏有冬无焉。本原既殊,性疗当别,何可混邪?

肉

【气味】甘,平,无毒。

【主治】诸疮阴䘌。煮食去热(时珍)。

鹬(音述。《拾遗》)

【集解】藏器曰:鹬如鹑,色苍嘴长,在泥涂间作鹬鹬声,村民云田鸡所化,亦鹌鹑类也。苏秦所谓"鹬蚌相持"者,即此。

时珍曰:《说文》云:鹬知天将雨则鸣,故知天文者冠鹬。今田野间有小鸟,未雨则啼者是矣。与翡翠同名而物异。

肉

【气味】甘,温,无毒。

【主治】补虚,甚暖人(藏器)。

鸽(宋《嘉祐》)

【释名】鹁鸽(《食疗》)、飞奴。

时珍曰:鸽性淫而易合,故名。鹁者,其声也。张九龄以鸽传书,目为飞奴。《梵书》名迦布德迦。

【集解】宗奭曰:鸽之毛色,于禽中品第最多,惟白鸽入药。凡鸟皆雄乘雌,此独雌乘雄,故其性最淫。

时珍曰:处处人家畜之,亦有野鸽。名品虽多,大要毛羽不过青、白、皂、绿、鹊斑数色。眼目有大小,黄、赤、绿色而已。亦与鸠为匹偶。

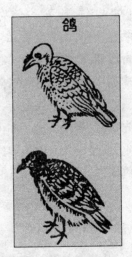

鸽

白鸽肉

【气味】咸,平,无毒。

诜曰:暖。

【主治】解诸药毒,及人、马久患疥,食之立愈(《嘉祐》)。调精益气,治恶疮疥癣,风瘙白癜,疬疡风,炒熟酒服。虽益人,食多恐减药力(孟诜)。

【附方】旧一,新一。消渴饮水不知足:用白花鸽一只,切作小片,以土苏煎,含咽。(《心镜》)预解痘毒:每至除夜,以白鸽煮炙饲儿,仍以毛煎汤浴之,则出痘稀少。

血

【主治】解诸药、百蛊毒(时珍。出《事林广记》)。

卵

【主治】解疮毒、痘毒(时珍)。

【附方】新一。预解痘毒:小儿食之,永不出痘,或出亦稀。用白鸽卵一对,入竹筒封,置厕中,半月取出,以卵白和辰砂三钱,丸绿豆大。每服三十丸,三豆饮下,毒从大小便出也。(《潜江方》)

屎名左盘龙

时珍曰:野鸽者尤良。其屎皆左盘,故《宣明方》谓之左盘龙也。

【气味】辛,温,微毒。

【主治】人、马疥疮,炒研敷之。驴、马,和草饲之(《嘉祐》)。消肿及腹中痞块(汪颖)。消瘰疬诸疮,疗破伤风及阴毒垂死者,杀虫(时珍)。

【附方】旧四,新六。带下排脓:宗奭曰:野鸽粪一两(炒微焦),白术、麝香各一分,赤芍药、青木香各半两,延胡索(炒赤)一两,柴胡三分,为末。温无灰酒空心调服一钱。候脓尽即止,后服补子脏药。破伤中风,病传入里:用左蟠龙(即野鸽粪)、江鳔、白僵蚕各(炒)半钱,雄黄一钱,为末,蒸饼丸梧桐子大。每服十五丸,温酒下,取效。(《保命集》)阴症腹痛,面青甚者:鸽子粪一大炒研末,极热酒一钟,和匀澄清,顿服,即愈。(刘氏)蛊毒腹痛:白鸽屎烧研,饮和服之。(《外台》)冷气心痛:鸽屎烧存性,酒服一钱,即止。项上瘰疬:左盘龙,炒研末,陈米饭和,丸梧桐子大。每服三、五十丸,陈米饮下。(张子和方)头痒生疮:白鸽屎五合,醋煮三沸,杵敷之,日三上。(《圣惠》)头疮白秃:鸽屎研末敷之,先以醋、米泔洗净。亦可烧研掺之。(同上)反花疮毒:初生恶肉如米粒,破之血出,肉随生,反出于外。用鹁鸽屎三两,炒黄为末。先以温浆水洗,后敷之。(《圣惠方》)鹅掌风:鸽屎白、雄鸡屎,炒研,煎水日洗。

突厥雀(《拾遗》)

【释名】鹨鸠(音夺)、寇雉。

藏器曰：雀从北来，当有贼下，边人候之，故名。

时珍曰：案《唐书》云：高宗时，突厥犯塞。始虏未叛，有鸣鹦群飞入塞。边人惊曰：此鸟一名突厥雀，南飞则突厥必入寇。已而果然。案此即《尔雅》"鹦鸠，寇雉"也。然则夺寇之义，亦由此矣。

【集解】藏器曰：突厥雀，生塞北，状如雀而身赤。

时珍曰：案郭璞云：鹦鸠生北方沙漠地。大如鸽，形似雌雉，鼠脚无后趾，歧尾。为鸟憨急群飞。张华云：鹦生关西。飞则雌前雄后，随其行止。庄周云：青鹦，爱其子而忘其母。

肉

【气味】甘，热，无毒。

【主治】补虚暖中（藏器）。

雀（《别录》中品）

【释名】瓦雀、宾雀。

时珍曰：雀，短尾小鸟也。故字从小，从佳。佳（音锥），鸟之短尾也。栖宿檐瓦之间，驯近阶除之际，如宾客然，故曰瓦雀、宾雀，又谓之嘉宾也。俗呼老而斑者为麻雀，小而黄口者为苗雀。

【集解】时珍曰：雀，处处有之。羽毛斑褐，颔嘴皆黑。头如颗蒜，目如擘椒。尾长二寸许，爪距黄白色，跃而不步。其视惊瞿，其目夜盲，其卵有斑，其性最淫。小者名黄雀。八九月群飞田间。体绝肥，背有脂如披绵。性味皆同，可以炙食，作鲊甚美。案《逸周书》云：季秋雀入大水为蛤。雀不入水，国多淫泆。又《临海异物志》云：南海有黄雀鱼。常以六月化为黄雀，十月入海为鱼。则所谓雀化蛤者盖此类。若家雀则未常变化也。又有白雀，纬书以为瑞应所感。

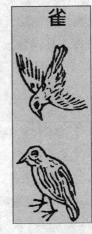

雀

肉

【气味】甘，温，无毒。

弘景曰：雀肉不可合李食，不可合酱食。妊妇食雀肉、饮酒，令子多淫；食雀肉、豆酱，令子面䵟。凡服白术人忌之。

【主治】冬三月食之，起阳道，令人有子（藏器）。壮阳益气，暖腰膝，缩小便，治血崩带下（《日华》）。益精髓，续五脏不足气。宜常食之，不可停辍（孟诜）。

【发明】宗奭曰：正月以前、十月以后，宜食之，取其阴阳静定未泄也。故卵亦取第一番者。

颂曰:今人取雀肉和蛇床子熬膏,和药丸服,补下有效,谓之驿马丸。此法起于唐世,云明皇服之有验。

时珍曰:《圣济总录》治虚寒雀附丸,用肥雀肉三、四十枚,同附子熬膏丸药,亦祖此意也。

【附方】新六。补益老人:治老人脏腑虚损羸瘦,阳气乏弱。雀儿五只(如常治),粟米一合,葱白三茎,先炒雀熟,入酒一合,煮少时,入水二盏半,下葱、米作粥食。(《食治方》)心气劳伤:朱雀汤:治心气劳伤,因变诸疾。用雄雀一只(取肉炙),赤小豆一合,人参、赤茯苓、大枣肉、紫石英、小麦各一两,紫菀、远志肉、丹参各半两,甘草(炙)二钱半,细剉拌匀。每服三钱,用水一盏,煎六分,去滓,食远温服。(《奇效方》)肾冷偏坠疝气:用生雀三枚,燎毛去肠,勿洗,以舶上茴香三钱,胡椒一钱,缩砂、桂肉各二钱,入肚内,湿纸裹,煨熟,空心食之,酒下,良。(《直指方》)小肠疝气:用带毛雀儿一枚去肠,入金丝矾末五钱缝合,以桑柴火煨成炭,为末。空心无灰酒服。年深者,二服愈。(《瑞竹堂方》)赤白痢下:腊月取雀儿,去肠肚皮毛,以巴豆仁一枚入肚内,瓶固济,煅存性,研末。以好酒煮黄蜡百沸,取蜡和,丸梧桐子大。每服一二十丸。红痢,甘草汤下;白痢,干姜汤下。(《普济方》)内外目障:治目昏生翳,远视似有黑花,及内障不见物。用雀儿十个(去毛翅足嘴,连肠胃骨肉研烂),磁石(煅,醋淬七次,水飞)、神曲(炒)、青盐、肉苁蓉(酒浸炙)各一两,菟丝子(酒浸三日,晒)三两,为末。以酒二升,少入炼蜜,同雀、盐研膏和,丸梧桐子大。每温酒下二十丸,日二服。(《圣惠方》)

雀卵

【气味】酸,温,无毒。五月取之。

【主治】下气,男子阴痿不起,强之令热,多精有子(《别录》)。和天雄、菟丝子末为丸,空心酒下五丸,治男子阴痿不起,女子带下,便溺不利,除疝瘕(孟诜)。

【发明】弘景曰:雀利阴阳,故卵亦然。术云:雀卵和天雄服之,令茎不衰。

颂曰:按《素问》云:胸胁支满者,妨于食,病至则先闻臊臭,出清液,先唾血,四肢清,目眩,时时前后血。病名血枯,得之年少时,有所大脱血,若醉入房,中气竭肝伤,故月事衰少不来。治之以乌鲗鱼骨、藘茹,二物并合之,丸以雀卵,大如小豆,以五丸为后饭,饮鲍鱼汁,以利肠中及伤肝也。饮后药先为后饭。本草三药并不治血枯,而经法用之,是攻其所生所起耳。

时珍曰:今人知雀卵能益男子阳虚,不知能治女子血枯,盖雀卵益精血耳。

肝

【主治】肾虚阳弱(《圣惠》四雄丸用之)。

头血

【主治】雀盲（《别录》）。弘景曰：雀盲，乃人患黄昏时无所见，如雀目夜盲也。日二，取血点之。）

脑

【气味】平。

【主治】绵裹塞耳，治聋。又涂冻疮（孟诜。时珍曰：按张子和方：腊月雀脑烧灰，油调涂之亦可）。

喙及脚胫骨

【主治】小儿乳癖，每用一具煮汁服。或烧灰，米饮调服（时珍）。

雄雀屎

一名白丁香（俗名）、青丹（《拾遗》）、雀苏（《炮炙论》）。

【修治】《日华》曰：凡鸟右翼掩左者是雄。其屎头尖挺直。

敩曰：凡使，勿用雀儿粪。雀儿口黄，未经淫者也。其雀苏底坐尖在上是雄，两头圆者是雌。阴人使雄，阳人使雌。腊月采得，去两畔附着者，钵中研细，以甘草水浸一夜，去水焙干用。

时珍曰：《别录》只用雄雀屎。雌雄分用，则出自雷氏也。

【气味】苦，温，微毒。

【主治】疗目痛，决痈疖，女子带下，溺不利，除疝瘕（《别录》）。疗龋齿（陶弘景）。和首生男子乳点目中，翳肉、赤脉贯瞳子者即消，神效。和蜜丸服，治症瘕久痼冷病。和少干姜服之，大肥悦人（苏恭）。痈苦不溃者，点涂即溃。急黄欲死者，汤化服之立苏。腹中疟癖、诸块、伏梁者，和干姜、桂心、艾叶为丸服之，能令消烂（藏器）。和天雄、干姜丸服，能强阴（孟诜）。消积除胀，通咽塞口噤，女人乳肿，疮疡中风，风虫牙痛。（时珍）。

【发明】时珍曰：雀食诸谷，易致消化。故所治疝瘕积胀痃癖，及目翳翳肉，痈疽疮疖，咽噤齿龋诸症，皆取其能消烂之义也。

【附方】旧六，新八。霍乱不通，胀闷欲死，因伤饱取凉者：用雄雀粪二十一粒，炒研末，温酒半盏调服。未效，再服。（《总录》）目中翳膜：治目热生赤白膜。以雄雀屎和人乳点上，自烂。（《肘后方》）风虫牙痛：雄雀屎，绵裹塞孔中，日二易之，效。（《外台》）咽喉噤塞：雄雀屎末，温水灌半钱。（《外台》）小儿口噤中风：用雀屎，水丸麻子大。饮下二丸，即愈。（《千金方》）小儿不乳：用雀屎四枚末之，着乳上与吮。（《总微》）小儿痘癍：白丁香末，入麝少许，米饮服一钱。（《保幼大全》）妇人吹乳：独胜散：白丁香半两，为末。以温酒服一钱。(《简要济众》)破伤风疮作白痂无血者:杀人最急。以雄雀粪(直者)研末,热酒服半钱。(《普济》)破决痈疖:诸痈已成脓,惧针者。取雀屎涂疮头,即易决。(《梅师方》)癜疮作痛:用雀屎、燕窠土研,敷之。(《直指》)浸淫疮癣:洗净,以雀屎、酱瓣和研,日涂之。(《千金翼》)喉痹乳蛾:白丁香二十个,以沙糖和作三丸。每以一丸绵裹含咽,即时遂愈。甚者不过两丸,极有奇效。(《普济方》)面疮酒刺:白丁香十粒,蜜一两浸,早夜点,久久自去。(《普济方》)

蒿雀(《拾遗》)

【集解】藏器曰:蒿雀似雀,青黑色,在蒿间,塞外弥多。食之,美于诸雀。

肉

【气味】甘,温,无毒。

【主治】食之,益阳道,补精髓(藏器)。

脑

【主治】涂冻疮,手足不皲(藏器)。

巧妇鸟(《拾遗》)

【释名】鹪鹩(《诗疏》)、桃虫(《诗经》)、蒙鸠(《荀子》)、女匠(《方言》)、黄脰雀(俗)。

时珍曰:按《尔雅》云:桃虫,鹪。其雌曰鸡。扬雄《方言》云:桑飞自关而东谓之巧雀,或谓之女匠。自关而西谓之袜雀,或谓之巧女。燕人谓之巧妇。江东谓之桃雀,亦曰布母。鸠性拙,鹪性巧,故得诸名。

【集解】藏器曰:巧妇小于雀,在林薮间为窠。窠如小袋。

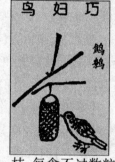

时珍曰:鹪鹩处处有之。生蒿木之间,居藩篱之上。状似黄雀而小,灰色有斑,声如吹嘘,喙如利锥。取茅苇毛毳而窠,大如鸡卵,而系之以麻发,至为精密。悬于树上,或一房、二房。故曰巢林不过一枝,每食不过数粒。小人畜驯,教其作戏也。又一种鸣鹩,《尔雅》谓之剖苇。似雀而青灰斑色,长尾,好食苇蠹,亦鹪类也。

肉

【气味】甘,温,无毒。

【主治】炙食甚美。令人聪明(汪颖)。

窠

【主治】烧烟熏手。令妇人巧蚕(藏器)。治膈气噎疾。以一枚烧灰酒服,或一服三钱,神验(时珍。出《卫生易简方》)。

燕(《别录》中品)

【释名】乙鸟(《说文》)、玄鸟(《礼记》)、鸷鸟(《古今注》)、鹧鸼(《庄子》)、游波(《炮炙论》)、天女(《易占》)。

时珍曰:燕字篆文象形。乙者,其鸣自呼也。玄,其色也。鹰鹧食之则死,能制海东青鹘,故有鸷鸟之称。能兴波祈雨,故有游波之号。雷敩云"海竭江枯,投游波而立泛",是矣。京房云:人见白燕,主生贵女,故燕名天女。

【集解】《别录》曰:燕生高山平谷。

弘景曰:燕有两种:紫胸轻小者是越燕,不入药用;胸斑黑而声大者,是胡燕,可入药用。胡燕作窠喜长,能容一匹绢者,令人家富也。若窠户北向而尾屈色白者,是数百岁燕,《仙经》谓之肉芝,食之延年。

时珍曰:燕大如雀而身长,衔口丰颔,布翅歧尾。背飞向宿,营巢避戊己日。春社来,秋社去。其来也,衔泥巢于屋宇之下;其去也,伏气蛰于窟穴之中。或谓其渡海者,谬谈也。玄鸟至时祈高禖,可以求嗣。或以为吞燕卵而生子者,怪说也。或云燕蛰于井底,燕不入屋,井虚也。燕巢有艾则不居。凡狐貉皮毛,见燕则毛脱。物理使然。

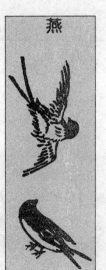

燕

肉

【气味】酸,平,有毒。

弘景曰:燕肉不可食,损人神气,入水为蛟龙所吞。亦不宜杀之。

时珍曰:《淮南子》言:燕入水为蜃蛤,故高诱注谓蛟龙嗜燕,人食燕者不可入水,而祈祷家用燕召龙。窃谓燕乃蛰而不化者,化蛤之说未审然否?但燕肉既有毒,自不必食之。

【主治】出痔虫、疮虫(《别录》)。

胡燕卵黄

【主治】卒水浮肿,每吞十枚(《别录》)。

秦燕毛

【主治】解诸药毒。取二七枚烧灰,水服(时珍)。

屎

【气味】辛,平,有毒。

【主治】蛊毒鬼疰,逐不祥邪气,破五癃,利小便。本经熬香用之(思邈。颂曰:胡洽治痓病,青羊脂丸中用之。)疗痔,杀虫,去目翳(苏恭)。治口疮,疟疾(孙思邈)。作汤。浴小儿惊痫(弘景)。

【附方】旧三,新三。解蛊毒:藏器曰:取燕屎三合(炒),独蒜(去皮)十枚和捣,丸梧桐子大。每服三丸,蛊当随利而出。厌疟疾:藏器曰:燕屎方寸匕,发日平旦和酒一升,令病人两手捧住吸气。慎勿入口,害人。下石淋:用燕屎末,以冷水服五钱。旦服,至食时,当尿石水下(葛氏方)通小便:用燕屎、豆豉各一合,糊丸梧桐子大。每白汤下三丸,日三服。(《千金》)止牙痛:用燕子屎,丸梧桐子大。于疼处咬之,丸化即疼止。(《袖珍》)小儿猝惊:似有痛处而不知。用燕窠中粪,煎汤洗浴之。(《救急方》)

窠中土

见土部。

燕蓐草

即窠草。见草部之九。

石燕(《日华》)

【释名】土燕(《纲目》)。

【集解】诜曰:石燕在乳穴石洞中者。冬月采之,堪食。余月,只可治病。

炳曰:石燕似蝙蝠,口方,食石乳汁。

时珍曰:此非石部之石燕也。《广志》云:燕有三种,此则土燕乳于岩穴者是矣。

肉

【气味】甘,暖,无毒。

【主治】壮阳,暖腰膝,添精补髓,益气,润皮肤,缩小便,御风寒、岚瘴、温疫气。(《日华》）。

诜曰：治法：取石燕二七枚，和五味炒熟，以酒一斗浸三日。每夜卧时饮一二盏，甚能补益，令人健力能食。

鼺鼠（累、垒二音。《本经》下品）

【校正】鼺鼠原在兽部，今据《尔雅》、《说文》移入禽部。

【释名】鼺鼠（《本经》）、鸓鼠（《尔雅》）、耳鼠（《山海经》）、夷由（《尔雅》）、鸓（《禽经》）、飞生鸟（弘景）。

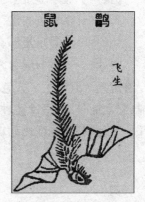

时珍曰：案许慎《说文》云：鸓，鼠形、飞走且乳之鸟也。故字从鸟，又名飞生。《本经》从鼠，以形似也。此物肉翅连尾，飞不能上，易至碨坠，故谓之鼺。俗谓痴物为鼺，义取乎此。亦名鸓鼠，与蝼蛄同名。

【集解】《别录》曰：鼺鼠出山都平谷。弘景曰：此鼠即鸓鼠（飞生鸟）也。状如蝙蝠，大如鸥鸢，毛紫色暗，夜行飞生。人取其皮毛与产妇持之，令儿易生。

颂曰：今湖岭山中多有之。南人见之，多以为怪。

宗奭曰：关西山中甚有。毛极密，但向下飞，不能致远。人捕取皮为暖帽。

时珍曰：案郭氏注《尔雅》云：鸓鼠状如小狐，似蝙蝠肉翅四足。翅、尾、项、胁毛皆紫赤色，背上苍艾色，腹下黄色，喙、颔杂白色。脚短爪长，尾长三尺许。飞而乳子，子即随母后。声如人呼，食火烟。能从高赴下，不能从下上高。性喜夜鸣。《山海经》云：耳鼠状如鼠，兔首麋身，以其尾飞。食之不脒，可御百毒。即此也。其形，翅联四足及尾，与蝠同，故曰以尾飞。生岭南者，好食龙眼。

【气味】微温，有毒。

【主治】堕胎，令易产（《本经》）。

【发明】颂曰：人取其皮毛与产妇，临蓐时持之，令儿易生。而《小品方》乃人服药，用飞生一枚，槐子、故弩箭羽各十四枚合捣，丸梧桐子大，以酒服二丸，即易产也。

时珍曰：鼺能飞而且产，故寝其皮，怀其爪，皆能催生，其性相感也。《济生方》治难产，金液丸，用其腹下毛为丸服之。

寒号虫（宋《开宝》）

【校正】自虫部移入此。

【释名】鹖鸱、独春。屎名五灵脂。

时珍曰:杨氏《丹铅录》谓号虫即鹖鸱,今从之。鹖鸱,《诗》作盍旦,《礼》作曷旦,《说文》作鹖鸱,《广志》作侃旦,《唐诗》作渴旦,皆随义借名耳。扬雄《方言》云:鹖鸱,自关而西谓之鹖鹖鸱;自关而东谓之城旦,亦曰倒悬。周、魏、宋、楚谓之独春。郭璞云:鹖鸱,夜鸣求旦之鸟。夏月毛盛,冬月裸体,昼夜鸣叫,故曰寒号,曰鹖旦。古刑有城旦春,谓昼夜春米也。故又有城旦、独春之名。《月令》云:仲冬,曷旦不鸣。盖冬至阳生渐暖故也。其屎名五灵脂者,谓状如凝脂而受五行之灵气也。

【集解】《志》曰:五灵脂出北地,寒号虫粪也。

禹锡曰:寒号虫四足,有肉翅不能远飞。

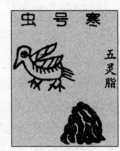

颂曰:今惟河东州郡有之。五灵脂色黑如铁,采无时。

时珍曰:曷旦乃候时之鸟也,五台诸山甚多。其状如小鸡,四足有肉翅。夏月毛采五色,自鸣若曰:凤凰不如我。至冬毛落如鸟雏,忍寒而号曰:得过且过。其屎恒集一处,气甚臊恶,粒大如豆。采之有如糊者,有粘块如糖者。人亦以沙石杂而货之。凡用以糖心润泽者为真。

肉

【气味】甘,温,无毒。

【主治】食之,补益人(汪颖)。

五灵脂

【修治】颂曰:此物多夹沙石,绝难修治。凡用研为细末,以酒飞去沙石,晒干收用。

【气味】甘,温,无毒。恶人参,损人。

【主治】心腹冷气,小儿五疳,辟疫,治肠风,通利气脉。女子血闭(《开宝》)。疗伤冷积聚(苏颂)。凡血崩过多者,半炒半生为末,酒服,能行血止血。治血气刺痛甚效(震亨)。止妇人经水过多,赤带不绝,胎前产后血气诸痛,男女一切心腹、胁肋、少腹诸痛,疝痛,血痢肠风腹痛,身体血痹刺痛,肝疟发寒热,反胃消渴,及痰涎挟血成窠,血贯瞳子,血凝齿痛,重舌,小儿惊风,五痫癫疾,杀虫,解药毒,及蛇、蝎、蜈蚣伤(时珍)。

【发明】宗奭曰:五灵脂引经有功,不能生血,此物入肝最速也。尝有人病目中翳。往来不定,此乃血所病也。肝受血则能视,目病不治血,为背理也。用五灵脂之药而愈。又有人被毒蛇所伤,良久昏愦。一老僧以酒调药二钱灌之,遂苏。仍以滓敷咬处,少顷复灌二钱,其苦皆去。问之,乃五灵脂一两,雄黄半两,同为末耳。其后有中蛇毒者,用之咸效。

时珍曰:五灵脂,足厥阴肝经药也。气味俱厚,阴中之阴,故入血分。肝主血,诸痛皆属于木,诸虫皆生于风;故此药能治血病,散血和血而止诸痛。治惊痫,除疟痢,消积化痰,疗疳杀虫,治血痹、血眼诸症,皆属肝经也。失笑散,不独治妇人心痛血痛;凡男女老幼，一切心腹、胁肋、少腹痛，疝气，并胎前产后，血气作痛，及血崩经溢，百药不效者，俱能奏功。屡用屡验，真近世神方也。又案李仲南云：五灵脂治崩中，非只治血之药，乃去风之剂。风，动物也，冲任经虚，被风伤袭营血，以致崩中暴下，与荆芥、防风治崩义同。方悟古人识见，深奥如此。此亦一说，但未及肝血虚滞，亦自生风之意。

【附方】旧六，新三十一。失笑散：治男女老少，心痛腹痛，少腹痛，小肠疝气，诸药不效者，能行能止；妇人妊娠心痛，及产后心痛、少腹痛、血气痛尤妙。用五灵脂、蒲黄等分，研末。先以醋二杯调末熬成膏，入水一盏，煎至七分，连药热服。未止再服。一方以酒代醋。一方以醋糊和丸，童尿、酒服。（《和剂局方》）紫金丸：治产后恶露不快，腰痛，小腹如刺，时作寒热，头痛不思饮食；又治久有瘀血，月水不调，黄瘦不食；亦疗心痛，功与失笑散同。以五灵脂水淘净炒末一两，以好米醋调稀，慢火熬膏，入真蒲黄末和，丸龙眼大。每服一丸，以水与童子小便各半盏，煎至七分，温服，少顷再服，恶露即下。血块经闭者，酒磨服之。（《杨氏产乳》）五灵脂散：治丈夫脾积气痛，妇人血崩诸痛。飞过五灵脂炒烟尽，研末。每服一钱，温酒调下。此药气恶难吃，烧存性乃妙也。或以酒、水、童尿煎服，名抽刀散，治产后心腹、胁肋、腰胯痛。能散恶血。如心烦口渴者，加炒蒲黄减半，霹雳酒下。肠风下血者，煎乌梅、柏叶汤下。中风麻痹痛者，加草乌半钱，同童尿、水、酒煎服。（《永类钤方》）产后血晕：治产妇血晕，不知人事。用五灵脂二两（半生半炒）为末。每服一钱，白水调下。如口噤者，斡开灌之，入喉即愈。（《图经》）产后腹痛：五灵脂、香附、桃仁等分研末，醋糊丸，服一百丸。或用五灵脂末，神曲糊丸，白术、陈皮汤下。（丹溪方）儿枕作痛：五灵脂慢火炒，研末。酒服二钱。（《危氏》）血气刺痛：五灵脂（生研）三钱，酒一盏煎沸，热服。（《灵苑方》）卒暴心痛：五灵脂（炒）一钱半，干姜（炮）三分，为末。热酒服，立愈。（《事林广记》）心脾虫痛不拘男女：用五灵脂、槟榔等分为末，水煎石菖蒲调服三钱。先嚼猪肉一二片。（《海上仙方》）小儿蛔痛：五灵脂（末）二钱，白矾（火飞）半钱。每服一钱，水一盏，煎五分，温服。当吐虫出，愈。（阎孝忠《集效方》）经血不止：五灵脂炒烟尽，研。每服二钱，当归两片，酒一盏，煎六分，热服，三五度取效。（《经效方》）

本草纲目禽部第四十九卷

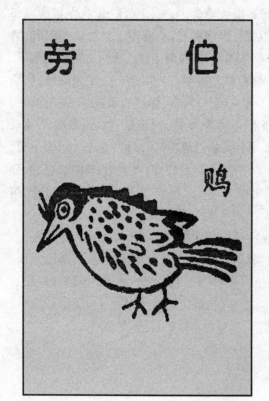

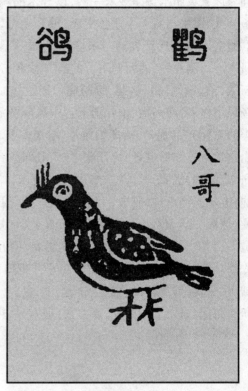

本草纲目禽部第四十九卷

斑鸠（宋《嘉祐》）

【释名】斑佳（音锥）、锦鸠（《范汪方》）、鹁鸠（《左传》注）、祝鸠。

时珍曰：鸠也，鹁也，其声也。斑也，锦也，其色也。佳者，尾短之名也。古者庖人以尸祝登尊俎，谓之祝鸠。此皆鸠之大而有斑者。其小而无斑者，曰佳，曰花鹣（音葵），曰荆鸠，曰楚鸠也。鸠之子曰鹁鸠，曰役鸠，曰糠鸠，曰郎皋，曰辟皋。扬雄《方言》混列诸鸠，不足据。

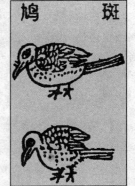

【集解】禹锡曰：斑鸠是处有之。春分化为黄褐侯，秋分化为斑鹣。黄褐侯，青鹣也。

宗奭曰：斑鸠有有斑者，有无斑者，有灰色者，有大者，有小者。虽有此数色，其用则一也。尝养之数年，并不见春秋分变化。

时珍曰：鸣鸠能化鹰，而斑鸠化黄褐侯之说，不知所出处。今鸠小而灰色，及大而斑如梨花点者，并不善鸣。惟项下斑如真珠者，声大能鸣，可以作媒引鸠，入药尤良。鸠性愨孝，而拙于为巢，才架数茎，往往堕卵。天将雨即逐其雌，霁则呼而反之。故曰鹣巧而危，鸠拙而安。或云雄呼晴，雌呼雨。

鸠肉

【气味】甘，平，无毒。

【主治】明目。多食，益气，助阴阳（《嘉祐》）。久病虚损人食之，补气（宗奭）。食之，令人不噎（时珍）。

【发明】时珍曰：《范汪方》治目有斑鹣丸，《总录》治目有锦鸠丸，倪惟德氏谓斑鸠补肾，故能明目。窃谓鸠能益气，则能明目矣，不独补肾已尔。古者仲春罗氏献鸠以养国老，仲秋授年老者以鸠杖，云鸠性不噎，食之且复助气也。

血

【主治】热饮，解蛊毒，良(时珍)。

屎

【主治】治聤耳出脓疼痛，及耳中生耵聍，同夜明沙末等分，吹之(时珍)。

青䳡(音锥。《拾遗》)

【释名】黄褐侯(《拾遗》)。

【集解】藏器曰：黄褐侯，状如鸠而绿褐色，声如小儿吹竽。

时珍曰：鸠有白鸠、绿鸠。今夏月出一种糠鸠，微带红色，小而成群，掌禹锡所谓黄褐侯秋化斑佳，恐即此也。好食桑椹及半夏苗。昔有人食之过多，患喉痹，医用生姜解之愈。

肉

【气味】甘，平，无毒。

【主治】蚁瘘恶疮。五味淹炙食之，极美(藏器)。安五脏，助气补虚损，排脓活血，并一切疮疖痈瘘(《嘉祐》)。

鸤鸠(《拾遗》)

【释名】布谷(《列子》)，鹁鵠(音戛菊)、获谷(《尔雅注》)、郭公。

藏器曰：布谷，鸤鸠也。江东呼为获谷，亦曰郭公。北人名拨谷。

时珍曰：布谷名多，皆各因其声似而呼之。如俗呼阿公阿婆、割麦插禾、脱却破裤之类，皆因其鸣时可为农候故耳。或云：鸤鸠即《月令》鸣鸠也，鸤乃鸣字之讹，亦通。《禽经》及《方言》，并谓鸤鸠即戴胜，郭璞云非也。

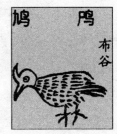

鸤鸠　布谷

【集解】藏器曰：布谷似鹞长尾，牝牡飞鸣，以翼相拂击。

时珍曰：案《毛诗义疏》云：鸤鸠大如鸠而带黄色，啼鸣相呼而不相集。不能为巢，多居树穴及空鹊巢中。哺子朝自上下，暮自下上也。二月谷雨后始鸣，夏至后乃止。张华《禽经注》云：仲春鹰化为鸠，仲秋鸠复化为鹰。故鸠之目，犹如鹰之目。《列子》云：鹞之为鹯，鹯之为布谷，布谷久复为鹞，是矣。《禽经》又云：鸠生三子。一为鹗。

肉

【气味】甘,温,无毒。

【主治】安神定志,令人少睡(汪颖)。

脚胫骨

【主治】令人夫妻相爱。五月五日收带之,各一,男左女右。云置水中,自能相随也(藏器)。

桑鳸(《食物》)

【释名】窃脂(《尔雅》)、青雀(郭璞)、蜡觜(雀)。

时珍曰:鳸意同扈,止也。《左传》少皞氏以鸟名官,九鳸为九农正,所以止民无淫也。桑鳸乃之在桑间者,其嘴或淡白如脂,或凝黄如蜡,故古名窃脂,俗名蜡觜。浅色曰窃。陆玑谓其好盗食脂肉,殆不然也。

【集解】时珍曰:鳸鸟处处山林有之。大如鸲鹆,苍褐色,有黄斑点,好食粟稻。《诗》云"交交桑鳸,有莺其羽",是矣。其觜喙微曲,而厚壮光莹,或浅黄浅白,或浅青浅黑,或浅玄浅丹。鳸类有九种,皆以喙色及声音别之,非谓毛色也。《尔雅》云春鳸鳻鶞,夏鳸窃玄,秋鳸窃蓝,冬鳸窃黄,桑鳸窃脂,棘鳸窃丹,行鳸唶唶,宵鳸啧啧,老鳸鷃鷃,是矣。今俗多畜其雏,教作戏舞。

肉

【气味】甘,温,无毒。

【主治】肌肉虚羸,益皮肤(汪颖)。

伯劳(宋《嘉祐》)

【释名】伯鹩(《夏小正注》)、博劳(《诗疏》)、伯赵(《左传》)、鵙(《豳诗》。音昊)、鴂(《孟子》。音决)。

时珍曰:案曹植《恶鸟论》云:鵙声嗅嗅,故以名之。感阴气而动,残害之鸟也。谓其为恶声者,愚人信之,通士略之。世传尹吉甫信后妻之谗,杀子伯奇,后化为此鸟。故所鸣之家以为凶者,好事傅会之言也。伯劳,象其声也。伯赵,其色皂也,赵乃皂讹。

【集解】时珍曰:伯劳即鵙也。夏鸣冬止,乃月令候时之鸟。本草不著形状,而后人无识之者。郭璞注《尔雅》云:鵙似鹍鶮而大。服虔云:鹍鶮(音辖轧),白项鸦也。张华注

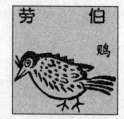

《禽经》云：伯劳形似鸲鹆。鸲鹆喙黄，伯劳喙黑。许慎《说文》云：鸲鹆似鹠而有帻。颜师古注《汉书》，谓鹠为子规。王逸注《楚词》，谓鹠为巧妇。扬雄《方言》，谓鵙为鸡鸣。陈正敏《遁斋闲览》，谓鵙为枭。李肇国《史补》，谓鹠为布谷。杨慎《丹铅录》，谓鵙为驾犁。九说各异。窃谓鵙既可以候时，必非稀见之鸟。今通考其得失，王说已谬，不必致辩。据郭说，则似今苦鸟。据张、许二说，则似今之百舌，似鸲鹆而有帻者。然鵙好单栖，鸣则蛇结；而百舌不能制蛇，为不同也。据颜说则子规名鹈鴂（音弟桂），伯劳名鵙（音决）。且月令起于北方，子规非北鸟也。据扬说鹈鴂乃寒号虫，惟晋地有之。据陈说则谓其目击，断然以为枭矣，而不具其形似，与陈藏器鵙即枭之说不合。而《尔雅》鸥鵙一名口鵙，与此不同。据李说则布谷一名鸪鹎，字音相近，又与《月令》鸣鸠拂其羽相犯。据杨说则驾犁乃鹪鸠，小如鸲鹆，三月即鸣，与《礼记》五月鵙始鸣、《豳风》七月鸣鵙之义不合。八说不同如此，要之当以郭说为准。案《尔雅》谓鹊、鵙之丑，其飞也翪，敛足竦翅也。既以鹊、鵙并称，而今之苦鸟，大如鸠，黑色，以四月鸣，其鸣曰苦苦，又名姑恶，人多恶之。俗以为妇被其姑苦死所化，颇与伯奇之说相近，但不知其能制蛇否？《淮南万》毕术云：伯劳之血涂金人不敢取。

毛

【气味】平，有毒。

【主治】小儿继病，取毛带之。继病者，母有娠乳儿，儿病如疟痢，他日相继腹大，或瘥或发。他人有娠，相近亦能相继也。北人未识此病（《嘉祐》）。

【发明】时珍曰：案《淮南子》云："男子种兰，美而不芳，继子得食，肥而不泽，情不相与往来也。"盖情在腹中之子故也。继病亦作魃病，魃乃小鬼之名，谓儿羸瘦如魃鬼也，大抵亦丁奚疳病。

踏枝

【主治】小儿语迟，鞭之即速语（《嘉祐》）。

【发明】时珍曰：案罗氏《尔雅翼》云：本草言伯劳所踏树枝鞭小儿令速语者，以其当万物不能鸣时而独能鸣之故，以类求之也。

【附录】鹪鸠

时珍曰：鹪鸠，《尔雅》名鹈鴂（音批及）。又曰：鹈鴂（音匹汲），戴胜也。一曰鹎鵊，讹作批颊鸟。罗愿曰：即祝鸠也。江东谓之乌曰（音匊），又曰鸦鹎。小于乌，能逐乌。三月即鸣，今俗谓之驾犁，农人以为候。五更辄鸣，曰架架格格，至曙乃止。故滇人呼为榨油郎，亦曰铁鹦鹎。能啄鹰鹊乌鹊，乃隼属也。南人呼为凤凰皂隶，汴人呼为夏鸡。古有催明之鸟，名唤起者，盖即此也。其鸟大如燕，黑色，长尾有歧，头上戴胜。所巢之处，其类不得再巢，必相斗不已。杨氏指此为伯劳，乃谓批颊为鸲鸡，俱误矣。《月令》：三月戴胜降于桑。

鸜鹆（音劬欲。《唐本草》）

【释名】鸲鹆（《周礼》）、啼啼鸟（《广韵》）、八哥（俗名）、寒皋（《万毕术》）。

时珍曰：此鸟好浴水，其睛瞿瞿然，故名。王氏《字说》以为（其行欲也），尾而足勾，故曰鸲鹆，从勾、从欲省，亦通。啼啼其声也。天寒欲雪，则群飞如告，故曰寒皋。皋者，告也。

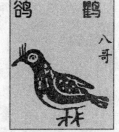

【集解】恭曰：鸜鹆，似鹎而有帻者是也。

藏器曰：五月五日取雏，剪去舌端，即能效人言，又可使取火也。

时珍曰：鸲鹆巢于鹊巢、树穴，及人家屋脊中。身首俱黑，两翼下各有白点。其舌如人舌，剪剔能作人言。嫩则口黄，老则口白。头上有帻者，亦有无帻者。《周礼》鸲鹆不逾济，地气使然也。

肉

【气味】甘，平，无毒。

诜曰：寒。

【主治】五痔止血。炙食，或为散饮服（《唐本》）。炙食一枚，治吃噎下气，通灵（《日华》）。治老嗽。腊月腊日取得，五味腌炙食，或作羹食，或捣散蜜丸服之。非腊日者不可用（孟诜）。

【附方】（原缺）

目睛

【主治】和乳汁研，滴目中，令人目明，能见霄外之物（藏器）。

百舌（《拾遗》）

【释名】反舌、鹎鶋（音辖轧）。

时珍曰：按《易通》卦验云：能反复其舌如百鸟之音，故名。鹎鶋，亦象声。今俗呼为牛屎啼哥，为其形似鸲鹆而气臭也。《梵书》名舍罗。

【集解】藏器：肖百舌，今之莺也。

时珍曰：百舌处处有之，居树孔、窟穴中。状如鸲鹆而小，身略长，灰黑色，微有斑点，喙亦尖黑，行则头俯，好食蚯蚓。立春后则鸣啭不已，夏至后则无声，十月后则藏蛰。人

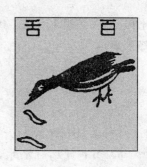

或畜之,冬月则死。《月令》"仲夏反舌无声",即此。蔡邕以为蛤蟆者,非矣。陈氏谓即莺,服虔《通俗文》以鹊鹬为白脰乌者,亦非矣。音虽相似,而毛色不同。

肉

【气味】缺。

【主治】炙食,治小儿久不语,及杀虫(藏器)。

窠及粪

【主治】诸虫咬,研末涂之(藏器)。

练鹊(宋《嘉祐》)

【集解】禹锡曰:练鹊似鸲鹆而小,黑褐色。食槐子者佳。冬春间采之。

时珍曰:其尾有长白毛如练带者是也。《禽经》石:冠鸟性勇,缨鸟性乐,带鸟性仁。张华云:带鸟,练鹊之类是也。今俗呼为拖白练。

【气味】甘,温、平,无毒。

【主治】益气,治风疾。细剉炒香,袋盛浸酒中,每日取酒温服之(《嘉祐》)。

莺(《食物》)

【释名】黄鸟(《诗经》)、离黄(《说文》)、鹝黄(《尔雅》)、仓庚(《月令》。《尔雅》作商庚)、青鸟(《左传》)、黄伯劳。

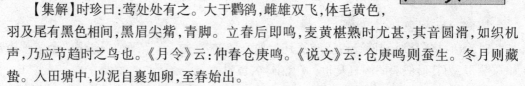

时珍曰:《禽经》云鹝鸣嘤嘤,故名。或云鹝项有文,故从贝。贝,项饰也。或作莺,鸟羽有文也。《诗》云"有莺其羽",是矣。其色黄而带鹝,故有鹝黄诸名。陆玑云:齐人谓之抟黍,周人谓之楚雀,幽州谓之黄莺,秦人谓之黄鹂鹠,淮人谓之黄伯劳,唐玄宗呼为金衣公子,或谓之黄袍。

【集解】时珍曰:莺处处有之。大于鸜鹆,雌雄双飞,体毛黄色,羽及尾有黑色相间,黑眉尖觜,青脚。立春后即鸣,麦黄椹熟时尤甚,其音圆滑,如织机声,乃应节趋时之鸟也。《月令》云:仲春仓庚鸣。《说文》云:仓庚鸣则蚕生。冬月则藏蛰。入田塘中,以泥自裹如卵,至春始出。

肉

【气味】甘,温,无毒。

【主治】补益阳气,助脾(汪颖)。食之不妒(时珍)。

【发明】颖曰:此鸟感春阳先鸣,所以补人。

时珍曰:按《山海经》云:黄鸟食之不妒。杨虁《止妒论》云:梁武帝郗后性妒。或言仓庚为膳疗忌。遂令茹之,妒果减半。

啄木鸟(宋《嘉祐》)

【释名】斫木(《尔雅》)、䴕。

时珍曰:此鸟斫裂树木取蠹食,故名。《禽经》云:䴕志在木,鹈志在水。

【集解】禹锡曰:《异物志》云:啄木有大有小,有褐有斑,褐者是雌,斑者是雄,穿木食蠹,俗云雷公采药吏所化也。山中一种大如鹊,青黑色,头上有红毛者,土人呼为山啄木。

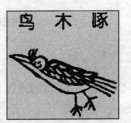

时珍曰:啄木小者如雀,大者如鸦,面如桃花,喙、足皆青色,刚爪利嘴。嘴如锥,长数寸。舌长于咮,其端有针刺,啄得蠹,以舌钩出食之。《博物志》云:此鸟能以嘴画字,令虫自出。鲁至刚云:今闽、广、蜀人、巫家收其符字,以收惊、疗疮毒也。其山啄木头上有赤毛,野人呼为火老鸦,能食火炭。王元之诗云:淮南啄木大如鸦,顶似仙鹤堆丹砂。即此也。亦入药用,其功相同。

肉

【气味】甘、酸,平,无毒。

【主治】痔瘘,及牙齿疳䘌虫牙。烧存性,研末,纳孔子中,不过三次(《嘉祐》)。追劳虫,治风痫(时珍)。

【发明】禹锡曰:《淮南子》云:啄木愈龋,以类相摄也。《荆楚岁时记》云:野人以五月五日取啄木,主齿痛。

时珍曰:追劳、治痫、治瘘,皆取制虫之义也。

【附方】旧一,新二。瘘疮脓水不止,不合:用啄木一只(或火老鸦亦可),盐泥固济,煅存性研末,酒下二钱匕。(姚大夫方)追劳取虫:用啄木禽一只,朱砂四两,精猪肉四两。饿令一昼夜,将二味和匀,喂之至尽。以盐泥固济,煅一夜。五更取出,勿打破,连泥埋入土中二尺。次日取出破开,入银、石器内研末。以无灰酒入麝香少许,作一服。须谨候安排,待虫出,速钳入油锅煎之。后服《局方》嘉禾散一剂。(胡云翱《劳瘵方》)多年痫病:

取腊月啄木鸟一个,无灰酒三升。先以瓦罐铺荆芥穗一寸厚,安鸟于上,再以穗盖一寸,倾酒入内,盐泥固济,炭火煅之,酒干为度。放冷取出为末,入石膏二两,铁粉一两,炮附子一两,朱砂、麝香各一分,龙脑一钱,共研匀。每服一钱,先服温水三两口,以温酒一盏调服即卧。发时又一服,间日再服,不过十服即愈。(《保幼大全》)

舌

【主治】龋齿作痛,以绵裹尖,咬之(《梅师》)。

【附方】新一。啄木散:治虫牙。啄木舌一枚,巴豆一枚,研匀。每以猪鬃一茎,点少许于牙根上,立瘥。(《圣惠》)

血

【主治】庚日向西热饮,令人面色如朱,光彩射人(时珍。出《峋嵝神书》)

脑

【主治】鲁至刚(俊灵机要)云:三月三日取啄木,以丹砂、大青拌肉饵之,一年取脑,和雄黄半钱,作十丸。每日向东水服一丸。久能变形,怒则如神鬼,喜则常人也。

慈乌(宋《嘉祐》)

【释名】慈鸦(《嘉祐》)、孝乌(《说文》)、寒鸦。
时珍曰:乌字篆文,象形。鸦亦作鸦,《禽经》鸦鸣哑哑,故谓之鸦。此鸟初生,母哺六十日;长则反哺六十日,可谓慈孝矣。北人谓之寒鸦,冬月尤甚也。
【集解】禹锡曰:慈乌北土极多,似乌鸦而小,多群飞作鸦鸦声,不膻臭可食。
时珍曰:乌有四种:小而纯黑,小嘴反哺者,慈乌也;似慈乌而大嘴,腹下白,不反哺者,雅乌也;似鸦乌而大,白项者,燕乌也;似鸦乌而小,赤嘴穴居者,山乌也。山乌一名鹳,出西方。燕乌一名白脰,一名鬼雀,一名鹊鹏(音辖轧)。《禽经》云:慈乌反哺,白脰不祥,大嘴善警,玄乌吟夜。又云:乌鸟背飞而向啼也。又蜀徼有火鸦,能衔火。

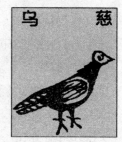

肉

【气味】酸、咸,平,无毒。
【主治】补劳治瘦,助气止咳嗽。骨蒸羸弱者,和五味淹炙食之,良(《嘉祐》。诜曰:《北帝摄鬼录》中亦用慈鸦卵)。

乌鸦（宋《嘉祐》）

【释名】鸦乌（《小尔雅》）、老雅（雅与鸦同）、鸒（音预）、鹎鶋（音匹居）、楚乌（《诗义问》）、大觜乌（《禽经》）。

【集解】时珍曰：乌鸦大嘴而性贪鸷，好鸣，善避缯缴，古有鸦经以占吉凶。然北人喜鸦恶鹊，南人喜鹊恶鸦，惟师旷以白项者为不祥，近之。

肉

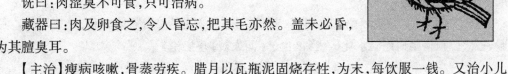

【气味】酸、涩，平，无毒；

诜曰：肉涩臭不可食，只可治病。

藏器曰：肉及卵食之，令人昏忘，把其毛亦然。盖未必昏，为其膻臭耳。

【主治】瘦病咳嗽，骨蒸劳疾。腊月以瓦瓶泥固烧存性，为末，每饮服一钱。又治小儿痫疾及鬼魅（《嘉祐》）。治暗风痫疾，及五劳七伤，吐血咳嗽，杀虫（时珍）。

【发明】颂曰：乌鸦今人多用治急风，而《本经》不著。宜于腊月捕取翅羽、觜、足全者，泥固煅过，入药治诸风，乌犀丸中用之（见《和剂局方》）。

时珍曰：《圣济总录》治破伤中风，牙关紧急，四肢强直，有金乌散，煅过入药，品多不录。

【附方】新六。五劳七伤，吐血咳嗽：乌鸦一枚，栝蒌瓤一枚，白矾少许，入鸦肚中，缝扎煮熟，作四服。（《寿域神方》）暗风痫疾：用腊月乌鸦一个，盐泥固济，于瓶中煅过，放冷取出为末，入朱砂末半两。每服一钱，酒下，日三服，不过十日愈。又方：用浑乌鸦一个（瓶固煅研），胡桃七枚，苍耳心子七枚，为末。每服一钱，空心热酒下。（并《保幼大全》）疝气偏坠：即前胡桃、苍耳方，加入新生儿胎衣一副，煅研入之。（同上）经脉不通，积血不散：用乌鸦散主之。乌鸦（去皮毛，炙）三分，当归（焙）、好墨各三分，延胡索（炒）、蒲黄（炒）、水蛭（以糯米炒过）各半两，芫青（糯米炒过）一分，为末。每服一钱，酒下。（《总录》）虚劳瘵疾：乌鸦一只，绞死去毛肠，入人参片、花椒各五钱，缝合。水煮熟食，以汤下。鸦骨、参、椒焙研，枣肉丸服。（吴球《便民食疗》）

乌目

【气味】无毒。

【主治】吞之，令人见诸魅。或研汁注目中，夜能见鬼（藏器）。

头

【主治】土蜂瘘，烧灰敷之（《圣惠》）。

心

【主治】猝得咳嗽,炙熟食之(《肘后》)。

胆

【主治】点风眼红烂(时珍)。

翅羽

【主治】从高坠下,瘀血抢心,面青气短者,取右翅七枚,烧研酒服,当吐血便愈(苏颂。出《肘后》)。治针刺入肉,以三五枚,炙焦研末,醋调敷之,数次即出,甚效。又治小儿痘疮不出复入(时珍)。

【附方】新一。痘疮复陷:十二月取老鸦左翅,辰日烧灰,用猬猪血和,丸芡子大。每服一丸,以猬猪尾血同温水化服,当出也。(闻人规《痘疹论》)

鹊(《别录》下品)

【释名】飞驳乌(陶弘景)、喜鹊(《禽经》)、干鹊(《新语》)。

时珍曰:鹊古文作舄,象形。鹊鸣唶唶,故谓之鹊。鹊色驳杂,故谓之驳。灵能报喜,故谓之喜。性最恶湿,故谓之干。《佛经》谓之刍尼,《小说》谓之神女。

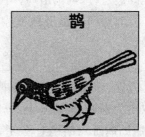

鹊

【集解】时珍曰:鹊,乌属也。大如鸦而长尾,尖嘴黑爪,绿背白腹,尾翩黑白驳杂。上下飞鸣,以音感而孕,以视而抱。季冬始巢,开户背太岁向太乙。知来岁风多,巢必卑下。故曰干鹊知来,猩猩知往。段成式云:鹊有隐巢木如梁,令鸷鸟不见。人若见之,主富贵也。鹊至秋则毛毸头秃。《淮南子》云:"鹊矢中猬",猬即反而受啄,火胜金也。

雄鹊肉

【气味】甘,寒,无毒。

《日华》曰:凉。

【主治】石淋,消结热。可烧作灰,以石投中解散者,是雄也(《别录》)。藏器曰:烧灰淋汁饮之,令淋石自下。治消渴疾、去风及大小肠涩,并四肢烦热,胸膈痰结。妇人不可食(苏颂)。冬至埋鹊于圊前,辟时疾温气(时珍。出《肘后》)。

【发明】弘景曰:凡鸟之雌雄难别者,其翼左覆右者是雄,右覆左者是雌。又烧毛作屑纳水中,沉者是雌,浮者是雄。今云投石,恐只是鹊,余鸟未必尔。

【主治】弘景曰:五月五日取鹊脑,入术家用。

时珍曰:按淮南《万毕术》云:丙寅鹊脑令人相思。高诱注云:取鹊脑雌雄各一,道中烧之,丙寅日入酒中饮,令人相思。又媚药方中亦有用之者。则陶氏所谓术家者,亦此类耳。

巢

【主治】多年者,烧之水服,疗颠狂鬼魅及蛊毒,仍呼祟物名号。亦敷瘘疮,良(《日华》)。正旦烧灰撒门内,辟盗。其重巢柴烧研,饮服方寸匕,一日三服,治积年漏下不断困笃者,一月取效(时珍。出《洞天录》及《千金方》。重巢者,连年重产之巢也)。

【附方】新一。小便不禁:重鹊巢中草一个,烧灰。每服二钱匕,以蔷薇根皮二钱,煎汤服之,日二。(《圣惠》)

山鹊(《食物》)

【释名】鹨(渥、学二音。《尔雅》)、鶾(音汗。说文)、山鹧(俗名)、赤嘴乌(《酉阳杂俎》)。

【集解】时珍曰:山鹊,处处山林有之。状如鹊而乌色,有文采,赤嘴赤足,尾长不能远飞,亦能食鸡、雀。谚云:朝鹨叫晴,暮鹨叫雨。(说文》以此为知来事之鸟。《字说》云“能效鹰鹨鹨声而性恶,其类相值则搏”者,皆指此也。郑樵以为喜鹊,误矣。有文采如戴花胜,人名戴鸫、戴鸫。

【气味】甘,温,无毒。

【主治】食之解诸果毒(汪颖)。

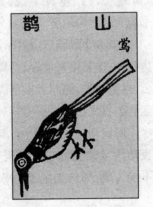

鹘嘲(宋《嘉祐》。鹘,骨、猾二音)

【释名】鹘鸼(《尔雅》)、鹘鸠(《左传》)、鹏鸠(《尔雅》)、鹨鸠(渥、学二音),阿鹒(《杂俎》)、鹴鹒(音蓝吕)。

时珍曰:其目似鹘其形似鹨(鹨,山鹊也),其声啁嘲,其尾屈促,其羽如缦缕,故有诸名。阿鹒乃鹨鸠之讹也。陆佃云:凡鸟朝鸣曰嘲,夜鸣曰哤。此鸟喜朝鸣故也。(禽经》云:林鸟朝嘲,水鸟夜哤。是矣。

【集解】禹锡曰:鹘嘲,南北总有。似山鹊而小,短尾,有青毛冠,多声,青黑色,在深林间,飞翔不远。北人呼为鹴鹒鸟。《东都赋》云“鹘嘲春鸣”是也。

时珍曰:此鸟春来秋去,好食桑椹,易醉而性淫。或云鹘嘲即戴胜,未审是否? 郑樵以为鹳鹆，非矣。

肉

【气味】咸，平，无毒。

【主治】助气益脾胃，主头风目眩。煮炙食之，顿尽一枚，至验（《嘉祐》。今江东俚人呼头风为肿头。先从两项边筋起，直上入头，头闷目眩者是也）。

杜鹃（《拾遗》）

【释名】杜宇（《禽经》）、子巂（音携）、子规（亦作秭归）、鶗鴂（音弟桂。亦作鹈鴂）、催归（亦作思归）、怨鸟、周燕（《说文》）、阳雀。

时珍曰：蜀人见鹃而思杜宇，故呼杜鹃。说者遂谓杜宇化鹃，讹矣。鹃与子巂、子规、鶗鴂、催归诸名，皆因其声似，各随方音呼之而已。其鸣若曰"不如归去"。谚云"阳雀叫，鶗鴂央"是矣。《禽经》云：江左曰子规，蜀右曰杜宇，瓯越曰怨鸟。服虔注《汉书》，以鹈鴂为伯劳，误矣，名同物异也。伯劳一名鴂，音决，不音桂。

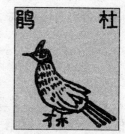

【集解】藏器曰：杜鹃小如鹞，鸣呼不已。《蜀王本纪》云：杜宇为望帝，淫其臣鳖灵妻，乃禅位亡去。时子规鸟鸣，故蜀人见鹃鸣而悲望帝。《荆楚岁时记》云：杜鹃初鸣，先闻者主别离，学其声令人吐血，登厕闻之不祥。厌法，但作狗声应之。《异苑》云：有人山行，见一群，聊学之，呕血便殒。人言此鸟啼至血出乃止，故有呕血之事。

时珍曰：杜鹃出蜀中，今南方亦有之。状如雀、鹞而色惨黑，赤口有小冠。春暮即鸣，夜啼达旦，鸣必向北，至夏尤甚，昼夜不止，其声哀切。田家候之，以兴农事。惟食虫蠹，不能为巢，居他巢生子。冬月则藏蛰。

肉

【气味】甘，平，无毒。

【主治】疮瘘有虫，薄切炙热贴之，虫尽乃已（时珍）。

【发明】时珍曰：按《吕氏春秋》云：肉之美者巂燕之翠。则昔人亦尝食之矣。

鹦鹉（《食物》）

【释名】鹦哥（俗名）、干皋。

时珍曰：按《字说》云："鹦鹉如婴儿之学母语"，故字从婴母。亦作鹦鹉。熊太古云：大者为鹦鹉，小者为鹦哥。则鹉义又取乎此。师旷谓之干皋，李昉呼为陇客，《梵书》谓之臊陀。

【集解】时珍曰：鹦鹉有数种：绿鹦鹉出陇蜀，而滇南、交广近海诸地尤多，大如乌鹊，

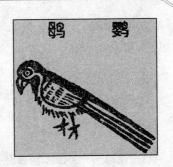

数百群飞，南人以为鲊食；红鹦鹉紫赤色，大亦如之；白鹦鹉出西洋、南番，大如母鸡；五色鹦鹉出海外诸国，大于绿而小于白者，性尤慧利。俱丹味钩吻，长尾赤足，金睛深目，上下目睑皆能眨动，舌如婴儿。其趾前后各二，异于众鸟。其性畏寒，即发颤如瘴而死，饲以余甘子可解。或云：摩其背则喑。或云：雄者喙变丹，雌者喙黑不变。张思正《倦游录》云"海中有黄鱼能化鹦鹉"，此必又一种也。有秦吉了、鸟凤，皆能人言，并附于下：

【附录】秦吉了

时珍曰：即了哥也，《唐书》作结辽鸟，番音也。出岭南容、管、廉、邕诸州峒中。大如鸜鹆，绀黑色。夹脑有黄肉冠，如人耳。丹味黄距，人舌人目，目下连颈有深黄纹，顶尾有分缝。能效人言，音颇雄重。用熟鸡子和饭饲之。亦有白色者。

鸟凤

按范成大《虞衡志》云：鸟凤出桂海左右两江峒中。大如喜鹊，绀碧色。项毛似雄鸡，头上有冠。尾垂二弱骨，长一尺四五寸，至秒始有毛。其形略似凤。音声清越如笙箫，能度小曲合宫商，又能为百鸟之音。彼处亦自难得。

鹦鹉肉

【气味】甘、咸，温，无毒。

【主治】食之，已虚嗽（汪颖）。

禽之四山禽类一十三种附一种。

凤凰（拾遗）

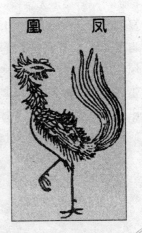

【释名】瑞鶠

时珍曰：《禽经》云：雄凤雌凰，亦曰瑞鶠。鶠者，百鸟偃伏也。羽虫三百六十，凤为之长，故从鸟从凡。凡，总也。古作朋字，象形。凰，美也，大也。

【集解】时珍曰凤，南方朱鸟也。按《韩诗外传》云：凤之象，鸿前麟后，燕颔鸡喙，蛇颈鱼尾，鹳颡鸳颐，龙文龟背。羽备五采，高四五尺。翱翔四海，天下有道则见。其翼若干，其声若箫，不啄生虫，不折生草。不群居，不侣行。非梧桐不栖，非竹实不食，非醴泉不饮。《山海经》云：丹穴之山有鸟，状如鸡，五采而文，饮食自然，自歌自

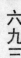

舞,见则天下安宁。蔡衡云:象凤有四:赤多者凤,青多者鸾,黄多者鹓,紫多者鹭鹫,白多者鹄鹇。又群书立名知异,文繁不录。按罗存斋《尔雅翼》云:南恩州北甘山,壁立千仞,猿狖不能至。凤凰巢其上,惟食虫鱼,遇大风雨飘堕其雏,小者犹如鹤,而足差短。

凤凰台

【气味】辛,平,无毒。

【主治】劳损积血,利血脉,安神。治惊邪,癫痫鸡痫,发热狂走,水磨服之。(藏器。)

【发明】藏器曰:凤凰脚下白物如石者,名凤凰台。凤虽灵鸟,时或来仪。候其栖止处,掘土二三尺取之,状如圆石、白似卵者,是也。然凤非梧桐不栖,非竹实不食,那复近地而有台入土乎。正物有自然之理,不可晓也。今有凤处未必有竹,有竹处未必有凤,恐是麟凤洲有之。如汉时所贡续绽胶,煎凤髓造成者,曷足怪哉?

时珍曰:按《吕氏春秋》云:流沙之西,丹山之南,有凤鸟之卵,沃民所食。则所产之地不以为异也。续绽胶,《洞冥记》以为鸾血作成。故《雷公炮炙论》云:断弦折剑,遇鸾血而如初。陈氏以为凤髓所作,要皆诳言,不必深辩。

孔雀(《别录》下品)

【释名】越鸟

时珍曰:孔,大也。李昉呼为南客。梵书谓之摩由逻。

【集解】弘景曰:出广、益诸州。方家罕用。

恭曰:交广多有,剑南元无。

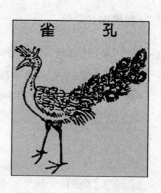

时珍曰:按《南方异物志》云:孔雀,交趾、雷、罗诸州甚多,生高山乔木之上。大如雁,高三四尺,不减于鹤。细颈隆背,头戴三毛长寸许。数十群飞,栖游冈陵。晨则鸣声相和,其声曰都护。雌者尾短无金翠。雄者三年尾尚小,五年乃长二三尺。夏则脱毛,至春复生。自背至尾有圆文,五色金翠,相绕如钱。自爱其尾,山栖必先择置尾之地。雨则尾重不能高飞,南人因往捕之。或暗伺其过,生断其尾,以为方物。若回顾,则金翠顿减矣。山人养其雏为媒,或探其卵,鸡伏出之。饲以猪肠、生菜之属。闻人拍手歌舞,则舞。其性妒,见采服者必啄之。《北户录》云:孔雀不匹,以音影相接而孕。或雌鸣下风,雄鸣上风,亦孕。《翼越集》云:孔雀虽有雌雄,将乳时登木哀鸣,蛇至即交,故其血、胆犹伤人。《禽经》云:"孔见蛇则宛而跃者"是矣。

肉

【气味】咸,凉,微毒。

藏器曰：无毒。

【主治】解药毒、蛊毒。（《日华》。）

【发明】时珍曰：按《纪闻》云：山谷夷人多食之，或以为脯腊，味如鸡、鹜，能解百毒。人食其肉者，自后服药必不效，为其解毒也。又《续博物志》云：李卫公言，鹅惊鬼，孔雀辟恶，鸲鹆厌火。

血

【主治】生饮，解蛊毒，良。（《日华》）

【发明】时珍曰：熊太古言，孔雀与蛇交，故血、胆皆伤人；而《日华》及《异物志》言，其血与首，能解大毒，似不相合。按孔雀之肉既能解毒，何血独伤人耶？盖亦犹雉与蛇交时即有毒，而蛇伏蛰时即无毒之意耳。

屎

【气味】微寒。

【主治】女子带下，小便不利。（《别录》）。治崩中带下，可傅恶疮。（《日华》。）

尾

【气味】有毒。

宗奭曰：不可入目，令人昏翳。

驼鸟（《拾遗》）

【释名】驼蹄鸡《纲目》食火鸡同上骨托禽

时珍曰：驼，象形。象形。托亦驼字之讹。

【集解】藏器曰：驼鸟如驼，生西戎。高宗永徽中，吐火罗献之。高七尺，足如橐驼，鼓翅而行，日三百里，食铜铁也。

时珍曰：此亦是鸟也，能食物所不能食者。按李延寿《后魏书》云：波斯国有鸟，形如驼，能飞不高，食草与肉，亦啖火，日行七百里。郭义恭《广志》云：安息国贡大雀，雁身驼蹄，苍色，举头高七八尺，张翅丈余，食大麦，其卵如瓮，其名驼鸟。刘郁《西使记》云：富浪有大鸟，驼蹄，高丈余，食火炭，卵大如升。费信《星槎录》云：竹步国、阿丹国俱出驼蹄鸡，高者六七尺，其蹄如驼。彭乘《墨客挥犀》云：骨托禽出河州，状如鹛，高三尺余，其名自呼，能食铁石。宋祁《唐书》云：开元初，康国贡驼鸟卵。郑晓《吾学编》云：洪武初，三佛齐国贡火鸡，大于鹤，长三四

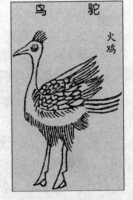

鸟驼 火鸡

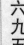

尺,颈、足亦似鹤,锐嘴软红冠,毛色如青羊,足二指,利爪,能伤人腹致死,食火炭。诸书所记稍有不同,实皆一物也。

屎

【气味】无毒。

【主治】人误吞铁石入腹,食之立消。(藏器。)

鹰(《别录》中品)

【释名】角鹰(《纲目》)鹪鸠

时珍曰:鹰以膺击,故谓之鹰。其顶有毛角,故角鹰。其性爽猛,故曰鹪鸠。昔少皞氏以鸟名官,有祝鸠、鸤鸠、鹘鸠、雎鸠、鹪鸠五氏。盖鹰与鸠同气禅化,故得称鸠也。《禽经》云:小而鸷者皆曰隼,大而鸷者皆曰鸠,是矣。《尔雅翼》云:在北为鹰,在南为鹞。一云大为鹰,小为鹞。梵书谓之嘶那夜。

【集解】时珍曰:鹰出辽海者上,北地及东北胡者次之。北人多取雏养之,南人八九月以媒取之。乃鸟之疏暴者。有雉鹰、兔鹰,其类以季夏之月习击,孟秋之月祭鸟。隋魏彦深《鹰赋》颇详,其略云:资金方之猛气,擅火德之炎精。指重十字,尾贵合卢。觜同钩利,脚等荆枯。或白如散花,或黑如点漆。大文若锦,细斑似缬。身重若金,爪刚如铁。毛衣屡改,厥色无常。寅生酉就,总号为黄。二周作鹞,三岁成苍。雌则体大,雄则形小。察之为易,调之实难。姜以取热,酒以排寒。生于窟者好眠,巢于木者常立。双骹长者起迟,六翮短者飞急。

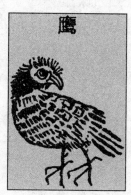

肉

【气味】缺。

【主治】食之治野狐邪魅。藏器。

头

【主治】五痔,烧灰饮服。(《药性》。)治痔瘘,烧灰,入麝香少许,酥酒服之。治头风眩运,一枚烧灰,酒服。

时珍:出王右军法帖,及温隐居《海上方》。

【附方】新一。头目虚运:车风一个,(即鹰头也,去毛焙),川芎一两,为末。酒服三钱。《选奇方》。

觜及爪

【主治】五痔狐魅，烧灰水服。（藏器。）

睛

【主治】和乳汁研之，日三注眼中，三日见碧霄中物，忌烟熏。（《药性》。）

骨

【主治】伤损接骨。烧灰，每服二钱，酒服。随病上下，食前、食后。（时珍。）

毛

【主治】断酒。水煮汁饮，即止酒也。（《千金》。）

屎白

【气味】微寒，有小毒。

【主治】伤挞灭痕。（《别录》。）烧灰酒服。治中恶。（《药性》。）烧灰，酒服方寸匕。主邪恶，勿令本人知。（苏恭。）消虚积，杀劳虫，去面疱黡黯。（时珍。）

【发明】弘景曰：单用不能灭瘢。须合僵蚕、衣鱼之属为膏，乃效。

【附方】旧二，新四。奶癖：寇曰：凡小儿膈下硬如有物，乃俗名奶癖者也。只服温脾化积丸药，不可转泻。用黄鹰屎一钱，密陀僧一两，舶上硫黄一分，丁香二十一个，为末。每服一字，三岁已上半钱，用乳汁或白面汤调下。并不转泄，一复时取下青黑物。后服补药：以醋石榴皮炙黑半两，蚱蜢一分，木香一分，麝香半钱，为末。每服一字，薄酒调下，连吃二服。面疱：鹰屎白二分，胡粉一分，蜜和傅之。（《外台》）灭痕：《千金》：用鹰屎白和人精傅，日三。《圣惠》：用鹰屎二两，僵蚕一两半，为末，蜜和傅。《总录》用鹰屎白、白附子各一两，为末，醋和傅，日三五次，痕灭止。食哽：鹰粪烧灰，水服方寸匕。（《外台》）

鹏（音凋。《纲目》）

【释名】鹫音就。《山海经》。雕《说文》。音团。

时珍曰：《禽经》云：鹰以膺之，鹯以擅之，隼以尹之，鹏以周之，鹫以就之，雕以搏之。皆言其击搏之异也。梵书谓之揭罗阇。

【集解】时珍曰：鹏似鹰而大，尾长翅短，土黄色，鸷悍多力，盘旋空中，无细不睹。皂鹏即鹫也，出北地，色皂。青鹏出辽东，最俊者谓之海东青。羌鹫出西南夷，黄头赤目，五色皆备。鹏类能搏鸿鹄、獐鹿、犬豕。又有虎鹰，翼广丈余，能搏虎也。鹰、鹏虽鸷而畏燕子，物无大小也。其翮可为箭羽。刘郁《西使记》云：皂鹏一产三卵者，内有一卵化犬。短毛灰色,与犬无异,但尾背有羽毛数茎耳。随母影而走,所逐无不获者,谓之鹰背狗。

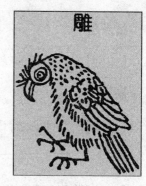

雕

骨

【气味】缺。

【主治】折伤断骨。烧灰,每服二钱,酒下,在上食后,在下食前,骨即接如初。(时珍。出《接骨方》。)

【发明】时珍曰:鹰、鹗、雕骨,皆能接骨。盖鸷鸟之力在骨,故以骨治骨,从其类也。

屎

【主治】诸鸟兽骨哽。烧灰,酒服方寸匕。(时珍。出《外台秘要》。)

鹗(《纲目》)

【释名】鱼鹰(《禽经》)、鹍鸡(《诗疏》)、雎鸠(周南)、王雎(音疽)、沸波(《淮南子》)、下窟乌。

时珍曰:鹗状可愕,故谓之鹗。其视雎健,故谓之雎。能入穴取食,故谓之下窟乌。翱翔水上,扇鱼令出,故曰沸波。《禽经》云:王雎,鱼鹰也。尾上白者名白鹭。

【集解】时珍曰:鹗,鹍类也。似鹰而土黄色,深目好峙。

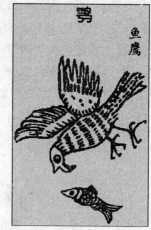

鹗

鱼鹰

雄雌相得,鸷而有别,交则双翔,别则异处。能翱翔水上捕鱼食,江表人呼为食鱼鹰。亦啖蛇。《诗》云:关关雎鸠,在河之洲。即此。其肉腥恶,不可食。陆玑以为鹭,扬雄以为白鹰,黄氏以为杜鹃,皆误矣。《禽经》云:鸠生三子,一为鹗鸠,尸鸠也。杜预以王雎为尸鸠,或以此也。

骨

【主治】接骨。(时珍)

【附方】新一。接骨:用下窟乌即鹗也,取骨烧存性,以古铜钱一个,煅红醋淬七次,为末等分。酒服一钱,不可过多。病在下空心,在上食后服,极有效验。须先夹缚定,乃服此。唐《蔺道人方》。

觜

【主治】蛇咬。烧存性研末,一半酒服,一半涂之。(时珍)

鸱(《别录》下品)

【释名】雀鹰(《诗疏》)、鸢(《诗经》)、鷤(音淫)、隼(本作鵻,音笋)、鹞。

时珍曰:鸱、鸢二字,篆文象形。一云:鸱,其声也。鸢,攫物如射也。隼,击物准也。鹞,目击遥也。《诗疏》云:隼有数种,通称为鹞。雀鹰,春化布谷。《尔雅》谓之茅鸱,齐人谓之击正,或谓之题肩。《尔雅》云:鷤,负雀也。梵书谓之阿黎耶。

【集解】弘景曰:鸱,即俗呼老鸱者。又有鸢、鹗,并相似而大。

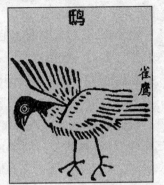

时珍曰:鸱似鹰而稍小,其尾如舵,极善高翔,专捉鸡、雀。鸱类有数种。按《禽经》云:善抟者曰鹞,窍玄者曰鸱,骨曰鹘,了曰鹞,展曰鹯,夺曰鹰。又云:鹰生三子,一为鸱。鹘,小于鸱而最猛捷,能击鸠、鸽,亦名鹪子,一名笼脱。鹯,色青,向风展翅迅摇,搏捕鸟雀,鸣则大风,一名晨风。鹞,小于鹯,其盘上下,亦取鸟雀如攘掇也,一名鹪子。又《月令》:二月鹰化为鸠,七月鸠化为鹰。《列子》云:鹞为鹯,鹯为布谷,布谷复为鹞。皆指此属也。隼鹘虽鸷而有义,故曰鹰不击伏,隼不击胎。鹘握鸠而自暖,乃至旦而见释,此皆杀中有仁也。

鸱头

【修治】弘景曰:虽不限雌雄,雄者当胜。用须微炙,不用蠹者。古方治头面方有鸱头酒。

【气味】咸,平,无毒。

时珍曰:按段成式云:唐肃宗张后专权,每进酒置鸱脑于内,云令人久醉健忘。则鸱头亦有微毒矣。

【主治】头风目眩颠倒,痫疾(《别录》)。

【附方】旧二。癫痫瘛疭:飞鸱头三枚,铅丹一斤,为末,蜜丸梧子大。每酒服三丸,日三次。(《千金方》)旋风眩冒鸱头丸:用鸱头一枚炒黄,真藜茹、白术各一两,川椒半两,炒去汗,为末,蜜和丸梧子大。每服酒下二十丸。《圣惠》。

肉

【气味】缺。

【主治】食之,治癫痫(孟诜)。食之,消鸡肉、鹌鹑成积(时珍)。

骨

【主治】鼻衄不止。取老鸱翅关大骨,微炙研末,吹之(时珍。出《圣济总录》。)。

鸱鸺(《拾遗》)

【释名】角鸱(《说文》)、怪鸱(《尔雅》)、雚(音丸)、老兔(《尔雅》)、钩鵅(音格)、鹎鵙(音忌欺)、毂辘鹰(蜀人所呼)、呼咵鹰(楚人所呼)、夜食鹰(吴人所呼)。

时珍曰:其状似鸱而有毛角,故曰鸱,曰角。曰雚,雚字象鸟头目有角形也。老兔,象头目形。鸺、怪,皆不祥也。钩鵅、毂辘、呼咵,皆其声似也。蜀人又讹钩格为鬼各哥。

【集解】藏器曰:钩鵅,即《尔雅》鹎鵙也。江东呼为鵙钩。

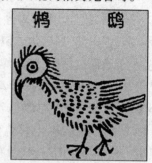

其状似鸱有角,怪鸟也。夜飞昼伏,入城城空,入室室空。常在一处则无害。若闻其声如笑者,宜速去之。北土有训狐,二物相似,各有其类。训狐声呼其名,两目如猫儿,大如鸲鹆,作笑声,当有人死。又有鸺鹠,亦是其类,微小而黄,夜能入人家,拾人手爪,知人吉凶。有人获之,嗉中犹有爪。故除爪甲者,埋之户内,为此也。

时珍曰:此物有二种:鸱鸺大如鸱鹰,黄黑斑色,头目如猫,有毛角两耳。昼伏夜出,鸣则雌雄相唤,其声如老人,初若呼,后若笑,所至多不祥。《庄子》云:鸱鸺夜拾蚤,察毫末,昼出瞋目而不见丘山。何承天《纂文》云:鸱鸺白日不见人,夜能拾蚤虱。俗讹蚤为人爪,妄矣。一种鸺,大如鸲鹆,毛色如鹎,头目亦如猫,鸣则后窍应之,其声连转,如云休留休留,故名曰鸺鹠。江东呼为车载板,楚人呼为快扛鸟,蜀人呼为春哥儿,皆言其鸣主有人死也。试之亦验。《说文》谓之鸢,音爵,言其小也。藏器所谓训狐者,乃鸮也;所谓鸺鹠者,乃鸱鸺之小者也。并误矣。《周礼》哲蔟氏掌覆夭鸟之巢,以方书十日之号,十二月之号,十二辰之号,十二岁之号,二十有八宿之号,悬其巢则去。《续博物志》云:鸺鹠、鹊、鹊,其抱以聄。

肉

【气味】缺。

【主治】疟疾。用一只,去毛肠,油炸食之。(时珍。出《阴宪副方》。)

【附方】新一。风虚眩运:大头鹰闭杀去毛,煮食;以烧骨存性,酒服。(《便民食疗》。)

肝

【主治】入法术家用。(时珍。)

鸮(《拾遗》)

【释名】枭鸱（音娇）、土枭（《尔雅》）、山鸮（晋灼）、鸡鸮（《十六国史》）、鵩（《汉书》）、训狐（《拾遗》）、流离（《诗经》）、魖魂。

时珍曰：鸮、枭、训狐，其声也。鵩，其色如服色也。俚人讹训狐为幸胡者，是也，鸱与鸮，二物也。周公合而咏之，后人遂以鸱鸮为一鸟，误矣。魖字韵书无考，当作匈拥切。魖魂、流离，言其不祥也。吴球方作逐魂。枭长则食母，故古人夏至磔之，而其字从鸟首在木上。

肉

【气味】甘，温，无毒。

【主治】鼠瘘，炙食之（藏器）。风痫，噎食病（时珍）。

【附方】新二。风痫：风痫，考《宝鉴》第九卷名神应丹。惺神散，《医方大成》下册。噎食：取鵩鸟未生毛者一对，用黄泥固济，煅存性为末。每服一匙，以温酒服。（《寿域神方》）

头

【主治】痘疮黑陷。用腊月者一二枚，烧灰，酒服之，当起。（时珍。出《云岐子保命集》。）

目

【主治】吞之，令人夜见鬼物（藏器。）

鸩(音沉去声。《别录》下品）

【校正】自外类移入此。

【释名】鸩日与运日同。（《别录》同力鸟陶弘景。）

毛

【气味】有大毒。入五脏，烂杀人。（《别录》）

喙

【主治】带之，杀蝮蛇毒。（《别录》）

时珍曰：蛇中人，刮末涂之，登时愈也。

姑获鸟(《拾遗》)

【释名】乳母鸟(《玄中记》)、夜行游女(同)、天帝少女(同)、无辜鸟(同)、隐飞(《玄中记》)、鬼鸟(《拾遗》)、谲谲杜预(《左传》)、注钩星(《岁时记》)。

时珍曰:昔人言此鸟产妇所化,阴孽为妖,故有诸名。

【集解】藏器曰:姑获能收人魂魄。《玄中记》云:姑获鸟,鬼神类也。衣毛为飞鸟,脱毛为女人。云是产妇死后化作,故胸前有两乳,喜取人子养为己子。凡有小儿家,不可夜露衣物。此鸟夜飞,以血点之为志。儿辄病惊痫及疳疾,谓之无辜疳也。荆州多有之。亦谓之鬼鸟。《周礼》庭氏以救日之弓,救月之矢,射夭鸟,即此也。

时珍曰:此鸟纯雌无雄,七八月夜飞,害人尤毒也。

治 鸟(《纲目》)

【集解】时珍曰:按干宝《搜神记》云:越地深山有治鸟,大如鸠,青色。穿树作窠,大如五六升器,口径数寸,饰以土垩,赤白相间,状如射侯。伐木者见此树即避之,犯之则能役虎害人,烧人庐舍。白日见之,鸟形也;夜闻其鸣,鸟声也;时或作人形,长三尺,入涧中取蟹,就人间火炙食,山人谓之越祝之祖。又段成式《酉阳杂俎》云:俗说昔有人遇洪水,食都树皮,饿死化为此物。居树根者为猪都,居树中者为人都,居树尾者为鸟都。鸟都左胁下有镜印,阔二寸一分。南人食其窠,味如木芝也。窃谓兽有山都、山獟、木客,而鸟亦有治鸟、山萧、木客鸟。此皆戾气所赋,同受而异形者欤？今附于下。

【附录】木客鸟

时珍曰:按《异物志》云:木客鸟,大如鹊,千百为群,飞集有度。俗呼黄白色,有翼有绶,飞独高者为君长,居前正赤者为五伯,正黑者为铃下,缃色杂赤者为功曹,左胁有白带者为主簿,各有章色。庐陵郡东有之。

独足鸟(一名山萧鸟。)

《广州志》云:独足鸟,闽广有之。大如鹄,其色苍,其声自呼。《临海志》云:独足,文身赤口,昼伏夜飞,或时昼出,群鸟噪之,惟食虫豸,不食稻粱,声如人啸,将雨转鸣。即孔子所谓一足之鸟,商羊者也。《山海经》云:瀚次之山,有鸟状如枭,人面而一足,名曰橐蜚,音肥,冬则蛰,服之不畏雷。孙愐《唐韵》云:鴢,土精也,似雁,一足黄色,毁之杀人。

窠表

【主治】作履屉,治脚气。(时珍。出《杂俎》。)

鬼车鸟(《拾遗》)

【释名】鬼鸟(《拾遗》)、九头鸟(同)、上苍鹭(《白泽图》)、奇鸧。

时珍曰：鬼车，妖鸟也，取《周易》载鬼一车之义。似鸧而异，故曰奇鸧。

【集解】藏器曰：鬼车，晦暝则飞鸣，能入人家，收人魂气。相传此鸟昔有十首，犬啮其一，犹余九首。其一常滴血，血着人家则凶。荆楚人夜闻其飞鸣，但灭灯、打门、捩狗耳以厌之，言其畏狗也。《白泽图》苍鹭有九首，及孔子与子夏见奇鸧九首，皆此物也。《荆楚岁时记》以为姑获者，非矣。二鸟相似，故同名鬼鸟。

时珍曰：鬼车状如鹡鸰，而大者翼广丈许，昼盲夜了，见火光辄堕。按刘恂《岭表录异》云：鬼车出秦中，而岭外尤多。春夏之交，稍遇阴晦，则飞鸣而过，声如刀车鸣。爱入人家，铄人魂气。血滴之家，必有凶咎。《便民图纂》云：冬月鬼车夜飞，鸣声自北而南，谓之出巢，主雨；自南而北，谓之归巢，主晴。周密《齐东野语》云：宋·李寿翁守长沙，曾捕得此鸟。状类野鬼，赤色，身圆如箕。十颈环簇，有九头，其一独无而滴鲜血。每颈两翼，飞则霍霍并进。又周汉公主病，此鸟飞至砥石即毙。呜呼！怪气所钟，妖异如此，不可不知。

诸鸟有毒(《拾遗》)

凡鸟自死目不闭，自死足不伸，白鸟玄首，玄鸟白首，三足，四距，六指，四翼，异形异色，并不可食，食之杀人。

本草纲目兽部第五十卷

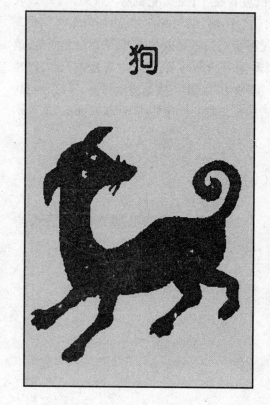

狗

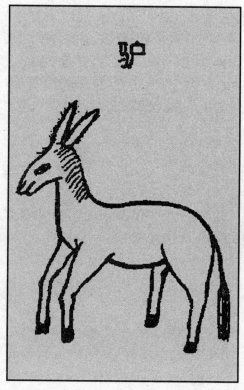

驴

本草纲目兽部第五十卷

豕(《本经》下品)

【释名】猪(《本经》)、豚(同上)、豭(音加)、彘(音滞)、豮(音坟)。

时珍曰:按许氏《说文》云:豕字象毛足而后有尾形。林氏《小说》云:豕食不洁,故谓之豕。坎为豕,水畜而性趋下喜秽也。牡曰豭,曰牙;牝曰彘,曰豝(音巴),曰貗(音娄)。牡去势曰豮。四蹄白曰豥。猪高五尺曰豟(音厄)。豕之子,曰猪,曰豚,曰豰(音斛)。一子曰特,二子曰师,三子曰豵,末子曰么。生三月曰豨,六月曰猔。何承天纂文云:梁州曰[illegible](音摄),河南曰彘,吴楚曰豨(音喜)。渔阳以大猪为豝,齐徐以小猪为豠(音锄)。

颂曰:按扬雄《方言》曰:燕朝鲜之间谓猪为豭,关东西谓之彘,或曰豕,南楚曰豨,吴扬之间曰猪子,其实一种也。《礼记》谓之刚鬣,崔豹《古今注》谓之参军。

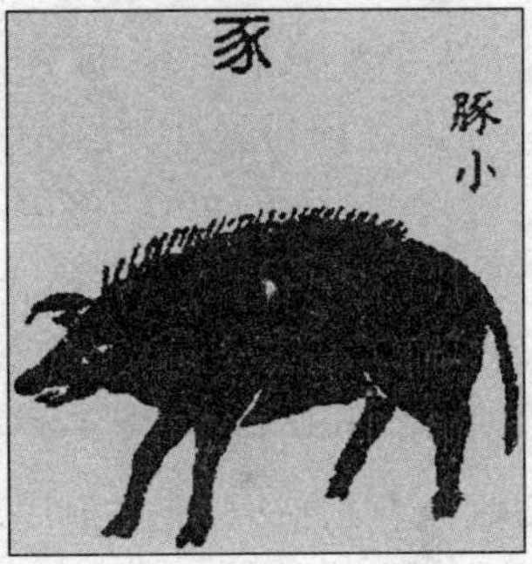

【集解】颂曰:凡猪骨细,少筋多膏,大者有重百余斤。食物至寡,故人畜养之,甚易生息。

时珍曰:猪天下畜之,而各有不同。生青兖徐淮者耳大,生燕冀者皮厚,生梁雍者足短,生辽东者头白,生豫州者味短,生江南者耳小(谓之江猪),生岭南者白而极肥。猪孕四月而生,在畜属水,在卦属坎,在禽应室星。

豭猪肉

【气味】酸,冷,无毒。

凡猪肉:苦,微寒,有小毒。

江猪肉:酸,平,有小毒。

豚肉:辛,平,有小毒。

《别录》曰:豭猪肉治狂病。凡猪肉能闭血脉,弱筋骨,虚人肌,不可久食,病人金疮者尤甚。

思邈曰:凡猪肉久食,令人少子精,发宿病。豚肉久食,令人遍体筋肉碎痛乏气。

鼎曰:江猪多食,令人体重;作脯,少有腥气。

诜曰：久食杀药，动风发疾。伤寒疟痢痰痼痔漏诸疾，食之必再发。

时珍曰：北猪味薄，煮之汁清；南猪味厚，煮之汁浓，毒尤甚。入药用纯黑豭猪。凡白猪、花猪、豭猪、牝猪、病猪；黄膘猪、米猪，并不可食。黄膘煮之汁黄，米猪肉中有米。《说文》"豕食于星下则生息米"，《周礼》"豕盲视而交睫者星"，皆指此也。反乌梅、桔梗、黄连、胡黄连（犯之令人泻利）及苍耳（令人动风）。合生姜食，生面黯发风；合荞麦食，落毛发，患风病；合葵菜食，少气；合百花菜、吴茱萸食，发痔疾；合胡荽食，烂人脐；合牛肉食，生虫；合羊肝、鸡子、鲫鱼、豆黄食，滞气；合龟、鳖肉食，伤人。凡煮猪肉，得皂荚子、桑白皮、高良姜、黄蜡，不发风气；得旧篱篾，易熟也。

【主治】疗狂病久不愈（《别录》）。压丹石，解热毒，宜肥热人食之（《拾遗》）。补肾气虚竭（《千金》）。疗水银风，并中土坑恶气（《日华》）。

【发明】时珍曰：按钱乙治小儿痧病麝香丸，以猪胆和丸，猪肝汤服。痧渴者，以猪肉汤或燋猪汤服。其意盖以猪属水而气寒，能去火热耶。

弘景曰：猪为用最多，惟肉不宜多食，令人暴肥，盖虚肌所致也。

震亨曰：猪肉补气，世俗以为补阴误矣，惟补阳尔。今之虚损者，不在阳而在阴。以肉补阴，是以火济水。盖肉性入胃便作湿热，热生痰，痰生则气不降而诸证作矣。谚云：猪不姜，食之发大风，中年气血衰，面发黑黯也。

韩悐曰：凡肉有补，惟猪肉无补，人习之化也。

【附方】旧五，新十五。噤口痢疾：腊肉脯，煨熟食之，妙。（李楼《奇方》）小儿刮肠痢疾，噤口闭目至重者：精猪肉一两，薄切炙香，以腻粉末半钱，铺上令食，或置鼻头闻香，自然要食也。（《活幼口议》）上气咳嗽烦满气喘：用猪肉切作馄子，猪脂煎熟食之。（《心镜》）浮肿胀满不食心闷：用猪脊肉一双，切作生以蒜、薤食之。（《心镜》）身肿攻心：用生猪肉以浆水洗，压干切脍，蒜、薤啖之，一日二次，下气去风，乃外国方也。（张文仲方）破伤风肿：新杀猪肉，乘热割片，贴患处。连换三片，其肿立消。（《简便》）白虎风病：用猪肉三串，以大麻子一合，酒半盏相和，口含噀上。将肉擘向病处，咒曰：相州张如意、张得兴，是汝白虎本师，急出。乃安肉于床下，瘥则送于路，神验。（《近效》）风狂歌笑，行走不休：用豭猪肉一斤，煮熟切脍，和酱、醋食。或羹粥炒，任服之。（《食医心镜》）解丹石毒，发热困笃：用肥猪肉五斤，葱、薤各半斤，煮食或作臛食。必腹鸣毒下，以水淘之得石，沙石尽则愈。（《千金方》）解钟乳毒，下利不止：食猪肉则愈。（《千金翼》）服石英法：白石英一大两，袋盛，水三斗，煎四升，去石，以猪肉一斤细切，椒葱盐豉煮食。十日一作。（《外台》）伤损不食：凡打扑伤损，三五日水食不入口。用生猪肉二大钱，打烂，温水洗去血水，再擂烂，以阴阳汤打和。以半钱用鸡毛送入咽内，却以阴阳汤灌下之。其食虫闻香拱开瘀血而上，胸中自然开解。此乃损血凝聚心间，虫食血饱，他物虫不来探故也。谓之骗通之法。（邵氏）打伤青肿：炙猪肉热拓之。（《千金》）小儿重舌：取三家屠肉，切指大，摩舌上，儿立啼。（《千金方》）小儿痘疮：猪肉煮汁洗之。（谭氏方）小儿火丹：猪肉切片贴之。漆疮作痒：宜啖猪肉，嚼穄谷涂之。（《千金》）男女阴蚀：肥猪肉煮汁洗，不过二十斤瘥。

（《千金方》）山行辟蛭：山水中，草木上，有石蛭，着人足，则穿肌入肉中，害人。但以腊猪膏和盐涂足胫趾，即不着人也。（《千金方》）竹刺入肉：多年熏肉，切片包裹之，即出。（《救急方》）

豭猪头肉（以下并用豭猪者良，犗猪亦可）。

【气味】有毒。

时珍曰：按《生生编》云：猪肉毒惟在首，故有病者食之，生风发疾。

【主治】寒热五癃鬼毒（《千金》）。同五味煮食，补虚乏气力，去惊痫五痔，下丹石，亦发风气（《食疗》）。

腊猪头：烧灰，治鱼脐疮。

【发明】时珍曰：按《名医录》云：学究任道病体疮肿黑，状狭而长。北医王通曰：此鱼脐疮也。一因风毒蕴结，二因气血凝滞，三因误食人汗而然。乃以一异散敷之，日数易而愈。恳求其方。曰：但雪玄一味耳。任遍访四方无知之者。有名医郝允曰：《圣惠方》治此，用腊猪头烧灰，鸡卵白调敷，即此也。又《图纂》云：五月戊辰日，以猪头祀灶，所求如意；以腊猪耳悬梁上，令人丰足，此亦厌禳之物也。

项肉

俗名槽头肉，肥脆，能动风。

【主治】酒积，面黄腹胀。以一两切如泥，合甘遂末一钱作丸，纸裹煨香食之，酒下。当利出酒布袋也（时珍。出《普济》）。

脂膏

【修治】时珍曰：凡凝者为肪为脂，释者为膏为油，腊月炼净收用。

恭曰：十二月上亥日，取入新瓶，埋亥地百日用之，名瓸脂。每升入鸡子白十四枚，更良。弘景曰：勿令中水。腊月者历年不坏。项下膏谓之负革肪，入道家炼五金用。

【气味】甘，微寒，无毒。

反乌梅、梅子。

【主治】煎膏药，解斑蝥、芫青毒（《别录》）。解地胆、亭长、野葛、硫黄毒、诸肝毒，利肠胃，通小便，除五疸水肿，生毛发（时珍）。破冷结，散宿血（孙思邈）。利血脉，散风热，润肺。入膏药，主诸疮（苏颂）。杀虫，治皮肤风，涂恶疮（《日华》）。治痈疽（苏恭）。悦皮肤。作手膏，不皲裂（陶弘景）。胎产衣不下，以酒多服，佳（徐之才）。髻膏：生发悦面（《别录》）。

【附方】旧八，新二十五。伤寒时气：猪膏如弹丸，温水化服，日三次。（《肘后方》）五种疸疾：黄疸、谷疸、酒疸、黑疸、女劳疸，黄汗如黄柏汁。用猪脂一斤，温热服，日三，当利乃愈。（《肘后方》）赤白带下：炼猪脂三合，酒五合，煎沸顿服。（《千金方》）小便不通：猪脂一斤，水二升，煎三沸，饮之立通。（《千金方》）关格闭塞：猪脂、姜汁各二升，微火煎至二升，下酒五合，和煎分服。（《千金》）痘疮便秘四五日：用肥猪膘一块，水煮熟，切如豆大，与食。自然脏腑滋润，痂疕易落，无损于儿。（陈文中方）卒中五尸：仲景用猪脂一鸡子，苦酒一升，煮沸灌之。（《肘后方》）中诸肝毒：猪膏顿服一升。（《千金方》）食发成症：心腹作痛，咽间如有虫上下，嗜食与油者是也。用猪脂二升，酒三升，煮三沸服，日三次。同上。上气咳嗽：猪肪四两，煮百沸以来，切，和酱、醋食之。（《心镜》）肺热暴喑：猪脂油一斤炼过，入白蜜一斤，再炼少顷，滤净冷定。不时挑服一匙，即愈。无疾常服，亦润肺。（万氏方）小儿噤风：小儿百日内风噤，口中有物如蜗牛，或如黄头白虫者。薄猪肪擦之即消。（《圣惠方》）小儿蛔病羸瘦：猪膏服之。（《千金方》）产后虚汗：猪膏、姜汁、白蜜各一升，酒五合，煎五上五下。每服方寸匕。（《千金翼》）胞衣不下：猪脂一两，水一盏，煎五七沸，服之当下。（《圣惠方》）吹奶寒热：用猪肪冷水浸拓，热即易之，立效。（《子母秘录》）发落不生：以酢泔洗净，布揩令热。以腊猪脂，入细研铁上生衣，煮三沸，涂之，遍生。（《千金翼》）冬月唇裂：炼过猪脂，日日涂之。（《十便良方》）热毒攻手，肿痛欲脱：猪膏和羊屎涂之。（《外台》）手足皴破：猪脂着热酒中洗之。（《千金方》）代指疼痛：猪膏和白墙土敷之。（《肘后方》）口疮塞咽：用猪膏、白蜜各一斤，黄连末一两，合煎取汁熬稠。每含如半枣许，日四五。夜二（《千金》）疥疮有虫：猪膏煎芜花，涂之。（《肘后》）鼠瘘瘰疬：用猪膏淹生地黄，煎六七沸，涂之。（《千金》）漏疮不合：以纸纴粘腊猪脂纳疮中，日五夜三。（《千金翼》）漆疮作痒：猪膏频涂之。（《千金》）咽喉骨鲠：吞脂膏一团。不瘥更吞之。（《千金方》）身面疣目：以猪脂揩之，令血出少许，神验不可加。（《千金》）误吞针钉：猪脂多食令饱，自然裹出。（《普济方》）杂物入目：猪脂煮取水面如油者，仰卧去枕点鼻中。不过数度，与物俱出。（《圣惠方》）蜈蚣入耳：炙猪肪肉令香，掩耳自出。（《梅师》）虫蚁入耳：（方法同上）。发背发乳：猪脂切片，冷水浸贴。日易四五十片，甚妙。（《急救方》）

脑

【气味】甘，寒，有毒。

时珍曰：《礼记》云：食豚去脑。《孙真人食忌》云：猪脑损男子阳道，临房不能行事。酒后尤不可食。《延寿书》云：今人以盐酒食猪脑，是自引贼也。

【主治】风眩脑鸣，冻疮（《别录》）。主痈肿，涂纸上贴之，干则易。治手足皲裂出血，以酒化洗，并涂之（时珍）。

【附方】新一。喉痹已破疮口痛者：猪脑髓蒸熟，入姜、醋吃之，即愈。（《普济方》）

髓

【气味】甘，寒，无毒。

【主治】扑损恶疮（颂）。涂小儿解颅、头疮，及脐肿、眉疮、疬疥。服之，补骨髓，益虚劳（时珍）。

【发明】时珍曰：按丹溪治虚损补阴丸，多用猪脊髓和丸。取其通肾命，以骨入骨，以髓补髓也。

【附方】新七。骨蒸劳伤：猪脊髓一条，猪胆汁一枚，童便一盏，柴胡、前胡、胡黄连、乌梅各一钱，韭白七根，同煎七分，温服。不过三服，其效如神。（《瑞竹堂方》）小儿解颅：猪牙车骨煎取髓敷，日三。（《千金方》）小儿脐肿：猪颊车髓十八铢，杏仁半两，研敷。（《千金》）小儿眉疮：猪颈骨髓六、七枚，白胶香二钱。同入铜器熬稠，待冷为末，麻油调涂。小儿疬疮：猪牙车骨年久者捶碎，炙令髓出，热取涂之。（《小品》）小儿头疮：猪筒骨中髓，和腻粉成剂，复纳骨中，火中煨香，取出研末。先温盐水洗净，敷之。亦治肥疮出汁。（《普济方》）小儿疳疮：方同上。

血

【气味】咸，平，无毒。

思邈曰：涩，平。

时珍曰：服地黄、何首乌诸补药者忌之，云能损阳也。同黄豆食，滞气。

【主治】生血：疗贲豚暴气，及海外瘴气（《日华》）。中风绝伤，头风眩晕，及淋沥（苏恭）。猝下血不止，清酒和炒食之（思邈）。清油炒食，治嘈杂有虫（时珍）。压丹石，解诸毒（吴瑞）。

【发明】时珍曰：按陈自明云：妇人嘈杂，皆血液泪汗变而为痰，或言是血嘈，多以猪血炒食而愈，盖以血导血归原之意尔。此固一说，然亦有蛔虫作嘈杂者，虫得血腥则饱而伏也。

【附方】新五。交接阴毒，腹痛欲死：㓟猪血乘热和酒饮之。（《肘后》）中满腹胀：旦食不能暮食。用不着盐水猪血，漉去水，晒干为末。酒服取泄，甚效。（李楼《奇方》）杖疮血出：猪血一升，石灰七升，和剂烧灰，再以水和丸，又烧，凡三次，为末敷之，效。（《外台》）中射冈毒：猪血饮之即解。（《肘后》）蜈蚣入腹：猪血灌之。或饱食，少顷饮桐油，当吐出。

心血

【主治】调朱砂末服，治惊痫癫疾（吴瑞）。治猝恶死，及痘疮倒黡（时珍）。

【发明】时珍曰：古方治惊风癫痫痘疾，多用猪心血，盖以心归心，以血导血之意。用尾血者，取其动而不息也。猪为水畜，其血性寒而能解毒制阳故也。韩飞霞云：猪心血能引药入本经，实非其补。沈存中云："猪血得龙脑直入心经"，是矣。

【附方】新三。心病邪热：蕊珠丸：用猪心一个取血，靛花末一匙，朱砂末一两，同研，丸梧桐子大。每酒服二十丸。（《奇效》）痘疮黑陷：腊月收㓟猪心血，瓶盛挂风处干之。每用一钱，入龙脑少许，研匀，温酒调服。须臾红活，神效。无干血，用生血。（沈存中方）妇人催生：开骨膏：用猪心血和乳香末，丸梧桐子大，朱砂为衣。面东酒吞一丸。未下再服。（《妇人良方》）

尾血

【主治】痘疮倒靥,用一匙,调龙脑少许,新汲水服。又治猝中恶死(时珍)。

【附方】旧一,新一。猝中恶死:断猪尾取血饮,并缚豚枕之,即活。此乃长桑君授扁鹊法也。出《魏夫人传》。(《肘后方》)蛇入七孔:割母猪尾血,滴入即出也。(《千金方》)

心

【气味】甘、咸,平,无毒。

颂曰:多食,耗心气。不可合吴茱萸食。

【主治】惊邪忧恚(《别录》)。虚悸气逆,妇人产后中风,血气惊恐(思邈)。补血不足,虚劣(苏颂)。五脏,主小儿惊痫,出汗(苏恭)。

【发明】刘完素曰:猪,水畜也,故心可以镇恍惚。

【附方】旧一,新三。心虚自汗不睡者:用獖猪心一个,带血破开,入人参、当归各二两,煮熟去药食之。不过数服,即愈。(《证治要诀》)心虚嗽血:沉香末一钱,半夏七枚,入猪心中,以小便湿纸包煨熟,去半夏食之。(《证治要诀》)产后风邪,心虚惊悸:用猪心一枚,五味,豉汁煮食之。(《心镜》)急心疼痛:猪心一枚,每岁入胡椒一粒,同盐、酒煮食。

肝(入药用子肝)

【气味】苦,温,无毒。

时珍曰:饵药人,不可食之。合鱼鲙食,生痈疽;合鲤鱼肠、鱼子食,伤人神;合鹌鹑食,生面䵟。《延寿书》云:猪临杀,惊气入心,绝气归肝,俱不可多食,必伤人。

【主治】小儿惊痫(苏恭)。切作生,以姜、醋食,主脚气,当微泄。若先利,即勿服(藏器)。治冷劳脏虚,冷泄久滑赤白,乳妇赤白带下,以一叶薄批,掺着诃子末炙之,再掺再炙,尽末半两,空腹细嚼,陈米饮送下(苏颂)。补肝明目,疗肝虚浮肿(时珍)。

【发明】时珍曰:肝主藏血,故诸血病用为向导入肝。《千金翼》治痢疾有猪肝丸,治脱肛有猪肝散,诸眼目方多有猪肝散,皆此意也。

【附方】旧七,新七。休息痢疾:獖猪肝一具(切片),杏仁(炒)一两,于净锅内,一重肝,一重杏仁,入童子小便二升,文火煎干。取食,日一次。(《千金》)浮肿胀满不下食,心闷:猪肝一具(洗,切),着葱、豉、姜、椒炙食之。或单煮羹亦可。(《心镜》)身面猝肿:生猪肝一具细切,醋洗,入蒜、醋食之。勿用盐。(《肘后方》)肿自足起:方法同上。(《心镜》)风毒脚气:猪肝作生脍,食之取利。(《千金翼》)水肿溲涩:猪肝尖三块,绿豆四撮,陈仓米一合,同水煮粥食,毒从小便出也。中蛊腹痛:支太医秘方:以猪肝一具,蜜一升,共煎,分二十服。或为丸服。(《肘后》)食即汗出:乃脾胃气虚也。猪肝一斤薄切,瓦上曝干为末,煮白粥,布绞汁和,众手丸梧桐子大。空心饮下五十丸,日五。(《心镜》)目难远视,肝虚也:猪肝一具(细切去皮膜),葱白一握,用豉汁作羹,待熟下鸡子三个,食之。(《普济方》)肝热目赤磣痛:用猪肝一具薄切,水洗净,以五味食之。(《食医心镜》)牙疳危急:猪肝一具煮熟,蘸赤芍药末,任意食之。后服平胃散二三贴,即效。(《节要》)女人阴痒:炙猪肝纳入,当有虫出。(《肘后》)打击青肿:炙猪肝贴之。(《千金》)急劳瘦悴:日晚即寒热,惊悸烦渴。用獖猪肝一具(切丝),生甘草(末)十五两,于铛中布肝一重,掺甘草末一重,以尽为度,取童便五升,文武火煮干,捣烂,众手丸梧桐子大。每空心米饮下二十丸,渐加至三十丸。(《圣济总录》)

脾(俗名联贴)

【气味】涩,平,无毒。

时珍曰:诸兽脾味如泥,其属土也可验。

思邈曰:凡六畜脾,人一生莫食之。

【主治】脾胃虚热,同陈橘红、人参、生姜、葱白、陈米煮羹食之(苏颂)。

【附方】新二。脾积痞块:猪脾七个,每个用新针一个刺烂,以皮硝一钱擦之,七个并同。以瓷器盛七日,铁器焙干。又用水红花子七钱,同捣为末。以无灰酒空心调下。一年以下者,一服可愈,五年以下者,二服;十年以下者,三服。(《保寿堂方》)疟发无时:胡椒、吴茱萸、高良姜各二钱,为末。以猪脾一条,作胵炒熟,一半滚药,一半不滚,以墨记定,并作馄饨煮熟。有药者吞之,无药者嚼下。一服效。(《卫生家宝方》)

肺

【气味】甘,微寒,无毒。

颂曰:得大麻仁良。不与白花菜合食,令人气滞发霍乱。

思邈曰:八月和饴食,至冬发疽。

【主治】补肺(苏颂)。疗肺虚咳嗽,以一具,竹刀切片,麻油炒熟,同粥食。又治肺虚嗽血,煮蘸薏苡仁末食之(时珍。出《要诀》诸方)

肾(俗名腰子)

【气味】咸,冷,无毒。

思邈曰:平。

《日华》曰:虽补肾,而久食令人少子。

诜曰:久食,令人伤肾。

颂曰:冬月不可食,损人真气,兼发虚壅。

【主治】理肾气,通膀胱(《别录》)。补膀胱水脏,暖腰膝,治耳聋(《日华》)。补虚壮气,消积滞(苏颂)。除冷利(孙思邈)。止消渴,治产劳虚汗,下痢崩中(时珍)。

【发明】时珍曰:猪肾,《别录》谓其理肾气,通膀胱。《日华》亦曰补水脏膀胱,暖腰膝;而又曰,虽补肾,久食令人少子。孟诜亦曰:久食令人肾虚。两相矛盾如此,何哉? 盖猪肾性寒,不能补命门精气。方药所用,借其引导而已。《别录》理字、通字,最为有理;《日华》暖腰膝、补膀胱水脏之说为非矣。肾有虚热者,宜食之;若肾气虚寒者,非所宜矣。今人不达此意,往往食猪肾为补,不可不审。又《千金》治消渴有猪肾荠苨汤,补肾虚劳损诸病有肾沥汤,方甚多,皆用猪、羊肾煮汤煎药,俱是引导之意。

【附方】旧四,新十九。肾虚遗精盗汗,夜梦鬼交:用猪肾一枚,切开去膜,入附子末一钱,湿纸裹煨熟,空心食之,饮酒一杯。不过三五服,效。(《经验方》)肾虚阴痿羸瘦,精衰少力:用獖猪肾一对(去脂膜切片),枸杞叶半斤,以豉汁二盏半相和,同椒、盐、葱煮羹,空腹食。(《经验后方》)肾虚腰痛:用猪腰子一枚切片,以椒、盐淹去腥水,入杜仲末三钱在内,荷叶包煨食之,酒下。(《本草权度》)闪肭腰痛:用獖猪肾一枚批片,盐、椒淹过,入甘遂末三钱,荷叶包煨熟食,酒送下。(《儒门事亲》)老人耳聋:猪肾一对去膜切,以粳米二合,葱白二根,薤白七根,人参二分,防风一分,为末,同煮粥食。(《奉亲养老》方)老人脚气呕逆者:用猪肾一对,以醋、蒜、五味治食之,日作一服。或以葱白、粳米同煮粥食亦可。(《奉亲养老》方)卒然肿满:用猪肾批开,入甘遂末一钱,纸裹煨熟食。以小便利为效,否则再服。(《肘后方》)肘伤冷痛:猪肾一对,桂心二两,水八升,煮三升,分三服。(《肘后》)猝得咳嗽:猪肾二枚(细切),干姜三两(末)。水七升,煮二升,稍服取汗。(《肘后方》)久嗽不瘥:猪肾二枚(去脂膜),入椒四七粒开口者,水煮啖之。(张文仲方)心气虚损:猪腰子一枚,水二碗,煮至一碗半,切碎,入人参、当归各半两,煮至八分。吃腰子,以汁送下。未尽者,同滓作丸服。(《百一选方》)酒积面黄,腹胀不消:猪腰子一个,批开七刀,葛根粉一钱,掺上合定,每边炙三遍半,手扯作六块,空心吃之,米汤送下。(《普济方》)久泄不止:猪肾一个批开,掺骨碎补末,煨熟食之,神效。(《濒湖集简方》)赤白下痢腰痛:用猪肾二枚研烂,入陈皮、椒、酱,作馄饨,空心食之。(《食医心镜》)赤白带下:常炙猪肾食之。(张文仲方)崩中漏下:(方同上。)产后蓐劳寒热:用猪肾一对,切细片,以盐、酒拌之。先用粳米一合,葱、椒煮粥,盐、醋调和。将腰子铺于盆底,以热粥倾于上盖之,如作盒生粥食之。(《济生》)产后虚汗,发热,肢体疼痛,亦名蓐劳:《永类钤方》:用猪肾一对切,水三升,粳米半合,椒、盐、葱白煮粥食。《梅师》:(用猪肾同葱、豉、米和成,作稀臛食之。)小儿㿗啼:小儿五十日以来,胎寒腹痛,㿗啼上视,聚唾弄舌,微热而惊,此痫候也。猪肾一具,当归一两(焙),以清酒一升,煮七合。每以杏仁大与咽之,日三夜一。(《圣惠方》)小儿头疮:猪腰子一个,批开去心、膜,入五倍子、轻粉末等分在内,以沙糖和面固济,炭火炙焦为末。清油调涂。(《经验良方》)传尸劳瘵:猪腰子一对,童子小便二盏,无灰酒一盏,新瓷瓶盛之,泥封,炭火温养,自戌至子时止。待五更初温熟,取开饮酒,食腰子。病笃者,只一月效。平日瘦怯者,亦可用之。盖以血养血,绝胜金石草木之药也。(邵真人《经验方》)痈疽发背初起者:用獖猪腰子一双,同飞面捣如泥,涂之即愈。

胰（音夷。亦作胰）。

时珍曰：一名肾脂。生两肾中间，似脂非脂，似肉非肉，乃人物之命门，三焦发原处也。肥则多，瘦则少。盖颐养赖之，故谓之胰。

【气味】甘，平，微毒。

颂曰：男子多食损阳。

【主治】肺痿咳嗽，和枣肉浸酒服。亦治疹癖赢瘦（藏器。又合膏，练缯帛）。疗肺气干胀喘急，润五脏，去皱疱䵟黯，杀斑蝥、地胆、亭长等毒，治冷痢成虚（苏颂）。一切肺病咳嗽，脓血不止。以薄竹筒盛，于煻火中煨熟，食上啖之，良（《心镜》）。通乳汁（之才）。

【附方】旧二，新九。猪胰酒：（治冷痢久不瘥。此是脾气不足，暴冷入脾，舌上生疮，饮食无味，或食下还吐，小腹雷鸣，时时心闷，干皮细起，膝胫酸痛，赢瘦，渐成鬼气，及妇人血气不通，逆饭忧烦，四肢无力，丈夫疹癖，两肋虚胀，变为水气，服之皆效。此法出于传尸方。取猪胰一具细切，与青蒿叶相和。以无灰酒一大升，微火温之，乘热纳胰中，暖使消尽。又取桂心末一小两，纳酒中。每旦温服一小盏，午、夜各再一服，甚验。忌热面、油腻等食。（崔元亮《海上方》）膜内气块：猪胰一具炙，蘸玄胡索末食之。（《卫生易简方》）肺气咳嗽：猪胰一具薄切，苦酒煮食，不过二服。（《肘后方》）二十年嗽：猪胰三具，大枣百枚。酒五升渍之，秋冬七日，春夏五日，绞去滓。七日服尽，忌盐。（同上）远年肺气：猪胰一具去脂细切，腻粉一两，瓷瓶固济，上留小窍，煅烟尽为末。每服二钱，空心浆水下。（《圣济总录》）服石发热：猪肾脂一具，勿中水，以火炙取汁，每服三合，日夜五六服，石随大便下。（《总录》）拨云去翳：用猪胰子一枚（五钱），蕤仁五分，青盐一钱。共捣千下，令如泥。每点少许，取下膜翳为效。（孙氏《集效方》）赤白癜风：猪胰一具，酒浸一时，饭上蒸熟食。不过十具。（《寿域方》）面粗丑黑，皮厚䵟黯者：猪胰五具，芜青子二两，杏仁一两，土瓜根一两，淳酒浸之。夜涂旦洗，老者少，黑者白，神验。（《肘后》）手足皴裂：以酒挼猪胰，洗并敷之。（《肘后》）唇燥紧裂：猪胰浸酒搽之。（叶氏《摘玄方》）

肚

【气味】甘，微温，无毒。

【主治】补中益气止渴，断暴痢虚弱（《别录》）。补虚损，杀劳虫。酿黄糯米蒸捣为丸，治劳气，并小儿疳蛔黄瘦病（《日华》）。主骨蒸热劳，血脉不行，补赢助气，四季宜食（苏颂）。消积聚癥瘕，治恶疮（吴普）。

【发明】时珍曰：猪水畜而胃属土，故方药用之补虚，以胃治胃也。

【附方】旧二，新九。补益虚赢：用猪肚一具，入人参五两，蜀椒一两，干姜一两半，葱白七个，粳米半升在内，密缝，煮熟食。（《千金翼》）水泻不止：用犍猪肚一枚，入蒜煮烂捣膏，丸梧桐子大。每盐汤或米饮服三十丸。丁必卿云：予每日五更必水泻一次，百药不效。用此方，入平胃散末三两，丸服，遂安。（《普济》）消渴饮水：日夜饮水数斗者。《心镜》:用雄猪肚一枚,煮取汁,入少豉,渴即饮之,肚亦可食。煮粥亦可。仲景猪肚黄连丸:治消渴。用雄猪肚一枚,入黄连末五两,栝蒌根、白粱米各四两,知母三两,麦门冬二两,缝定蒸熟,捣丸如梧桐子大。每服三十丸,米饮下。老人脚气:猪肚一枚,洗净切作生,以水洗,布绞干,和蒜、椒、酱、醋五味,常食。亦治热劳。(《养老》方)温养胎气:胎至九月消息。用猪肚一枚,如常着葱五味,煮食至尽。(《千金髓》)赤白癜风:白煮猪肚一枚,食之顿尽。忌房事。(《外台》)疥疮痒痛:猪肚一枚,同皂荚煮熟,去荚食之。(《救急》)头疮白秃:《普济》:用新破猪肚勿洗。及热拓之。须臾虫出。不尽再作。孙氏方:用猪肚一个,入砒一两,扎定,以黄泥固济,煅存性为末,油和敷。以椒汤洗。虫牙疼痛:用新杀猪肚尖上涎,绢包咬之。数次虫尽即愈。唐氏用枳壳末拌之。

肠

【气味】甘,微寒,无毒。

【主治】虚渴,小便数,补下焦虚竭(孟诜)。止小便(《日华》)。去大小肠风热,宜食之(苏颂)。润肠治燥,调血痢脏毒(时珍)。洞肠:治人洞肠挺出,血多(孙思邈。洞肠,广肠也)。

【附方】新五。肠风脏毒:《救急》:用猪大肠一条,入芫荽在内,煮食。《奇效》:用猪脏,入黄连末在内,煮烂,捣丸梧桐子大。每米饮服三十丸。又方:猪脏入槐花末令满,缚定,以醋煮烂,捣为丸如梧桐子大。每服五十丸,温酒下。胁热血痢:方法同上。脏寒泄泻,体倦食减:用猪大脏一条,去脂膜洗净,以吴茱萸末填满,缚定蒸熟,捣丸梧桐子大。每服五十丸,食前米饮下。(《奇效良方》)

脬(亦作胞)

【气味】甘、咸,寒。无毒。

【主治】梦中遗溺,疝气坠痛,阴囊湿痒,玉茎生疮。

【发明】时珍曰:猪胞所主,皆下焦病,亦以类从尔。蕲有一妓,病转脬,小便不通,腹胀如鼓,数月垂死。一医用猪脬吹胀,以翎管安上,插入廷孔,捻脬气吹入,即大尿而愈。此法载在罗天益《卫生宝鉴》中,知者颇少,亦机巧妙术也。

【附方】新八。梦中遗溺:用猪脬洗炙食之。(《千金》)产后遗尿:猪胞、猪肚各一个,糯米半升,入脬内,更以脬入肚内,同五味煮食。(《医林集要》)产后尿床:方法同上。疝气坠痛:用猪脬一枚洗,入小茴香、大茴香、破故纸、川楝子等分填满,入青盐一块缚定,酒煮熟食之,酒下。其药焙捣为丸,服之。消渴无度:干猪胞十个,剪破去蒂,烧存性为末。每温酒服一钱。(《圣济总录》)肾风囊痒:用猪尿胞火炙,以盐酒吃之。(《救急》)玉茎生疮臭腐:用猪胞一枚(连尿,去一半,留一半),以煅红新砖焙干为末,入黄丹一钱。掺之,三五次瘥。先须以葱、椒汤洗。(《奇效方》)白秃癫疮:洗刮令净,以猪胞乘热裹之,当引虫出。

胆

【气味】苦,寒,无毒。

【主治】伤寒热渴(《别录》)。骨热劳极,消渴,小儿五疳,杀虫(苏颂)。敷小儿头疮。治大便不通,以苇筒纳入下部三寸灌之,立下(藏器)。通小便,敷恶疮,杀疳𧏾,治目赤目翳,明目,清心脏,凉肝脾。入汤沐发,去腻光泽(时珍)。

【附方】旧六,新十四。少阴下利不止:厥逆无脉,干呕烦者,以白通汤加猪胆汁主之。葱白四茎,干姜一两,生附子一枚,水三升,煮一升,入人尿五合,猪胆汁一合,分温再服。(仲景《伤寒论》)或泻或止久而不愈:二圣丸:用黄连、黄柏末各一两,以猪胆煮熟和,丸如绿豆大。量儿大小,每米饮服之。(《总微论》)赤白下痢:十二月猪胆百枚,俱盛雄黑豆入内,着麝香少许,阴干。每用五七粒为末,如红痢,甘草汤下;如白痢,生姜汤调服。(《奇效方》)湿𧏾下痢不止:干呕赢瘦,多睡面黄。以胆汁和姜汁、酽醋同灌下部,手急捻令醋气上至咽喉乃止,当下五色恶物及虫而愈也。(《拾遗》)热病有𧏾,上下蚀人:用猪胆一枚,醋一合,煎沸服,虫立死也。(《梅师》)瘦病咳嗽:猪胆和人溺、姜汁、橘皮、诃黎勒、桃皮同煮汁,饮之。(《拾遗》方)小便不通《肘后》:猪胆一枚,热酒和服。又用猪胆连汁,笼住阴头。一二时汁入自通。消渴无度:雄猪胆五个,定粉一两,同煎成,丸芡子大。每含化二丸咽下,日二。(《圣济总录》)伤寒癍出:猪胆鸡子汤:用猪胆汁、苦酒各三合,鸡子一个,合煎三沸,分服,汗出即愈。(张文仲方)疔疮恶肿:十二月猪胆风干,和生葱捣敷。(《普济方》)目翳目盲:猪胆一枚,文火煎稠,丸黍米大。每纳一粒目中,良。(《外台》)目赤肿痛:猪胆汁一枚,和盐绿五分,点之。(《普济方》)火眼赤痛:猪胆一个,铜钱三文,同置盏内蒸干,取胆丸粟米大,安眼中。(《圣惠方》)拔白换黑:猪胆涂孔中,即生黑者。(《圣惠方》)小儿初生:猪胆入汤浴之,不生疮疥。(姚和众)产妇风疮因出风早:用猪胆一枚,柏子油一两,和敷。(《杏林摘要》)汤火伤疮:猪胆调黄柏末,涂之。(《外台》)瘰疬出汗:生手足肩背,累累如赤豆。剥净,以猪胆涂之。(《千金》)喉风闭塞:腊月初一日,取猪胆(不拘大小)五六枚,用黄连、青黛、薄荷、僵蚕、白矾、朴硝各五钱,装入胆内,青纸包了。将地掘一孔,方深各一尺。以竹横悬此胆在内,以物盖定。候至立春日取出,待风吹,去胆皮、青纸,研末密收。每吹少许神验,乃万金不传之方。(邵真人《经验方》)

胆皮

【主治】目翳如重者,取皮曝干,作两股绳如箸大,烧灰出火毒,点之,不过三五度瘥。(时珍。出《外台秘要》)

肤

汪机曰:猪肤。王好古以为猪皮,吴绶以为燖猪时刮下黑肤,二说不同。今考《礼运疏》云:革,肤内厚皮也;肤,革外厚皮也。则吴说为是浅肤之义。

【气味】甘,寒,无毒。

【主治】少阴下痢,咽痛(时珍)。

【发明】张仲景曰:少阴病下利,咽痛,胸满心烦者,猪肤汤主之。用猪肤一斤,水一斗,煮五升,取汁,入白蜜一升,白粉五合,熬香,分六服。

成无己曰:猪,水畜也。其气先入肾,解少阴客热。加白蜜以润燥除烦,白粉以益气断利也。

耳垢

【主治】蛇伤狗咬。涂之(《别录》)。

鼻唇

【气味】甘、咸,微寒,无毒。多食动风。

【主治】上唇:治冻疮痛痒(思邈)。煎汤,调蜀椒目末半钱,夜服治盗汗(宗奭)。鼻:治目中风翳,烧灰水服方寸匕,日二服(时珍。出《千金》)。

舌

【主治】健脾补不足,令人能食,和五味煮汁食(孟诜)。

靥(音掩)

俗名咽舌是矣。又名猪气子。王玺曰:在猪喉系下,肉团一枚,大如枣,微扁色红。

【主治】项下瘿气,瓦焙研末,每夜酒服一钱(时珍)。

【发明】见羊靥下。

【附方】新二。瘿气:《杏林摘要》:用猪靥七枚,酒熬三钱,入水瓶中露一夜,取出炙食。二服效。《医林集要》:开结散:猪靥(焙)四十九枚,沉香二钱,真珠(砂罐煅)四十九粒,沉香二钱,橘红四钱,为末。临卧冷酒徐徐服二钱。五服见效,重者一料愈。以除日合之。忌酸、咸、油腻、涩气之物。

齿

【气味】甘,平。

【主治】小儿惊痫,五月五日取,烧灰服(《别录》)。又治蛇咬(《日华》)。中牛肉毒者,烧灰水服一钱。又治痘疮倒陷(时珍)。

骨

【主治】中马肝、漏脯、果、菜诸毒,烧灰,水服方寸匕,日三服。颊骨:烧灰,治痘陷;煎汁服,解丹药毒(时珍)。

【附方】新三。三消渴疾:猪脊汤:用猪脊骨一尺二寸,大枣四十九枚,新莲肉四十九粒,炙甘草二两,西木香一钱半,水五碗,同煎取汁一碗,渴则饮之。(《三因方》)浸淫诸疮:猪牙车骨(年久者)椎破,烧令脂出,乘热涂之。(《普济方》)下痢红白:腊猪骨烧存性,研末,温酒调服三钱。

豚卵

【释名】豚颠(《本经》)、猪石子。

《别录》曰:阴干藏之,勿令败。

颂曰:豚卵,当是猪子也。

时珍曰:豚卵,即牡猪外肾也。牡猪小者多犗去卵,故曰豚卵,《济生方》谓之猪石子者是也。《三因》治消渴方中有石子荠苨汤,治产后蓐劳有石子汤,并用猪肾为石子,误矣。

【气味】甘,温,无毒。

【主治】惊痫癫疾,鬼疰蛊毒,除寒热,贲豚五癃,邪气挛缩(《本经》)。除阴茎中痛(孙思邈)。治阴阳易病,少腹急痛,用热酒吞二枚,即瘥(时珍。又《古今录验》治五痫,茛菪子散中用之)。

【附方】新一。惊痫中风,壮热挈疭,吐舌出沫:用豚卵一双(细切),当归二分,以醇酒三升,煮一升,分服。(《普济》)

母猪乳

时珍曰:取法:须驯猪,待儿饮乳时提后脚,急以手将而承之。非此法不得也。

【气味】甘、咸,寒,无毒。

【主治】小儿惊痫,及鬼毒去来,寒热五癃,绵蘸吮之(苏恭)。小儿天吊,大人猪、鸡痫病(《日华》)。

【发明】时珍曰:小儿体属纯阳,其惊痫亦生于风热。猪乳气寒,以寒治热,谓之正治。故钱乙云:初生小儿至满月,以猪乳频滴之,最佳。张焕云:小儿初生无乳,以猪乳代之,出月可免惊痫痘疹之患。杨士瀛云:小儿口噤不开,猪乳饮之甚良。月内胎惊,同朱砂、牛乳少许,抹口中甚妙。此法诸家方书未知用,予传之。东宫吴观察子病此,用之有效。

【附方】旧一。断酒:白猪乳一升饮之。(《千金》)

蹄(以下并用母猪者。)

【气味】甘、咸,小寒,无毒。

【主治】煮汁服,下乳汁,解百药毒,洗伤挞诸败疮(《别录》)。滑肌肤,去寒热(苏颂)。煮羹,通乳脉,托痈疽,压丹石。煮清汁,洗痈疽,溃热毒,消毒气,去恶肉,有效(时珍。《外科精要》洗痈疽有猪蹄汤数方,用猪蹄煮汁去油,煎众药蘸洗也)。

【附方】旧五,新二。妇人无乳:《外台》:用母猪蹄一具,水二斗,煮五六升,饮之。或加通草六分。《广济》:用母猪蹄四枚,水二斗,煮一斗,去蹄入土瓜根、通草、漏芦各三两,再煮六升,去滓,纳葱、豉作粥或羹食之。或身体微热,有少汗出佳。未通再作。痈疽发背:母猪蹄一双,通草六分,绵裹煮羹食之。(《梅师》)乳发初起:方同上。天行热毒,攻手足肿痛欲断:用母猪蹄一具去毛,以水一斗,葱白一握,煮汁去滓,入少盐渍之。(《肘后》)老人面药,令面光泽:用母猪蹄一具,煮浆如胶。夜以涂面,晓则洗去。(《千金翼》)硇砂损阴:猪蹄一具,浮萍三两,水三升,煮汁半升,渍之。冷即出,以粉敷之。(《外台》)

悬蹄甲(一名猪退)

思邈曰:酒浸半日,炙焦用。

时珍曰:按古方有用左蹄甲者,又有用后蹄甲者,未详其义也。

【气味】咸,平,无毒。

【主治】五痔,伏热在腹中,肠痈内蚀(《本经》)。同赤木烧烟熏,辟一切恶疮(仲景)。

【附方】旧二,新五。肺气鼽喘:猪爪甲二枚烧灰研,入麝香当门子一枚同研,茶服。(《普济》)定喘化痰:用猪蹄甲四十九个,洗净控干,每甲纳半夏、白矾各一字,罐盛固济,煅赤为末,入麝香一钱匕。每用糯米饮下半钱。(《经验后方》)久咳喘急:猪蹄甲四十九枚,以瓶子盛之。上以天南星(一枚大者)剉匀盖之,盐泥固济,煅烟出为度。取出,入款冬花末半两、麝香一分、龙脑少许,研匀。每服一钱,食后煎桑根白皮汤下。名黑金散。(《总录》)小儿寒热及热气中人:用猪后蹄甲烧灰末,乳汁调服一撮,日二服。(《伤寒类要》)痘疮入目:猪蹄爪甲烧灰,浸汤滤净,洗之甚妙。(《普济方》)癍痘生翳:半年以上者,一月取效,一年者不治。用猪悬蹄甲二两(瓦瓶固济,煅),蝉蜕一两,羚羊角一分,为末。每服一字,三岁以上三钱,温水调服,一日三服。(《钱氏小儿方》)小儿白秃:猪蹄甲七个,每个入白矾一块,枣儿一个,烧存性,研末。入轻粉,麻油调搽,不过五上愈。

尾

【主治】腊月者,烧灰水服,治喉痹。和猪脂,涂赤秃发落(时珍。出《千金》)。

毛

【主治】烧灰,麻油调,涂汤火伤,留窍出毒则无痕(时珍。出《袖珍》)。

【附方】新一。赤白崩中:猪毛烧灰三钱,以黑豆一碗,好酒一碗半,煮一碗,调服。

屎(一名猪零)

《日华》曰:取东行牡猪者为良。

颂曰:今人又取南行猪零,合太乙丹。

时珍曰:古方亦有用猳猪屎者,各随本方。猪零者,其形累累零落而下也。

【气味】寒,无毒。

【主治】寒热黄疸湿痹(《别录》)。主蛊毒,天行热病。并取一升浸汁,顿服(《日华》)。烧灰,发痘疮,治惊痫,除热解毒,治疮(时珍)。血溜出血不止,取新屎压之(吴瑞)。

【发明】时珍曰:《御药院方》治痘疮黑陷无价散、钱仲阳治急惊风痫惺惺丸皆用之,取其除热解毒也。

【附方】旧一,新十六。小儿客忤,偃啼面青:豮猪屎二升,水绞汁,温浴之。小儿夜啼:猪屎烧灰,淋汁浴儿,并以少许服之。(《圣惠方》)小儿阴肿:猪屎五升,煮热袋盛,安肿上。(《千金方》)雾露瘴毒:心烦少气,头痛,项强,颤掉欲吐。用新猪屎二升半,酒一升,绞汁暖服,取汗瘥。(《千金》)中猪肉毒:猪屎烧灰,水服方寸匕。(《千金》)妇人血崩:老母猪粪烧灰,酒服三钱。(李楼方)解一切毒:母猪屎,水和服之。(《千金》)搅肠沙痛:用母猪生儿时抛下粪,日干为末,以白汤调服。口唇生核:猪屎绞汁温服。(《千金方》)白秃发落:腊月猎屎烧灰敷。(《肘后》)疗疮入腹:牝猪屎和水绞汁,服三合,立瘥。(《圣惠方》)十年恶疮:母猪粪烧存性,敷之。(《外台》方)消蚀恶肉:腊月豮猪粪(烧存性)一两,雄黄、槟榔各一钱,为末。湿者渗,干者麻油、轻粉调抹。(《直指方》)胻疽青烂:生于腨胫间,恶水淋漓,经年疮冷,败为深疽,深烂青黑,好肉虚肿,百药不瘥,或瘥而复发。先以药蚀去恶肉,后用豮猪屎散,甚效。以猪屎烧研为末,纳疮孔令满,白汁出,吮去更敷。有恶肉,再蚀去乃敷,以平为期,有验。(《千金方》)男女下疳:母猪粪,黄泥包,煅存性为末。以米泔洗净,搽立效。(《简便单方》)雀瘘有虫:母猪粪烧灰,以腊月猪膏和敷,当有虫出。(《千金方》)赤游火丹:母猪屎,水绞汁,服并敷之。(《外台》)

燖猪汤

【主治】解诸毒虫魇(苏颂)。产后血刺,心痛欲死,温饮一盏(汪机)。治消渴,滤净饮一碗,勿令病人知。又洗诸疮,良(时珍)。

猪窠中草

【主治】小儿夜啼,密安席下,勿令母知(《日华》)。

缚猪绳

【主治】小儿惊啼,发歇不定,用腊月者烧灰,水服少许(藏器)。

狗(《本经》中品)

【释名】犬(《说文》)、地羊。

时珍曰:狗,叩也。吠声有节,如叩物也。或云为物苟且,故谓之狗,韩非云"蝇营狗苟"是矣。卷尾有悬蹄者为犬,犬字象形,故孔子曰:视犬字如画狗。齐人名地羊。俗又讳之以龙,称狗有乌龙、白龙之号。许氏《说文》云:多毛曰尨,长喙曰猃(音敛),短喙曰猲(音歇),去势曰猗,高四尺曰獒,狂犬曰猘(音折)。生一子曰獖曰玂(音其),二子曰狮,三子曰狐。

肉(黄犬为上,黑犬、白犬次之)

【气味】咸、酸、温,无毒。

反商陆,畏杏仁。同蒜食,损人。同菱食,生癫。

思邈曰:白犬合海鲉食,必得恶病。

时珍曰:鲉,小鱼也。道家以犬为地厌,不食之。凡犬不可炙食,令人消渴。妊妇食之,令子无声。热病后食之,杀人。服食人忌食。九月勿食犬,伤神。瘦犬有病,猘犬发狂,自死犬有毒,悬蹄犬伤人,赤股而躁者气臊,犬目赤者,并不可食。

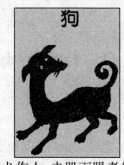

【主治】安五脏,补绝伤,轻身益气(《别录》)。宜肾(思邈)。补胃气,壮阳道,暖腰膝,益气力(《日华》)。补五劳七伤,益阳事,补血脉,厚肠胃,实下焦,填精髓,和五味煮,空心食之。凡食犬若去血,则力少不益人(孟诜)。

【附方】旧三,新六。戊戌酒:大补元气。用黄犬肉一只,煮一伏时,捣如泥,和汁拌炊糯米三斗,入曲如常酿酒。候熟,每旦空心饮之。(《养老》方)戊戌丸:治男子、妇人一应诸虚不足,骨蒸潮热等证。用黄童子狗一只,去皮毛肠肚同外肾,于砂锅内用酒醋八分,水二升,入地骨皮一斤,前胡、黄芪、肉苁蓉各四两,同煮一日。去药,再煮一夜。去骨,再煮肉如泥,擂滤。入当归末四两,莲肉、苍术末各一斤,厚朴、橘皮末十两,甘草末八两,和杵千下,丸梧桐子大。每空心盐酒下五七十丸。(《乾坤秘韫》)脾胃虚冷,腹满刺痛:肥狗肉半斤。以米同盐、豉煮粥,频食一两顿。(《心镜》)虚寒疟疾:黄狗肉煮膗。入五味,食之。气水鼓胀:狗肉一斤切,和米煮粥,空腹食之。(《心镜》)浮肿屎涩:肥狗肉五斤熟蒸,空腹食之。(《心镜》)猝中恶死:破白狗拓心上,即活。(《肘后方》)痔漏有虫:《钤方》:用狗肉煮汁,空腹服,能引虫也。危氏:用熟犬肉蘸浓蓝汁,空心食,七日效。

蹄肉

【气味】酸,平。

【主治】煮汁饮之,能下乳汁(《别录》)。

血(白狗者良。)

【气味】咸、温,无毒。

弘景曰:白狗血和白鸡肉、乌鸡肉、白鹅肝、白羊肉、蒲子羹等食,皆病人。

时珍曰:黑犬血灌蟹烧之,集鼠。

【主治】白狗血：治癫疾发作。乌狗血：治产难横生，血上抢心，和酒服之（《别录》）。补安五脏（《日华》）。热饮，治虚劳吐血，又解射罔毒。点眼，治痘疮入目。又治伤寒热病发狂见鬼及鬼击病，辟诸邪魅（时珍）。

【附方】旧三，新三。热病发狂：伤寒、时气、温病六七日，热极发狂，见鬼欲走。取白狗从背破取血，乘热摊胸上，冷乃去之。此治垂死者亦活。无白犬，但纯色者亦可。（《肘后方》）鬼击之病：胁腹绞痛，或即吐血、衄血、下血，一名鬼排。白犬头取热血一升，饮之。（《百一方》）小儿猝痫：刺白犬血一升，含之。并涂身上。（葛氏方）猝得病疮：常时生两脚间。用白犬血涂之，立愈。（《肘后方》）两脚癣疮：白犬血涂之，立瘥。（《奇效》）疔疮恶肿：取白犬血频涂之，有效。（《肘后》）

心血

【主治】心痹心痛。取和蜀椒末，丸梧桐子大。每服五丸，日五服（时珍。出《肘后》）。

乳汁（白犬者良）

【主治】十年青盲。取白犬生子目未开时乳，频点之。狗子目开即瘥（藏器）。赤秃发落，频涂甚妙（时珍）。

【附方】新二。拔白：白犬乳涂之。（《千金》）断酒：白犬乳，酒服。（《千金》）

脂并胘（白犬者良）

【主治】手足皲皲。入面脂，去黚黵。柔五金（时珍）。

脑

【主治】头风痹，鼻中息肉，下部蠚疮。（《别录》）猘犬咬伤，取本犬脑敷之，后不复发（时珍。出《肘后》）。

【附方】新一。眉发火瘢不生者：蒲灰，以正月狗脑和敷，日三，则生。（《圣惠方》）

涎

【主治】诸骨哽、脱肛，及误吞水蛭（时珍）。

【附方】新三。诸骨鲠咽：狗涎频滴骨上，自下。（仇远《稗史》）大肠脱肛：狗涎抹之，自上也。（《扶寿精方》）误吞水蛭：以蒸饼半个，绞出狗涎，吃之。连食二三，其物自散。（《德生堂方》）

心

【主治】忧恚气，除邪（《别录》）。治风痹鼻衄，及下部疮，狂犬咬（《日华》）。

肾

【气味】平,微毒。

时珍曰:《内则》"食犬去肾",为不利人也。

【主治】妇人产后肾劳如疟者。妇人体热用猪肾,体冷用犬肾(藏器)。

肝

时珍曰:按沈周《杂记》云:狗肝色如泥土,臭味亦然。故人夜行土上则肝气动,盖相感也。又张华《物类志》云:以狗肝和土泥灶,令妇妾孝顺。则狗肝应土之说相符矣。

【主治】肝同心捣,涂狂犬咬。又治脚气攻心,作生,以姜、醋进之,取泄。先泄者勿用(藏器)。

【附方】旧一,新一。下痢腹痛:狗肝一具切,入米一升煮粥,合五味食。(《心镜》)心风发狂:黄石散:用狗肝一具批开,以黄丹、硝石各一钱半,研匀擦在肝内,用麻缚定,水一升煮熟。细嚼,以本汁送下。(《杨氏家藏》)

胆(青犬、白犬者良)

【气味】苦,平,有小毒。

敩曰:鲑鱼插树,立便干枯;狗胆涂之,却还荣盛。

【主治】明目(《本经》。鼎曰:上伏日采胆,酒服之)。敷痂疡恶疮(《别录》)。疗鼻齆,鼻中息肉(甄权)。主鼻衄聤耳,止消渴,杀虫除积,能破血。凡血气痛及伤损者,热酒服半个,瘀血尽下(时珍)。治刀箭疮(《日华》)。去肠中脓水。又和通草、桂为丸服,令人隐形(孟诜)。

【发明】慎微曰:按《魏志》云:河内太守刘勋女病左膝疮痒。华佗视之,用绳系犬后足不得行,断犬腹取胆向疮口,须臾有虫若蛇从疮上出,长三尺,病愈也。

【附方】旧二,新七。眼赤涩痒:犬胆汁注目中,效。(《圣惠》)肝虚目暗:白犬胆一枚,萤火虫二七枚,阴干为末,点之。(《圣惠》)目中脓水:上伏日采犬胆,酒服之。(《圣济总录》)聤耳出脓:用狗胆一枚,枯矾一钱,调匀。绵裹塞耳内,三四次即瘥。(《奇效良方》)拔白换黑:狗胆汁涂之。(《千金》)血气撮痛不可忍者:用黑狗胆一个(半干半湿)剜开,以篦子排丸绿豆大,蛤粉滚过。每服五丸,以烧生铁淬酒送下,痛立止。(《经验方》)反胃吐食:不拘丈夫妇人老少,远年近日。用五灵脂末,黄狗胆汁和,丸龙眼大。每服一丸,好酒半盏磨化服。不过三服,即效。(《本事》)痞块痞积:五灵脂(炒烟尽)、真阿魏(去砂研)等分,用黄雄狗胆汁和,丸黍米大。空心津咽三十丸。忌羊肉、醋、面。(《简便》)赤白下痢:腊月狗胆一百枚,每枚入黑豆充满,麝香少许。每服一枚,赤以甘草、白以干姜汤送下。(《奇效良方》)

牡狗阴茎

【释名】狗精。六月上伏日取,阴干百日(《别录》)。

【气味】咸,平,无毒。

思邈曰:酸。

【主治】伤中,阴痿不起,令强热大,生子,除女子带下十二疾(《本经》)。治绝阳及妇人阴痿(《日华》)。补精髓(孟诜)。

阴卵

【主治】妇人十二疾,烧灰服(苏恭)。

皮

【主治】腰痛,炙热黄狗皮裹之,频用取瘥。烧灰,治诸风(时珍)。

【发明】时珍曰:《淮南万毕术》云:黑犬皮毛烧灰扬之,止天风。则治风之义,有取乎此也。

毛

【主治】产难(苏恭)。颈下毛:主小儿夜啼,绛囊盛,系儿两手(藏器)。烧灰汤服一钱,治邪疟。尾:烧灰,敷犬伤(时珍)。

【附方】旧一。汤火伤疮:狗毛细翦,以烊胶和毛敷之。痂落即瘥。(《梅师》)

齿

【气味】平,微毒。

【主治】癫痫寒热,猝风痱,伏日取之(《别录》)。磨汁,治犬痫。烧研醋和,敷发背及马鞍疮。同人齿烧灰汤服,治痘疮倒陷,有效(时珍)。

头骨(黄狗者良)。

【气味】甘、酸,平,无毒。

【主治】金疮止血(《别录》)。烧灰,治久痢、劳痢。和干姜、莨菪炒见烟,为丸,空心白饮服十丸,极效(甄权)。烧灰,壮阳止疟(《日华》)。治痈疽恶疮,解颅,女人崩中带下(时珍)。颔骨:主小儿诸痫、诸瘘,烧灰酒服(苏恭)。

【附方】旧三,新十。小儿久痢:狗头烧灰,白汤服。(《千金》)小儿解颅:黄狗头骨炙为末,鸡子白和,涂之。(《直指》)赤白久痢:腊月狗头骨一两半(烧灰),紫笋茶(末)一两,为末。每服二钱,米饮下。(《圣惠方》)赤白带下不止者:狗头烧灰,为末。每酒服一钱,日三服。(《圣惠》)产后血乱:奔入四肢,并违堕。以狗头骨灰,酒服二钱,甚效。

（《经验后方》）打损接骨：狗头一个，烧存性为末。热醋调涂，暖卧。（《卫生易简》）附骨疽疮：狗头骨烧烟，日熏之。（《圣惠》）痈疽疔毒：狗头骨灰、芸苔子等分，为末，醋和敷之。（《千金》）恶疮不愈：狗头骨灰同黄丹末等分，敷之。（《寿域方》）长肉生肌：老狗头脑骨（瓦炒）二两，桑白皮一两，当归二钱半。为末。麻油调敷。（《直指》）鼻中息肉：狗头灰方寸匕，苦丁香半钱，研末吹之，即化为水。或同硇砂少许，尤妙。（《朱氏集验》）梦中泄精：狗头鼻梁骨烧研，卧时酒服一钱。头风白屑作痒：狗头骨烧灰，淋汁沐之。（《圣惠方》）

骨（白狗者良）

【气味】甘，平，无毒。

【主治】烧灰，疗下痢生肌，敷马疮（《别录》）。烧灰，疗诸疮瘘，及妒乳痈肿（弘景）。烧灰，补虚，理小儿惊痫客忤（《蜀本》）。煎汁，同米煮粥，补妇人，令有子（藏器）。烧灰，米饮日服，治休息久痢。猪脂调，敷鼻中疮（时珍）。

【附方】旧二。产后烦懑不食者：白犬骨烧研，水服方寸匕。（《千金翼》）桃李哽咽：狗骨煮汤，摩头上。（《子母秘录》）

屎（白狗者良）

【气味】热，有小毒。

《丹房镜源》云：白狗粪煮铜。

【主治】疗疮。水绞汁服，治诸毒不可入口者（苏恭）。瘭疽彻骨痒者，烧灰涂疮，勿令病者知。又和腊猪脂，敷瘰疮肿毒，疗肿出根（藏器）。烧灰服，发痘疮倒黡，治霍乱症积，止心腹痛，解一切毒（时珍）。

【发明】时珍曰：狗屎所治诸病，皆取其解毒之功耳。

【附方】旧三，新五。小儿霍乱猝起者：用白狗屎一丸，绞汁服之。心痛欲死：狗屎炒研，酒服二钱，神效。劳疟瘴疟久不愈：用白狗粪烧灰，发前冷水服二钱。（《圣惠方》）月水不调：妇人产后，月水往来，乍多乍少。白狗粪烧末，酒服方寸匕，日三服。（《千金》）鱼肉成症，并治诸毒：用狗粪五升烧末，绵裹，于五升酒中浸二宿，取清分十服，日三服，三日使尽，症即便出也。（《外台》）漏脯中毒：犬屎烧末，酒服方寸匕。（《梅师》）发背痈肿：用白犬屎半升，水绞取汁服，以滓敷之，日再。（《外台》）疗疮恶肿：牡狗屎（五月五日取）烧灰涂敷，数易之。又治马鞍疮，神验。（《圣惠》）

屎中粟（白狗者良。一名白龙沙）。

【主治】噎膈风病，痘疮倒陷，能解毒也（时珍）。

【附方】新二。噎膈不食：黄犬干饿数日，用生粟或米干饲之。俟其下粪，淘洗米粟令净，煮粥，入薤白一握，泡熟去薤，入沉香末二钱食之。（《永类钤方》）痘疮倒黡：用白狗或黑狗一只，喂以生粟米。候下屎，取未化米为末，入麝香少许，新汲水服二钱。（《保幼大

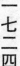

全》)

屎中骨

【主治】寒热,小儿惊痫(《别录》)。

羊(《本经》中品)

【校正】《别录》另出羊乳,今并为一。

【释名】羖(亦作羧)、羝(音低)、羯。

时珍曰:《说文》云:羊字象头角足尾之形。孔子曰:牛羊之字,以形似也。董子云:羊,祥也。故吉礼用之。牡羊曰羖,曰羝;牝羊曰羜,曰牂(音臧)。白曰羒,黑曰羭。多毛曰羖羳,胡羊曰羱羺,无角曰羝,曰羖。去势曰羯。羊子曰羔,羔五月曰羜(音宁),六月曰䍽(音务),七月曰羍(音达),未卒岁曰羜(音兆)。《内则》谓之柔毛,又曰少牢。《古今注》谓之长髯主簿云。

羊肉

羊

【气味】苦、甘,大热,无毒。

诜曰:温。

颂曰:《本经》云甘,《素问》云苦。盖《经》以味言,《素问》以理言。羊性热属火,故配于苦。羊之齿、骨、五脏皆温平,惟肉性大热也。

时珍曰:热病及天行病、疟疾病后食之,必发热致危。妊妇食之,令子多热。白羊黑头、黑羊白头、独角者,并有毒,食之生痈。《礼》曰:羊冷而毳者膻。又云:煮羊以杏仁或瓦片则易糜,以胡桃则不臊,以竹䈽则助味。中羊毒者,饮甘草汤则解。铜器煮之,男子损阳,女子绝阴。物性之异如此,不可不知。

汪机曰:反半夏、菖蒲。同荞面、豆酱食,发痼疾。同醋食,伤人心。

【主治】缓中,字乳余疾,及头脑大风汗出,虚劳寒冷,补中益气,安心止惊(《别录》)。止痛,利产妇(思邈)。治风眩瘦病,丈夫五劳七伤,小儿惊痫(孟诜)。开胃健力(《日华》)。

【附方】旧八,新十六。羊肉汤:张仲景治寒劳虚羸,及产后心腹疝痛。用肥羊肉一斤,水一斗,煮汁八升,入当归五两、黄芪八两、生姜六两,煮取二升,分四服。胡洽方无黄芪,《千金方》有芍药。(《金匮要略》)产后厥痛:胡洽大羊肉汤,治妇人产后大虚,心腹绞痛,厥逆。用羊肉一斤,当归、芍药、甘草各七钱半,用水一斗煮肉,取七升,入诸药,煮二升服。产后虚羸腹痛,冷气不调,及脑中风汗自出:白羊肉一斤,切治如常,调和食之。

（《心镜》）产后带下产后中风,绝孕,带下赤白:用羊肉二斤,香豉、大蒜各三升,水一斗三升,煮五升,纳酥一升,更煮三升,分温三服。(《千金方》)崩中垂死:肥羊肉三斤,水二斗,煮一斗三升,入生地黄汁二升,干姜、当归各三两,煮三升,分四服。(《千金》)补益虚寒:用精羊肉一斤,碎白石英三两,以肉包之,外用荷叶裹定,于一石米下蒸熟,取出去石英,和葱、姜作小馄饨子。每日空腹,以冷浆水吞一百枚,甚补益。(《外台》)壮阳益肾:用白羊肉半斤切生,以蒜、薤食之。三日一度,甚妙。(《心镜》)五劳七伤虚冷:用肥羊肉一腿,密盖煮烂,绞取汁服,并食肉。骨蒸久冷:羊肉一斤,山药一斤,各烂煮研如泥,下米煮粥食之。(《饮膳正要》)骨蒸传尸:用羊肉一拳大(煮熟),皂荚一尺(炙),以无灰酒一升,铜铛内煮三五沸,去滓,入黑饧一两。令病人先啜肉汁,乃服一合,当吐虫如马尾为效。(《外台》)虚寒疟疾:羊肉作臛饼,饱食之,更饮酒暖卧取汗。燕国公常见有验。(《集验方》)脾虚吐食:羊肉半斤作生,以蒜、薤、酱、豉、五味和拌,空腹食之。(《心镜》)虚冷反胃:羊肉去脂作生,以蒜薤空腹食之,立效。(《外台》)壮胃健脾:羊肉三斤切,粱米二升同煮,下五味作粥食。(《饮膳正要》)老人膈痞,不下饮食:用羊肉四两(切),白面六两,橘皮末一分,姜汁搜如常法,入五味作臛食,每日一次,大效。(《多能鄙事》)胃寒下痢:羊肉一片,莨菪子末一两和,以绵裹纳下部。二度瘥。(《外台》方)身面浮肿:商陆一升,水二斗,煮取一斗,去滓;羊肉一斤(切)入内煮熟,下葱、豉、五味调和如臛法,食之。(《肘后方》)腰痛脚气:木瓜汤:治腰膝疼痛,脚气不仁。羊肉一脚,草果五枚,粳米二升,回回豆(即胡豆)半升,木瓜二斤,取汁,入砂糖四两,盐少许,煮肉食之。(《正要》)消渴利水:羊肉一脚,瓠子六枚,姜汁半合,白面二两,同盐、葱炒食。(《正要》)损伤青肿:用新羊肉贴之。(《千金方》)妇人无乳:用羊肉六两,獐肉八两,鼠肉五两,作臛啖之。(崔氏)伤目青肿:羊肉煮熟,熨之。(《圣济总录》)小儿嗜土:买市中羊肉一斤,令人以绳系,于地上拽至家,洗净,炒炙食。或煮汁亦可。(姚和众)头上白秃:羊肉如作脯法,炙香,热拓上,不过数次瘥。(《肘后方》)

头蹄(白羊者良)

【气味】甘,平,无毒。

大明曰:凉。

震亨曰:羊头、蹄肉,性极补水。水肿人食之,百不一愈。

【主治】风眩瘦疾,小儿惊痫(苏恭)。脑热头眩(《日华》)。安心止惊,缓中止汗补胃,治丈夫五劳骨热。热病后宜食之,冷病人勿多食(孟诜。《心镜》云:以上诸证,并宜白羊头,或蒸或煮,或作脍食。)疗肾虚精竭。

【附方】新三。老人风眩:用白羊头一具,如常治,食之。五劳七伤:白羊头、蹄一具净治,更以稻草烧烟,熏令黄色,水煮半熟,纳胡椒、荜茇、干姜各一两,葱、豉各一升,再煮去药食。日一具,七日即愈。(《千金》)虚寒腰痛:用羊头、蹄一具,草果四枚,桂一两,生姜半斤,哈昔泥一豆许,胡椒煮食。(《正要》)

皮

【主治】一切风，及脚中虚风，补虚劳，去毛作羹、臛食（孟诜）。湿皮卧之，散打伤青肿；干皮烧服，治蛊毒下血（时珍）。

脂（青羊者良）

【气味】甘，热，无毒。

《丹房镜源》云：柔银软铜。

【主治】生脂：止下痢脱肛，去风毒，妇人产后腹中绞痛（思邈）。治鬼疰（苏颂。《胡洽方》有青羊脂丸）。去游风及黑䵟（《日华》）。熟脂：主贼风痿痹飞尸，辟瘟气，止劳痢，润肌肤，杀虫治疮癣。入膏药，透肌肉经络，彻风热毒气（时珍）。

【附方】旧一，新十三。下痢腹痛：羊脂、阿胶、蜡各二两，黍米二升，煮粥食之。（《千金》）妊娠下痢：羊脂如棋子大十枚，温酒一升，投中顿服，日三。（《千金》）虚劳口干：《千金》：用羊脂一鸡子大，淳酒半升，枣七枚，渍七日食，立愈。《外台》：用羊脂鸡子大，纳半斤酢中一宿，绞汁含之。猝汗不止：牛、羊脂，温酒频化，服之。（《外台》）脾横爪赤：煎羊脂摩之。（《外台》）产后虚羸：令人肥白健壮。羊脂二斤，生地黄汁一斗，姜汁五升，白蜜三升，煎如饴。温酒服一杯，日三。（《古今录验》）妇人阴脱：煎羊脂频涂之。（《广利方》）发背初起：羊脂、猪脂切片，冷水浸贴，热则易之。数日瘥。（《外台》）牙齿疳䘌：黑殺羊脂、莨菪子等分，入杯中烧烟，张口熏之。（《千金方》）小儿口疮：羊脂煎薏苡根涂之。（《活幼心书》）豌豆如疥，赤黑色者：煎青羊脂摩之。（《千金方》）赤丹如疥，不治杀人：煎青羊脂摩之，数次愈。（《集验》）误吞钉针：多食肥羊脂，久则自出。（《肘后》）

血（白羊者良）

【气味】咸，平，无毒。

时珍曰：按夏子益《奇疾方》云：凡猪、羊血久食，则鼻中毛出，昼夜长五寸，渐如绳，痛不可忍，摘去复生。惟用乳石、硇砂等分为丸。空心，临卧各一服，水下十丸，自落也。

【主治】女人中风血虚闷，及产后血晕，闷欲绝者，热饮一升即活（苏恭）。热饮一升，治产后血攻，下胎衣，治猝惊九窍出血，解莽草毒、胡蔓草毒，又解一切丹石毒发（时珍。出《延寿》诸方）。

【发明】时珍曰：《外台》云：凡服丹石人，忌食羊血十年，一食前功尽亡。此物能制丹砂、水银、轻粉、生银、硇砂、砒霜、硫黄乳、石钟乳、空青、曾青、云母石、阳起石、孔公蘖等毒。凡觉毒发，刺饮一升即解。又服地黄、何首乌诸补药者，亦忌之。《岭表录》异言其能解胡蔓草毒。羊血解毒之功用如此，而本草并不言及，诚缺文也。

【附方】旧二，新五。衄血一月不止：刺羊血热饮即瘥。（《圣惠》）产后血攻或下血不止，心闷面青，身冷欲绝者：新羊血一盏饮之，三两服妙。（《梅师》）大便下血：羊血煮熟，拌醋食，最效。（吴球《便民食疗》）硫黄毒发气闷：用羊血热服一合效。（《圣惠方》）食菹吞蛭:蛭唼脏血,肠痛黄瘦。饮热羊血一二升,次早化猪脂一升饮之,蛭即下也。(《肘后方》)误吞蜈蚣:刺猪、羊血灌之,即吐出。昔有店妇吹火筒中有蜈蚣入腹,店妇仆地,号叫可畏。道人刘复真用此法而愈。(《三元延寿书》)妊娠胎死不出,及胞衣不下,产后诸疾狼狈者:刺羊血热饮一小盏,极效。(《圣惠方》)

乳(白羝者佳)

【气味】甘,温,无毒。

【主治】补寒冷虚乏(《别录》)。润心肺,治消渴(甄权)。疗虚劳,益精气,补肺、肾气,和小肠气。合脂作羹食,补肾虚,及男女中风(张鼎)。利大肠,治小儿惊痫。含之,治口疮(《日华》)。主心猝痛,可温服之。又蚰蜒入耳,灌之即化成水(孟诜)。治大人干呕及反胃,小儿哕啘及舌肿,并时时温饮之(时珍)。解蜘蛛咬毒(颂曰:刘禹锡《传信方》云:贞元十一年,崔员外言,有人为蜘蛛咬,腹大如妊,遍身生丝,其家弃之,乞食于道。有僧教唼羊乳,未几疾平也)。

【发明】弘景曰:牛羊乳实为补润,故北人食之多肥健。

恭曰:北人肥健,由不唼咸腥,方土使然,何关饮乳?陶以未达,故屡有此言。

时珍曰:方土饮食,两相资之。陶说固偏,苏说亦过。丹溪言反胃人宜时时饮之,取其开胃脘、大肠之燥也。

【附方】旧一,新二。小儿口疮:羊乳细滤入含之,数次愈。(《小品方》)漆疮作痒:羊乳敷之。(《千金翼》)面黑令白:白羊乳三斤,羊胰三副,和捣。每夜洗净涂之,旦洗去。(《总录》)

脑

【气味】有毒。

诜曰:发风病。和酒服,迷人心,成风疾。男子食之,损精气,少子。白羊黑头,食其脑,作肠痈。

【主治】入面脂手膏,润皮肤,去䵟𪒟,涂损伤、丹瘤、肉刺(时珍)。

【附方】新二。发丹如瘤:生绵羊脑,同朴硝研,涂之。(《瑞竹堂方》)足指肉刺:刺破,以新酒醋和羊脑涂之,一合愈。(《古今录验》)

髓

【气味】甘,温,无毒。

【主治】男子女人伤中,阴阳气不足,利血脉,益经气。以酒服之(《别录》)。却风热,止毒。久服不损人(孙思邈)。和酒服,补血。主女人血虚风闷(孟诜)。润肺气,泽皮毛,灭瘢痕(时珍。《删繁》治肺虚毛悴,酥髓汤中用之)。

【附方】新五。肺痿骨蒸:炼羊脂、炼羊髓各五两煎沸,下炼蜜及生地黄汁各五合,生姜汁一合,不住手搅,微火熬成膏。每日空心温酒调服一匙,或入粥食。(《饮膳正要》)目中赤翳:白羊髓敷之。(《千金》)舌上生疮:羊胫骨中髓,和胡粉涂之,妙。(《圣惠》)白秃头疮:生羊骨髓,调轻粉搽之。先以泔水洗净。一日二次,数日愈。(《经验方》)痘痂不落,痘疮痂疕不落,灭瘢方:用羊腒骨髓(炼)一两,轻粉一钱,和成膏,涂之。(陈文中方)

心(下并也用白羝羊者良)

【气味】甘,温,无毒。

《日华》曰:有孔者杀人。

【主治】止忧恚膈气(《别录》)。补心(藏器)。

【附方】新一。心气郁结:羊心一枚,咱夫兰(即回回红花)三钱,浸玫瑰水一盏,入盐少许,徐徐涂心上,炙熟食之,令人心安多喜。(《正要》)

肺

【气味】同心。

诜曰:自三月至五月,其中有虫,状如马尾,长二三寸。须去之,不去令人痢下。

【主治】补肺,止咳嗽(《别录》)。伤中,补不足,去风邪(思邈)。治渴,止小便数,同小豆叶煮食之(苏恭)。通肺气,利小便,行水解蛊(时珍)。

【附方】旧一,新六。久嗽肺痿作燥:羊肺汤:用羊肺一具洗净,以杏仁、柿霜、真豆粉、真酥各一两,白蜜二两,和匀,灌肺中,白水煮食之。(葛可久方)咳嗽上气,积年垂死:用莨菪子(炒)、熟羊肺(切曝)等分为末,以七月七日醋拌。每夜不食,空腹服二方寸匕,粥饮下。隔日一服。(《千金》)水肿尿短:青羖羊肺一具,微炸切曝为末,莨菪子一升,以三年醋渍一晬时出,熬令变色,捣烂,蜜丸梧桐子大。食后麦门冬饮服四丸,日三。小便大利,佳。(《千金》)小便频数:下焦虚冷也。羊肺一具(切)作羹,入少羊肉,和盐、豉食。不过三具效。(《集验方》)渴利不止:羊肺一具,入少肉和盐、豉作羹食。不过三具愈。(《普济方》)解中蛊毒:生羊肺一具割开,入雄黄、麝香等分,吞之。(《济生方》)鼻中息肉:羊肺散:用干羊肺一具,白术四两,肉苁蓉、通草、干姜、芎䓖各二两,为末。食后米饮服五分匕,加至方寸匕。(《千金方》)

肾

【气味】同心。

【主治】补肾气虚弱,益精髓(《别录》)。补肾虚耳聋阴弱,壮阳益胃,止小便,治虚损盗汗(《日华》)。合脂作羹,疗劳痢甚效。蒜、薤食之一升,疗癥瘕(苏恭)。治肾虚消渴(时珍)。

【发明】时珍曰:《千金》、《外台》、《深师》诸方,治肾虚劳损,消渴脚气,有肾沥汤方甚多,皆用羊肾煮汤煎药。盖用为引向,各从其类也。

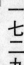

【附方】旧三,新六。下焦虚冷:脚膝无力,阳事不行。用羊肾一枚煮熟,和米粉半大两,炼成乳粉,空腹食之,妙。(《心镜》)肾虚精竭:炮羊肾一双切,于豉汁中,以五味、米糁作羹、粥食。(《心镜》)五劳七伤,阳虚无力:《经验后方》:用羊肾一对(去脂,切),肉苁蓉一两(酒浸一夕去皮),和作羹,下葱、盐、五味食。《正要》:治阳气衰败,腰脚疼痛,五劳七伤。用羊肾三对,羊肉半斤,葱白一茎,枸杞叶一斤,同五味煮成汁,下米作粥食之。虚损劳伤:羊肾一枚,术一升,水一斗,煮九升,服一升,日三。(《肘后方》)肾虚腰痛:《千金》:用羊肾去膜,阴干为末。酒服二方寸匕,日三。《正要》:治猝腰痛。羊肾一对,咱夫兰一钱,玫瑰水一盏浸汁,入盐少许,涂抹肾上,徐徐炙熟,空腹食之。老人肾硬:治老人肾脏虚寒,内肾结硬,虽服补药不入。用羊肾子一对,杜仲(长二寸,阔一寸)一片,同煮熟,空心食之。令人内肾柔软,然后服补药。(《鸡峰备急方》)胁破肠出:以香油抹手送入,煎人参、枸杞子汁温淋之。吃羊肾粥十日,即愈。(危氏)

羊石子(即羊外肾也)

【主治】肾虚精滑(时珍。《本事》金锁丹用之)。

肝(青羖羊者良)

【气味】苦,寒,无毒。

颂曰:温。

弘景曰:合猪肉及梅子、小豆食,伤人心。

思邈曰:合生椒食,伤人五脏,最损小儿。合苦笋食,病青盲。妊妇食之,令子多厄。

【主治】补肝,治肝风虚热,目赤暗痛,热病后失明,并用子肝七枚,作生食,神效。亦切片水浸贴之(苏恭)。解蛊毒(吴瑞)。

【发明】时珍曰:按倪维德《原机启微》集云:羊肝,肝与肝合,引入肝经。故专治肝经受邪之病。今羊肝丸治目有效,可征。

汪机曰:按《三元征寿书》云:凡治目疾,以青羊肝为佳。有人年八十余,瞳子瞭然,夜读细字。云别无服药,但自小不食畜兽肝耳。或以本草羊肝明目而疑之。盖羊肝明目性也,他肝则否。凡畜兽临杀之时,忿气聚于肝。肝之血不利于目,宜矣。

【附方】旧四,新十一。目热赤痛,看物如隔纱:宜补肝益睛。用青羊肝一具切洗,和五味食之。(《心镜》)肝虚目赤:青羊肝,薄切水浸,吞之极效。(《龙木论》)病后失明:方同上。小儿赤眼:羊肝切薄片,井水浸贴。(《普济》)翳膜羞明有泪:肝经有热也。用青羊子肝一具(竹刀切),和黄连四两,为丸梧桐子大。食远茶清下七十丸,日三服。忌铁器、猪肉、冷水。(《医镜》)目病眣疏:以铜器煮青羊肝,用面饼覆器上,钻两孔如人眼大,以目向上熏之。不过两度。(《千金方》)目病失明:青羖羊肝一斤,去脂膜切片,入新瓦盆内炕干,同决明子半升,蓼子一合,炒为末。以白蜜浆服方寸匕,日三。不过三剂,目明。至一年,能夜见文字。(《食疗》)不能远视:羊肝一具,去膜细切,以葱子一勺,炒为末,以水煮熟,去滓,入米煮粥食。(《多能鄙事》)青盲内障:白羊子肝一具,黄连一两,熟地黄二两,同捣,丸梧桐子大。食远茶服七十丸,日三服。崔承元病内障丧明,有人惠此方报德,服之遂明。(《传信方》)牙疳肿痛:羖羊肝一具煮熟,蘸赤石脂末,任意食之,(《医林集要》)虚损劳瘦:用新猪脂煎取一升,入葱白一握煎黄,平旦服。至三日,以枸杞一斤,水三斗煮汁,入羊肝一具,羊脊膂肉一条,曲末半斤,着葱、豉作羹食。(《千金方》)病后呕逆:天行病后呕逆,食即反出。用青羊肝作生淡食,不过三度,食不出矣。(《外台》)休息痢疾五十日以上,或一二年不瘥,变成疳,所下如泔淀者:用生羊肝一具切丝,入三年醋中吞之。心闷则止,不闷更服。一日勿食物。或以姜、蘸同食亦可。不过二三具。(《外台》)小儿痢疾:青羊肝一具,薄切水洗,和五味、酱食之。妇人阴䘌作痒:羊肝纳入引虫。(《集简方》)

胆(青羖羊者良)

【气味】苦,寒,无毒。

【主治】青盲,明目(《别录》)。点赤障、白翳、风泪眼,解蛊毒(甄权)。疗疳湿时行热熛疮,和醋服之,良(苏恭)。治诸疮,能生人身血脉(思邈)。同蜜蒸九次,点赤风眼,有效(朱震亨)。

【发明】时珍曰:肝开窍于目,胆汁减则目暗。目者,肝之外候,胆之精华也。故诸胆皆治目病。《夷坚志》载:二百味草花膏:治烂弦风赤眼,流泪不可近光,及一切暴赤目疾。用羖羊胆一枚,入蜂蜜于内蒸之,候干研为膏。每含少许,并点之。一日泪止,二日肿消,三日痛定。盖羊食百草,蜂采百花,故有二百花草之名。又张三丰真人碧云膏:腊月取羖羊胆十余枚,以蜜装满,纸套笼住,悬檐下,待霜出扫下,点之神效也。

【附方】旧三,新四。病后失明:羊胆点之,日二次。(《肘后》)大便秘塞:羊胆汁灌入即通。(《千金》)目为物伤:羊胆一枚,鸡胆三枚,鲤鱼胆二枚,和匀,日日点之。(《圣惠方》)面黑皯疱:羖羊胆、牛胆各一个,淳酒三升,煮三沸,夜夜涂之。(《肘后》)产妇面黚:产妇面如雀卵色。以羊胆、猪胰、细辛等分,煎三沸。夜涂,旦以浆水洗之。(《录验》)代指作痛:崔氏云:代指乃五脏热注而然。刺热汤中七度,刺冷水中。又复如此三度,即以羊胆涂之,立愈甚效。(《外台方》)小儿疳疮:羊胆二枚,和酱汁灌下部。(《外台》)

胃(一名羊膍胵)

【气味】甘,温,无毒。

思邈曰:羊肚和饭饮久食,令人多唾,喜吐清水,成反胃,作噎病。

【主治】胃反,止虚汗,治虚羸,小便数,作羹食,三五瘥(思邈)。

【附方】旧一,新六。久病虚:不生肌肉,水气在胁下,不能饮食,四肢烦热者。用羊胃一枚(切),白术一升(切),水二斗,煮九升,分九服,日三。不过三剂瘥。(张文仲方)补中益气:羊肚一枚,羊。肾四枚,地黄三两,干姜、昆布、地骨皮各二两,白术、桂心、人参、厚朴、海藻各一两五钱,甘草、秦椒各六钱,为末,同肾入肚中,缝合蒸熟,捣烂晒为末。酒服方寸匕,日二。(《千金》)中风虚弱:羊肚一具,粳米二合,和椒、姜、豉、葱作羹食之。(《正要》)胃虚消渴:羊肚烂煮,空腹食之。(《古今录验》)下虚尿床:羊肚盛水令满,线缚两头,煮熟,即开取中水顿服之,立瘥。(《千金》)项下瘰疬:用羊腿胫烧灰,香油调敷。蛇伤手肿:新剥羊肚一个(带粪),割一口,将手入浸,即时痛止肿消。(《集要》)

脬

【主治】下虚遗溺。以水盛入,炙熟,空腹食之,四五次愈(孙思邈)。

胰(白羊者良)

【主治】润肺燥,诸疮疡。入面脂,去䵟黯,泽肌肤,灭瘢痕(时珍)。

【附方】新三。远年咳嗽:羊胰三具,大枣百枚,酒五升,渍七日,饮之。(《肘后方》)妇人带下:羊胰一具,以酢洗净,空心食之,不过三次。忌鱼肉滑物,犯之即死。(《外台》)痘疮瘢痕:羊胰二具,羊乳一升,甘草末二两,和匀涂之。明旦,以猪蹄汤洗去。(《千金》)

舌

【主治】补中益气(《正要》)。用羊舌二枚(熟),羊皮二具(挦洗净煮软),羊肾四枚(熟),蘑菰一斤(洗净)、糟姜(四两),各切如甲叶,肉汁食之)。

靥(即会咽也)

【气味】甘、淡,温,无毒。

【主治】气瘿(时珍)。

【发明】时珍曰:按古方治瘿多用猪、羊靥,亦述类之义,故王荆公《瘿诗》有"内疗烦羊靥"之句。然瘿有五:气、血、肉、筋、石也。夫靥属肺,肺司气。故气瘿之证,服之或效。他瘿恐亦少力。

【附方】旧一,新二。项下气瘿:《外台》:用羊靥一具,去脂(酒浸,炙熟),含之咽汁。日一具,七日瘥。《千金》:用羊靥七枚(阴干),海藻、干姜各二两,桂心、昆布、逆流水边柳须各一两,为末,蜜丸芡子大。每含一丸,咽津。《杂病治例》:用羊靥、猪靥各二枚,昆布、海藻、海带各二钱(洗,焙),牛蒡子(炒)四钱。上为末,捣二靥和,丸弹子大。每服一丸,含化咽汁。

睛

【主治】目赤及翳膜。曝干为末,点之(时珍。出《千金》)。熟羊眼中白珠二枚,于细石上和枣核磨汁,点目翳羞明,频用三四日瘥(孟诜)。

【发明】时珍曰:羊眼无瞳,其睛不应治目,岂以其神藏于内耶?

筋

【主治】尘物入目，熟嚼纳眦中，仰卧即出（《千金翼》）。

羖羊角（青色者良）

【气味】咸，温，无毒。

《别录》曰：苦，微寒。取之无时。勿使中湿，湿即有毒。

甄权曰：大寒。菟丝为之使。《镜源》云：羖羊角灰缩贺。贺，锡也。出贺州。

【主治】青盲，明目，止惊悸寒泄。久服，安心益气轻身。杀疥虫。入山烧之，辟恶鬼虎狼（《本经》）。疗百节中结气，风头痛。及蛊毒吐血，妇人产后余痛（《别录》）。烧之，辟蛇。灰治漏下，退热，主山障溪毒（《日华》）。

【附方】旧三，新七。风疾恍惚：心烦腹痛，或时闷绝复苏。以青羖羊角屑，微炒为末，无时温酒服一钱（《圣惠》）气逆烦满：水羊角烧研，水服方寸匕。（《普济方》）吐血喘咳：青羖羊角（炙焦）二枚，桂末二两，为末。每服一匕，糯米饮下，日三服。产后寒热，心闷极胀百病：羖羊角烧末，酒服方寸匕。（《子母秘录》）水泄多时：羖羊角一枚，白矾末填满，烧存性为末。每新汲水服二钱。（《圣惠方》）小儿痫疾：羖羊角烧存性，以酒服少许。（《普济》）赤秃发落：羖羊角、牛角烧灰等分，猪脂调敷。（《普济》）赤瘢瘰子：身面猝得赤瘢，或瘰子肿起，不治杀人。羖羊角烧灰，鸡子清和涂，甚妙。（《肘后》）打扑伤痛：羊角灰，以沙糖水拌，瓦焙焦为末。每热酒下二钱，仍揉痛处。（《简便》）脚气疼痛：羊角一副，烧过为末，热酒调涂，以帛裹之，取汗，永不发也。

齿（三月三日取之）

【气味】温。

【主治】小儿羊痫寒热（《别录》）。

头骨（以下并用羖羊者良）

【气味】甘，平，无毒。

时珍曰：按张景阳《七命》云：耶溪之铤，赤山之精。销以羊头，镤以锻成。注云：羊头骨能销铁也。

【主治】风眩瘦疾，小儿惊痫（苏恭）。

脊骨

【气味】甘，热，无毒。

【主治】虚劳寒中羸瘦（《别录》）。补肾虚，通督脉，治腰痛下痢（时珍）。

【附方】旧一，新八。老人胃弱：羊脊骨一具捶碎，水五升，煎取汁二升，入青粱米四合,煮粥常食。(《食治方》)老人虚弱:白羊脊骨一具剉碎,水煮取汁;枸杞根(剉)一斗,水五斗,煮汁一斗五升,合汁同骨煮至五升,去骨,瓷盒盛之。每以一合,和温酒一盏调服。(《多能鄙事》)肾虚腰痛:《心镜》:用羊脊骨一具,捶碎煮,和蒜、薤食,饮少酒妙。《正要》:用羊脊骨一具捶碎,肉苁蓉一两,草果三枚,荜茇二钱,水煮汁,下葱、酱作面羹食。肾虚耳聋:羖羊脊骨一具(炙研),磁石(煅,醋淬七次)、白术、黄芪、干姜(炮)、白茯苓各一两,桂三分。为末。每服五钱,水煎服。(《普济》)虚劳白浊:羊骨为末,酒服方寸匕,日三。(《千金》)小便膏淋:羊骨烧研,榆白皮煎汤,服二钱。(《圣惠方》)洞注下痢:羊骨灰,水服方寸匕。(《千金方》)瘑疮成漏脓水不止:用羊羔儿骨不拘多少,入藏瓶内,盐泥固济,煅过研末,每用末五钱,入麝香、雄黄末各一钱,填疮口。三日外必合。(《总微论》)

尾骨

【主治】益肾明目,补下焦虚冷(《正要》)。

【附方】新一。虚损昏聋:大羊尾骨一条,水五碗,煮减半,入葱白五茎,荆芥一握,陈皮一两,面三两,煮熟,取汁搜面作索饼,同羊肉四两煮熟,和五味食。(《多能鄙事》)

胫骨(音行。亦作骱,又名䯒骨,胡人名颊儿必。入药煅存性用)

【气味】甘,温,无毒。

诜曰:性热,有宿热人勿食。

《镜源》云:羊䯒骨伏硇。

【主治】虚冷劳(孟诜)。脾弱,肾虚不能摄精,白浊,除湿热,健腰脚,固牙齿,去黚黯,治误吞铜钱(时珍)。

【发明】杲曰:齿者,骨之余,肾之标,故牙疼用羊胫骨以补之。

时珍曰:羊胫骨灰可以磨镜,羊头骨可以消铁,故误吞铜钱者用之,取其相制也。按张景阳《七命》云:耶溪之铤,赤山之精。销以羊头,镆以锻成。注云:羊头骨能销铁也。又《名医录》云:汉上张成忠女七八岁,误吞金口子一只,胸膈痛不可忍,忧惶无措。一银匠炒末药三钱,米饮服之,次早大便取下。叩求其方,乃羊胫灰一物耳。谈野翁亦有此方,皆巧哲格物究理之妙也。

【附方】新十一。擦牙固齿:《食鉴》:用火煅羊胫骨为末,入飞盐二钱,同研匀,日用。又方:烧白羊胫骨灰一两,升麻一两,黄连五钱,为末,日用。濒湖方:用羊胫骨(烧过)、香附子(烧黑)各一两,青盐(煅过)、生地黄(烧黑)各五钱。研用。湿热牙疼:用羊胫骨灰二钱,白芷、当归、牙皂、青盐各一钱。为末,擦之。(东垣方)脾虚白浊:过虑伤脾,脾不能摄精,遂成此疾。以羊胫骨灰一两,姜制厚朴末二两,面糊丸梧桐子大。米饮下百丸,日二服。一加茯苓一两半。(《济生方》)虚劳瘦弱:用颊儿必四十枚,以水一升,熬减大半,去滓及油,待凝任食。(《正要》)筋骨挛痛:用羊胫骨,酒浸服之。月水不断:羊前左脚胫骨一条,纸裹泥封令干,煅赤,入棕榈灰等分。每服一钱,温酒服之。黯黵丑陋:治人面体黧黑,皮厚状丑。用羖羊胫骨为末,鸡子白和敷,旦以白粱米泔洗之。三日如素,神效。(《肘后》)误吞铜钱:羊胫骨烧灰,以煮稀粥食,神效。(《谈野翁方》)咽喉骨鲠:羊胫骨灰,米饮服一钱。(《普济》)

悬蹄

毛

【主治】转筋,醋煮裹脚(孟诜。又见毡)。

须(羖羊者良)

【主治】小儿口疮,蠼螋尿疮,烧灰和油敷(时珍。出《广济》)。

【附方】新二。香瓣疮:生面上耳边,浸淫水出,久不愈。用羖羊须、荆芥、干枣肉各二钱,烧存性,入轻粉半钱。每洗拭,清油调搽。二三次必愈。(《圣惠方》)口吻疮:方同上。

溺

【主治】伤寒热毒攻手足,肿痛欲断。以一升,和盐、豉捣,渍之(李时珍《出肘后方》)。

屎(青羖羊者良)

【气味】苦,平,无毒。

时珍曰:制粉霜。

【主治】燔之,主小儿泄痢,肠鸣惊痫(《别录》)。烧灰,理聤耳,并署竹刺入肉,治箭镞不出(《日华》)。烧灰淋汁沐头,不过十度,即生发长黑。和雁肪涂头亦良(藏器。颂曰:屎纳鲫鱼腹中,瓦缶固济,烧灰涂发,易生而黑,甚效)。煮汤灌下部,治大人小儿腹中诸疾。疳湿,大小便不通。烧烟熏鼻,治中恶心腹刺痛,亦熏诸疮中毒、痔瘘等。治骨蒸弥良(苏恭)。

【附方】旧五,新十六。疳痢欲死:新羊屎一升,水一升,渍一夜,绞汁顿服,日午乃食。极重者,不过三瘥。(《总录》)呕逆酸水:羊屎十枚,酒二合,煎一合,顿服。未定,更服之。(《兵部手集》)反胃呕食:羊粪五钱,童子小便一大盏,煎六分,去滓,分三服。(《圣惠》)小儿流涎:白羊屎频纳口中。(《千金》)心气疼痛不问远近:以山羊粪七枚,油头发一团,烧灰酒服。永断根。(孙氏《集效方》)妊娠热病:青羊屎研烂涂脐,以安胎气。(《外台秘要》)伤寒肢痛手足疼欲脱:取羊屎煮汁渍之,瘥乃止。或和猪膏涂之,亦佳。(《外台》)时疾阴肿囊及茎皆热肿:以羊屎、黄柏煮汁洗之。(《外台》)疔疮恶肿:青羊屎一升,水二升,渍少时,煮两沸,绞汁一升,顿服。(《广济方》)里外臁疮:羊屎烧存性,研末,入轻粉涂之。(《集要》)痘风疮证:羊屎烧灰,清油调,敷之。(《全幼心鉴》)小儿头疮:羊粪煎汤洗净,仍以雄羊粪烧灰,同屋上悬煤炒为末,清油调涂。(《普济》)头风白屑:乌羊粪煎汁洗之。(《圣惠》)发毛黄赤:羊屎烧灰,和腊猪脂涂之,日三夜一,取黑乃止。(《圣惠方》)木刺入肉:干羊屎烧灰,猪脂和涂,不觉自出。(《千金》)箭镞入肉:方同上。反花恶疮:鲫鱼一个去肠,以羖羊屎填满,烧存性。先以米泔洗过,搽之。瘰疬已破:羊屎(烧)五钱,杏仁(烧)五钱,研末,猪骨髓调搽。(《海上》)湿𬟽浸淫:新羊屎绞汁涂之。干者烧烟熏之。(《圣济总录》)雷头风病:羊屎焙研,酒服二钱。(《普济方》)慢脾惊风:活脾散:用羊屎二十一个(炮),丁香一百粒,胡椒五十粒,为末。每服半钱,用六年东日照处壁土煎汤调下。(《普济方》)

羊胲子(乃羊腹内草积块也)

【主治】翻胃。煅存性,每一斤入枣肉、平胃散末一半,和匀。每服一钱,空心沸汤调下(叶氏《摘玄》)。

【附录】大尾羊

时珍曰:羊尾皆短,而哈密及大食诸番有大尾羊。细毛薄皮,尾上旁广,重一二十斤,行则以车载之。《唐书》谓之灵羊,云可疗毒。

胡羊

《方国志》云:大食国出胡羊。高三尺余,其尾如扇。每岁春月割取脂,再缝合之,不取则胀死。叶盛《水东日记》云:庄浪卫近雪山,有饕羊。土人岁取其脂,不久复满。

洮羊

出临洮诸地,大者重百斤。郭义恭《广志》云:西域驴羊,大如驴。即此类也。

羍羊(此思切)

出西北地,其皮蹄可以割漆。

封羊

其背有肉,封如驼,出凉州郡县,亦呼为驼羊。

地生羊

出西域。刘郁《出使西域记》:以羊脐种于土中,溉以水,闻雷而生,脐与地连。及长,惊以木声,脐乃断,便能行啮草。至秋可食,脐内复有种,名垄种羊。段公路《北户录》云:大秦国有地生羊,其羔生土中,国人筑墙围之。脐与地连,割之则死。但走马击鼓以骇之,惊鸣脐绝,便逐水草。吴策《渊颖集》云:西域地生羊,以胫骨种土中,闻雷声,则羊子从骨中生。走马惊之，则脐脱也。其皮可为褥。一云：漠北人种羊角而生，大如兔而肥美。三说稍异，未知果种何物也？当以刘说为是，然亦神矣。造化之妙，微哉！

羬羊

土之精也，其肝土也，有雌雄，不食，季桓子曾掘土得之。又千岁树精，亦为青羊。

黄羊（《纲目》）

【释名】羱羊（音烦）、茧耳羊。

时珍曰：羊腹带黄，故名。或云幼稚曰黄，此羊肥小故也。《尔雅》谓之羱，出西番也。其耳甚小，西人谓之茧耳。

【集解】时珍曰：黄羊出关西、西番及桂林诸处。有四种，状与羊同，但低小细肋，腹下带黄色，角似羖羊，喜卧沙地。生沙漠，能走善卧，独居而尾黑者，名黑尾黄羊。生野草内，或群至数十者，名曰黄羊。生临洮诸处，甚大而尾似獐、鹿者，名洮羊。其皮皆可为衾褥。出南方桂林者，则深褐色，黑脊白斑，与鹿相近也。

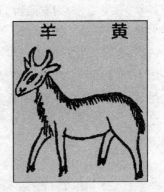

黄羊

肉

【气味】甘，温，无毒。

《正要》云：煮汤少味。脑不可食。

【主治】补中益气，治劳伤虚寒（时珍。出《正要》）

髓

【主治】补益功同羊髓（《正要》）。

牛（《本经》中品）

【校正】《别录》上品牛乳，《拾遗》犊脐屎，今并为一。

【释名】时珍曰：按许慎云：牛，件也。牛为大牲，可以件事分理也。其文象角头三、封及尾之形。《周礼》谓之大牢，牢乃豢畜之室，牛牢大，羊牢小，故皆得牢名。《内则》谓之一元大武。元，头也。武，足迹也。牛肥则迹大。犹《史记》称牛为四蹄，今人称牛为一头之义。《梵书》谓之瞿摩帝。牛之牡者曰牯，曰特，曰㸬，曰犅；牝者曰牸，曰㸬。南牛曰㸬，北牛曰㹀。纯色曰牺，黑曰㸸，白曰㹀，赤曰㸬，驳曰犁。去势曰犍，又曰犗。无角曰牛。子曰犊，生二岁曰㸬，三岁曰犙，四岁曰牭，五岁曰犿，六岁曰㸬。

【集解】藏器曰：牛有数种，《本经》不言黄牛、乌牛、水牛，但言牛尔。南人以水牛为牛，北人以黄牛、乌牛为牛。牛种既殊，入用当别。

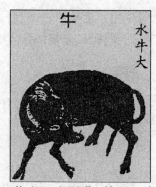

时珍曰：牛有辤牛、水牛二种。辤牛小而水牛大。辤牛有黄、黑、赤、白、驳杂数色。水牛色青苍，大腹锐头，其状类猪，角若担矛，卫护其犊，能与虎斗，亦有白色者，郁林人谓之周留牛。又广南有稜牛，即果下牛，形最卑小，《尔雅》谓之犤牛，《王会篇》谓之纨牛是也。牛齿有下无上，察其齿而知其年，三岁二齿，四岁四齿，五岁六齿，六岁以后，每年接脊骨一节也。牛耳聋，其听以鼻。牛瞳竖而不横。其声曰牟，项垂曰胡，蹄肉曰甹，百叶曰膍，角胎曰䚡，鼻木曰桊，嚼草复出曰齝，腹草未化曰圣虀。牛在畜属土，在卦属坤，土缓而和，其性顺也。《造化权舆》云：乾阳为马，坤阴为牛，故马蹄圆，牛蹄坼。马病则卧，阴胜也；牛病则立，阳胜也。马起先前足，卧先后足，从阳也；牛起先后足，卧先前足，从阴也。独以乾健坤顺为说，盖知其一而已。

黄牛肉

【气味】甘，温，无毒。

弘景曰：辤牛惟胜，青牛为良，水牛惟可充食。

《日华》曰：黄牛肉微毒，食之发药毒动病，不如水牛。

诜曰：黄牛动病，黑牛尤不可食。牛者稼穑之资，不可多杀。若自死者，血脉已绝，骨髓已竭，不可食之。

藏器曰：牛病死者，发痼疾痃癖，令人洞下泄病。黑牛白头者不可食。独肝者有大毒，令人痢血至死。北人牛瘦，多以蛇从鼻灌之，故肝独也。水牛则无之。

时珍曰：张仲景云：啖蛇牛，毛发向后顺者是也。人乳可解其毒。《内则》云：牛夜鸣则庮（臭不可食）。病死者有大毒，令人生疔暴亡。《食经》云：牛自死、白首者食之杀人。疥牛食之发痒。黄牛、水牛肉，合猪肉及黍米酒食，并生寸白虫；合韭、薤食，令人热病；合生姜食，损齿。煮牛肉，入杏仁、芦叶易烂，相宜。

诜曰：恶马食牛肉即驯，亦物性也。

【主治】安中益气，养脾胃（《别录》）。补益腰脚，止消渴及唾涎（孙思邈）。

【附方】新四。小刀圭：韩飞霞曰：凡一切虚病，皆可服之。用小牛犊儿（未交感者）一只，腊月初八日或戊己日杀之，去血燖毛洗净，同脏腑不遗分寸，大铜锅煮之。每十斤，入黄芪十两，人参四两，茯苓六两，官桂、良姜各五钱，陈皮三两，甘草、蜀椒各二两，食盐二两，淳酒二斗同煮，水以八分为率，文火煮至如泥，其骨皆捶碎，并滤取稠汁。待冷以瓮盛之，埋于土内，露出瓮面。凡饮食中，皆任意食之，或以酒调服更妙。肥犬及鹿，皆可依此法作之。返本丸：补诸虚百损。用黄犍牛肉（去筋、膜）切片，河水洗数遍，仍浸一夜，次日再洗三遍,水清为度。用无灰好酒同入坛内,重泥封固,桑柴文武火煮一昼夜,取出(如黄沙为佳,焦黑无用)焙干为末听用。山药(盐炒过)、莲肉(去心,盐炒过,并去盐)、白茯苓、小茴香(炒)各四两,为末。每牛肉半斤,入药末一斤,以红枣蒸熟去皮和捣,丸梧桐子大。每空心酒下五十丸,日三服。(《乾坤生意》)腹中痞积:牛肉四两切片,以风化石灰一钱擦上,蒸熟食。常食痞积自下。(《经验秘方》)腹中癖积:黄牛肉一斤,恒山三钱,同煮熟。食肉饮汁,癖必自消,甚效。(笔峰《杂兴》)牛皮风癣:每五更炙牛肉一片食,以酒调轻粉敷之。(《直指方》)

水牛肉

【气味】甘,平,无毒。

《日华》曰:冷,微毒。宜忌同黄牛。

【主治】消渴,止呕泄,安中益气,养脾胃(《别录》)。补虚壮健,强筋骨,消水肿,除湿气(藏器)。

【附方】旧二,新一。水肿尿涩:牛肉一斤熟蒸,以姜、醋空心食之。(《心镜》)手足肿痛:伤寒时气,毒攻手足,肿痛欲断。生牛肉裹之,肿消痛止。(《范汪方》)白虎风痛:寒热发歇,骨节微肿。用水牛肉脯一两(炙黄),燕窠土、伏龙肝、飞罗面各二两,砒黄一钱,为末。每以少许,新汲水和,作弹丸大,于痛处摩之。痛止,即取药抛于热油铛中。(《圣惠》)

头蹄(水牛者良)

【气味】凉。

《食经》云:患冷人勿食蹄中巨筋。多食令人生肉刺。

【主治】下热风(孟诜)。

【附方】旧一。水肿胀满,小便涩者:用水牛蹄一具去毛,煮汁作羹,蹄切食之。或以水牛尾一条,细切,作腤臜食,或煮食亦佳。(《食医心镜》)

鼻(水牛者良)

【主治】消渴,同石燕煮汁服(藏器)。治妇人无乳,作羹食之,不过两日,乳下无限,气壮人尤效(孟诜)。疗口眼㖞斜。不拘干湿者,以火炙热,于不患处一边熨之,即渐止(宗奭)。

皮(水牛者良)

【主治】水气浮肿,小便涩少。以皮蒸熟,切入豉汁食之(《心镜》)。熬胶最良(详阿胶)。

乳

【气味】甘,微寒,无毒。

弘景曰:牂牛乳佳。

恭曰:牂牛乳性平,生饮令人利,热饮令人口干,微似温也。水牛乳作酪,浓厚胜牂牛,造石蜜须之。

藏器曰:黑牛乳胜黄牛。凡服乳,必煮一二沸,停冷啜之,热食即壅。不欲顿服,欲得渐消。与酸物相反,令人腹中结癥。患冷气人忌之。合生鱼食,作瘕。

时珍曰:凡取,以物撞之则易得。余详乳酪下。制秦艽、不灰木。

【主治】补虚羸,止渴(《别录》)。养心肺,解热毒,润皮肤(《日华》)。冷补,下热气。和酥煎沸食,去冷气痃癖(藏器)。患热风人宜食之(孟诜)。老人煮食有益。入姜、葱,止小儿吐乳,补劳(思邈)。治反胃热哕,补益劳损,润大肠,治气痢,除疸黄,老人煮粥甚宜(时珍)。

【附方】旧二,新九。风热毒气:煎过牛乳一升,生牛乳一升,和匀。空腹服之,日三服。(《千金方》)小儿热哕:牛乳二合,姜汁一合,银器文火煎五六沸。一岁儿饮半合,量儿大小,加减与服之。(《圣惠方》)下虚消渴,心脾中热,下焦虚冷,小便多:渐羸瘦者。牛羊乳,渴即饮之,每饮三、四合。(《广利方》)病后虚弱:取七岁以下、五岁以上黄牛乳一升,水四升,煎取一升,稍稍饮,至十日止。(《外台方》)补益劳损:《千金翼》:崔尚书方:钟乳粉三两,袋盛,以牛乳一升,煎减三分之一,去袋饮乳,日三。又方:白石英末三斤,与十岁以上生牸牛食,每日与一两,和黑豆,七日取牛乳,或热服一升,或作粥食。其粪以种菜食。百无所忌,能润脏腑,泽肌肉,令人壮健。脚气痹弱:牛乳五升,硫黄三两(末之)。煎取三升,每服三合。羊乳亦可。或以牛乳五合,煎调硫黄末一两服,取汗尤良。(《肘后》)肉人怪病:人顶生疮五色,如樱桃状,破则自顶分裂,连皮剥脱至足,名曰肉人。常饮牛乳自消。(夏子益《奇疾方》)重舌出涎:特牛乳饮之。(《圣惠》)蚰蜒入耳:牛乳少少滴入即出。若入腹者,饮一二升即化为水。(《圣惠方》)蜘蛛疮毒:牛乳饮之良。(《生生编》)

血

【气味】咸,平,无毒。

【主治】解毒利肠,治金疮折伤垂死,又下水蛭。煮拌醋食,治血痢便血(时珍)。

【发明】时珍曰:按《元史》云:布智儿从太祖征回回,身中数矢,血流满体,闷仆几绝。太祖命取一牛剖其腹,纳之牛腹中,浸热血中,移时遂苏。又云:李庭从伯颜攻郢州,炮伤左胁,矢贯于胸,几绝。伯颜命剖水牛腹纳其中,良久而苏。何孟春云:予在职方时,问各边将无知此术者,非读《元史》弗知也。故书于此,以备缓急。

【附方】新一。误吞水蛭,肠痛黄瘦:牛血热饮一二升,次早化猪脂一升饮之,即下出

也。(《肘后》)

脂（黄牛者良，炼过用）

【气味】甘，温，微毒。多食发痼疾、疮疡。

《镜源》云：牛脂软铜。

【主治】诸疮疥癣白秃，亦入面脂(时珍)。

【附方】新四。消渴不止：栝蒌根煎：用生栝蒌根(切)十斤，以水三斗，煮至一斗，滤净，入炼净黄牛脂一合，慢火熬成膏，瓶收。每酒服一杯，日三。(《总录》)腋下狐臭：牛脂和胡粉涂之，三度永瘥。(姚氏)食物入鼻，介介作痛不出：用牛脂一枣大，纳鼻中吸入，脂消则物随出也。(《千金方》)走精黄病：面目俱黄，多睡，舌紫，甚则舌面坼裂，及加黑色，若爪甲黑者死。用豉半两，牛脂一两，煎过油脂，绵裹烙舌，去黑皮一重，浓煎豉汤一盏饮之。(《三十六黄方》)

髓（黑牛、黄牛、牯牛者良，炼过用）

【气味】甘，温，无毒。

【主治】补中，填骨髓。久服增年(《本经》)。安五脏，平三焦，续绝伤，益气力，止泄利，去消渴，皆以清酒暖服之(《别录》)。平胃气，通十二经脉(思邈)。治瘦病，以黑牛髓、地黄汁、白蜜等分，煎服(孟诜)。润肺补肾，泽肌悦面，理折伤，擦损痛，甚妙(时珍)。

【附方】新三。补精润肺，壮阳助胃：用炼牛髓四两，胡桃肉四两，杏仁泥四两，山药末半斤，炼蜜一斤，同捣成膏，以瓶盛汤煮一日。每服一匙，空心服之。(《瑞竹方》)劳损风湿：陆抗膏：用牛髓、羊脂各二升，白蜜、姜汁、酥各三升，煎三上三下，令成膏。随意以温酒和服之。(《经心录》)手足皲裂：牛髓敷之。

脑（水牛、黄牛者良）

【气味】甘，温，微毒。

《心镜》曰：牛热病死者，勿食其脑，令生肠痈。

【主治】风眩消渴(苏恭)。脾积痞气。润皱裂，入面脂用(时珍)。

【附方】新四。吐血咯血五劳七伤：用水牛脑一枚(涂纸上阴干)，杏仁(煮去皮)、胡桃仁、白蜜各一斤，香油四两，同熬干为末。每空心烧酒服二钱匕。(《乾坤秘韫》)偏正头风：不拘远近，诸药不效者，如神。用白芷、芎藭各三钱，为细末。以黄牛脑子搽末在上，瓷器内加酒顿熟，乘热食之，尽量一醉。醒则其病如失，甚验。(《保寿堂方》)脾积痞气：牛脑丸：治男妇脾积痞病，大有神效。黄牯牛脑子一个(去皮、筋，擂烂)，皮硝末一斤，蒸饼六个(晒研)。和匀，糊丸梧桐子大。每服三十丸，空心好酒下，日三服。百日有验。(《普济方》)气积成块：牛脑散：用牛脑子一个(去筋、膜)，雄鸡肶一个(连皮、黄)，并以好酒浸一宿，捣烂，入木香、沉香、砂仁各三两，皮硝一碗，杵千下，入生铜锅内，文武火焙干

为末，入轻粉三钱，令匀。每服二钱，空心烧酒服，日三服。（同上）

心（以下黄牛者良）

【主治】虚忘，补心（《别录》）。

脾

【主治】补脾（藏器）。腊月淡煮，日食一度，治痔瘘。和朴硝作脯食，消痞块（时珍。出《千金》《医通》）。

肺（以下水牛者良）

【主治】补肺（藏器）。

肝

【主治】补肝，明目（《别录》）。治疟及痢，醋煮食之（孟诜）。妇人阴䘌，纳之引虫（时珍）。

肾

【主治】补肾气，益精（《别录》）。治湿痹（孙思邈）。

胃（黄牛、水牛俱良）

【气味】甘，温，无毒。

弘景曰：青牛肠胃，合犬肉、犬血食，病人。

【主治】消渴风眩，补五脏，醋煮食之（诜）。补中益气，解毒，养脾胃（时珍）。

【附方】新一。啖蛇牛毒：牛肚细切，水一斗，煮一升，服，取汗即瘥。（《金匮要略》）

膍（一名百叶）

时珍曰：膍音毗，言其有比列也。牛羊食百草，与他兽异；故其胃有膍，有胘，有蜂窠，亦与他兽异也。胘即胃之厚处。

【主治】热气水气，治痢，解酒毒、药毒、丹石毒发热，同肝作生，以姜、醋食之（藏器）。

胆（腊月黄牛、青牛者良）

弘景曰：胆原附黄条中，今拔出于此，以类相从耳。

【气味】苦，大寒，无毒。

【主治】可丸药（《本经》）。除心腹热渴，止下痢及口焦燥，益目精（《别录》）。腊月酿槐子服，明目，治疳湿弥佳（苏恭）。酿黑豆，百日后取出，每夜吞二七枚，镇肝明目（《药性》)。酿南星末,阴干,治惊风有奇功(苏颂)。除黄杀虫,治痈肿(时珍)。

【发明】时珍曰:《淮南子万毕术》云:牛胆涂热釜,釜即鸣。牛胆涂桂,莫知其谁。注云能变乱人形。详见本书。《峋嵝》云:蛙得牛胆则不鸣。此皆有所制也。

【附方】旧一,新二。谷疸食黄:用牛胆(汁)一枚,苦参三两,龙胆草一两,为末,和少蜜丸梧桐子大。每姜汤下五十丸。(《千金》)男子阴冷:以食茱萸纳牛胆中,百日令干。每取二七枚,嚼纳阴中,良久如火。(《千金》)痔瘘出水:用牛胆、猬胆各一枚,腻粉五十文,麝香二十文,以三味和匀,入牛胆中,悬四十九日取出,为丸如大麦大。以纸捻送入疮内,有恶物流出为验也。(《经验》)

胞衣

【附方】新一。臁疮不敛:牛胞衣一具,烧存性,研搽。(《海上方》)

喉(白水牛者良)

【主治】小儿呷气(思邈)。疗反胃吐食,取一具去膜及两头,逐节以醋浸炙燥,烧存性,每服一钱,米饮下,神效(时珍。出《法天生意》)。

【发明】时珍曰:牛喉咙治呷气、反胃,皆以类相从也。按《普济方》云:反胃吐食,药、食俱不下,结肠三五日至七八日,大便不通,如此者必死。昔全州周禅师得正胃散方于异人,十痊八九,君子收之,可济人命。用白水牛喉一条,去两头节并筋、膜、脂、肉,节节取下如阿胶片,收之。临时旋炙,用米醋一盏浸之,微火炙干淬之,再炙再淬,醋尽为度。研末,厚纸包收。或遇阴湿时,微火烘之再收。遇此疾,每服一钱,食前陈米饮调下。轻者一服立效。

靥(水牛者良)

【主治】喉痹气瘿,古方多用之(时珍)。

齿

【主治】小儿牛痫(《别录》)。

【发明】时珍曰:六畜齿治六痫,皆比类之义也。耳珠先生有固牙法:用牛齿三十枚,瓶盛固济,煅赤为末。每以水一盏,末二钱,煎热含漱,冷则吐去。有损动者,以末揩之。此亦以类从也。

牛角䚡

【释名】角胎。

时珍曰:此即角尖中坚骨也。牛之有䚡,如鱼之有鳃,故名。胎者,言在角内也。

藏器曰:水牛、黄犎牛者可用,余皆不及。久在粪土烂白者,亦佳。

【气味】苦,温,无毒。

甄权曰:苦、甘。

【主治】下闭血瘀血疼痛,女人带下血。燔之,酒服(《本经》)。烧灰,主赤白痢(藏器)。黄牛者烧之,主妇人血崩,大便下血,冷痢(宗奭)。黄牛者烧之,止妇人血崩,赤白带下,冷痢泻血,水泄(《药性》)。治水肿(时珍。《千金》徐王煮散用之)。

【发明】时珍曰:牛角䚡,筋之粹,骨之余,而䚡又角之精也。乃厥阴、少阴血分之药,烧之则性涩,故止血痢、崩中诸病。

【附方】旧三,新三。大肠冷痢:牸牛角䚡烧灰,粥饮服二钱,日二次。(《经验后方》)小儿滞下:牸牛角胎烧灰,水服三方寸匕。(《千金》)大便下血:黄牛角䚡一具,煅末,食前浓煮豉汁服二钱,日三,神效。(《近效方》)赤白带下:牛角䚡(烧令烟断)、附子(以盐水浸七度去皮)等分为末。每空心酒服二钱匕。(孙用和方)鼠乳痔疾:牛角䚡烧灰,酒服方寸匕。(《塞上方》)蜂蛋螫疮:牛角䚡烧灰,醋和敷之。(《肘后方》)

角

【气味】苦,寒,无毒。

之才曰:平。

【主治】水牛者燔之,治时气寒热头痛(《别录》)。煎汁,治热毒风及壮热(《日华》)。牸牛者治喉痹肿塞欲死,烧灰,酒服一钱。小儿饮乳不快似喉痹者,取灰涂乳上,咽下即瘥(苏颂。出崔元亮方)。治淋破血(时珍)。

【附方】旧一,新二。石淋破血:牛角烧灰,酒服方寸匕,日五服。(《普济》)血上逆心,烦闷刺痛:水牛角烧末,酒服方寸匕。(《子母秘录》)赤秃发落:牛角、羊角烧灰等分,猪脂调涂。(《普济方》)

骨

【气味】甘,温,无毒。

【主治】烧灰,治吐血鼻洪,崩中带下,肠风泻血,水泻(《日华》)。治邪疟。烧灰同猪脂,涂疳疮蚀人口鼻,有效(时珍。出《十便》)。

【发明】时珍曰:东夷以牛骨占卜吉凶,无往不中。牛非含智之物,骨有先事之灵,宜其可入药治病也。

【附方】新二。鼻中生疮:牛骨、狗骨烧灰,腊猪脂和敷。(《千金》)水谷痢疾:牛骨灰同六月六日曲(炒)等分为末,饮服方寸匕,乃御传方也。(张文仲方)

蹄甲(青牛者良)

【主治】妇人崩中,漏下赤白(苏恭)。烧灰水服,治牛痫。和油,涂臁疮。研末贴脐,止小儿夜啼(时珍。出《集要》诸方)。

【附方】新五。猝魇不寤：以青牛蹄或马蹄临人头上，即活。(《肘后》)损伤接骨：牛蹄甲一个，乳香、没药各一钱为末，入甲内烧灰，以黄米粉糊和成膏，敷之。(《秘韫》)牛皮风癣：牛蹄甲、驴粪各一两，烧存性研末，油调，抓破敷之。五七日即愈。(《蔺氏经验方》)臁胫烂疮：牛蹄甲烧灰，桐油和敷。(《海上方》)玉茎生疮：牛蹄甲烧灰，油调敷之。(奚囊)

阴茎(黄牛、乌牛、水牛并良)

【主治】妇人漏下赤白，无子(苏恭)。

牯牛卵囊

【主治】疝气。一具煮烂，入小茴香，盐少许拌食(吴球)。

毛

【主治】脐中毛，治小儿久不行(苏恭)。耳毛、尾毛、阴毛，并主通淋闭(时珍)。

【发明】时珍曰：古方牛耳毛、阴毛、尾毛，治淋多用之，岂以牛性顺而毛性下行耶？又治疟病，盖禳之之义耳。

【附方】旧一，新三。猝患淋疾：牛耳中毛烧取半钱，水服。尾毛亦可。(《集验方》)小儿石淋：特牛阴毛烧灰，浆水服一刀圭，日再。(张文仲方)邪气疟疾：《外台》：用黑牛尾烧末，酒服方寸匕，日三服。一用牯牛阴毛七根，黄荆叶七片，缚内关上，亦效。

口涎

《日华》曰：以水洗老牛口，用盐涂之，少顷即出。或以荷叶包牛口使耕，力乏涎出，取之。

【主治】反胃呕吐(《日华》)。水服二匙，终身不噎(思邈)。吮小儿，治客忤。灌一合，治小儿霍乱。入盐少许，顿服一盏，治喉闭口噤(时珍。出《外台》胡居士方)。

【附方】新七。噎膈反胃：《集成》：用糯米末，以牛涎拌作小丸，煮熟食。危氏《得效》香牛饮：用牛涎一盏，入麝香少许，银盏顿热。先以帛紧束胃脘，令气喘，解开，乘热饮之。仍以丁香汁入粥与食。《晋济》千转丹：用牛涎、好蜜各半斤，木鳖仁三十个研末，入铜器熬稠。每以两匙和粥与食，日三服。小儿流涎：取东行牛口中涎沫，涂口中及颐上，自愈。(《外台》方)小儿口噤：身热吐沫不能乳。方同上。(《圣惠方》)损目破睛：牛口涎日点二次，避风。黑睛破者亦瘥。(《肘后》)身面疣目：牛口涎频涂之，自落。(《千金》)

鼻津

【主治】小儿中客忤，水和少许灌之。又涂小儿鼻疮及湿癣(时珍。出《外台》诸方)。

耳垢(乌牛者良)

时珍曰:以盐少许入牛耳中,痒即易取。

【主治】蛇伤,恶蚝毒(恭。蚝,毛虫也)。治痈肿未成脓,封之即散。疳虫蚀鼻生疮,及毒蛇螫人,并敷之(时珍)。

【附方】新三。疔疮恶肿:黑牛耳垢敷之。(《圣惠方》)胁漏出水不止:用乌牛耳垢敷之,即瘥。(《普济方》)鼻衄不止:牛耳中垢、车前子末等分和匀,塞之良。(《总录》)

溺(黄犍、牸牛、黑牯牛者良)

【气味】苦、辛,微温,无毒。

之才曰:寒。

【主治】水肿,腹胀脚满,利小便(《别录》)。

【附方】旧六,新三。水肿尿涩:《心镜》:用乌犍牛尿半升,空腹饮。小便利,良。《集验》:用黄犍牛尿,每饮三升。老、幼减半。水气喘促小便涩:用牸牛尿一斗,诃黎勒皮(末)半斤。先以铜器熬尿至三升,入末熬至可丸,丸楮桐于大。每服茶下二十丸,日二服。当下水及恶物为效。(《普济方》)风毒脚气:以铜器,取乌犊牛尿三升,勤饮之。小便利则消。(《肘后》)脚气胀满尿涩:取乌犊牛尿一升,一日分服,消乃止。(《杨炎南行方》)久患气胀:乌牛尿一升,空心温服,气散止。(《广济方》)癥癖鼓胀:乌牛尿一升,微火煎如稠饧,空心服枣许,当鸣转病出。隔日更服之。(《千金翼》)霍乱厥逆:服乌牛尿二升。(《千金方》)刺伤中水:服乌牛尿二升,三服止。(《梅师》)

屎(稀者名牛洞。乌牯、黄牯牛者良)

【气味】苦,寒,无毒。

《镜源》云:牛屎抽铜晕。烧火,能养一切药力。

【主治】水肿恶气。干者燔之,敷鼠瘘恶疮(《别录》)。烧灰,敷灸疮不瘥(藏器)。敷小儿烂疮烂痘,及痈肿不合,能灭瘢痕(时珍)。绞汁,治消渴黄瘅,脚气霍乱,小便不通(苏恭)。

【发明】时珍曰:牛屎散热解毒利溲,故能治肿、疸、霍乱、疳痢、伤损诸疾。烧灰则收湿生肌拔毒,故能治痈疽、疮瘘、烂痘诸疾也。《宋书》:孙法宗苦头创。夜有女人至,曰:我天使也。事本不关善人,使者误及尔。但取牛粪煮敷之,即验。如其言果瘥。此亦一异也。

【附方】旧七,新二十二。水肿溲涩:黄牛屎一升,绞汁饮,溲利瘥,勿食盐。(《梅师》)湿热黄病:黄牛粪日干为末,面糊丸梧桐子大。每食前,白汤下七十丸。(《简便方》)霍乱吐下不止,四肢逆冷:《外台》:用黄牛屎半升,水二升,煮三沸,服半升止。《圣惠》:用乌牛粪绞汁一合,以百日儿乳汁一合和,温服。疳痢垂死:新牛屎一升,水一升,搅澄汁服。不过三服。(《必效方》)猝死不省,四肢不收:取牛屎一升,和温酒灌之。或以湿者绞汁亦可。此扁鹊法也。(《肘后》)猝阴肾痛:牛屎烧灰,酒和敷之,良。(《梅师》)脚跟肿痛不能着地:用黄牛屎,入盐炒热,罨之。(王永辅《惠济方》)妊娠腰痛:牛屎烧末,水服方寸匕,日三。(《外台》)妊娠毒肿:榛牛屎烧灰,水服方寸匕,日三。并以酢和封。(《千金方》)子死腹中:湿牛粪涂腹上,良。(《千金》)小儿口噤:白牛粪涂口中取瘥。(《总录》)小儿夜啼:牛屎一块安席下,勿令母知。(《食疗》)小儿头疮:野外久干牛屎(不坏者)烧灰,入轻粉、麻油调搽。(《普济》)小儿白秃:牛屎厚封之。(《秘录》)小儿烂疮:牛屎烧灰封之。灭瘢痕。(《千金》)痘疮溃烂:王兑白龙散:以腊月黄牛屎烧取白灰敷之,或卧之。即易痂疕,而无瘢痕。痈肿不合:牛屎烧末,用鸡子白和封,干即易之,神验也。(《千金月令》)鼠瘘瘰疬:《千金》五白膏:白牛屎、白马屎、白羊屎、白鸡屎、白猪屎各一升,于石上烧灰,漏芦末二两,以猪膏一升三合,煎乱发一两半,同熬五、六沸涂之,神验。《肘后》:治鼠瘘有核脓血。用热牛屎封之,日三。蜣螂瘘疾:热牛屎封之,日数易,当有蜣螂出。(《千金》)乳痈初起:牛屎和酒敷之,即消。(姚僧垣方)燥癣疮痒:热牛屎涂之。(《千金》)疮伤风水痛剧欲死者:牛屎烧灰,熏令汗出即愈。(《外台秘要》)跌磕伤损:黄牛屎炒热封之,裹定即效。(《简便》)汤火烧灼:湿牛屎捣涂之。(姚和众)恶犬咬伤:洗净毒,以热牛屎封之,即时痛止。(《千金》)蜂虿螫痛:牛屎烧灰,苦酒和敷。(《千金方》)背疮溃烂:黄黑牛粪多年者,晒干为末,入百草霜匀细,糁之。(谈野翁方)

黄犊子脐屎(新生未食草者,收干之)

【主治】九窍四肢指歧间血出,乃暴怒所为。烧此末,水服方寸匕,日四五服。良(藏器。出姚僧垣方)。主中恶霍乱,及鬼击吐血。以一升,和酒三升,煮汁服(时珍。出《肘后》)。

屎中大豆(洗晒收用)

【主治】小儿惊痫,妇人难产(苏恭)。

【附方】旧一,新二。小儿牛痫:白牛屎中豆,日日服之,良。(《总微论》)妇人难产:牛屎中大豆一枚,擘作两片:一书父,一书子。仍合住,水吞之,立产。(《产书》)齿落不生:牛屎中大豆十四枚,小开豆头,以注齿根,数度即生。(《千金方》)

圣齑

时珍曰:按刘恂《岭表录异》云:广之容南好食水牛肉,或炮或炙,食讫即啜圣齑消之,调以姜、桂、盐、醋,腹遂不胀。圣齑如青苔状,乃牛肠胃中未化草也。

【主治】食牛肉作胀,解牛肉毒(时珍)。

蛤草(音痴)

一名牛转草(即牛食而复出者,俗曰回嚼)

【主治】绞汁服,止哕(藏器)。疗反胃霍乱,小儿口噤风(时珍)。

【发明】时珍曰:牛齝治反胃噎膈,虽取象回噍之义,而沾濡口涎为多,故主疗与涎之功同。

【附方】新四。反胃噎膈:大力夺命丸:牛转草、杵头糠各半斤,糯米一升,为末,取黄母牛涎和,丸龙眼大,煮熟食之。入砂糖二两,尤妙。(《医学正传》)霍乱吐利不止:用乌牛齝草一团,人参、生姜各三两,甜浆水一升半,煮汁五合服。(《刘涓子鬼遗方》)小儿流涎:用牛噍草绞汁,少少与服。(《普济方》)初生口噤十日内者:用牛口齝草绞汁灌之。(《圣惠》)

鼻桊(音卷。穿鼻绳木也)

【主治】木桊:主小儿痫(《别录》)。治消渴,煎汁服;或烧灰,酒服(时珍)。草桊:烧研,敷小儿鼻下疮(《别录》)。烧灰,吹缠喉风,甚效(时珍)。

【附方】新一。消渴:牛鼻木二个(洗判,男用牝牛,女用牡牛),人参、甘草各半两,大白梅十个。水四碗,煎三碗,热服甚妙。(《普济方》)

马(《本经》中品)

【校正】《别录》上品出马乳,今并为一。

【释名】时珍曰:按许慎云:马,武也。其字象头、髦、尾、足之形。牡马曰骘(音质),曰儿;牝马曰骒,曰骦,曰草。去势曰骟。一岁曰龙(音弦),二岁曰驹,三岁曰駣(音桃),八岁曰駁。(音八)名色甚多,详见《尔雅》及《说文》。《梵书》谓马为阿湿婆。

【集解】《别录》曰:马出云中平泽。

弘景曰:马色类甚多,入药以纯白者为良。其口、眼、蹄皆白者,俗中时有两三尔。小小用则不必拘也。

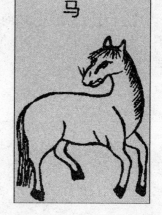

马

时珍曰:《别录》以云中马为良。云中,今大同府也。大抵马以西北方者为胜,东南者劣弱不及。马应月,故十二月而生。其年以齿别之。在畜属火,在辰属午。或云:在卦属乾,属金。马之眼光照人全身者,其齿最少;光愈近,齿愈大。马食杜衡善走,食稻则足重,食鼠屎则腹胀,食鸡粪则生骨眼。似僵蚕、乌梅拭牙则不食,得桑叶乃解。挂鼠狼皮于槽亦不食。遇海马骨则不行。以猪槽饲马,石灰泥马槽,马汗着门,并令马落驹。系猕猴于厩,辟马病。皆物理当然耳。

肉(以纯白牡马者为良)

【气味】辛、苦,冷,有毒。

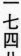

诜曰：有小毒。

士良曰：有大毒。

思邈曰：无毒。

《日华》曰：只堪煮食，余食难消。渍以清水，搦洗血尽乃煮。不然则毒不出，患疔肿。或曰以冷水煮之，不可盖釜。

鼎曰：马生角，马无夜眼，白马青蹄，白马黑头者，并不可食，令人癫。马鞍下肉色黑及马自死者，并不可食，杀人。马黑脊而斑臂者漏，不可食。

萧炳曰：患痢、生疥人勿食，必加剧。妊妇食之，令子过月；乳母食之，令子疳瘦。

诜曰：同仓米、苍耳食，必得恶病，十有九死。同姜食，生气嗽。同猪肉食，成霍乱。食马肉毒发心闷者，饮清酒则解，饮浊酒则加。

弘景曰：秦穆公云：食骏马肉不饮酒，必杀人。

时珍曰：食马中毒者，饮芦根汁、食杏仁可解。

【主治】伤中，除热下气，长筋骨，强腰脊，壮健，强志轻身，不饥。作脯，治寒热痿痹（《别录》）。煮汁，洗头疮白秃（时珍。出《圣惠》）。

【附方】旧一。豌豆疮毒：马肉煮清汁，洗之。（《兵部手集》）

鬐膏（鬐，马项上鬐也。白马者良）

【气味】甘，平，有小毒。

《镜源》云：马脂柔五金。

【主治】生发（《别录》）。治面䵟，手足皲粗。入脂泽，用疗偏风口㖞僻（时珍）。

【发明】时珍曰：按《灵枢经》云：猝口僻急者，颊筋有寒，则急引颊移；颊筋有热，则纵缓不收。以桑钩钩之，以生桑灰置坎中坐之，以马膏熨其急颊，以白酒和桂末涂其缓颊，且饮美酒，啖炙肉，为之三拊而已。《灵枢》无注本，世多不知此方之妙。窃谓口颊㖞僻，乃风中血脉也。手足阳明之筋络于口，会太阳之筋络于目。寒则筋急而僻，热则筋缓而纵。故左中寒则逼热于右，右中寒则逼热于左；寒者急而热者缓也。急者皮肤顽痹，荣卫凝滞。治法急者缓之，缓者急之。故用马膏之甘平柔缓，以摩其急，以润其痹，以通其血脉。用桂酒之辛热急束，以涂其缓，以和其荣卫，以通其经络。桑能治风痹，通节窍也。病在上者，酒以行之，甘以助之；故饮美酒，啖炙肉云。

乳

时珍曰：汉时以马乳造为酒，置挏马之官，谓挏撞而成也。挏音同。

【气味】甘，冷，无毒。

思邈曰：性冷利。同鱼鲙食，作瘕。

【主治】止渴，（《别录》）治热。作酪，性温，饮之消肉（苏恭）。

心（以下并用白马者良）

【主治】喜忘（《别录》。《肘后方》：治心昏多忘。牛、马、猪、鸡心，干之为末。酒服方寸匕，日三，则闻一知十。诜曰：患痫人食马心，则痞闷加甚）。

肺

【主治】寒热，小儿茎萎（掌禹锡曰：小儿无茎萎之疾，疑误。时珍曰：按《千金方》无小儿二字）。

肝

【气味】有大毒。

弘景曰：马肝及鞍下肉，杀人。

时珍曰：按汉景帝云：食肉毋食马肝。又汉武帝云：文成食马肝而死。韦庄云：食马留肝。则其毒可知矣。方家以豉汁、鼠矢解之。

【附方】新一。月水不通，心腹滞闷，四肢疼痛：用赤马肝一片炙研，每食前热酒调服一钱。通乃止。（《圣惠》）

肾

时珍曰：按熊太古《冀越集》云：马有墨在肾，牛有黄在胆，造物之所钟也。此亦牛黄、狗宝之类，当有功用。惜乎前人不知，漫记于此以俟。

白马阴茎

【修治】藏器曰：凡收，当取银色无病白马，春月游牝时，力势正强者，生取阴干，百日用。

斅曰：用时以铜刀破作七片，将生羊血拌蒸半日，晒干，以粗布拭去皮及干血，挫碎用。

【气味】甘、咸，平，无毒。

【主治】伤中，脉绝阴不起，强志益气，长肌肉肥健，生子（《本经》）。小儿惊痫（《别录》）。益丈夫阴气（诜曰：阴干，同肉苁蓉等分为末，蜜丸梧桐子大。每空心酒下四十丸，日再。百日见效。甄权曰：主男子阴痿，房中术偏用之）。

驹胞衣

【主治】妇人天癸不通。煅存性为末，每服三钱，入麝香少许，空腹新汲水下，不过三服，良（《孙氏集效》）。

眼（白马者，生杀取之）

【气味】平，无毒。

【主治】惊痫腹满疟疾（《本经》）。小儿魃病，与母带之（苏恭）。

夜眼（在足膝上。马有此能夜行，故名）

【主治】猝死尸厥，龋齿痛（时珍）。

【附方】旧一，新二。猝死尸厥：用白马前脚夜目二枚，白马尾十四茎，合烧，以苦酒丸如小豆大。白汤灌下二丸，须臾再服，即苏。（《肘后》）虫牙龋痛：《肘后》：用马夜眼如米大，绵裹纳孔中，有涎吐去，永断根源。或加生附子少许。《玉机微义》：用马夜眼烧存性敷之，立愈。

牙齿（以下并用白马者良）

【气味】甘，平，有小毒。

【主治】小儿马痫。水磨服（《别录》）。烧灰唾和，涂痈疽疔肿，出根效（藏器）。

【附方】旧一，新三。肠痈未成：马牙烧灰，鸡子白和，涂之。（《千金方》）疔肿未破：白马齿烧灰，先以针刺破乃封之，用湿面围肿处，醋洗去之，根出大验。（《肘后》）赤根疔疮：马牙齿捣末，腊猪脂和敷，根即出也。烧灰亦可。（《千金方》）虫牙作痛：马牙一枚，煅热投醋中，七次，待冷含之，即止。（唐瑶《经验方》）

骨

【气味】有毒。

【主治】烧灰和醋，敷小儿头疮及身上疮（孟诜）。止邪疟。烧灰和油，敷小儿耳疮、头疮、阴疮、瘭疽有浆如火灼。敷乳头饮儿，止夜啼（时珍。出《小品》、《外台》诸方）。

头骨

【气味】甘，微寒，有小毒。

藏器曰：头骨埋于午地，宜蚕；浸于上流，绝水蜞虫。

【主治】喜眠，令人不睡。烧灰，水服方寸匕，日三夜一。作枕亦良（《别录》）。治齿痛。烧灰，敷头、耳疮（《日华》）。疗马汗气入疮痛肿，烧灰敷之，白汁出，良（时珍）。

【附方】新三。胆虚不眠：用马头骨灰、乳香各一两，酸枣仁（炒）二两，为末。每服二钱，温酒服。（《圣济》）胆热多眠：马头骨灰、铁粉各一两，朱砂半两，龙脑半分，为末。炼蜜丸梧桐子大。每服三十丸，竹叶汤下。（《圣惠方》）臁疮溃烂三四年：马牙匡骨烧研，先以土窖过，小便洗数次，搽之。

胫骨

【气味】甘,寒,无毒。

【主治】煅存性,降阴火,中气不足者用之,可代黄芩、黄连(朱震亨)。

悬蹄(赤、白马俱入用)

【气味】甘,平,无毒。

甄权曰:热。

【主治】惊邪瘛疭乳难,辟恶气鬼毒,蛊疰不祥(《本经》)。止衄血内漏,龋齿。赤马者治妇人赤崩,白马者治漏下白崩(《别录》)。主癫痫、齿痛(《蜀本》)。疗肠痈,下瘀血,带下,杀虫。又烧灰入盐少许,掺走马疳蚀,甚良(时珍。出《钩玄》诸方)。赤马者辟温疟(孟诜)。

【附方】旧四,新四。损伤瘀血在腹:用白马蹄烧烟尽,研末。酒服方寸匕,日三夜一,血化为水也。(《刘涓子鬼遗方》)妇人血病:方同上。五色带下:白马左蹄烧灰。酒服方寸匕,日三。(《外台》)肠痈腹痛:其状两耳轮甲错,腹痛,或绕脐有疮如粟,皮热下脓血。用马蹄灰和鸡子白涂,即拔毒气出。(《千金》)虫蚀肛烂见五脏则死:以猪脂和马蹄灰,绵裹导入下部,日数度瘥。(《肘后方》)龋齿疼痛:削白马蹄塞之,不过三度。(《千金方》)小儿头疮出脓,昼开夜合:马蹄烧灰,生油调涂。(《圣惠方》)小儿夜啼:马蹄末,敷乳上饮之。(《普济》)辟禳瘟疫:以绛囊盛马蹄屑二两佩之,男左女右。(《肘后》)

皮

【主治】妇人临产,赤马皮催生,良(孟诜)。治小儿赤秃,以赤马皮、白马蹄烧灰,和腊猪脂敷之,良(时珍。出《圣惠》)。

鬐毛(即鬃也。一名鬣)

【气味】有毒。

【主治】小儿惊痫,女子崩中赤白(《别录》)。思邈曰:赤用赤马,白用白马)。烧灰,服止血,涂恶疮(《日华》)。

尾

【主治】女人崩中,小儿客忤(时珍)。

【发明】时珍曰:马尾,《济生方》治崩中,十灰散中用之。又《延寿书》云:刷牙用马尾,令齿疏损。近人多用烧灰揩拭,最腐齿龈。不可不知。

【附方】旧一,新一。小儿客忤:小儿中马毒客忤。烧马尾烟于前,每日熏之,瘥乃止。(《圣惠方》)腹内蛇瘕:白马尾切,酒服。初服长五分一匕,大者自出;次服三分者一匕,中

者亦出;更服二分者一匕,小者复出。不可顿服,杀人。(《千金方》)

脑

【气味】有毒。

诜曰:食之令人癫。

【主治】断酒,腊月者温酒服之(孙思邈)。

血

【气味】有大毒。

诜曰:凡生马血入人肉中,一二日便肿起,连心即死。有人剥马伤手,血入肉,一夜致死。

汗

【气味】有大毒。

弘景曰:患疮人,触马汗、马气、马毛、马尿、马屎者,并令加剧。

诜曰:马汗入疮,毒攻心欲死者,烧粟秆灰淋汁浸洗,出白沫,乃毒气也。岭南有人用此得力。

【附方】新二。黥刺雕青:以白马汗搽上,再以汗调水蛭末涂之。(子和)饮酒欲断:刮马汗,和酒服之。(《千金》)

白马溺

【气味】辛,微寒,有毒。

【主治】消渴,破症坚积聚,男子伏梁积疝,妇人瘕积,铜器承饮之(《别录》)。洗头疮白秃,渍恶刺疮,日十次,愈乃止(孟诜)。热饮,治反胃杀虫(时珍)。

【发明】时珍曰:马尿治症瘕有验。按祖台之《志怪》云:昔有人与其奴皆患心腹痛病。奴死剖之,得一白鳖,赤眼仍活。以诸药纳口中,终不死。有人乘白马观之,马尿堕鳖而鳖缩。遂以灌之,即化成水。其人乃服白马尿而疾愈。此其征效也。反胃亦有虫积者,故亦能治之。

【附方】旧二,新七。肉症思肉:用白马尿三升,空腹饮之,当吐肉出,不出者死。(《千金》)食发成瘕:咽中如有虫上下是也。白马尿饮之,佳。(《千金》)伏梁心积:铜器盛白马尿一升,旦旦服之,妙。(《小品》)妇人乳肿:马尿涂之,立愈。(《产宝》)小儿赤疵生身上者:马尿频洗之。(《千金》)虫牙疼痛:随左右含马溺,不过三五度瘥。(《千金方》)利骨取牙:白马尿浸茄科三日,炒为末,点牙即落。或煎巴豆点牙亦落。勿近好牙。(鲍氏)狐尿刺疮痛甚者:热白马尿渍之。(《千金》)痞块心痛:僵蚕末二钱,白马尿调服,并敷块上。(《摘玄方》)

白马通

时珍曰:马屎曰通,牛屎曰洞,猪屎曰零,皆讳其名也。凡屎必达胴肠乃出,故曰通,曰洞。胴,即广肠也。

【气味】微温,无毒。

《镜源》云:马屎煴火,养一切药力。

【主治】止渴,止吐血、下血、鼻衄、金疮止血、妇人崩中(《别录》)。敷顶,止衄(徐之才)。绞汁服,治产后诸血气,伤寒时疾当吐下者(藏器)。治时行病起合阴阳垂死者,绞汁三合,日夜各二服。又治杖疮、打损伤疮中风作痛者,炒热,包熨五十遍,极效(孟诜)。绞汁灌之,治猝中恶死。酒服,治产后寒热闷胀。烧灰水服,治久痢赤白。和猪脂,涂马咬人疮,及马汗入疮,剥死马骨刺伤人,毒攻欲死者(时珍。出《小品》诸方)。

【附方】旧四,新十六。吐血不止:烧白马通,以水研,绞汁一升服。(《梅师方》)衄血不止:《录验》:用绵裹白马屎塞之。《千金》:用赤马粪绞汁,饮一二升,并滴鼻内。干者浸水亦可。口鼻出血:用赤马粪烧灰,温酒服一钱。(《钤方》)久痢赤白:马粪一丸烧灰,水服。(《肘后方》)猝中恶死吐利不止,不知是何病,不拘大人小儿:马粪一丸,绞汁灌之,干者水煮汁亦可。此扁鹊法也。(《肘后》)搅肠沙痛欲死者:用马粪研汁饮之,立愈。(《经验方》)小儿猝忤:马屎三升烧末,以酒三斗,煮三沸,取汁浴儿。避风。(《千金》)小儿躽啼:面青腹强,是忤客气。新马粪一团,绞汁灌之。(《千金》)伤寒劳复:马屎烧末,冷酒服方寸匕,便验。(《外台》)热毒攻肢,手足肿痛欲脱:以水煮马屎汁渍之。(《外台》)风虫牙痛:白马屎汁,随左右含之,不过三口愈。(《圣惠》)鼻齆不闻:新马屎汁,仰头含满口,灌入鼻中即通。(《普济》)筋骨伤破:以热白马屎敷之,无瘢。(《千金》)疔肿伤风作肿:以马屎炒,熨疮上五十遍,极效。(《普济方》)多年恶疮或痛痒生胬:用马粪并齿同研烂,敷上,不过数次。武丞相在蜀时,胫有疮,痒不可忍,用此而瘥。(《兵部手集》)诸疮伤水或伤风寒痛剧:用马屎烧烟熏,令汁出愈。(《千金方》)冻指欲堕:马粪煮水,渍半日即愈。(《千金》)积聚胀满:白马粪同蒜捣膏,敷患处,效。(《活人心统》)一切漏疾:白马通汁,每服一升,良。(《千金》)

屎中粟

【主治】金创,小儿客忤,寒热不能食(苏恭)。治小儿胁痛(时珍。《千金》有马通粟丸)。

【附方】旧一。剥马中毒,被骨刺破欲死:以马肠中粟屎捣敷,以尿洗之,大效。绞汁饮之亦可。(《外台》)

白马头蛆

见虫部。

马绊绳

【主治】煎水,洗小儿痫(苏恭)。烧灰,掺鼻中生疮(时珍)。

东行马蹄下土

弘景曰:作方术,可知女人外情。

时珍曰:《淮南万毕术》云:东行白马蹄下土,合三家井中泥,置人脐下,即卧不能起也。

驴(《唐本草》)

【释名】时珍曰:驴,胪也。胪,腹前也。马力在膊,驴力在胪也。

【集解】时珍曰:驴,长颊广额,磔耳修尾,夜鸣应更,性善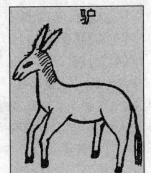驮负。有褐、黑、白三色,入药以黑者为良。女直、辽东出野驴,似驴而色驳,鬃尾长,骨骼大,食之功与驴同。西土出山驴,有角如羚羊,详羚羊下。东海岛中出海驴,能入水不濡。又有海马、海牛、海猪、海獭等物,其皮皆供用。

藏器曰:海驴、海马、海牛皮毛在陆地,皆候风潮则毛起。物性如此。

肉(以下通用乌驴者良)。

【气味】甘,凉,无毒。

思邈曰:酸,平。

吴瑞曰:食驴肉,饮荆芥茶,杀人。妊妇食之,难产。同凫茈食,令人筋急。病死者有毒。

【主治】解心烦,止风狂。酿酒,治一切风(《日华》)。主风狂,忧愁不乐,能安心气。同五味煮食,或以汁作粥食(孟诜)。补血益气,治远年劳损,煮汁空心饮。疗痔引虫(时珍)。野驴肉功同(《正要》)。

【发明】宗奭曰:驴肉食之动风,脂肥尤甚,屡试屡验。《日华子》以为止一切风狂,未可凭也。

头肉

【主治】煮汁,服二三升,治多年消渴,无不瘥者。又以渍曲酿酒服,去大风动摇不休者(孟诜)。亦洗头风风屑(《日华》)。同姜齑煮汁日服,治黄疸百药不治者(时珍。出张文仲方)。

【附方】旧一。中风头眩,心肺浮热,肢软骨疼,语蹇身颤:用乌驴头一枚,如食法,豉汁煮食。(《心镜》)

脂

【主治】敷恶疮疥癣及风肿(《日华》)。和酒服三升,治狂癫,不能语,不识人。和乌梅为丸,治多年疟,未发时服三十丸。又生脂和生椒捣熟,绵裹塞耳,治积年聋疾(孟诜)。和酒等分服,治猝咳嗽。和盐、涂身体手足风肿(时珍。出《千金》)。

【附方】旧一。滴耳治聋:乌驴脂少许,鲫鱼胆一个,生油半两。和匀,纳楼葱管中,七日取滴耳中,日二。(《圣惠》)(重出)眼中息肉:驴脂、白盐等分。和匀,注两目眦头,日三夜一瘥。(《千金方》)

髓

【气味】甘,温,无毒。

【主治】耳聋(时珍)。

【附方】新二。多年耳聋:重者用三、两度,初起者一上便效。用驴前脚胫骨打破,向日中沥出髓,以瓷盒盛收。每用绵点少许入耳内,侧卧候药行。其髓不可多用,以白色者为上,黄色者不堪。又方:驴髓以针砂一合,水二合,浸十日。取清水少许,和髓搅匀,滴少许入耳中。外以方新砖半个烧赤,泼醋,铺磁石末一两在砖上,枕之至晚。如此三度,即通。(并《普济方》)

血

时珍曰:热血,以麻油一盏,和搅去沫,煮熟即成白色。此亦可异,昔无言及者。

【气味】咸,凉,无毒。

【主治】利大小肠,润燥结,下热气(时珍)。

乳

【气味】甘,冷利,无毒。

思邈曰:酸,寒。

【主治】小儿热急黄等。多服使利(《唐本》)。疗大热,止消渴(孙思邈)。小儿热,急惊邪赤痢(萧炳)。小儿痫疾,客忤天吊风疾(《日华》)。猝心痛绞结连腰脐者,热服三升(孟诜)。蜘蛛咬疮,器盛浸之。蚰蜒及飞虫入耳,滴之当化成水(藏器)。频热饮之,治气郁,解小儿热毒,不生痘疹。浸黄连取汁,点风热赤眼(时珍。出《千金》诸方)。

【附方】旧一,新三。心热风痫:黑驴乳,暖服三合,日再服。(《广利方》)小儿口噤:驴乳、猪乳各一升,煎一升五合,服如杏仁许,三四服瘥。(《千金》)重舌出涎:方同上。(《圣惠》)撮口胎风:先灸两乳中三壮,后用此方大验。用乌驴乳一合,以东引槐枝(三寸

长)十根,火煨,一头出津,拭净,浸乳中。取乳滴口中甚妙。(《圣惠方》)

阴茎

【气味】甘,温,无毒。

【主治】强阴壮筋(时珍)。

驹衣

【主治】断酒。煅研,酒服方寸匕(《外台》)。

皮

【主治】煎胶食之,治一切风毒,骨节痛,呻吟不止。和酒服更良其生皮,覆疟疾人,良(孟诜)。煎胶食,主鼻洪吐血,肠风血痢,崩中带下。(《日华》)。详见阿胶。

【附方】旧一,新一。中风喎僻,骨疼烦躁者:用乌驴皮燖毛,如常治净蒸熟,入豉汁中,和五味煮食。(《心镜》)牛皮风癣:生驴皮一块,以朴硝腌过,烧灰,油调搽之。名一扫光。(《李楼奇方》)

毛

【主治】头中一切风病,用一斤炒黄,投一斗酒中,渍三日。空心细饮令醉,暖卧取汗。明日更饮如前。忌陈仓米、麦面(孟诜)。

【附方】新二。小儿客忤:剪驴膊上旋毛一弹子大,以乳汁煎饮。(《外台》)襁褓中风:取驴背前交脊中毛一拇指大,入麝香豆许,以乳汁和,铜器中慢炒为末。乳汁和,灌之。(《千金》)

骨

【主治】煮汤,浴历节风(孟诜)。牝驴骨煮汁服,治多年消渴,极效(时珍)。

头骨

【主治】烧灰和油,涂小儿颅解(时珍)。

悬蹄

【主治】烧灰,敷痈疽,散脓水。和油,敷小儿解颅,以瘥为度(时珍)。

【附方】旧一,新三。肾风下注生疮:用驴蹄二十片(烧灰),密陀僧、轻粉各一钱,麝香半钱,为末,敷之。(《奇效方》)天柱毒疮:生脊大椎上,大如钱,赤色,出水。驴蹄二片,胡粉(熬)一分,麝香少许为末。醋和涂之。干则掺之。(《圣惠》)饮酒穿肠:饮酒过度,欲至穿肠者:用驴蹄硬处削下,水煮浓汁,冷饮之。襄州散将乐小蛮,得此方有效。(《经验方》)鬼疟不止:用白驴蹄(剉炒)、砒霜各二分,大黄四分。绿豆三分,雄黄一分,朱砂半分。研,蜜丸梧桐子大。未发平旦冷水服二丸,即止。七日忌油。(《肘后》)

溺

【气味】辛,寒,有小毒。

【主治】瘕癖,反胃不止,牙齿痛。治水肿,每服五合良。画体成字者为燥水,用牝驴尿,不成字者为湿水,用驳驴尿。(《唐本》)。浸蜘蛛咬疮,良(藏器)。治反胃噎病,狂犬咬伤,癣疠恶疮,并多饮取瘥。风虫牙痛,频含漱之,良(时珍。出《千金》诸方)。

【发明】震亨曰:一妇病噎,用四物加驴尿与服,以防其生虫,数十帖而愈。

时珍曰:张文仲《备急方》言:幼年患反胃,每食羹粥诸物,须臾吐出。贞观中,许奉御兄弟及柴、蒋诸名医奉敕调治,竟不能疗。渐疲困,候绝旦夕。忽一卫士云:服驴小便极验。遂服二合,后食止吐一半。哺时再服二合,食粥便定。次日奏知,则宫中五六人患反胃者同服,一时俱瘥。此物稍有毒,服时不可过多。须热饮之。病深者七日当效。后用屡验。

【附方】新三。狐尿刺疮:乌驴尿顿热渍之。(《千金》)白癜风:驴尿、姜汁等分,和匀频洗。(《圣惠方》)耳聋:人中白一分,干地龙一条。为末,以乌驴驹尿一合和匀,瓷器盛之。每滴少许入耳。立瘥(《圣惠》)

屎

【主治】熬之,熨风肿漏疮。绞汁,主心腹疼痛,诸疰忤。烧灰吹鼻,止衄甚效。和油,涂恶疮湿癣(时珍)。

【附方】新四。猝心气痛:驴屎绞汁五合,热服即止。(《肘后方》)经水不止及血崩:用黑驴屎烧存性研末,面糊丸梧桐子大。每空心黄酒下五、七十丸,神妙。(龚云林《医鉴》)疔疮中风肿痛:用驴屎炒,熨疮上五十遍,极效。(《普济方》)小儿眉疮:黑驴屎烧研,油调涂,立效。(《圣惠方》)

耳垢

【主治】刮取涂蝎螫(崔氏)。

尾轴垢

【主治】新久疟无定期者。以水洗汁,和面如弹丸二枚,作烧饼。未发前食一枚,发时食一枚,效(苏恭)。

溺下泥

【主治】敷蜘蛛伤(藏器)。

驴槽

【主治】小儿拗哭不止,令三姓妇人抱儿卧之,移时即止,勿令人知(藏器)。

【发明】时珍曰:锦囊诗云:系蟹悬门除鬼疾,画驴挂壁止儿啼。言关西人以蟹壳悬之,辟邪疟;江左人画驴倒挂之,止夜啼。与驴槽止哭之义同,皆厌禳法耳。

骡(《食鉴》)

【释名】时珍曰:骡古文作赢。从马,从赢,谐声。

【集解】时珍曰:骡大于驴而健于马,其力在腰。其后有锁骨不能开,故不孳乳。其类有五,牡驴交马而生者,骡也;牡马交驴而生者,为駃騠(音决题);牡驴交牛而生者,为驼䮶(音宅陌);牡牛交驴而生者,为骑骏(音谪冢);牡牛交马而生者,为驱驉。今俗通呼为骡矣。

肉

【气味】辛、苦,温,有小毒。

宁源曰:骡性顽劣,肉不益人,孕妇食之难产。

时珍曰:古方未见用骡者,近时小籍时有其方云。按《吕氏春秋》云:赵简子有白骡甚爱之。其臣阳城胥渠有疾。医云:得白骡肝则生,不得则死。简子闻之,曰:杀畜活人,不亦仁乎?乃杀骡取肝与之。胥渠病愈。此亦剪须以救功臣之意,书之于此,以备医案。

蹄

【主治】难产。烧灰,入麝香少许,酒服一钱(《普济方》)。

屎

【主治】打损,诸疮,破伤中风,肿痛。炒焦裹熨之,冷即易(时珍)。

驼(宋《开宝》)

【释名】橐驼(《汉书》)、骆驼。

时珍曰:驼能负橐囊,故名。方音讹为骆驼也。

【集解】马志曰:野驼、家驼生塞北、河西。其脂在两峰内,入药俱可。

颂曰:野驼,今惟西北番界有之。家驼,则北中人家蓄养生息者,入药不及野驼。

时珍曰:驼状如马,其头似羊,长项垂耳,脚有三节,背有两肉峰如鞍形,有苍、褐、黄、紫数色,其声曰圖,其食亦齝。其性耐寒恶热,故夏至退毛至尽,毛可为毧。其粪烟亦直上如狼烟。其力能负重,可至千斤,日行二三百里。又能知泉源水脉风候。凡伏流人所不知,驼以足踏处即得之。流沙夏多热风,行旅遇之即死,风将至驼必聚鸣,埋口鼻于沙中,人以为验也。其卧而腹不着地,屈足露明者名明驼,最能行远。于阗有风脚驼,其疾如风,日行千里。土番有独峰驼。《西域传》云:大月氏出一封驼,脊上有一峰隆起若封土,故俗呼为封牛,亦曰看辒牛。《穆天子传》谓之牪牛,《尔雅》谓之犦牛,岭南徐闻县及海康皆出之。《南史》云滑国有两脚驼,诸家所未闻也。

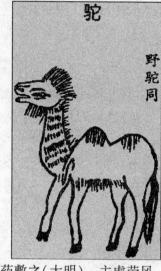
驼
野驼同

驼脂

即驼峰。脂在峰内,谓之峰子油。入药以野驼者为良。

宗奭曰:家驼峰、蹄最精,人多煮熟糟食。

【气味】甘,温,无毒。

《镜源》曰:能柔五金。

【主治】顽痹风瘙,恶疮毒肿死肌,筋皮挛缩,踠损筋骨。火炙摩之,取热气透肉。亦和米粉作煎饼食之,疗痔(《开宝》)。治一切风疾,皮肤痹急,及恶疮肿毒漏烂,并和药敷之(大明)。主虚劳风,有冷积者,以烧酒调服之(《正要》)。

【附方】新一。周痹:野驼脂炼净一斤,入好酥四两,同炼和匀。每服半匙,以热酒半盏和化服之,加至一匙,日三服。(《圣济总录》)

肉

【气味】甘,温,无毒。

【主治】诸风下气,壮筋骨,润肌肤,主恶疮(大明)。

乳

【气味】甘,温,无毒。

【主治】补中益气,壮筋骨,令人不饥(《正要》)。

黄

【气味】苦,平,微毒。

【主治】风热惊疾(时珍)。

【发明】时珍曰:骆驼黄,似牛黄而不香。戎人以乱牛黄,而功不及之。

毛

【主治】妇人赤白带下,最良(苏恭)。颔毛:疗痔,烧灰,酒服方寸匕(时珍。出崔行功《纂要》)。

【附方】新一。阴上疳疮:驼绒烧灰,水澄过,入炒黄丹等分为末,搽之即效。(龚氏《经验方》)

屎

【主治】干研嗜鼻,止衄(寇宗奭)。烧烟,杀蚊虱(《博物志》)。

酪(音洛。《唐本草》)

【释名】湩(音栋)。

【气味】甘、酸,寒,无毒。

时珍曰:水牛、马、驼之酪冷,犛牛、羊乳酪温。

诜曰:患冷、患痢人,勿食羊乳酪。甜酪合酢食,成血瘕及尿血。

【主治】热毒,止渴,解散发利,除胸中虚热,身面上热疮、肌疮(《唐本》)。止烦渴热闷,心膈热痛(《日华》)。润燥利肠,摩肿,生精血,补虚损,壮颜色(时珍)。

【发明】时珍曰:按戴原礼云:乳酪,血液之属。血燥所宜也。

【附方】旧三。火丹瘾疹:以酪和盐煮热,摩之即消。(《千金翼》)蚰蜒入耳:华佗方:用牛酪灌入即出。若入腹,则饮二升,即化为黄水。(《广利方》)马出黑汗:水化干酪灌之。(藏器)

酥(《别录》上品)

【释名】酥油(北虏名马思哥油)。

【气味】甘,微寒,无毒。

【主治】补五脏,利大小肠,治口疮(《别录》)。除胸中客热,益心肺(思邈)。除心热肺痿,止渴止嗽,止吐血,润毛发(《日华》)。益虚劳,润脏腑,泽肌肤,和血脉,止急痛。治诸疮。温酒化服,良(时珍)。

牦牛酥

【气味】甘,平,无毒。

【主治】去诸风湿痹,除热,利大便,去宿食(思邈)。合诸膏,摩风肿、踠跌血瘀(藏器)。

【发明】时珍曰:酥本乳液,润燥调营,与血同功。按《生生编》云:酥能除腹内尘垢,又追毒气发出毛孔间也。

【附方】旧二,新一。蜂螫:用酥涂之,妙。(《圣惠》)虫咬:以酥和盐涂之。(《圣惠方》)眯目:以酥少许,随左右纳鼻中。垂头卧少顷,令流入目中,物与泪同出也。(《圣济总录》)

醍醐(《唐本草》)

【气味】甘,冷利,无毒。

【主治】风邪痹气,通润骨髓,可为摩药,功优于酥(《唐本》)。添精补髓,益中填骨。久服延年,百炼弥佳(孙思邈)。主惊悸,心热头疼,明目,敷脑顶心(《日华》)。治月蚀疮,润养疮痂最宜(宗奭)。

【发明】机曰:酥、酪、醍醐,大抵性皆润滑,宜于血热枯燥之人,其功亦不甚相远也。

【附方】旧三,新二。风虚湿痹:醍醐二两,温酒一杯,每服和醍醐一匙,效。(《心镜》)中风烦热皮肤瘙痒:醍醐四两,每服半匙,温酒一中盏和服,日一。(《圣惠方》)一切肺病咳嗽脓血不止:用好酥五十斤,炼三遍,停凝当出醍醐。每服一合,日三服,以瘥为度,神效。(《外台方》)鼻中衄血:以三炼酥中精液灌鼻中。日三夜一,良。(《外台》)小儿鼻塞不通,不能食乳:刘氏:用醍醐二合,木香、零陵香各四分,汤煎成膏。涂头上,并塞鼻中。(《外台》)

乳腐(宋《嘉祐》)

【释名】乳饼。

【集解】时珍曰:诸乳皆可造,今惟以牛乳者为胜尔。《臞仙神隐书》云:造乳饼法:以牛乳一斗,绢滤入釜,煎三五沸,水解之。用醋点入,如豆腐法,渐渐结成,漉出以帛裹之,用石压成,入盐,瓮底收之。又造乳团法:用酪五升煎滚,入冷浆水半升,必自成块。未成,更入浆一盏。至成,以帛包搦,如乳饼样,收之。又造乳线法:以牛乳盆盛,晒至四边清水出,煎热,以酸奶浆点成。漉出揉擦数次,扯成块,又入釜荡之。取出,捻成薄皮,竹签卷扯数次,掤定晒干,以油炸熟食。

【气味】甘,微寒,无毒。

诜曰:水牛乳凉,臻牛乳温。

【主治】润五脏,利大小便,益十二经脉。微动气(孟诜)。治赤白痢,切如豆大,面拌,酸浆水煮二十余沸,顿服。小儿服之,弥良(萧炳)。

【附方】新一。血痢不止:乳腐一两,浆水一钟,煎服。(《普济方》)

阿胶（《本经》上品）

【释名】傅致胶（《本经》）。

弘景曰：出东阿，故名阿胶。

时珍曰：阿井，在今山东兖州府阳谷县东北六十里，即古之东阿县也有官舍禁之。郦道元《水经注》云：东阿有井大如轮，深六七丈，岁常煮胶以贡天府者，即此也。其井乃济水所注，取井水煮胶，用搅浊水则清。故人服之，下膈疏痰止吐。盖济水清而重，其性趋下，故治淤浊及逆上之痰也。

【气味】甘，平，无毒。

《别录》曰：微温。

张元素曰：性平味淡，气味俱薄，浮而升，阳也。入手太阴、足少阴、厥阴经。得火良。薯蓣为之使。畏大黄。

【主治】心腹内崩，劳极洒洒（音薛）。如疟状，腰腹痛，四肢酸痛，女子下血，安胎。久服，轻身益气（《本经》）。丈夫小腹痛，虚劳羸瘦，阴气不足，脚酸不能久立，养肝气（《别录》）。坚筋骨，益气止痢（《药性》）。颂曰：止泄痢，得黄连、蜡尤佳）。疗吐血衄血，血淋尿血，肠风下痢。女人血痛血枯，经水不调，无子，崩中带下，胎前产后诸疾。男女一切风病，骨节疼痛，水气浮肿，虚劳咳嗽喘急，肺痿唾脓血，及痈疽肿毒。和血滋阴，除风润燥，化痰清肺，利小便，调大肠，圣药也（时珍）。

【附方】旧五，新十四。瘫缓偏风：治瘫缓风及诸风，手脚不遂，腰脚无力者。驴皮胶微炙熟。先煮葱豉粥一升，别贮。又以水一升，煮香豉二合，去滓入胶，更煮七沸，胶烊如饧，顿服之。及暖，吃葱豉粥。如此三四剂即止。若冷吃粥，令人呕逆。（《广济方》）肺风喘促：涎潮眼窜。用透明阿胶切炒，以紫苏、乌梅肉（焙研）等分，水煎服之。（《直指》）老人虚秘：阿胶（炒）二钱，葱白三根。水煎化，入蜜二匙，温服。胞转淋闷：阿胶三两，水二升，煮七合，温服。（《千金方》）赤白痢疾：黄连阿胶丸：治肠胃气虚，冷热不调，下痢赤白，里急后重，腹痛口渴，小便不利。用阿胶（炒过，水化成膏）一两，黄连三两，茯苓二两。为末，捣丸梧桐子大。每服五十丸，粟米汤下，日三。（《和剂局方》）吐血不止：《千金翼》：用阿胶（炒）二两，蒲黄六合，生地黄三升，水五升，煮三升，分三服。《经验》：治大人、小儿吐血。用阿胶（炒）、蛤粉各一两，辰砂少许。为末。藕节捣汁，入蜜调服。肺损呕血并开胃：用阿胶（炒）三钱，木香一钱，糯米一合半，为末。每服一钱，百沸汤点服，日一。（《普济》）大衄不止：口耳俱出。用阿胶（炙）半两，蒲黄一两。每服二钱，水一盏，入生地黄汁一合，煎至六分，温服。急以帛系两乳。（《圣惠》）月水不调：阿胶一钱，蛤粉炒成珠，研末，热酒

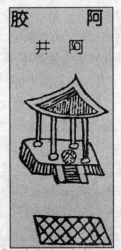

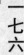

服即安。一方入辰砂末半钱。月水不止：阿胶炒焦为末，酒服二钱。（《秘韫》）妊娠尿血：阿胶炒黄为末，食前粥饮下二钱。（《圣惠》）妊娠血痢：阿胶二两，酒一升半，煮一升，顿服。（《杨氏产乳》）妊娠下血不止：阿胶三两炙为末，酒一升半煎化，一服即愈。又方：用阿胶末二两，生地黄半斤捣汁，入清酒三升，绞汁分三服。（《梅师方》）妊娠胎动：《删繁》：用阿胶（炙研）二两，香豉一升，葱一升，水三升，煮二物取一升，入胶化服。《产宝》胶艾汤：用阿胶（炒）二两，熟艾叶二两，葱白一升。水四升，煮一升半，分温两服。产后虚闷：阿胶（炒）、枳壳（炒）各一两，滑石二钱半。为末，蜜丸梧桐子大。每服五十丸，温水下。未通，再服。（《和剂局方》）久嗽经年：阿胶（炒）、人参各二两，为末。每用三钱，豉汤一盏，葱白少许，煎服，日三次。（《圣济总录》）

黄明胶（《纲目》）

【释名】牛皮胶（《食疗》）、水胶（《外台》）、海犀膏。

【正误】权曰：白胶，一名黄明胶。

颂曰：今方家所用黄明胶，多是牛皮。《本经》阿胶亦用牛皮。是二胶亦通用。但今牛皮胶制作不精，故不堪用，只以胶物耳。而鹿角胶《本经》谓之白胶，处处能作，但功倍于牛胶，故鲜有真者。

时珍曰：案《本经》，白胶一名鹿角胶，煮鹿角作之；阿胶一名傅致胶，煮牛皮作之。其说甚明。黄明胶即今水胶，乃牛皮所作，其色黄明，非白胶也，但非阿井水所作耳。甄权以黄明为鹿角白胶，唐慎微又采黄明诸方附之，并误矣。今正其误，析附阿胶之后。但其功用，亦与阿胶仿佛。苟阿胶难得，则真牛皮胶亦可权用。其性味皆平补，宜于虚热。若鹿角胶则性味热补，非虚热者所宜，不可不致辩也。

【气味】甘，平，无毒。

【主治】吐血、衄血、下血、血淋下痢，妊妇胎动血下，风湿走注疼痛，打扑伤损，汤火灼疮，一切痈疽肿毒，活血止痛，润燥，利大小肠（时珍）。

【附方】新二十四。肺痿吐血：黄明胶（炙干）、花桑叶（阴干）各二两，研末。每服三钱，生地黄汁调下。（《普济方》）肺破出血或嗽血不止：用海犀膏（即水胶）一大片炙黄，涂酥再炙，研末。用白汤化三钱放冷服之，即止。（《斗门方》）吐血咯血：黄明胶一两切片炙黄，新绵一两烧研。每服一钱，食后米饮服，日再。（《食疗》）衄血不止：黄明胶荡软，贴山根至发际。（《三因》）妊娠下血：黄明胶二两，酒煮化，顿服之。（《肘后方》）咳嗽不瘥：黄明胶炙研。每服一钱，人参末二钱，薄豉汤二盏，葱白少许，煎沸。嗽时温呷三五口，即止。（《食疗》）肾虚失精：水胶三两，研末。以酒二碗化服，日三服。（《千金》）面上木痹：牛皮胶化，和桂末，厚涂一二分，良。（叶氏《摘玄方》）寒湿脚气：牛皮胶一块细切，面炒成珠，研末。每服一钱，酒下，其痛立止。（万氏）风湿走痛：牛皮胶一两，姜汁半杯，同化成膏，摊纸上，热贴之，冷即易，甚效。一加乳香、没药一钱。（邓笔峰方）脚底木硬：牛皮胶，生姜汁化开,调南星末涂上,烘物熨之。尸脚坼裂:烊胶着布上,烘贴之。(《千金方》)破伤中风:黄明胶烧存性,研末。酒服二钱,取汗。(《普济方》)跌扑伤损:真牛皮胶一两,干冬瓜皮一两(判),同炒存性,研末。每服五钱,热酒一钟调服。仍饮酒二三钟,暖卧,微汗痛止,一宿接元如故。(蔺氏)汤火伤灼:水煎胶如糊,冷扫涂之。(《斗门》)一切肿毒已溃未溃:用水胶一片,水渍软,当头开孔贴之。未有脓者自消,已溃还者令脓自出。(王焘《外台秘要》)诸般痈肿:黄明胶一两,水半升化开,入黄丹一两煮匀,又放温冷,以翎扫上疮口。如未成者,涂其四围自消。(《本事方》)便毒初起:水胶熔化,涂之即散。(《直指方》)乳疖初发:黄明水胶,以浓醋化,涂之立消。(杨起《简便方》)背疽初发《阮氏经验方》:用黄明牛皮胶四两,酒一碗,重汤顿化,随意饮尽。不能饮者,滚白汤饮之。服此毒不内攻,不传恶症。谈野翁《试效方》,以新瓦上烧存性研末,酒二碗服之。唐氏《经验方》:又加穿山甲四片,同烧存性。云极妙无比。瘰疬结核:黑牛皮胶熔化,摊膏贴之。已溃者,将膏搓作线,长寸许,纴入孔中,频换拭之,取效。(《杨氏经验》)

牛黄(《本经》上品)

【释名】丑宝。

时珍曰:牛属丑,故隐其名。《金光明经》谓之瞿卢折娜。

【气味】苦,平,有小毒。

《日华》曰:甘,凉。

普曰:无毒。

牛黄

之才曰:人参为之使。得牡丹、菖蒲,利耳目。恶龙骨、龙胆、地黄、常山、蜚蠊,畏牛膝、干漆。

时珍曰:《别录》言牛黄恶龙胆,而钱乙治小儿急惊疳病,凉惊丸、麝香丸皆两用之,何哉?龙胆治惊痫解热杀虫,与牛黄主治相近,亦肝经药也,不应相恶如此。

【主治】惊痫寒热,热盛狂痉。除邪逐鬼(《本经》)。疗小儿百病,诸痫热,口不开。大人狂癫,又堕胎。久服,轻身增年,令人不忘(《别录》)。主中风失音口噤,妇人血噤惊悸,天行时疾,健忘虚乏(《日华》)。安魂定魄,辟邪魅,猝中恶,小儿夜啼(甄权)。益肝胆,定精神,除热,止惊痫,辟恶气,除百病(思邈)。清心化热,利痰凉惊(宁源)。痘疮紫色,发狂谵语者可用(时珍。出王氏方)。

【附方】旧四,新四。初生三日去惊邪,辟恶气:以牛黄一豆许,以赤蜜如酸枣许,研匀,绵蘸令儿吮之,一日令尽。(姚和众方)七日口噤:牛黄为末,以淡竹沥化一字,灌之。更以猪乳滴之。(《圣惠方》)初生胎热或身体黄者:以真牛黄一豆大,入蜜调膏,乳汁化开,时时滴儿口中。形色不实者,勿多服。(《钱氏小儿方》)小儿热惊:牛黄一杏仁大,竹沥、葛汁各一合,和匀与服。(《总微论》)惊痫嚼舌,迷闷仰目:牛黄一豆许研,和蜜水灌之。(《广利方》)小儿惊候:小儿积热毛焦,睡中狂语,欲发惊者。牛黄六分,朱砂五钱,同研。以犀角磨汁,调服一钱。(《总微论》)腹痛夜啼:牛黄一小豆许,乳汁化服。仍书田字于脐下。(《圣惠方》)痘疮黑陷:牛黄二粒,朱砂一分,研末。蜜浸胭脂,取汁调搽,一日一上。(王氏《痘疹方》)

鲊答(《纲目》)

【气味】甘、咸,平,无毒。

【主治】惊痫毒疮(时珍)。

狗宝(《纲目》)

【气味】甘、咸,平,有小毒。

【主治】噎食及痈疽疮疡(时珍)。

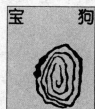

【附方】新四。噎食病数月不愈者:用狗宝为末。每服一分,以威灵仙二两,盐二钱,捣如泥,将水一钟搅匀,去滓调服,日二。不过三日愈,后服补剂。(《杏林摘要》)狗宝丸:治痈疽发背诸毒,初觉壮热烦渴者。用癞狗宝一两,腊月黑狗胆、腊月鲤鱼胆各一枚,蟾酥二钱,蜈蚣(炙)七条、硇砂、乳香、没药、轻粉、雄黄、乌金石各一钱,粉霜三钱,麝香一分,同为末。用首生男儿乳一合,黄蜡三钱,熬膏和,丸绿豆大。每服一丸或三丸,以白丁香七枚,(研)调新汲水送下。暖卧,汗出为度。不过三服立效,后食白粥补之。(《济生方》)赤疔疮狗宝丸:用狗宝八分,蟾酥二钱,龙脑二钱,麝香一钱,为末,好酒和,丸麻子大。每服三丸,以生葱三寸同嚼细,用热葱酒送下,暖卧,汗出为度。后服流气追毒药,贴拔毒膏,取愈。(《通玄论》)反胃膈气:丁丹崖祖传狗宝丸:用硫黄、水银各一钱,同炒成金色,入狗宝三钱,为末。以鸡卵一枚,去白留黄,和药搅匀,纸封泥固,塘火煨半日,取出研细。每服五分,烧酒调服,不过三服见效。(《杨氏颐真堂方》)

底野迦(《唐本草》)

【集解】恭曰:出西戎。彼人云:用诸胆作之。状似久坏丸药,赤黑色。胡人时将至此,甚珍重之。试用有效。

颂曰:宋时南海亦或有之。

【气味】辛,苦,寒,无毒。

【主治】百病中恶,客忤邪气,心腹积聚(《唐本草》)。

诸血（《拾遗》）

【集解】时珍曰：兽畜有水陆之产，方土之殊，寒热温凉之不同，有毒无毒之各异。陈氏概以诸血立条，主病似欠分明，姑存其旧而已。其各血主治，俱见本条。

【气味】甘，平。

【主治】补人身血不足，或患血枯，皮上肤起，面无颜色者，皆不足也，并宜生饮。又解诸药毒、菌毒，止渴，除丹毒，去烦热（藏器）。

诸朽骨（《拾遗》）

【集解】时珍曰：朽骨不分何骨，然亦当取所知无毒之骨可也。

【主治】骨蒸。东墙腐骨：磨醋，涂痕令灭。又涂病疡风疮癣白烂者，东墙向阳也（藏器）。治风牙痛，止水痢（时珍）。

【附方】旧一，新三。骨蒸发热：多取诸朽骨，洗净土气，釜煮；入桃柳枝各五斗，煮枯；再入棘针三斗，煮减半；去滓，以酢浆水和之，煮三五沸。令患者正坐散发，以汤从顶淋之，唯热为佳。若心闷，可少进冷粥，当得大汗，出恶气。汗干乃粉身，食豉粥。（《拾遗》）水痢不止：朽骨灰、六月六日曲（炒）等分为末，饮服方寸匕。乃御传方也。（张文仲方）风牙作痛：东墙下朽骨，削之如疼牙齿许大，煻灰中煨热，病处咬之，冷即易。（《外台秘要》）

震肉（《拾遗》）

【集解】藏器曰：此六畜为天雷所霹雳者，因其事而用之也。

时珍曰：按《雷书》云：雷震六畜肉，不可食，令人成大风疾。

【主治】小儿夜惊，大人因惊失心，作脯食之（藏器）。

败鼓皮（《别录》下品）

【校正】原在草部，宋本移入兽部。

【集解】宗奭曰：此是穿败者，不言是何皮，马、驴皮皆可为之，当以黄牛皮者为胜。唐韩退之所谓"牛溲马勃，败鼓之皮，医师收畜，待用无遗"者也。今用处绝少，尤好煎胶。

【气味】平，无毒。

【主治】中蛊毒（《别录》。弘景曰：烧作屑，水和服之。病人即唤蛊主姓名，往呼本主取蛊即瘥，与白蘘荷同功）。治小便淋沥，涂月蚀耳疮，并烧灰用（时珍。出《药对》）。

【附方】旧二，新一。中蛊毒：《梅师方》云：凡中蛊毒，或下血如鹅肝，或吐血，或心腹切痛,如有物咬。不即治之,食人五脏即死。欲知是蛊,但令病人吐水,沉者是,浮者非也。用败鼓皮烧灰,酒服方寸匕。须臾,自呼蛊主姓名。《外台秘要》云:治蛊,取败鼓皮广五寸,长一尺,蔷薇根五寸,如拇指大,水一升,酒三升,煮二升,服之。当下蛊虫即愈。月蚀疮:《集验》:用救月蚀鼓皮,掌大一片,以苦酒三升渍一宿,涂之。或烧灰,猪脂调涂。(《外台》)。

毡(《拾遗》)

【集解】时珍曰:毡属甚多,出西北方,皆畜毛所作。其白、其黑者,本色也。其青、乌、黄、赤者,染色也。其毡毯、褐缬、氍毹、毾𣰆等称者,因物命名也。大抵入药不甚相远。

乌毡

【气味】无毒。

【主治】火烧生疮,令不着风水,止血,除贼风。烧灰,酒服二钱匕,治产后血下不止。久卧,吸人脂血,损颜色,上气(藏器)。

【附方】新四。坠损疼痛:故马毡两段,酒五升,盐一抄,煮热裹之,冷即易,三五度瘥。(《广济方》)牙疳鼻疳:毡褐(不拘红黑,烧存性)、白矾(烧枯)各一钱,尿桶白碱一钱半(烧过),同研搽,神效。(《简便》)夜梦魇寐:以赤缬一尺,枕之即安。(《肘后》)赤白崩漏:毡烧灰,酒服二钱。白崩用白毡,红崩用红毡。(《海上》)

六畜毛蹄甲(《本经》下品)

【集解】弘景曰:六畜,谓牛、羊、猪、马、鸡、狗也。驴、骡亦其类,各条已有主疗,亦不必出此矣。

时珍曰:此系《本经》一品,姑存以见古迹。

【气味】咸,平,有毒。

【主治】鬼疰蛊毒,寒热惊痫,癫痓狂走。骆驼毛尤良(《本经》)。

六畜心(《纲目》)

【集解】时珍曰:古方多用六畜心治心病,从其类也。而又有杀时惊气入心、怒气入肝,诸心损心、诸肝损肝之说,与之相反。

【主治】心昏多忘,心虚作痛,惊悸恐惑(时珍)。

【附方】新二。健忘:心孔昏塞,多忘喜误。取牛、马、猪、鸡、羊、犬心,干之为末。向日酒服方寸匕,日三服,闻一知十。(《外台》)蛔虫心痛:用六畜心,生切作四脔,纵横割路,纳朱砂(或雄黄、麝香)于中,平旦吞之,虫死即愈。(《集验》)

诸肉有毒(《拾遗》)

牛独肝、黑牛白头、牛马生疔死、羊独角、黑羊白头、白羊黑头、猪羊心肝有孔、马生角、马鞍下黑肉、马肝、白马黑头、六畜自死首北向、马无夜眼、白马青蹄、猘犬肉、犬有悬蹄、六畜自死口不闭、六畜疫病疮疥死、诸畜带龙形、鹿白臆、鹿文如豹、兽歧尾、兽并头、诸兽赤足、诸畜肉中有米星、禽兽肝青、诸兽中毒箭死、脯沾屋漏、脯曝不燥、米瓮中肉脯、六畜肉热血不断、祭肉自动、诸肉经宿未煮、六畜五脏着草自动、生肉不敛水、(六畜肉得咸、酢不变色)、肉煮不熟、肉煮熟不敛水、六畜肉堕地不沾尘、肉落水浮、肉汁器盛闭气、(六畜肉与犬,犬不食者)、乳酪煎脍(以上并不可食,杀人病人,令人生痈肿疔毒。)诸心损心、诸肝损肝、六畜脾一生不可食、诸脑损阳滑精、诸血损血败阳、诸脂燃灯损目、(经夏臭脯,痿人阴,成水病)、鱼馁肉败、(本生命肉,令人神魂不安)、春不食肝、夏不食心、秋不食肺、冬不食肾、四季不食脾

解诸肉毒(《纲目》)

中六畜肉毒

六畜干屎末,伏龙肝末,黄柏末,赤小豆烧末,东壁土末,白扁豆,并水服。饮人乳汁;头垢一钱,水服,起死人豆豉汁服。

马肉毒

芦根汁,甘草汁,嚼杏仁,饮美酒。

马肝毒

猪骨灰,狗屎灰,牡鼠屎,人头垢,豆豉,并水服。

牛马生疔

泽兰根擂水,生菖蒲擂酒,甘菊根擂水,猪牙灰水服,甘草煎汤服,取汗。

牛肉毒

猪脂化汤饮,猪牙灰水服,甘草汤。

独肝牛毒

乳服之。

狗肉毒

杏仁研水服。

羊肉毒

甘草煎水服。

猪肉毒

杏仁研汁,朴硝煎汁,猪屎绞汁,猪骨灰调水,韭菜汁,大黄汤。

药箭肉毒

大豆煎汁,盐汤。

诸肉过伤

本畜骨灰水服,芫荽煎汁,生韭汁。

食肉不消

还饮本汁即消,食本兽脑亦消。